Springer

POSTOPERATIVE CRITICAL CARE
FOR ADULT CARDIAC SURGICAL PATIENTS

—— SECOND EDITION ——

成人心脏外科
术后重症监护学

（第二版）

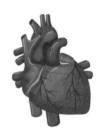

主编　[伊朗] Ali Dabbagh

　　　[美] Fardad Esmailian

　　　[美] Sary Aranki

主译　张培德

山东科学技术出版社

·济南·

图书在版编目（CIP）数据

成人心脏外科术后重症监护学：第二版 /（伊朗）
阿里·达巴格（Ali Dabbagh），（美）法拉达·埃斯迈利
安（Fardad Esmailian），（美）萨里·阿兰奇
（Sary Aranki）主编；张培德主译. —济南：山东科
学技术出版社，2021. 3
　　ISBN 978-7-5723-0378-4

　　Ⅰ . ①成… Ⅱ . ①阿… ②萨… ③法… ④张… Ⅲ .
①心脏外科手术－险症－护理 Ⅳ . ① R473. 6

　　中国版本图书馆 CIP 数据核字（2020）第 133059 号

版权登记号：图字 15-2020-102

成人心脏外科术后重症监护学（第二版）

CHENGREN XINZANG WAIKE SHUHOU

ZHONGZHENGJIANHUXUE（DI ER BAN）

责任编辑：李大林　辛伟杰
装帧设计：孙非羽

主管单位：山东出版传媒股份有限公司
出 版 者：山东科学技术出版社
　　　　　地址：济南市市中区英雄山路 189 号
　　　　　邮编：250002　电话：（0531）82098088
　　　　　网址：www.lkj.com.cn
　　　　　电子邮件：sdkj@sdcbcm.com
发 行 者：山东科学技术出版社
　　　　　地址：济南市市中区英雄山路 189 号
　　　　　邮编：250002　电话：（0531）82098071
印 刷 者：济南新先锋彩印有限公司
　　　　　地址：济南市工业北路 188-6 号
　　　　　邮编：250101　电话：（0531）88615699

规格：16 开（210mm×285mm）
印张：34　字数：746 千　印数：1~2000
版次：2021 年 3 月第 1 版　2021 年 3 月第 1 次印刷
定价：368.00 元

译者名单

主　译

张培德　中国医学科学院阜外医院　国家心血管病中心　成人术后恢复中心

译　者（按姓氏拼音排序）

高　雅　中国医学科学院阜外医院　国家心血管病中心　成人术后恢复中心

齐　奇　中国医学科学院阜外医院　国家心血管病中心　成人术后恢复中心

张培德　中国医学科学院阜外医院　国家心血管病中心　成人术后恢复中心

中译序

心脏外科术后重症监护是心脏外科的重要组成部分,是心脏外科手术患者能够平稳、安全康复的有力支持平台。为了能与现代飞速发展的心脏外科专业相匹配,心脏外科围术期医学也在与时俱进,旨在让心脏外科术后患者通过术后监护这一复杂的、具有挑战性的管理体系能够更好、更快、更稳地康复。

张培德等工作在临床一线的年轻医师将《成人心脏外科术后重症监护学(第二版)》译成中文,在国内出版发行。这本书对心脏外科围术期医学的专业从业人员来说,具有很高的实用价值。该书从临床工作需求出发,结合大量较新循证医学证据,详细介绍了心脏术后监护的各个关键要点,全书几乎覆盖了术后监护的所有内容,从心血管监护、并发症处理到药物使用和液体管理,循证医学证据充分,理论经验知识翔实,是专业医护工作者不可多得的临床参考用书。

在此感谢本书的原著者 Ali Dabbagh、Sary Aranki、Fardad Esmailian 三位杰出医生及其他编者,感谢他们的努力成就了这一优秀著作,还要感谢 Springer 出版集团对本书的帮助和支持,同时还要感谢山东科学技术出版社对本书的引进,才使得本书能够介绍给国内读者。

鉴于此,我愿意向全国同道推荐此书,希望心脏重症监护在中国有更大的进步和发展!

中国工程院院士
中国医学科学院阜外医院　院长
国家心血管病中心　主任

2020 年 12 月

译者的话

心脏术后重症监护是有别于综合重症监护室(ICU)的专科性监护，是极具挑战性、专业性的复杂监护系统，也是决定患者长期预后和生活质量的关键步骤。具有坚实的理论基础指导的临床实践对于术后患者恢复意义重大。幸运的是，我发现了这本《成人心脏外科术后重症监护学》，并从中获益匪浅，该书第二版于 2018 年出版，内容更加翔实，故而我决定把它翻译成中文，分享给国内广大读者。

这本心脏术后监护专著几乎涵盖了成人心脏术后监护的各个方面，不仅包括心血管系统的监测、液体管理、内环境管理等核心内容，而且以系统为导向介绍了术后各系统并发症及监测治疗、出凝血紊乱、疼痛管理和营养支持等内容，同时该书对患者术前情况、术中情况和术后监护的影响也做了叙述，更难能可贵的是，该书非常详尽地对心脏生理、心血管药理和用药原则分章节进行描述，还增加了人工心脏、心脏移植患者的术后监护等内容，此书广泛系统地展现了心脏术后重症监护的各个环节，是不可多得的良心之作。

本书依据最新的循证医学证据(大多数来自 2010 年之后的参考文献)，清晰翔实地介绍了心脏术后重症监护的重要环节和关键技术，理论扎实，论据充分，内容丰富，对临床工作指导价值高，是市面上少有的专门介绍成人心脏外科术后重症监护的佳作之一。此书是心脏专科重症医师的可靠指导用书，同时也适用于心脏外科医师、心脏麻醉医师、心脏专业研究生和进修人员、心脏重症专科护士等，有利于帮助医生正确、有依据地处理心脏术后患者。

本书翻译完全忠实于原著并力求符合中文读者阅读习惯，但限于作者水平有限和理解差异，译本难免有错误和不当之处，恳请广大读者批评指正，不吝赐教。

中国医学科学院阜外医院　国家心血管病中心

成人术后恢复中心

张培德

2020 年 4 月于北京

序

（第一版）

《成人心脏外科术后重症监护学》是由三位分别来自三所杰出医学中心的学者所编著的关于心脏手术患者围术期监护的集大成之作。他们能够审阅心脏手术围术期监护最佳处理，给出临床专业性意见，对心外科有着广泛兴趣。Dabbagh 医生是一名心脏麻醉医生，他对心脏手术患者术中和术后处理有深刻理解；Esmailian 医生是一位心脏辅助和移植术后监护领域的专家；Aranki 医生是一位心脏外科领域的天才外科医生，尤其擅长冠脉旁路移植和瓣膜修复、置换。

此书涵盖了心脏手术围术期监护的几乎所有内容。心脏术后重症监护极其重要，我相信本书能够成为心脏术后监护的金标准。好的外科手术一定是出色的手术操作和仔细的围术期监护的结合，这也是这本书的精髓。

作者们提供了心脏外科最重要领域与时俱进、准确和充满智慧的知识，值得称赞。此书也是围术期这门学科的诚心之作。

Lawrence H. Cohn，M.D. Boston，MA，USA

前　言
（第一版）

心脏手术是一个过程，而不是一个独立事件。随着心脏疾病的流行和社会发展，心脏外科手术已经成为普遍的手术，但也是最有挑战性和最复杂的手术，会给教师和学生带来教与学方面的困难。这本书涵盖心脏外科术后监护的全部时期，也包括了不同主要器官临床监护方面的基础生理和药理学知识。

该书强调在手术后，患者即开始有一套有挑战性的复杂管理体系，需要随时监测以确保患者安全和处理潜在的问题。所以手术不是结束，仅是开始。

在术后很长时间里，患者开始康复并有随时访问的需要。对于术后监护结束，一定不要把手术和麻醉认为是患者疾病治疗体验的顶点，它们只不过是架起了患者和新生活之间的一座桥梁。

尽管术后监护对患者预后极其重要，但是术后监护的成功与否直接受术前情况和手术的影响。因此本书中一些章节也对这些重要时期加以叙述，尤其关注了心肺转流。其他章节还叙述了以器官为导向的重症监护。这样不仅从自身功能，也从整个人体系统地展现了心脏领域的全貌，使此书成为心脏重症监护方面可靠的指导书。此书适用于心脏外科医生、心脏麻醉医生、重症医生、心脏重症监护护士以及在这些环境中学习的学生、实习人员和住院医师，可以让他们学到心脏外科成功的处理过程。

感谢！

Ali Dabbagh，M.D. Tehran，Iran

Fardad Esmailian，M.D. Los Angeles，CA，USA

Sary Aranki，M.D. Boston，MA，USA

序

（第二版）

《成人心脏外科术后重症监护学》是对成人心脏围术期实践这一挑战性工作成功而简明的指导用书。来自三所杰出医学中心的三位编者在第二版中继续他们在成人心脏领域术后监护的杰出工作。Ali Dabbagh 医生是一位杰出的心脏麻醉师，是成人心脏外科患者围术期监护的专家。Fardad Esmailian 医生是机械循环支持和心脏移植领域公认的权威，这两个领域通常都有非常具有挑战性的术后监护考虑。Sary Aranki 医生是一位著名而有才华的心脏外科医生，对冠状动脉旁路移植术、瓣膜修复术和瓣膜置换术有着独到见解。这三位专家同一组精选的撰稿人一起将他们的专业知识和独特的观点，通过 22 章的篇幅介绍了成人术后心脏监护。

第二版扩大了范围，增加了 11 章内容。三位专家利用增添的章节详细叙述了其他方面，如营养、安全、卫生经济、移植、体外膜肺氧合、液体与酸碱管理、感染与炎症并发症，以及基于器官的呼吸、肾脏和胃肠系统的并发症。这一扩大的专业覆盖范围使成人心脏外科患者的整个现代术后监护体现在一本书中。正如 Lawrence H. Cohn 医生在第一版序中指出的那样，编者们开发出了一本优秀的术后手册，这本手册可能成为该领域的金标准，对此必须表示祝贺。

在成人心脏手术中，卓越的本质仍然体现在将专业的手术和细致的监护结合起来，并贯穿于整个术后监护期间。必须感谢编辑和他们选定的作者，感谢他们共同努力，从艺术和科学两方面对成人心脏外科患者的术后管理向从业者介绍了一个简明和清晰的教程。《成人心脏外科术后重症监护学（第二版）》会显著提高这一领域的监护质量，将很可能成为我们所有人宝贵的临床参考。

Jacob T. Gutsche, M.D., F.A.S.E. Philadelphia, PA, USA

John G. Augoustides, M.D., F.A.S.E., F.A.H.A.

前　言
（第二版）

正如许多人特别是那些从事医院监护工作的人所知道的，患者在围术期会经历一段"旅程"；在几乎所有的患者中，这段"旅程"对患者和他们的家人都是一个令人紧张的过程。在手术室或心导管实验室进行手术的心脏外科患者也会发生同样的情况，这包括一个完整的过程，而不仅仅是一个事件。因此，手术不是结束，而是整个过程的"一章"。由于心脏病的流行和这一领域监护质量的提高，目前心脏手术是所有手术中最常见的一种，同时它们也是最具挑战性和最复杂的治疗方式之一，给学生和教师带来了一个巨大而广阔的教育领域。

术后监护对患者的临床疗效起着至关重要的作用，术前和术中护理的质量也直接影响到术后护理的成功与否。因此，《成人心脏外科术后重症监护学（第二版）》涵盖了整个术后心脏外科监护，从风险评估模型、与患者相关的基本生理和药理学知识、基于器官的监测开始，到术后不同主要系统的临床监护，还增加了一个单独的章节——《心脏术后感染及处理》。随后的章节将讨论液体、电解质、酸碱和疼痛管理，以及与体外循环相关的术后注意事项。在这一版中，四个新的章节完成了关于"移植、ECMO（体外膜肺氧合）、患者安全和营养"的叙述和讨论。我们必须高度赞扬所有作者在这本书的第一版和这一版中所作的令人印象非常深刻和宝贵的贡献。

这本书的第一版受到了心脏外科医生、心脏麻醉师、重症医师和心脏重症监护护士以及在这些环境中学习的学生、实习生和住院医师的欢迎。一些读者就可能要增加的章节给予我们卓有成效的评论，他们的反馈帮助我们改进了这本书，增加了新的章节或修改了许多以前的章节。

作为主编，我们必须感谢施普林格公司非常敬业和富有共情能力的团队合作，这帮助我们完成了本书。

最后，我们必须感谢我们的家人，他们用陪伴、同理心、牺牲和无尽的爱激励我们，使我们能够达成这一努力的成果。

Ali Dabbagh，M.D. Tehran，Iran

Fardad Esmailian，M.D. Los Angeles，CA，USA

Sary Aranki，M.D. Boston，MA，USA

原著者

Felice Eμgenio Agrò, M.D. Postgraduate School of Anesthesia and Intensive Care, Anesthesia, Intensive Care and Pain Management Department, University School of Medicine Campus Bio-Medico of Rome, Rome, Italy

Elizabeth Behringer, M.D. Department of Anesthesiology, Southern California Permanente Medical Group, Kaiser Permanente Los Angeles Medical Center, Los Angeles, CA, USA

Maria Benedetto, M.D. Postgraduate School of Anesthesia and Intensive Care, Anesthesia, Intensive Care and Pain Management Department, University School of Medicine Campus Bio-Medico of Rome, Rome, Italy

Edward A. Bittner, M.D., Ph.D., M.S.Ed., F.C.C.M. Critical Care-Anesthesiology Fellowship, Massachusetts General Hospital, Harvard Medical School, Boston, MA, USA

Surgical Intensive Care Unit, Massachusetts General Hospital, Harvard Medical School, Boston, MA, USA

Department of Anesthesia, Critical Care and Pain Medicine, Massachusetts General Hospital, Harvard Medical School, Boston, MA, USA

Manuel Caceres, M.D. Department of Thoracic Surgery, UCLA Medical Center, Los Angeles, CA, USA

Alice Chan, R.N., M.N., C.N.S., C.C.R.N. Cedars-Sinai Medical Center, Los Angeles, CA, USA

Antosnio Hernandez Conte, M.D., M.B.A. University of California, Irvine School of Medicine, Orange, CA, USA

Kaiser Permanente Los Angeles Medical Center, Los Angeles, CA, USA

Gaston Cudemus, M.D. Cardiothoracic Anesthesiology and Critical Care, Department of Anesthesia, Critical Care and Pain Medicine, Corrigan Minehan Heart Center, Boston, MA, USA

Division of Cardiac Surgery, Massachusetts General Hospital, Harvard Medical School, Boston, MA, USA

Ali Dabbagh, M.D. Faculty of Medicine, Cardiac Anesthesiology Department, Anesthesiology Research Center, Shahid Beheshti University of Medical Sciences, Tehran, Iran

Cardiac Anesthesiology Fellowship Program, Shahid Beheshti University of Medical Sciences, Tehran, Iran

Erik R. Dong, D.O., M.D. Critical Care Cardiology, Heart Institute, Cedars-Sinai Medical Center, Los Angeles, CA, USA

Dominic Emerson, M.D. Department of Surgery, Cedars-Sinai Medical Center, Los Angeles, CA, USA

Fardad Esmailian, M.D. Department of Surgery, Cedars-Sinai Heart Institute, Los Angeles, CA, USA

Heart Transplantation, Cedars-Sinai Heart Institute, Los Angeles, CA, USA

Mahnoosh Foroµghi, M.D. Cardiovascular Research Center, Shahid Beheshti University of Medical Sciences, Tehran, Iran

Oren Friedman, M.D. Critical Care Medicine, Pulmonary Medicine, Cardiothoracic Surgery and Transplant Team, Cedars-Sinai Medical Center, Los Angeles, CA, USA

Majid Haghjoo, M.D. Department of Cardiac Electrophysiology, Rajaie Cardiovascular Medical and Research Center, Cardiac Electrophysiology Research Center, Iran University of Medical Sciences, Tehran, Iran

Alireza Imani, Ph.D. Department of Physiology, School of Medicine, Tehran University of Medical Science, Tehran, Iran

Kevin Kommalsingh, M.D. Department of Cardiothoracic Surgery, University of Washington, Seattle, WA, USA

Abdolreza Norouzy, M.D., Ph.D. Department of Nutrition, School of Medicine, Mashhad University of Medical Sciences, Mashhad, Iran

Michael Nurok, M.D. Cardiac Surgery Intensive Care Unit, Cedars-Sinai Medical Center, Los Angeles, CA, USA

Jamel Ortoleva, M.D. Adult Cardiothoracic Anesthesiology Program, Yale-New Haven Hospital, New Haven, CT, USA

Juan M. Perrone, M.D. Department of Anesthesiology, Critical Care and Pain Medicine, Massachusetts General Hospital, Harvard Medical School, Boston, MA, USA

Paul A. Perry, M.D. Department of Surgery, University of California, Davis, CA, USA

Samira Rajaei, M.D., Ph.D. Department of Immunology, School of Medicine, Tehran University of Medical Science, Tehran, Iran

Andrew G. Rudikoff, M.D. Kaiser Permanente Los Angeles Medical Center, Los Angeles, CA, USA

Mehdi Shadnoush, M.D., Ph.D. Department of Clinical Nutrition, School of Nutrition Sciences and Food Technology, Shahid Beheshti University of Medical Sciences, Tehran, Iran

Ardeshir Tajbakhsh, M.D. Anesthesiology Department, Anesthesiology Research Center, Shahid Beheshti University of Medical Sciences, Tehran, Iran

Zahra Talebi, Pharm. D. Anesthesiology Research Center, Shahid Beheshti University of Medical Sciences, Tehran, Iran

Marialuisa Vennari, M.D. Postgraduate School of Anesthesia and Intensive Care, Anesthesia, Intensive Care and Pain Management Department, University School of Medicine Campus Bio-Medico of Rome, Rome, Italy

目录 *CONTENTS*

第1章

○—○

成人心脏外科患者术后监护的历史与现状

摘 要

据我们所知，心脏手术开展大约有70年的时间。

体外循环(CPB)是近年来医学上最重要的进展之一，它在心脏停搏期间维持组织氧合、心肌保护和全身循环，是心脏外科的重要里程碑。在此期间，CPB机器和流程都经常被更改。体外循环技术不断进步，但它并不是一个完美的模型，优化设计以减少其并发症是一个巨大的挑战。

重症监护室的概念最早是在20世纪50年代末针对生命受到威胁的患者提出的。技术的进步使监护室成为多学科的组织，对老年多发合并症患者进行连续的床边监护，而不是远程监护，这些患者也能够忍受体外循环的有害影响。

关键词

历史；心脏外科；心脏麻醉；术后监护

1.1 心脏外科简明历史

尽管在外科许多领域有所进步，但由于不可触及结构的技术困难性，心脏外科长期缺席。直到1882年，心脏一直被认为是外科手术的禁区，因为腹部手术的先驱西奥多·比洛思认为，任何在心脏上缝合的努力都等于失去了外科医生在他的同事间的尊重。19世纪初，心脏手术的真正需求是肝素抗凝性能的测定、血型和输血、硅酮消泡剂和氧合器的研制。事实上，手术、生理学研究的结合触发了心肺机的诞生。

1

约翰·吉本是使用心肺机的先驱，并于 1953 年成功地为一名房间隔缺损患者做了手术。李拉海等人 1955 年报道了在一系列患者中成功地应用控制性交叉循环技术。他们将患者的股动脉和静脉插管并连接到供体上，用泵调节它们之间的流量交换。

体外循环（CPB）在其短暂的发展过程中，已经从体外循环的概念发展到目前迷你体外循环、辅助设备、全人工心脏。最初使用的是鼓泡式氧合器，但为了提高氧合效率、减少血液成分损伤、具有更多生物相容性，多次改进生产出中空纤维膜式氧合器。众所周知，体外循环的损伤效应已经因体外循环技术的改善而大大降低。

在维持所有其他器官的氧合血流的同时，安全有效地外科治疗心内疾病已成为心脏手术的标准。心脏手术是多学科团队（外科医生、灌注师和麻醉师）合作的一个很好的范例。

1.2　心脏麻醉简明历史

近百年来，生理学和药理学领域积累的基础知识是心脏麻醉发展的基础。在心脏麻醉的发展史上，麻醉药物具有广泛的疗效和副作用。今天，患者接受心脏手术已成常规。

全麻药（乙醚和氯仿）是 19 世纪中叶发展起来的。1956 年开始使用吸入剂，1969 年开始使用吗啡麻醉，1989 年开始使用全静脉麻醉。麻醉剂的安全性已从乙醚的易燃作用转变为吗啡引起的心动过缓和低血压，芬太尼引起的长时间呼吸抑制，一氧化二氮引起的缺氧、心肌抑制、心律失常，氟烷引起的肝炎，硫喷妥钠引起的长时间镇静和对正性肌力药物的需求增加，故事还在继续。

历史上，胸部开放性刺伤与存活毫不相容。1899 年，通过气管插管行间歇正压通气找到了有效的解决方法。肝素抗凝特性被发现后，人们对体外循环进行了更多的实验研究。1957 年，为了降低体外循环低灌注状态下的代谢率和器官保护，引入了全身低温。1972 年，主动脉内球囊反搏（IABP）被制成机械循环工具以支持低心排血量和 CPB 撤除。

肺动脉导管（PAC）和经食道超声心动图（TEE）是心血管系统最重要的监测仪器。PAC 于 1979 年被引入测量肺动脉压、心输出量和全身血管阻力。目前 PAC 在许多患者中并未常规应用，对患者的生存没有重要影响。同时，大量的中枢神经系统监测设备也被开发出来，以期减少围术期潜在的神经系统损伤，尤其是在手术期间。其他复杂的监测设备，包括但不限于凝血途径监测，已纳入成人心脏手术患者监护。

TEE 于 20 世纪 80 年代问世，与 PAC 相比，它是心脏手术临床实践中监测心功能不全、重新评估和改变手术方案的重要组成部分。它能改善心脏手术的预后。

除外科医生外，心脏麻醉师应在手术前对患者进行全面评估，以预防或减少可避免的并发症，并在整个围术期作为监护团队的核心成员参与其中。在过去的几十年里，许多麻醉中心心脏麻醉研究项目已经很好地发展，无论是成人还是儿童心脏麻醉，目标是提高教学质量和改善患者监护。

1.3 成人心脏外科术后重症监护的历史

重症监护室(ICU)的概念最早是在 20 世纪 50 年代末引入的,通过在集中监护单元持续监测血流动力学和呼吸参数,对生命受到威胁的患者进行治疗。

在体外循环的实验研究期间,机械通气、血液透析、除颤和起搏器植入也相应设计出来。丰富的心血管生理学知识有助于测量中心静脉、动脉压和心输出量,并指导适当的治疗,如容量补充和正性肌力药物的使用。了解生命支持生物学的工程师和技术人员引入临床,而不是远程监控和测量,以进行适当的干预(如心电图、脉搏血氧测定、血气评估、呼气末二氧化碳、胸部 X 线片检查、近红外光谱法、经颅脑血氧测定法)。今天,所有必要的功能都可在床边独立执行,在中央护理站的计算机中生成患者相关监测图表。然而这一发展不能取代耗时的病史采集和准确的体格检查。

ICU 的术后管理需要多学科团队,包括心脏外科医生、麻醉师和(合并症较多的老年患者的)护理专家。与普通重症监护病房的主要区别在于对接受体外循环手术患者的管理,这些与患者体外循环术后广泛可预测的生理和病理改变有关。这些显著变化由稀释性贫血、凝血障碍和全身炎症反应所致。

心脏手术后重症监护病房最重要的问题包括出血和凝血障碍、纵隔探查的需要、机械循环支持、血管活性药物、心律失常、肺部并发症(插管时间延长、肺炎、肺栓塞、肺不张和胸腔积液)、神经事件(卒中、认知障碍)、肾损伤、血小板减少和伤口感染。

缩短 ICU 住院时间是另一个重要问题。延长 ICU 住院时间除了增加费用和资源利用外,对长期预后有重要影响。已确定一些因素与 ICU 住院时间延长有关:术前贫血、急诊手术、心力衰竭、神经和肾功能不全、主动脉阻断时间延长、术后高血糖状态和手术类型。对于心脏手术患者,如果血流动力学状况可以接受,只要使用少量的肌力药物,没有大出血、没有神经中枢和肾功能衰竭,就可以减少插管时间(快速通道)。

1.4 成人心脏外科患者术后重症监护的现状和展望

进入 21 世纪,CPB 技术有了很大的发展。这使得心脏手术的死亡率和发病率降到最低。这种创新体系并非没有挑战,虽然它是有效的,但并不理想和完善。这一事实导致在这一时期会放弃一些公认理念,做出了许多改变,使优化设计的不确定性继续存在。

目前的挑战仍然是减少不良反应,以确保手术安全。一些尚未解决的问题包括:关于体外循环中最佳血细胞比容的关注、温度管理、表面涂层的生物相容性、溶血、最小化回路和静脉引流、搏动或连续血流、泵设计、抗凝、出血和输血、完善心肌保护(心脏停搏液)、改善全身炎症反应、微创心脏手术、模拟教育的使用、经皮瓣膜修复和置换、全人工心脏和心室辅助装置。

快速发展的测量技术是另一个吸引人且有趣的课题,它提供了使用低侵入性和昂贵的仪器(如组织容量测定法)来评估血流动力学状况以及心脏手术后低血压和缺血状态的鉴别诊断。

参考文献

［1］ Alexander D.Principles of cardiac anaesthesia.Anaesth Intensive Care.2015；16：479-83.

［2］ Alston RP，Ranucci M，Myles PS.Oxford textbook of cardiothoracic anaesthesia.Oxford：Oxford University Press；2015.

［3］ Braile DM，Godoy MF.History of heart surgery in the world，1996.Rev Bras Cir Cardiovasc. 2012；27：125-36.

［4］ Gullo A，Lμmb PD.Intensive and critical care medicine. Milan：Springer；2009.

［5］ Hessel EA 2nd. History of cardiopulmonary bypass（CPB）. Best Pract Res Clin Anaesthesiol. 2015；29：99-111.

［6］ Kapadohos T，Angelopoulos E，Vasileiadis I，Nanas S，Kotanidou A，Karabinis A，Marathias K，Routsi C.Determinants of prolonged intensive care unit stay in patients after cardiac surgery：a prospective observational study.J Thorac Dis. 2017；9：70.

［7］ Parnell AD，Massey NJ.Postoperative care of the adult cardiac surgical patient. Anaesth Intensive Care. 2009；10：430-6.

［8］ Punjabi PP，Taylor KM.The science and practice of cardiopulmonary bypass：from cross circulation to ECMO and SIRS.Glob Cardiol Sci Pract. 2013；2013：249-60.

［9］ Stephenson LW.History of cardiac surgery. Surgery.2008：1471-9.

［10］ Szelkowski LA，Puri NK，Singh R，Massimiano PS.Current trends in preoperative，intraoperative，and postoperative care of the adult cardiac surgery patient. Curr Probl Surg.2015；52：531-69.

［11］ Yapici N.Who should be responsible from cardiac surgery intensive care？From the perspective of a cardiac anesthesiologist/intensive care specialist.Turkish J Thorac Cardiovasc Surg.2017；25：314-8.

第 2 章

风险与结果评估

摘 要

在机构和医生层面上对医学结果的评估已经成为当前有组织的医学实践中严格审查的目标。为了医院认证和作为消费者选择医疗机构的重要工具，比较医疗机构之间的结果和与既定基准的结果已经司空见惯。因此在现代医学实践中，建立有效的结果评估指标，并对其进行准确的风险调整比较是至关重要的。

心脏手术结果的报告已经从原始死亡率的发布发展到指数干预后各种终点的风险调整评估。随着微创介入治疗作为冠状动脉和瓣膜病变治疗的选择，接受心脏手术患者的风险状况差异度显著增加，所以在各种机构就诊的患者风险状况也有了很大的变化。因此，建立具有周期校准的精确风险模型对于适应不断变化的患者风险状况至关重要。

随着机构和从业人员对质量措施的严格审查，必须建立有效的风险评估和结果比较方法。最初仅限于原始死亡率的结果报告在过去 30 年中演变为计算各种质量指标的风险调整指标。随着有组织医学复杂体的繁复演变，从业者面临越来越多的私人和政府监管实体的监管。因此，医学界有责任了解评估所提供监护质量的各种策略。

本章旨在描述风险调整过程中的要点，并介绍与心脏手术实践相关的一些最常用的注册登记。

关键词

风险；结果；风险模型；拟合优度；模型验证；风险调整比较指标；观察—预期比率；倾向性得分分析；医疗保险提供者分析和审查（MedPAR）数据库；加利福尼亚出院数据库；国家住院患者样本（NIS）；纽约州卫生部（NYS DOH）；退伍军人管理数据库；美国胸外科医师协会（STS）；成人心脏外科数据库（ACSD）；纽约心脏病协会（NYHA）；STS 心脏手术风险评分；欧洲心脏手术风险评估系统（EuroScore）

2.1　历史背景

现代护理学的奠基人弗洛伦斯·南丁格尔(Florence Nightingale)在19世纪中叶首次提出对医疗保健结果的评估,她主张报告医院死亡率,尤其是预计需要适当的风险调整方法,以准确比较伦敦所有医院的结果。尽管她努力系统地收集和分析数据,但这一做法并没有受到医学会的欢迎,并最终被英国医学会终止,所以这种做法在一个多世纪以来一直是零星的。

1972年,退伍军人事务管理局开始系统地收集患者专属的数据,突出了多中心数据库的建立。直到20世纪80年代末,人们对数据收集和结果比较的结构化系统的兴趣仍然是零星的。1986年,原卫生保健筹资机构(HCFA),现称为医疗保险和医疗补助服务中心(CMS),被迫公布了医疗保险参与者的医院死亡率,这一要求引发了对原始死亡率在建立明确的不同患者风险状况中比较结果重要性的争议,并激发了实施稳健的风险调整策略的兴趣。在这些事件之后,对医疗保健中的质量措施和公共报告进行监测已逐渐成为常规,这促进了旨在提高质量的各种举措的实施。

2.2　风险调整方法学

随机对照试验(RCT)是比较各种治疗策略的金标准,然而这是繁重和昂贵的工作,限制了它们的适用性。此外,随机对照试验通常遵循严格的纳入标准,这将分析局限于小样本患者,不一定对各种风险类别可重复。

观察性研究能够涵盖更大的患者群体,因此代表了风险调整比较的多功能工具。各种风险调整方法的迭代已经有报道,但两种主要策略已经出现:logistic回归和倾向性得分分析。

2.2.1　logistic 回归

logistic回归测量各种因素对二元结果变量的影响。在医疗保健中测量的大多数结果符合二元因变量的模式,例如死亡率和各种发病率,因此logistic回归已成为确定多个临床相关因素对特定测量结果影响的主要工具。

1. 风险模型

线性回归模型是一个连续的因变量作为一个(简单线性回归)或几个(多变量线性回归)连续解释变量的函数,例如住院时间、在重症监护室停留天数等。或者,logistic回归模型作为一个或多个连续或分类解释变量的函数,是一个二分结果变量,例如手术死亡率、术后发病率等。

logistic回归模型:被调查结果变量(因变量)的概率的自然对数,作为可能影响结果变量的相关解释变量的函数。与事件的概率(表示事件发生的可能性)相反,事件的比值表示事件发生的概率除以同一事件"不发生"的概率。通过这种转换,概率范围从 0 到 1,而比值范围从 0 到无穷。

虽然开发风险调整模型的方法多种多样,但多变量逻辑回归分析已成为首选策略。多变量逻辑回归模型二元反应变量［如死亡率(死亡 = 0,生存 =1)］作为解释连续或分类变量的函数,其中特定事件的概率的自然对数表示反应变量和各种作为解释变量的连续或分类变量。

假定事件概率为 P,则比值定义为 $P/(1-P)$。

logistic 回归模型根据以下公式建立:

$$\ln[P/(1-P)]=A_0+A_1^* X_1+A_2^* X_2+A_3^* X_3+\cdots+A_n^* X_n$$

其中 X_n 为模型中的解释变量,A_0 为常数,n 为解释变量数,A_n 是定义 logistic 回归方程的决定系数。X_n 可以是一个类别(输入值:0 或 1)或一个连续变量(输入值:变量的绝对值或任何特定变量转换)。

每个解释变量对因变量的影响通过比值比(OR)来衡量,OR 表示因变量随连续解释变量的每一单位增加或随分类解释变量的存在或不存在而发生的概率增加。解释变量 X_n 比值比(OR)定义:

$$OR\ [CI, P-value] = e^{An}$$

CI(置信区间)和 P 值决定了 OR 的显著性,即如果 P 值显示统计显著性,说明解释变量的变化将对因变量产生影响,前提是其余变量保持不变。

2. 变量的选择

选择风险模型中的变量有多种方法,最终结果包括那些统计相关的变量作为结果变量的预测因子。通常的做法是创建一个候选变量池,并进行单变量分析,以选择在特定阈值(通常在 0.1 到 0.2 之间)下具有放宽显著性 P 值的变量。所选变量随后以正向逐步的方式逐个输入多变量 logistic 回归方程,保留那些具有统计学意义的变量,或者,所有变量都被输入 logistic 回归方程,如果不能显示统计显著性,则以反向逐步的方式逐一排除。

虽然在 logistic 回归中没有特定的幂分析计算来确定要包含的变量的最大数目,但是模型必须平衡以承载足够的预测强度。太少的变量通过忽略相关未测量变量的影响,从而限制预测能力。同样,过多的变量也会产生随机误差或噪点,也称为过拟合,这会阻止模型的可重复性。逻辑回归中的十法则表明,结局事件变量的绝对数至少应为模型中最初考虑的变量数的 10 倍,即研究样本中有 100 个死亡事件,模型不应考虑超过 10 个解释变量,以避免过拟合。尽管许多机构研究都给出了风险调整结果,但大多数机构缺乏满足这一要求的必要能力,登记数据通常是获得准确的 OR 所必需的。这在低频率的结局变量中尤为如此,比如心脏手术的手术死亡率。

3. 风险模型评估

评估风险模型在 logistic 回归中的适用性有三种主要方法:校准或拟合优度,区分度,验证。校准测试模型在预测结果变量概率范围内的性能。区分度测量该模型区分阳性或阴性结果事件的能力。验证通过在一个单独的数据集中测试校准和区分来评估风险模型的重复性。

拟合优度

模型的校准或拟合优度最常用 Hosmer-Lemeshow 检验来测量,该检验将研究人群分为 10 个大小相等的组,按结果事件的最低预测概率到最高预测概率排列。两种结果(例如,死亡或生存)的观察值和期望值都输入到一个列联表中,并使用检验统计量来确定每十分位数内的观测值和期望值是否存在显著差异(表 2.1)。一般采用 P 值 > 0.05 来表示观察到的频率与模型预测的频率相似,以反映出足够的拟合优度。

表 2.1 Hosmer-Lemeshow 列联表样本结构:相应测定统计确定观察值和期望值之间是否存在显著差异

等分组	总体事件	结局事件 = 0		结局事件 =1	
		观察事件	期望事件	观察事件	期望事件
1	100	95	92.1	5	7.9
2	100	93	90.3	7	9.7
3	100	93	93.1	7	6.9
4	100	91	92.5	9	7.5
5	100	90	88.3	10	11.7
6	100	89	87.8	11	12.2
7	100	87	90.3	13	9.7
8	100	85	81.6	15	18.4
9	100	84	83.2	16	16.8
10	100	82	84.1	18	15.9

注:预期事件的值计算为每十分之一内所有参与者对结果事件的预测风险的平均值。检验统计的 $P > 0.05$ 表明,预期结果与观察结果没有差异,符合适当的拟合优度

模型区分度

模型区分度决定了区分两个结果事件的能力,例如生存或死亡。模型识别采用受试者操作特性(ROC)曲线下面积计算,通过 c 统计量测量或称为一致性统计,范围为 $0 \sim 1$,来衡量 logistic 回归模型的预测精度。

与任何其他诊断试验一样,随着诊断阈值的调整,灵敏度可能会增加,但特异性会降低。例如,如果用肿块的大小来诊断恶性肿瘤,随着肿瘤大小阈值的降低,敏感度增加,因此,它会错误地将大量阴性肿瘤标记为阳性,从而降低特异性。反之,增大肿瘤大小的阈值,则会漏掉大量的恶性肿瘤,降低敏感性,尽管可以鉴别出大部分阴性肿瘤,提高特异性。

ROC 曲线显示了真阳性率(敏感性)与假阳性率(1-特异性)。对于 logistic 回归风险模型,结果的预测概率从 0 到 1.0。对于预测结果概率的每个阈值,都有相应的真阳性率(敏感性)和假阳性率(1-特异性)。例如,对于预测概率为 0.2 的阈值,预测概率高于 0.2 的每个观察都将被视为阳性结果,因此,该阈值的灵敏度将被计算为准确预测为阳性(真阳性)结果除以所有阳性结果。对 $0 \sim 1.0$ 的每个阈值进行计算,产生相应的敏感性和特异性组合。绘制成对的"敏感性"

和"1－特异性"值生成ROC曲线,c统计量对应于该曲线下面积。c统计量表示给定两个结果(例如,一个幸存者和一个非幸存者)的概率,幸存者将具有比非幸存者更高的预测生存概率。一个无用的诊断测试对应一个0.5的c统计量,反映了一枚硬币的翻转有机会区分阳性和阴性结果。该测试与图2.1中绘制的对角线相对应。当ROC曲线向图的左上象限移动时,曲线下的面积增加,对应于c统计量平行增加(图2.1)。在大多数模型中,c统计量通常为0.7～0.9,因为它具有足够的预测能力。

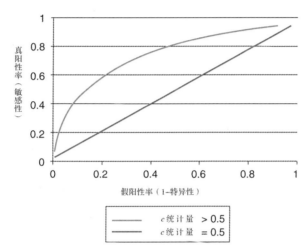

图 2.1　受试者操作特性曲线:c 统计量(范围为 0.0 ～ 1.0)由 ROC 曲线下面积计算得出

模型验证

使用用于创建风险模型的相同数据集来验证模型可证实准确的预测能力。原始数据集可以划分为训练集(用于开发模型的样本)和测试集(用于验证模型的样本)。这些样本不需要具有相同的大小,但是每个样本必须代表整个研究人群。验证过程是将风险模型应用于测试集,重新计算拟合优度(P 值)和区别度(c 统计量)。

4. 风险调整比较指标

风险模型为正在研究的基线变量生成 OR,该 OR 提示存在或不存在分类变量或连续变量中每个单位增加时与特定结果相关的风险。为了评估特定治疗的效果,在 logistic 模型中添加了此类干预的变量,并计算了相应的 OR,然而,这些指标仅指示特定解释变量对因变量的影响。或为了说明机构特定或外科医生特定结果的差异,采用不同的指标来调整不同的病例组合或风险状况。以下是用于这类比较的常用指数。

观察—期望比(O/E)

logistic 回归模型计算结果事件发生的风险,如个体预测的风险。模型中还可以加入随机效应变量,对机构间的随机变化进行调整。

假定两个机构或提供者,A 组和 B 组,可以使用 O/E 比来比较两组的结果。

观察率:特定组中结果事件的绝对数 / 受试者总数。

预期比率：特定群体中参与受试者个人预测风险的平均值。

O/E 比率：观察率／预期率。

将特定机构的 O/E 比率与整个人口的 O/E 比率进行比较，O/E 比率应该非常接近中性值 1.0，或者可以与其他机构、提供者等的 O/E 比率相比较。此比较中的显著差异反映了特定机构的结果事件的偏差。

风险调整率

也可以通过比较结果事件的风险调整率（例如，风险调整死亡率）来比较结果：

$$风险调整率 = （观察率/预期率）× 事件在整个人群中的观察率$$

虽然这个值不代表事件的实际比率，但它使用结果事件的累积率作为参考来比较机构间观察到的比率。

2.2.2 倾向性分析

与 logistic 回归分析相反，倾向性得分的计算试图平衡不同治疗组之间的差异。倾向评分法通过平衡基线协变量的分布来比较两个不同的治疗组。这一策略创建了两个可比较的治疗组，分别接受两种不同的治疗，因此试图重现 RCT 的比较。

倾向评分方法的基础取决于倾向分数的计算，其被定义为患者接受特定治疗的概率，条件是在一组观察到的协变量上。每个患者都将根据一组基线协变量计算倾向性得分，因此，倾向性得分相似的患者将有一个可比的基线协变量分布。在计算研究人群中所有参与者的倾向性得分之后，使用各种方法来确定正在研究的治疗策略的效果。

1. 倾向性评分的计算

倾向性得分是一个从 0 到 1 的数字，表示基于治疗选择前测量的协变量（如人口统计学数据、合并症等）将此类患者分配到治疗组的概率。多变量 logistic 回归用于创建一个模型，该模型使用"治疗类别"作为因变量计算每个患者的倾向性得分："治疗组"=1，"未治疗组"=0。相关协变量用作解释变量，确定系数和常数按照前面描述的标准多变量回归公式计算：

$$\ln[PS/(1-PS)] = A_0 + A_1^* X_1 + A_2^* X_2 + A_3^* X_3 + \cdots + A_n^* X_n$$

PS 为倾向性评分，A_0 为常数，n 为解释变量数目，A_n 为确定系数，X_n 为解释变量，可以是分类变量（输入值，0 或 1）或连续变量。

一旦确定 A_0 和 A_n 后创建风险模型，就可以根据特定的解释变量计算每个参与患者的 PS。

2. 模型准确性评估

根据计算出的倾向性得分，"治疗组"与倾向性得分分布相似的"非治疗组"相匹配。一旦这些组合成立，在"治疗组"和"非治疗组"间行统计比较以验证患者的均衡分布存在。在这种情况下，哪种统计检验合适仍存在争议。统计显著性检验，如 Student t 检验、卡方分析等，通常用于确定适当的平衡。然而这种方法受到了挑战,因为它应用于一个样本,即"倾向性得分匹配样本",这个样本通常比最初的研究人群要小得多。在预先选择的样本中用传统显著性检验检验治疗组和非治疗组之间没有差异的零假设可能是不准确的。建议治疗组之间每个协变量的标准化差异是确定倾向性得分匹配平衡的更准确方法,标准化差异＜ 1 表示差异不显著。

3. 倾向性评分方法

观察研究中治疗组倾向性评分比较的四种主要方法:匹配、分层、协变量调整和逆概率治疗加权(IPTW)。

倾向性评分匹配

一旦计算倾向性得分,治疗组的患者需与非治疗组的患者匹配。在进行匹配过程中可以使用各种算法,但本质上它们旨在最小化每个匹配中的倾向得分差异。在指定测量距离内的最近邻匹配,在倾向性得分差异内搜索与每个处理对象的匹配,如果没有找到匹配,则处理后的受试者将被排除在后续分析之外。匹配也可以根据指定的位数来进行。对于倾向分数(如 0. 1234567),如果得分与第一个匹配,例如五个数字,则选择一个匹配;如果没有找到匹配,则搜索前四个数字上的匹配,等等。

倾向匹配中的另一个考虑因素是未治疗受试者与治疗受试者的比率。这个比率可以是 1∶1,其中一个接受治疗的受试者与一个未接受治疗的受试者匹配。匹配比率也可以是 2∶1、3∶1 等等。一旦选择了匹配的治疗组和非治疗组,就要使用适当的标准统计测试来比较治疗组和非治疗组的特定干预的结果。

倾向性评分分层

一旦计算出整个研究组的倾向性得分,它们就被排列成具有相似值的层级。一个常见的策略是将研究组分为五层以增加倾向性得分,这通常可以从混杂变量中消除 90% 的偏差。通过适当的统计测试,在每五分位数内比较治疗组和非治疗组的结果。分层法的优点是使用整个研究组进行结果比较,尽管它在减小偏差方面可能不如其他方法精确。

协变量调整

这个方法遵循三个步骤。第一步,采用 logistic 回归模型计算接受调查治疗的倾向性得分。第二步,建立另一个 logistic 回归模型,以确定治疗对测量结果的影响。第三步,将接受特定治疗的倾向性得分纳入该 logistic 回归模型。在这个最终的 logistic 回归模型中被调查的治疗的 OR 值根据接受这种治疗的倾向进行调整,从而平衡模型中所有相关的协变量和将被分配到治疗组或非治疗组中的特定受试者的偏差。尽管这种方法允许包括整个研究人群,但也有一些缺点:倾向评分和结果之间的关系不能假设为线性关系,需要具体说明。与其他倾向性评分方法相比,治疗效果的 OR 具有更大的偏向性,用这种方法评估治疗组之间的平衡可能是一个相当具有挑战性的问题。

逆概率治疗加权

如前所述,计算接受特定治疗的倾向性得分。将等于接受治疗概率(倾向得分)倒数的权重分配给接受治疗的受试者,将等于未接受治疗概率倒数的权重(1－倾向得分)分配给未接受治疗的受试者。治疗组权重为1/P,未治疗组权重为1/(1－P),P为倾向性得分。因此,如果接受治疗的"受试者A"比"受试者B"接受治疗的概率更高(倾向得分更高),分配给"受试者A"的权重将低于分配给"受试者B"的权重。同样,如果未接受治疗的"受试者X"不接受治疗的概率(接受治疗的概率较低,即倾向性得分较低)高于"受试者Y",则分配给"受试者X"的权重将高于分配给"受试者Y"的权重。

这种新方法根据分配给特定治疗类别的概率的倒数,给每个参与者分配权重。接受治疗概率较低的受试者被赋予较高的表征,接受治疗概率较高的受试者被赋予较低的表征。通过创建这个综合平衡研究组,协变量的分布独立于治疗分配。随后通过标准的统计检验,对接受治疗和未接受治疗的受试者的研究结果进行比较。

2.3　心脏外科注册登记

随着对心脏手术项目和提供者质量日益严格的审查,心脏手术登记已经成为产生新的风险模型和提供风险调整结果的多功能工具。

在评估手术结果时,两大类登记较常见:临床和管理。具有不同级别临床背景的数据管理人员通常会收集特定的患者数据并将其输入临床数据库,然而管理数据库主要依赖于编码人员在没有特定临床背景的情况下指定的国际疾病分类(ICD)代码。临床数据库可以是自愿的(例如,胸科医师协会国家心脏数据库)或强制性的(例如,纽约州心脏登记),管理数据库通常是根据国家或国际的要求强制执行的。

由于使用ICD代码信息收集数据时固有的错误,与管理数据库相比,临床数据库的准确性和详细程度通常更高。数据库中丢失的信息差别很大,故建立了各种估算方法进行调整。一些临床数据库(管理数据库中没有)中存在变量内和变量间安全检查,以确保输入数据的一致性,例如,心源性休克阳性记录与标记为择期入院记录不一致,安全检查到位并且在数据库中被拒绝。审计是确保数据质量的另一项措施,在一些临床登记中得到实施。下面我们将介绍美国一些主要的心脏外科注册登记。

2.3.1　管理数据库

1. 医疗保险提供者分析和审查(MedPAR)数据库

医疗保险和医疗补助服务中心(CMS)的管理数据文件包含美国近98%的65岁或65岁以上成年人的数据。其中,MedPAR数据文件反映了与CMS认证的医院和医疗保险受益人的技术性护理机构的入院相关的索赔。每个记录都对应一个住院记录,输入的数据来源于所有医院表格中的统一账单 -92(UB-92)的出院总结。使用 ICD 代码从每个记录中识别主要诊断、合并症和治疗过程。该数据库中的数据对应于医疗认证医院的医疗保险受益人,因此它只代表 65 岁以上使用医疗保险福利的患者。

来自各种数据库的临床和管理文件,如监测、流行病学和最终结果(SEER)计划、美国心脏协会(AHA)数据文件和美国医学协会(AMA)主文件,已链接到 MedPAR 数据文件。最近,胸外科学会的成人心脏外科数据库与 CMS 建立了合作关系,成功地将 65 岁以上的患者的档案与 MedPAR 数据文件连接起来。这些数据库之间的联系扩大了临床和管理数据分析的通用性。

研究数据援助中心(ResDAC)要求访问 CMS 数据文件。数据请求建议书在 ResDAC 的协助下编制,并在审查完成后提交给 CMS。根据所需数据的复杂性,生成访问数据文件的费用。

2. 加利福尼亚出院数据库

加利福尼亚州所有获得执照的非联邦医院都必须报告每一次入院的出院数据。这些机构通过加州医疗信息报告系统(MIRCal)报告其出院数据。人口统计学数据、合并症、诊断和执行的程序通过 ICD 代码识别并包含在总结报告中。与其他行政数据库不同,加州出院数据库区分初级和次级诊断并确定治疗日期,从而允许将特定干预措施的时间列入风险模型的组成部分。数据子集对应冠状动脉旁路移植术(CABG)文件,该文件是为研究冠状动脉疾病外科治疗而创建的研究数据库。数据经过质量分析,可用于研究目的,需经州卫生规划和发展办公室审查和批准。

3. 国家住院患者样本(NIS)

NIS 的前身是全美国住院患者样本,经过重新设计后于 2012 年改名,以提高全美国估计数。NIS 是由医疗保健成本和利用项目(HCUP)开发的一系列数据库之一,由医疗保健研究和质量局(AHRQ)发起。NIS 创建于 1988 年,是一个非强制性的住院患者数据库,包含美国约 20% 的非联邦医院的入院记录,覆盖 45 个州,不包括康复和长期急性护理医院。NIS 样本以出院摘要格式记录临床和资源利用数据,包括主要和次要诊断、程序、患者人口学特征、医院特征(例如所有权)、预期付款来源、总费用、出院状态、时长以及严重程度和合并症。由于所提供的信息仅限于住院数据,因此只能检索住院期间的发病率和死亡率,但可能无法与其他数据库的 30 天数据相媲美。

NIS 包含所有患者的信息,而不考虑付款人,因此包括医疗保险、医疗补助、私人保险和未参保的个人。尽管录入的数据仅涵盖美国出院人数的 20%,但数据库包含了具体的权重,以生成国家估算值。

研究人员和决策者利用国家信息系统来确定、跟踪和分析卫生保健使用、获取、收费、质量和结果方面的国家趋势。从 2002 年起,NIS 包含了调整疾病严重程度的因素;从 2005 年开始,使用软件工具建立了诊断和程序组文件，以方便使用 ICD-9 诊断和程序代码。

2012 年，国家创新系统进行了重新设计。2012 年之前，NIS 是医院样本，保留相应的出院记录；2012 年之后，NIS 数据对应于所有参与医院的出院样本。这种修正通过减小抽样误差和缩小产生的置信区间使估计更为准确。

所有参与者可购买 NIS 数据，但须签订协议，仅将这些数据用于研究目的，且不尝试识别数据库中的个人。

2.3.2 临床数据库

1. 纽约州心脏注册登记

1988 年，纽约州卫生部（NYSDOH）对比不同机构冠状动脉搭桥手术死亡率发现高达 5 倍的差异后予以关注，考虑到各机构之间的风险状况经常存在巨大差异，启动了一个监测所提供心脏手术质量的程序。与这些事件同时期，CMS 公开报告了 1986 年至 1992 年的机构年死亡率。由于管理数据固有的不准确，这些分析的风险调整方法受到批评，促使纽约州司法部建立纽约州所有心脏手术项目的强制性患者级临床数据库，并开发具有可靠预测强度的结构良好的风险模型。1990 年，第一次报道了经风险调整的机构死亡率，但由于随后的诉讼，卫生部被迫公布了截至 1992 年的特定外科医生的死亡率。在心脏项目风险调整死亡率和异常值状态下每年公布一次，并在 3 年的滚动基础上提供特定外科医生的结果，以积累有意义的数据。

通过建立一个多元 logistic 回归模型，计算预期死亡率作为患者特定风险因素的函数。机构和提供者特定风险调整死亡率的计算方法是，将全州死亡率乘特定机构或提供者的观察死亡率与预期死亡率之比。被评估机构或提供者的预期死亡率是通过平均同一组中所有患者的预期死亡率来计算的。95% 置信区间的建立是为了确定全州死亡率表现异常值的识别。个体化报告最初被发送到每个心脏外科手术计划，并且在这一倡议实施之后一年，记录了结果的实质性改善。自此临床注册成立以来，纽约州卫生部一直为心脏手术项目和个体心脏外科医生提供心脏手术结果的公开报告。截至 1992 年，冠状动脉血管成形术报告系统开始实施，自 1997 年以来发布了年度报告。

2. 新英格兰北部心血管疾病研究组

新英格兰北部心血管疾病研究小组（NNECDSG）建立于 1987 年，旨在监测和促进缅因州、新罕布什尔州和佛蒙特州的心血管监护的质量改善。该研究组为所有接受冠状动脉搭桥术、经皮冠状动脉介入治疗和心脏瓣膜置换手术的患者进行登记，采用多变量 logistic 回归模型前瞻性地输入数据，并将机构间的风险调整结果进行比较。经风险调整的比较发现，结果上的差异并非完全用病例组合的差异解释，可能是机构间未测量的监护质量变量的差异。通过定期向机构反馈结果、轮询访问和分析特定原因死亡率，本注册表已被用于探索质量改进策略。

3. 退伍军人管理局数据库

从 1987 年开始，退伍军人管理局（Veterans Administration）的心脏外科项目被要求完成包括术前、术中和术后数据在内的数据表。从那时起，退伍军人管理局建立了心脏数据库，作为强制性的临床登记处，由独立的护理人员输入数据，每两年提交一次。手术死亡率和发病率的风险调整是通过多变量逻辑回归得出的，O/E 比值报告给每一个参与机构，以促进项目审查和制定质量改进措施。这个数据库的限制是只包括退伍军人，因此主要限于老年人。

4. 美国胸外科医师协会（STS）成人心脏外科数据库（ACSD）

同纽约州卫生部一样，1987 年在 HCFA 报告了误导的原始死亡率之后，STS 实施了一个自发的临床数据库。STS 成人心脏外科数据库的参与数量已经逐步增加，目前涵盖了美国约 90% 的心脏手术项目，是心脏手术中最大的临床数据库。机构级别的指定数据管理人员负责数据输入，并建立变量内和变量间软件生成的安全检查，以确保跨数据字段的一致性。丢失的数据已减少到最低，在大多数字段中丢失的数据不到 1%。最常见的候选预测变量是射血分数（5.5%）、纽约心脏协会（NYHA）分级（4.7%）、三尖瓣关闭不全（3.9%）、主动脉瓣关闭不全（3.7%）、二尖瓣关闭不全（3.1%）、主动脉瓣狭窄（1.7%）和肌酐／透析（1.5%）。杜克临床研究所进行了全面的数据分析，并通过多变量逻辑回归，定期建立 CABG、二尖瓣和主动脉瓣手术的手术死亡率和标准化术后并发症的风险模型。

随着美国最近批准了经导管瓣膜治疗（TVT），2012 年 12 月，STS 与美国心脏病学会（ACC）联合发起了 STS/ACC TVT 注册，这是一种新的基准工具，用于跟踪真实世界的 TVT 过程的相关结果。TVT 注册表是 TVT 过程相关临床数据的主要存储库，用于捕获扩展适应证的结果数据，包括未来可能出现的附加设备和程序。注册登记结构还将临床和行政索赔数据联系起来，以评估早期和长期的结果。该登记处构成了一个新平台的基础，该平台适用于未来几代经导管瓣膜装置的批准后研究。

2.4 心脏手术风险评分

在一个越来越重视医疗质量的时代，心脏手术结果的标准化是必要的，以允许适当的风险调整比较。心脏手术风险评分是预测手术结果的基础，可以比较观察到的预期发生率和风险调整后的事件发生率。此外，风险计算器是正确选择患者和患者知情同意的有用工具。目前已经开发出多种心脏手术风险评分，但只有两种系统得到了彻底的验证。

2.4.1 STS 心脏手术风险评分

STS 数据库是开发 STS 心脏手术风险评分的患者数据来源。虽然最初用于冠状动脉旁路移植，但主动脉瓣、二尖瓣或三尖瓣手术的迭代已经建立。目前，已建立了冠状动脉旁路移植术、主动脉瓣置换术、二尖瓣置换术、二尖瓣成形术、冠脉搭桥／主动脉瓣置换术、冠脉搭桥／二尖瓣置换术和冠脉搭桥／二尖瓣成形术的风险模型。通过多变量逻辑回归建立风险模型，并针对特定的结果变量计算预测风险。最初的评分关注的是手术死亡率，但在 2003 年，针对 9 个事件终点开发了特定的风险计算器：手术死亡率、永久性卒中、肾功能衰竭、长期通气、胸骨深部伤口感染、主要发病率或死亡率、术后延长住院时间（＞ 14 天）和术后短暂住院时间。随后再手术和长时间通气的风险计算被纳入。每个终点的定义和用于计算的变量之前已经由 STS 描述过。具体结果的风险评分方法可以访问 http://riskcalc. sts. orSTSWebRiskCalc273/。

2.4.2 欧洲心脏手术风险评估系统（Euroscore）

Euroscore 于 1999 年从近 20000 名患者和 128 个欧洲中心发展而来，作为计算心脏外科手术死亡率风险的简化工具。最初的版本是作为一个附加系统开发的，每个风险因素的得分由多变量回归模型中获得的系数得出。总得分是 17 个参与变量得分之和，与特定的预测死亡率风险相关。2003 年，第二次迭代版本被开发出来——逻辑性 Euroscore，作为一个多变量的 logistic 回归公式；与附加系统相似，每个参与变量的系数被确定，每个变量的分类或连续值被输入到 logistic 回归中。计算预测死亡率风险的公式如 2.2 所述。附加系统似乎低估了高风险患者的预后（EuroSCORE ＞ 6），而 logistic Euroscore 的开发是为了弥补这一差距的计算。2011 年开发了第三个迭代版本——Euroscore Ⅱ，作为一个类似于 logistic Euroscore 的 logistic 回归公式，对参与变量进行了一些修改。

与 STS 风险评分不同，Euroscore 不包括发病终点的计算，也不为每种类型的心脏外科手术提供单独的风险模型，但它根据手术干预的数量进行了调整，例如，二尖瓣联合 CABG 手术计算为两个步骤，二尖瓣、三尖瓣联合 CABG 计算为三个步骤。Euroscore 风险计算器可以访问 http://www. euroscore. org/。

2.5　目前数据库的局限

临床数据库已成功地显示心脏手术后的早期结果，然而，包括中期或长期随访在内的纵向随访是有限的。另外，尽管管理数据库的数据准确性较低，但有可能通过付款人索赔记录检索长期数据。由于难以在数据库之间指定可作为关系链接的患者标识符，因此无法集成早期和长期结果数据。同样，合并来自不同专业的临床数据库的困难将心脏监护结果的评估限制在外科或治疗方式上。在过去的几年中，一些尝试成功地将 STS ACSD 与 MedPAR 数据文件和 ACC 注册表连接起来。随着临床和管理数据库的发展，关系链接和研究长期结果的潜力将变得更加广泛，然而目前这一过程仍然有限。

2.6 总结

随着有组织性医学的发展,各种多机构登记册、评估结果的基本工具以及质量改进倡议的实施也在同步扩大。对经风险调整的结果进行分析,有助于确定有异常结果的机构,并实施具体战略以弥补监护质量方面的差距。通过临床数据库对心脏手术早期结果的数据分析令人满意,但在评估心脏监护的连续性方面仍有局限性,这是中长期结果建模所必需的。在目前由消费者和第三方付款人组织进行审查的情况下,质量改进仍然是组织性医学的首要议程,因此通过可靠的区域和全国登记机构进行适当的风险调整,这对于准确评估心脏监护质量至关重要。

参考文献

[1] https：//plus.maths.org/content/florence-nightingale-compassionate-statistician.

[2] http：//riskcalc.sts.org/stswebriskcalc/#/.

[3] https：//www.cms.gov/research-statistics-data-and-systems/files-for-order/limiteddatasets/medparldshospitalnational. html.

[4] http：//www.euroscore.org/calc.html.

[5] https：//www.hcup-us.ahrq.gov/nisoverview.jsp.

[6] http：//www.hcup-us.ahrq.gov/nisoverview.jsp.

[7] https：//www.oshpd.ca.gov/HID/Data_Request_Center/Types_of_Data.html.

[8] https：//www.resdac.org/cms-data/request/cms-data-request-center.

[9] http：//www.sts.org/news/sts-and-acc-launch-new-transcatheter-valve-therapy-registry.

[10] http：//www.sts.org/news/sts-national-database-establishes-important-link-cms-data.

[11] Anderson RP.First publications from the Society of Thoracic Surgeons national database.Ann Thorac Surg.1994；57：6-7.

[12] Austin PC. Propensity-score matching in the cardiovascular surgery literature from 2004 to 2006：a systematic review and sµggestions for improvement. J Thorac Cardiovasc Surg. 2007；134：1128-35.

[13] Austin PC.An introduction to propensity score methods for reducing the effects of confounding in observational studies. Multivar Behav Res. 2011；46：399-424.

[14] Austin PC，Stuart EA.Moving towards best practice when using inverse probability of treatment weighting (IPTW) using the propensity score to estimate causal treatment effects in observational studies. Stat Med. 2015；34：3661-79.

[15] Bewick V，Cheek L，Ball J.Statistics review 13：receiver operating characteristic curves. Crit Care. 2004；8：508-12.

[16] Bewick V，Cheek L，Ball J.Statistics review 14：logistic regression. Crit Care. 2005；9：112-8.

[17] Caceres M，Braud RL，Garrett HE Jr. A short history of the Society of Thoracic Surgeons national cardiac database：perceptions of a practicing surgeon. Ann Thorac Surg. 2010；89：332-9.

[18] D'Agostino RB Jr. Propensity scores in cardiovascular research. Circulation. 2007；115：2340-3.

[19] Deb S，Austin PC，Tu JV，Ko DT，Mazer CD，Kiss A，Fremes SE.A review of propensity-score methods and their use in cardiovascular research. Can J Cardiol. 2016；32：259-65.

[20] Ellis H. Florence Nightingale：creator of modern nursing and public health pioneer. J Perioper Pract. 2008；18：404-6.

[21] Grover FL，Shroyer AL，Hammermeister K，Edwards FH，Ferguson TB Jr，Dziuban SW Jr，Cleveland JC Jr，Clark RE，McDonald G.A decade's experience with quality improvement in cardiac surgery using the veterans affairs and Society of Thoracic Surgeons national databases. Ann Surg. 2001；234：464-72.

[22] Grunkemeier GL，Jin R.Receiver operating characteristic curve analysis of clinical risk models. Ann Thorac Surg. 2001；72：323-6.

[23] Hannan EL，Cozzens K，King SB 3rd，Walford G，Shah NR.The New York state cardiac registries：history，contributions，limitations，and lessons for future efforts to assess and publicly report healthcare outcomes. J Am Coll Cardiol. 2012；59：2309-16.

[24] Hosmer DW，Lemeshow S.Applied logistic regression. 2nd ed. New York：Wiley；2000.

［25］ Michel P，Roques F，Nashef SA.EuroSCORE project group. Logistic or additive EuroSCORE for high-risk patientsEur J Cardiothorac Surg. 2003；23：684-7.

［26］ Murphy M，Alavi K，Maykel J.Working with existing databases. Clin Colon Rectal Surg. 2013；26：5-11.

［27］ O'Connor GT，Plume SK，Olmstead EM，Coffin LH，Morton JR，Maloney CT，Nowicki ER，Tryzelaar JF，Hernandez F，Adrian L，et al. A regional prospective study of in-hospital mortality associated with coronary artery bypass grafting. The northern New England cardiovascular disease study group. JAMA. 1991；266：803-9.

［28］ Peduzzi P，Concato J，Kemper E，Holford TR，Feinstein AR.A simulation study of the number of events per variable in logistic regression analysis. J Clin Epidemiol. 1996；49：1373-9.

［29］ Roques F，Nashef SA，Michel P，Gauducheau E，de Vincentiis C，Baudet E，Cortina J，David M，Faichney A，Gabrielle F，Gams E，Harjula A，Jones MT，Pintor PP，Salamon R，Thulin L.Risk factors and outcome in European cardiac surgery：analysis of the EuroSCORE multinational database of 19030 patients. Eur J Cardiothorac Surg. 1999；15：816-22.

［30］ Shahian DM，O'Brien SM，Filardo G，Ferraris VA，Haan CK，Rich JB，Normand S-LT，DeLong ER，Shewan CM，Dokholyan RS，Peterson ED，Edwards FH，Anderson RP.The society of thoracic surgeons 2008 cardiac surgery risk models：part 1_coronary artery bypass grafting surgery. Ann Thorac Surg. 2009；88：2-22.

［31］ Shroyer LW，Coombs LP，Peterson ED，Eiken MC，Delong ER，Chen AY，Ferguson TB，Grover FL.The Society of Thoracic Surgeons：30-day operative mortality and morbidity risk models. Ann Thor Surg. 2003；75：1856-64.

［32］ Weintraub WS，Grau-Sepulveda MV，Weiss JM，O'Brien SM，Peterson ED，Kolm P，Zhang Z，Klein LW，Shaw RE，McKay C，Ritzenthaler LL，Popma JJ，Messenger JC，Shahian DM，Grover FL，Mayer JE，Shewan CM，Garratt KN，Moussa ID，Dangas GD，Edwards FH.Comparative effectiveness of revascularization strategies. N Engl J Med. 2012；366：1467-76.

［33］ Weiss ES，Chang DD，Joyce DL，Nwakanma LU，Yuh DD.Optimal timing of coronary artery bypass after acute myocardial infarction：a review of California discharge data. J Thorac Cardiovasc Surg. 2008；135：503-11.

［34］ Welke KF，Peterson ED，Vaughan-Sarrazin MS，O'Brien SM，Rosenthal GE，Shook GJ，Dokholyan RS，Haan CK，Ferguson TB Jr. Comparison of cardiac surgery volumes and mortality rates between the Society of Thoracic Surgeons and Medicare databases from 1993 through 2001.Ann Thorac Surg. 2007；84：1538-46.

［35］ Zou KH，O'Malley AJ，Mauri L.Receiver-operating characteristic analysis for evaluating diagnostic tests and predictive models. Circulation. 2007；115：654-7.

第 3 章

心脏生理学

摘 要

心脏生理学是基础科学和临床中最有趣的论题之一。心脏解剖学和生理学与疾病状态的临床表现直接相关。心脏由心包、心内膜和心肌组成,心肌会在本文详述,它由连接细胞、心肌收缩细胞和心电传导细胞(包含起搏细胞和特殊传导细胞)组成。心肌细胞有独特的结构,与骨骼肌和平滑肌细胞不尽相同。

心脏细胞有三种不同但高度关联的功能:动作电位、兴奋收缩偶联(ECC)和收缩机制,每种机制都是众多复杂生理过程的结合,然后共同创造并达到主要目标:心脏收缩射血。有许多心脏控制器根据生理需要来调节心脏功能,本章将对此进行讨论。一些涉及心脏的生理反射也会在此章讨论。

关键词

心脏生理学;心脏解剖学;动作电位;兴奋收缩偶联(ECC);腱索;心包;心肌;心内膜;心肌细胞;肌膜;T 管;肌浆网;点状桥粒;片状桥粒;缝隙连接;His 束;冠状动脉;钙离子稳态;钙离子诱导钙离子释放 "CICR";肌动蛋白;肌球蛋白;肌联蛋白;肌球蛋白结合蛋白 C（MYBPC）;肌钙蛋白;肌钙蛋白调节蛋白;心动周期;心脏做功;心排血量;射血分数;Frank-Starling 关系;心脏反射;Bainbridge 反射;压力感受器反射;Bezold-Jarisch 反射;Valsalva 动作;库欣反射;哈维—库欣;眼心反射;化学感受器反射

3.1　心脏生理介绍

3.1.1　心脏生理解剖

正常心脏是一个由两个毗邻的平行的泵组成的生理泵(左心和右心),每个泵都由两个腔室组成,即心房和心室,每个心房接收从静脉回流的血液,并输送给相应的心室,而心室将血液通过流出道泵入到和它们相连的大血管,比如从左室流出道到主动脉,从右心室流出道到肺动脉。然后血液以搏动性方式向前输送到动脉血管树。心脏收缩系统由两个称为"心肌合胞体"的肌肉块组成,分为心房合胞体和心室合胞体,它们由心脏传导系统的一个细小部分隔开(见后述)。

大致地讲,心房由两层肌肉组成,心室有三层肌肉,较心房更厚,两个心房在解剖上由房间隔分开,心室由更厚的室间隔分开。然而,两个心房通过心房电传导系统连接成一个电单元,心室也一样,有一个共同的电传导系统,其分支分布于心室各处。

体内大静脉连接于心房,换言之,上腔静脉和下腔静脉连接于右房,分别收集来自身体上部和下部器官的去氧血到右心。然而,左、右肺静脉将左肺和右肺的氧合血液输送到左心房。另一方面,去氧血从右房到右心室再到右心室流出道,进入肺动脉,然后在肺中进行氧合。氧合血经过左心房到左心室,通过左室流出道被泵入升主动脉、主动脉弓和降主动脉来灌注全身的组织器官。

心房和心室在解剖上通过房室瓣分隔,右侧为三尖瓣,左侧为二尖瓣,三尖瓣有三个瓣叶,而二尖瓣有两个瓣叶。瓣叶由腱索加固,腱索是锚定在心室壁到心室面瓣叶的纤维连接束,肌肉延伸称为乳头肌,位于腱索和心室壁之间。由腱索和乳头肌组成的结构能够防止心室收缩时房室瓣脱垂入心房而避免血液返流。同样,心室和相应动脉之间由半月形三叶瓣分开,肺动脉瓣将右心室和肺动脉分开,而主动脉瓣将左心室和大动脉分开(图 3.1)。

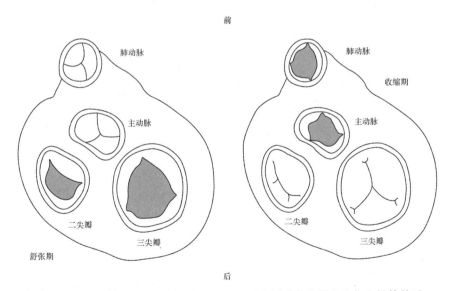

图 3.1　从心底观察心脏收缩期和舒张期,注意瓣膜的位置和它们之间的关系

心脏为一肌性器官,位于胸骨后的前纵隔,稍偏向左。解剖上由三层组成:心包、心肌层和心内膜。

"心包":最外侧一层,作为囊性组织包裹心脏,其自身也分三层。

(1)纤维心包(最外层,坚固)。

(2)壁层心包(介于纤维心包和脏层心包之间)。

(3)脏层心包(心包最内层)直接附着于心肌组织外面,正常情况下,壁层和脏层心包之前存在一个潜在的腔隙,其内含有少量浆性液体,为心脏节律跳动和收缩起到润滑剂的作用。

"心肌层":中层结构,主要起心脏收缩作用,主要组成如下。

(1)心肌组织。

(2)冠状血管系统。

两者都将在下一段中讨论。

"心内膜":心脏最内层,覆盖了心脏的内部空间。

1. 心肌组织的主要细胞类型

在此我们主要讨论关于心肌组织和它的组成要素,根据一般分类方法,心肌主要由三种细胞组成:

(1)心脏结缔组织细胞。

(2)心肌细胞(具有收缩功能)。

(3)心脏传导和电系统细胞(冲动产生细胞和特定传导细胞)。

2. 心脏结缔组织细胞

心肌细胞排列在一个保护性、支撑性结构的细胞床上,该结构称为心肌结缔组织细胞,这些细胞有以下功能:

(1)支撑心肌纤维的生理保护性结构。

(2)心肌细胞机械力的传导。

(3)增加心脏的张力和牢固性。

(4)防止心脏过度扩张。

(5)通过弹性纤维保持心脏原来的骨架,使其在每次收缩后回到原状。

心肌结缔组织根据心脏各部分功能而有所不同,例如,心房和心室的胶原蛋白数量不同,表现出解剖上的多样性和差异性是因不同心脏区域的生理功能,即"压力和容量"的不同。

3. 心肌细胞(心脏收缩组织细胞或心脏肌肉细胞)

心肌由心脏肌肉细胞组成,简称心肌细胞。下面的层次可以引导我们在心肌组织学的精细和特殊结构中看到其整体顺序。

- 心肌细胞是特殊的肌细胞,心室肌细胞长度从 25 μm 到 140 μm,宽度 25 μm。
- 一个心肌细胞约 50% 是由可收缩的部分(称为肌原纤维)组成,排列成可收缩的单位,称为肌节(每个心肌细胞都含一定数量的肌节),肌节是收缩的基本单位,或称为心脏的收缩量子。

- 细胞的另一半由细胞核、线粒体(占据心脏容量30%)、肌浆网和细胞质构成。
- 心肌细胞有类似于横纹肌细胞的收缩功能,它们之间最大的不同在于心肌细胞的收缩为非自主收缩。
- 不同于骨骼肌细胞有多个细胞核,每个心肌细胞只有 $1 \sim 2$ 个细胞核。
- 每个心肌细胞的内部结构依次由大量心肌肌原纤维组成。
- 每条肌原蛋白有大量肌节,每个肌节在两个 Z 线之间,细肌丝垂直附着在 Z 线,粗肌丝平行穿插于细肌丝之间(图 3.2)。

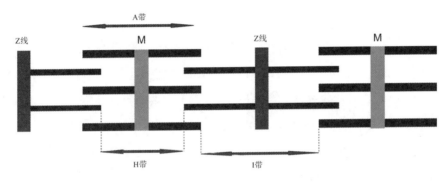

图 3.2　肌节的纤维结构

肌膜、T 管、肌浆网:这些细胞成分组成了每个心肌细胞的另一半。事实上,每个心肌细胞都有肌膜包绕,不仅覆盖细胞,还在细胞间形成巨大的“内陷网络”,产生横小管(T 管),在细胞肌浆网的钙转运中起重要作用。钙离子在三大心脏生理功能中起关键的作用,包括兴奋收缩偶联,它是心肌电兴奋和机械收缩之间的枢纽。

肌浆网(SR)是心肌细胞的另一成分,具有钙平衡的双重调节功能。首先,除极时肌浆网释放钙通过连接肌浆网(JSR)引发收缩,之后通过纵行肌浆网(LSR)回收钙使心肌舒张。

闰盘:为心肌细胞间的连接结构,为心肌特有,是相邻细胞间的主要通信端口,其主要作用归纳为:

(1)相邻心肌细胞的机械连接(包括筋膜粘连和桥粒)。

(2)相邻心肌细胞间的电传导(快速传导和动作电位传导)。

(3)保持细胞收缩的一致性。

闰盘的上述作用造成了一个生理上的合胞体,为心肌细胞所独有,骨骼肌缺乏该结构。闰盘通过三种形式的内部连接发挥作用:

(1)点状桥粒。

(2)片状桥粒。

(3)缝隙连接。

点状桥粒是相邻细胞间锚定中间丝骨架的细胞间连接。

板状桥粒是连接两个相邻细胞收缩结构的地方，它固定着相邻细胞之间的收缩装置。

缝隙连接主要负责相邻细胞之间的电传递，在"心脏合胞体"中的快速传导，它具有两个作用：

- 锚定，它是心脏形态发生学的内在组成部分。
- 通讯，对心脏传导和动作电位传播至关重要。

一般来说，闰盘可能是心脏疾病的一个重要潜在来源，即闰盘蛋白的一些突变可能导致如Brμgada综合征或心律失常性心肌病等心律失常状态。

缝隙连接是由连接蛋白（主要是连接蛋白43，连接蛋白40、45、30同样重要）作为其主要亚单位之一构成的，因此心肌细胞缝隙连接的细胞病理学（特别是与连接蛋白43有关的细胞病理学）在缺血和一些致死性心律失常中具有重要作用。在人类中，连接蛋白43是最常见且最重要的心脏连接蛋白类型。通常，浦肯野细胞有大量的缝隙连接，但它们没有大量的收缩元件。

每一个心肌细胞都由一定数量的收缩单位组成：比如收缩量子，或者称为肌节。因此，肌节是收缩的基本单位（即心脏的收缩量）。心脏肌节有以下主要特点：

- 心肌细胞的主要功能（收缩功能）在每个肌节产生。
- 每个心肌细胞的直径范围为 $25 \sim 140\ \mu m$，而每个心肌肌节的长度为 $1.6\ \mu m \sim 2.2\ \mu m$。
- 每个心肌细胞近一半是由可收缩的纤维组成，另一半则由线粒体、细胞核、胞质结构和其他细胞内细胞器等细胞结构组成。
- 每个肌节被定义为位于两条 Z 线之间的肌原纤维的可收缩部分。

传统上把收缩纤维分为粗肌丝和细肌丝，然而，如果观察肌节的显微解剖结构，每个肌节被定义为位于两条 Z 线之间的收缩部分，它由以下部分组成：

- Z 线：当用显微镜观察粗肌丝时，每一个肌节的边缘都由两侧的 Z 线界定；Z 代表"Zuckung"，是一个德文名称，意思是"收缩"或"抽搐"；因此，每一个肌节都是两条 Z 线之间的肌丝区域；Z 线就像一个"锚"，细肌丝附着在锚上。
- 细肌丝垂直附着在每侧的 Z 线上，双链肌动蛋白、原肌球蛋白和肌钙蛋白复合物（肌钙蛋白 I、肌钙蛋白 T 和肌钙蛋白 C）。
- 粗肌丝以平行的方式排列在它们之间；这些肌丝由肌球蛋白组成，位于肌节的中心；粗肌丝的两端穿插着细肌丝。
- "I"带是肌节邻近 Z 线的区域，在心肌收缩时，"I"带缩短。
- "A"带是每个肌节的中央黑色部分，每个"A"带在两个"I"带中间，加上两端的 Z 线，这个复合体构成肌节。
- "H"带是"A"带的中心部分，主要由粗肌丝组成。

本章后面部分详细描述了收缩蛋白、粗肌丝和细肌丝，见图 3.2、3.3、3.4 和 3.5。

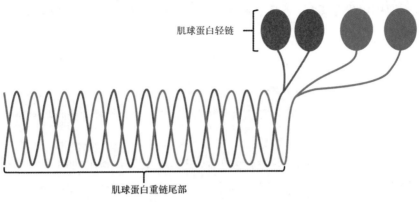

肌球蛋白轻链

肌球蛋白重链尾部

图 3.3　肌球蛋白结构示意图

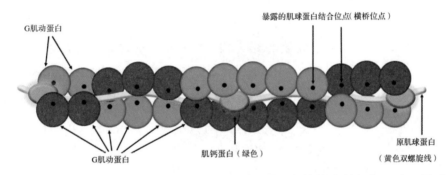

G肌动蛋白

暴露的肌球蛋白结合位点（横桥位点）

G肌动蛋白

肌钙蛋白（绿色）

原肌球蛋白（黄色双螺旋线）

图 3.4　细肌丝示意图。F 肌动蛋白的每个螺旋包括两条 G 肌动蛋白链，每条链包含 13 个 G 肌动蛋白分子（蓝色和红色球体），肌球蛋白暴露肌动蛋白和其交联位点，位于每个 G 肌动蛋白上（黑点）。肌钙蛋白复合物（绿色）和原肌球蛋白双股卷曲成为黄色螺旋

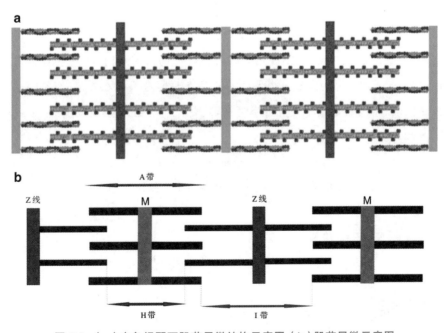

a

b

A带

Z线　　　M　　　Z线　　　M

H带　　　I带

图 3.5　（a）广角视野下肌节显微结构示意图，（b）肌节显微示意图

心肌和骨骼肌的组织学差异:心肌组织是一个由联合的可收缩细胞组成的复合体,称为合胞体,该合胞体:

- 由心肌细胞组成,肌纤维通常在末端相互融合。
- 细胞长度明显小于骨骼肌,心肌中的细丝没有恒定的长度。
- 相邻心肌细胞之间的连接被高度细分,形成了一个 3-D 网络,可以改善心脏合胞体的功能。
- 一种相对独特的心脏细胞结构,称为闰盘,它在形成这种细胞间的网络(即心脏合胞体)中起着不可或缺的作用。闰盘的主要成分之一是缝隙连接,它是细胞间特殊的电连接,容易在细胞间传输电流。
- 电流通过特殊的电传导结构"缝隙连接"传输。
- 心肌细胞通常有 1 或 2 个(少数有 3 ~ 4 个)细胞核。
- 含有很多线粒体,在心肌能量学中发挥重要作用,能量通过氧化磷酸化以 ATP 的形式传递给许多过程,包括兴奋收缩偶联、肌节的收缩活动以及肌丝收缩和舒张的关系。
- 线粒体最重要的功能之一是 Ca^{2+} 稳态,这就是为什么在心肌细胞中线粒体位于肌浆网(SR)附近。
- 线粒体和 Ca^{2+} 都在心肌细胞坏死中起着中心作用,线粒体的作用从"产生 ATP 的引擎"转变为"过多活性氧的生产者",并释放出"死亡前蛋白"。
- 这些细胞的高代谢率需要所有有氧代谢的细胞之间有高度的血管系统。
- 这些细胞的特殊 Ca^{2+} 代谢是 T 小管较少的主要结果,而这些 T 小管较宽(心脏 T 小管直径约为骨骼肌的 5 倍)。
- 心肌细胞中可见不重要的高尔基囊泡,而骨骼肌中未发现高尔基复合体。
- 近年来的研究表明,心肌细胞中有许多独特的蛋白质,包括肌动蛋白、肌球蛋白和肌钙蛋白丝;此外,钠尿肽 A 和钠尿肽 B 是心肌细胞特有的。有趣的是,一些蛋白质只存在于心房组织的特定区域,或者其他一些蛋白质只存在于闰盘而不在其他心脏组织。

骨骼肌细胞由于其收缩方式而具有以下特征,这是一种神经肌肉连接模式:

- 更长、多细胞核、圆柱形。
- 通常不作为合胞体排列,相反,它们并排排列,没有紧密结合或缝隙连接。
- 低代谢需要,故只需要中量血管系统。少量线粒体(占细胞的 2% ~ 3%)。
- 有氧和无氧代谢共存。
- 骨骼肌细胞中的粗、细丝长度恒定。
- 异染色质、平滑肌囊泡和糖原颗粒在心肌细胞中更常见。

4. 心脏传导细胞

同步的机械运动需要一个精细的电信号控制,即心脏电生理网络,它由两种细胞组成:

(1)兴奋性细胞:或称为"冲动产生细胞",组成窦房结。

（2）专门电传导系统称为"传导细胞"：由房室传导至通路、房室结、HIS 束及其左、右束支，最后分布在整个心室的浦肯野纤维细胞或浦肯野纤维网络，它们能有效、快速地传导电脉冲到整个心脏。

这种分级下传模式是心室有效的机械收缩的电化学支持，最终产生有效的心输出量（图 3.6）。

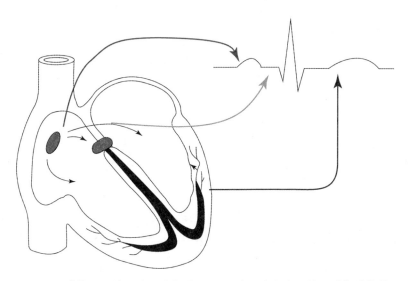

图 3.6　心脏传导系统及其组成部分，可见正常心电图和系统组成部分的关系

3.1.2　冠状动脉解剖

正常的冠状动脉系统有四个主要组成部分（图 3.7），当然冠状动脉解剖异常的完整描述可以在其他书籍中找到。

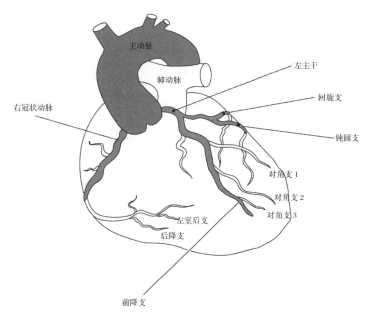

图 3.7　正常心表冠状动脉解剖

- 左主干（LMCA）
- 前降支（LAD）
- 回旋支（LCX）
- 右冠状动脉（RCA）

左主干：左主干从左主动脉窦的左冠状动脉开口开始，经过一段长度（0 ～ 40 mm）后分为两个分支：前降支和回旋支。有时，一个额外的分支从左主干中分离出来，平行于对角支，这个动脉分支被称为"中间支"。

前降支：在回旋支与左主干分开后，左主干的其余部分向下继续其路径，作为左冠状动脉主分支，前降支沿着室间隔下行到达心尖：

- 对角支作为前降支和回旋支之间的斜分支，主要作用是灌注左心室的侧壁。
- 除了对角支，前降支还有间隔支灌注室间隔前 2/3 部分。

回旋支：前降支和回旋支通常在分离点呈 90° 角；回旋支有许多心室分支，它们灌注左心室的侧壁和后壁；这些分支称为钝缘支（OM）；40% 的患者由回旋支灌注窦房结；60% 的患者由右冠状动脉灌注。

右冠状动脉：起源于 Valsalva 窦的右冠状动脉开口；RCA 向右穿过右房室沟（即位于心房和心室之间的沟），到达室间隔后部，在那里形成锐缘支，如前所述，窦房结 60% 由右冠状动脉灌注。最后，右冠状动脉分为两个主要分支：

- 后降支（PDA）：灌注室间隔后 1/3 和左室下壁，以及后内侧乳头肌；在大多数人中（85%），PDA 起源于 RCA，这些称为右优势性；而其他 15% 称为左优势性，PDA 起源于回旋支。
- 左室后支（PLA）：灌注左室壁后部。

3.2 细胞生理学

心肌细胞的主要特征之一是其特殊的功能和组织学特征，这些解剖和生理特征在心肌细胞的"电和机械"活动的产生、传播和传递中起着关键作用。从生理上讲，这些电和机械活动被分为三个主要部分：

（1）动作电位。

（2）兴奋收缩偶联。

（3）收缩机制和过程。

如前所述，心肌由两个主要的合胞体组成：心房合胞体和心室合胞体。这意味着在每个合胞体中，所有的细胞都有广泛的细胞间连接，这是心肌细胞和组织排列的结果。在某些特征上心肌细胞与骨骼肌相似，由肌动蛋白和肌球蛋白丝组成，协同有序地收缩和松弛以产生心肌收缩力。心肌细胞间的连接是通过位于每个心肌细胞近端和远端的"闰盘"进行的；它们能够在心肌细胞之间输送大量的离子,通过缝隙连接将离子从一个细胞转移到下一个细胞。因此"合胞体"不仅是一个解剖学术语,也是一个生理学和电化学术语,许多蛋白质和其他细胞成分参与了这一过程。然而这两个合胞体(心房和心室)不仅在物理上由纤维骨骼的电绝缘体分离,而且在电化学和生理上也由房室结和房室束分离,作为独立功能的合胞体。

3.2.1　动作电位

正常心肌细胞有一种特殊的电位波动模式,即动作电位。然而所有心肌细胞的静息电位和动作电位都不尽相同。尽管这样,其产生机制是相似的,即离子电流穿过细胞膜,连续地去极化和复极化,产生心脏电脉冲。脉冲产生并通过心脏电传导系统进行传导。

心肌细胞的动作电位由五个时相组成,它们由离子的流入和流出引发,特别是钠离子、钙离子和钾离子通过细胞膜。

动作电位约为 105 mV,从 $-90 \sim -80$ mV 开始,达到 $+15 \sim +20$ mV,然后经历约 0.2 ms 的平台期,最后降至 $-90 \sim -80$ mV 的基线。

心肌细胞动作电位与骨骼肌的动作电位非常相似,但有两个主要鉴别点:快速的钠离子通道存在于骨骼肌和心肌细胞,但慢型 Ca^{2+} 通道(L 型)仅存在于心肌细胞中,骨骼肌细胞中不存在。在动作电位开始后,主要依靠快速钠离子通道,L 型 Ca^{2+} 通道会延迟开放,也会保持开放几毫秒,以形成动作电位的平台期,它有两个主要作用:一是在生理定义的范围内降低心率,二是增强心肌细胞收缩。

除钠离子和钙离子外,心肌细胞动作电位的第三个重要离子是钾离子。心肌细胞去极化后,由于 Ca^{2+} 进入细胞,从细胞内到细胞外的 K^+ 流出量显著减少。这也是动作电位平台期的一个重要原因,当然主要是 Ca^{2+} 通道。心肌细胞膜对 K^+ 的通透性在 Ca^{2+} 和 Na^+ 通道停止后恢复正常($0.2 \sim 0.3$ ms),导致细胞外 K^+ 的恢复和终止动作电位。

基于上述跨膜电化学电流,动作电位被任意划分为若干时相。心室和心房肌细胞以及 His 束、浦肯野细胞的动作电位的时相是:

第 0 时相:由大量的 Na^+ 内流引起的动作电位早期快速产生。

第 1 时相:由 K^+ 外流引起的短期不完全除极。

第 2 时相:L 型 Ca^{2+} 通道打开,Ca^{2+} 内流,随后立即开始收缩,这一阶段也被称为平台期。

第 3 时相:大量 K^+ 流出,抵消了 Ca^{2+} 流入;动作电位再次移到负水平,达到静息电位,相当于细胞舒张。

第 4 时相:K^+ 的流入量非常微不足道。然而,"$Na^+—Ca^{2+}$"交换器也被称为"NCX",在松弛相具有非常重要的作用,因为它将 Ca^{2+} 逐步转移到心肌细胞的外部,并将 K^+ 逐级转运到细胞内。这个泵的异常被认为是导致心力衰竭的机制之一。

表 3.1 和图 3.8、3.9、3.10 给出了这些时相的简要描述。

成人心脏外科术后重症监护学（第二版）

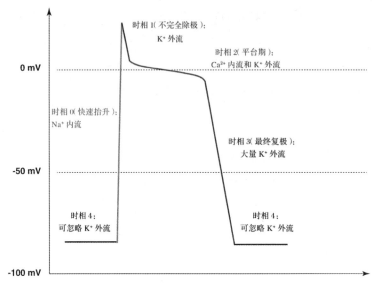

图 3.8　动作电位时相进程

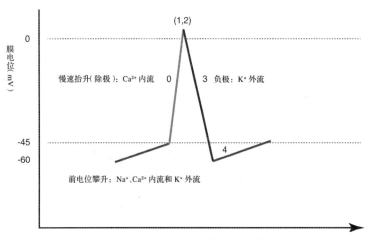

图 3.9　心脏起搏细胞动作电位

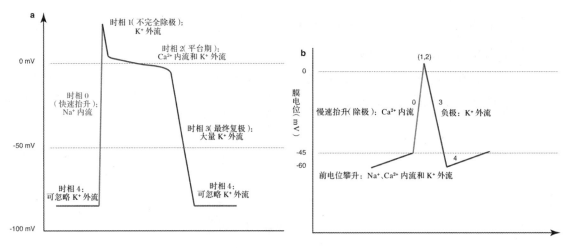

图 3.10　普通细胞（a）和起搏细胞（b）动作电位差异

30

表 3.1　心肌细胞动作电位

时相	动作电位事件	离子流	电位状态（mV）
时相 0	快速向上，除极化	钠离子内流	−90 ～ −80 到 +10 ～ +15
时相 1	短时不完全复极	钾离子外流	+10 ～ +15 又降至约 +5
时相 2	收缩开始，钙离子内流平台期，觉得动作电位时长，不应期	慢钙通道开放引发钙离子内流，同时钾离子外流	从 +5 保持平稳，最大降至 0
时相 3	最终除极	大量钾离子外流	从 0 回到 −90 ～ −80
时相 4	静息电位	钾离子内流和外流	维持 −90 ～ −80

窦房结（SA）细胞和房室结（AV）细胞，心室和心房心肌细胞，His 束和浦肯野细胞，它们在动作电位阶段存在许多差异。这些差异造成的主要结果是与其他类型的心肌细胞相比，起搏细胞产生电位。这些差异主要是第 4 时相的 Na^+ 内流增加所致，同时 Ca^{2+} 内流增加，K^+ 内流减少，导致下列变化：

- 起搏细胞的静息电位高于其他心脏细胞，这意味着，如果大多数心脏细胞的静息电位为 −90 ～ −80 mV，则起搏细胞的静息电位仅为 −60 ～ −50 mV。原因是起搏细胞在复极化过程中仍有持续的 Na^+ 和 Ca^{2+} 内流，将静息电位水平从约 −60 mV 提高到复极后的阈值电压（即 −40 ～ −35 mV）。该 Na^+ 电流称为心脏起搏细胞奇异电流 I（f），该电流和 Ca^{2+} 内流负责起搏细胞的节律性、自发性和起搏活动，特别是窦房结。今天，用 I（h）代替 I（f），这意味着超极化依赖的 Na^+ 电流。
- 动作电位的第 4 时相（舒张期）由于复极期相同的 Na^+ 电流而迅速上升，不像心肌动作电位那么平。
- 动作电位第 1 时相几乎没有。
- 第 2 和第 3 时相几乎融合。

心肌细胞不应期：心脏动作电位不应期是每一动作电位终止后的时间间隔，在该时间间隔内，任何刺激后都不能产生新的冲动。不应期的作用是在一定的时间间隔内防止过早收缩，并对于心脏的"折返性心律失常"具有保护作用，心房细胞（0.15 s）的不应期时间间隔比心室细胞（0.3 s）短。从生理上讲，动作电位的第二阶段（平台期）是决定不应期时长的主要因素。

3.2.2　兴奋收缩偶联

兴奋收缩偶联（ECC）这个术语在 1952 年首次使用，描述了一个将电脉冲转变为机械收缩的生理过程，这个生理过程在骨骼肌和心肌中均可见到。换句话说，它是动作电位（心肌细胞的电化学功能）和收缩（机械功能）之间的中间阶段。因此 ECC 在心肌细胞中充当心脏电化学活动和机械活动之间的"关节"。ECC 是心脏生理中最重要的机制之一，它由三种精细的细胞和亚细胞机制组成，每种机制都有各自的要素：

（1）ECC 的功能细胞器包括细胞膜 L 型 Ca^{2+} 通道。

（2）钙离子（Ca^{2+}）和通过 ryanodine 受体（RyR2）的诱导细胞内钙释放（即肌浆网）作用。

（3）ECC 的控制器。

这些组成部分和相关术语总结见表 3.2 和表 3.3。

表 3.2　ECC 组成要素

	组成要素	每组构成因素
1	ECC 功能细胞器	细胞膜 粗细肌丝 T 管 肌浆网
2	钙离子（Ca^{2+}）	钙离子内流（收缩期通过 L 型钙通道） 细胞内钙释放（收缩期通过 RyR） 钙外流（舒张期通过 NCX） 钙回收（舒张期通过 SERCA）
3	ECC 控制器	兰尼定受体家族（RyR） 二氢吡啶受体（DHPR） 钙调蛋白

表 3.3　ECC 过程总结

	事件	负责蛋白或通路	主要现象	结果
1	初始钙内流（Ca^{2+} 进入细胞）	I_{CaL}DHPR	DHPR 通道开放	触发 CICR（RyR-2 开放）
2	RyR-2 开放诱导钙释放（CICR）	RyR-2	通道开放，肌浆网大量释放 Ca^{2+}	开始心肌收缩
3	钙回收，从肌浆到肌浆网，即 Ca^{2+} 再摄取和 Ca^{2+} 外排	SERCA2a 和 NCX	胞质 Ca^{2+} 回收	开始心肌舒张
4	SERCA2a 的控制调节	PLB	通过 SERCA2a 停止钙再摄取	停止心肌舒张，下次收缩开始

1. 心肌细胞哪些部分是 ECC 的功能细胞器？

（1）细胞膜（负责电活动，即动作电位）。

（2）粗、细肌丝（负责机械活动，即收缩功能）。

（3）线粒体（ECC 需要大量的能量，线粒体通过氧化磷酸化以 ATP 的形式提供能量）。

（4）肌浆网：SR（细胞内钙库）。

（5）心肌细胞横小管（称为 T 小管）。

正如 Dulhunty 所提到的，有一种"处理 ECC 的大分子蛋白质复合物或钙释放单元"，它由一系列"细胞结构组成，这些结构从细胞外空间开始并涉及细胞膜、横小管、细胞质、肌浆网膜，并到达肌浆网腔内"。这种大分子蛋白质复合物在 ECC 的产生中起着协调作用。

肌浆网：SR 分为纵向肌浆网（LSR）和连接肌浆网（JSR）。LSR 在几毫秒之内就将 Ca^{2+} 储备尽快释放到细胞中，这将激活心肌细胞的收缩结构。JSR 包含大量的 Ca^{2+} 释放通道，称为"Ryanodine

受体"，这些受体形成一个蛋白质网络，增强 Ca^{2+} 的释放以应对 Ca^{2+} 内流。"Ryanodine 受体"的作用更为公认，因为心肌细胞收缩时细胞质中几乎 75% 的钙离子由肌浆网释放。

T 小管：如前所述，T 小管是将心肌细胞膜深入心肌细胞的内部空间，并将细胞膜的动作电位传递给心肌细胞的内部。T 小管的作用是尽可能地将动作电位的去极化阶段从细胞膜传导到细胞内部。为此，动作电位通过 T 小管传递到"纵向肌浆网"。

一些心脏病如心力衰竭或心室肥大，"横小管完整性丧失"是 Ca^{2+} 对肌节收缩机制调节作用受损的主要原因之一，这将损害 Ca^{2+} 的运动及其对肌丝收缩的有效性。

心肌细胞 T 小管有以下一些独特特征。

Ca^{2+} 是心肌细胞动作电位、兴奋收缩偶联、肌肉收缩中最重要的介质。尽管心肌的动作电位开始与骨骼肌相似，但其持续性取决于上述 Ca^{2+} 的作用。如前所述，Ca^{2+} 在释放细胞内 Ca^{2+} 贮存器中的作用也很重要：CICR（钙诱导钙释放）现象，CICR 能够证明 T 小管结构解体和紊乱是心力衰竭早期发生的机制之一。

尽管心肌细胞动作电位是 Ca^{2+} 释放的主要触发因素，但首次 Ca^{2+} 释放来自 T 小管的大型 Ca^{2+} 贮存器，T 小管会触发更多 Ca^{2+} 从肌浆网释放。如前所述，Ca^{2+} 通过位于 T 小管上的 L 型钙通道从细胞外流入心肌细胞内部，增强心肌细胞的去极化，引起去极化的平台期，这是心肌细胞除极的特点。而在骨骼肌的去极化中，Ca^{2+} 也通过 T 小管的 L 型钙通道流入骨骼细胞，但没有明显作用。

T 小管是细胞膜在细胞中的内陷部分，这意味着 T 小管实际上是细胞外液（ECF）的一部分，因此它们与 ECF 有连续的 Ca^{2+} 交换。血中 Ca^{2+} 浓度的任何降低都会导致 ECF 中 Ca^{2+} 浓度的降低，从而降低细胞内环境中的 Ca^{2+} 浓度，这就是为什么血浆中 Ca^{2+} 浓度的任何降低都与心脏收缩力的降低有关。

2. 钙稳态

心肌细胞内钙离子稳态非常重要，任何平衡失调都会导致心脏紊乱。细胞内 Ca^{2+} 被认为是心肌肌节中的第二信使，而其浓度和变化趋势对"线粒体能量""细胞死亡或凋亡"和"细胞内控制应激的缓冲能力"有重要影响。

为了长期保持这种平衡，心肌细胞有责任去维持 Ca^{2+} 流出和流入之间的微妙平衡：Ca^{2+} 平衡在每个由收缩（牵拉）和舒张组成的心脏循环中起重要作用。尽管在许多情况下，Ca^{2+} 流入会超过流出或者相反，但有许多亚细胞机制共同作用来改变这些流量并达到最终平衡，从而控制 Ca^{2+} 稳态，增加心肌收缩效果。

Ca^{2+} 增多和 Ca^{2+} 再摄取都位于心肌细胞内，分别是收缩和舒张的主要特征之一。这种双相变化表现在 Ca^{2+} 稳态的各个方面，包括心脏收缩、Ca^{2+} 流向、细胞 Ca^{2+} 浓度以及 Ca^{2+} 释放和回收所涉及的细胞内元素，如线粒体。

Ca^{2+} 的双相模式及其广泛的作用主要由四种机制控制：

（1）Ca^{2+} 的内流（主要通过收缩期的 L 型通道：收缩时相）。

（2）细胞内 Ca^{2+} 释放（通过收缩期 RyR 受体：收缩时相）。

（3）细胞内的 Ca^{2+} 流出（主要通过舒张期 Na^+-Ca^{2+} 交换器"NCX"：舒张时相）。

（4）细胞中的 Ca^{2+} 再摄取（通过舒张期 ATP 酶"SERCA"肌浆网 Ca^{2+} 转运：舒张时相）。

心力衰竭的主要病因之一是"Ca^{2+} 释放迟缓和清除缓慢"。在这类患者中，L 型 Ca^{2+} 通道的功能减退、Ca^{2+} 从肌浆网的释放减慢以及 Na^+-Ca^{2+} 交换器 NCX 的延迟激活是发病的最重要机制之一。

3.ECC 的细胞控制器

ECC 的确切机制主要由以下几种蛋白质精细控制和调节：

（1）兰尼定受体，Ryanodine 受体（RyR）家族（一类细胞内 Ca^{2+} 受体）。

（2）二氢吡啶受体（DHPR）。

（3）钙调蛋白。

始终强调一个事实，即 Ca^{2+} 循环是 ECC 的最终目标以及负责其进程的主要机制，包括 ECC 的启动、持续和终止。

Ca^{2+} 通过 L 型 Ca^{2+} 通道（又称二氢吡啶、DHP）进入心肌细胞胞质中。这种 Ca^{2+} 内流入会触发肌浆网释放 Ca^{2+}。

ECC 的功能步骤如下：

（1）ECC 由 Ca^{2+} 通过 L 型 Ca^{2+} 通道（DHP）进入细胞开始。

（2）最初少量 Ca^{2+} 触发 II 型 Ryanodine 受体（RyR2）。

（3）RyR2 位于 JSR 上，触发 RyR2 会导致大量 Ca^{2+} 从肌浆网中释放，称为钙诱导钙释放（CICR），这一现象首先由 Fabiato 提出并解释。

（4）随后收缩所需的 Ca^{2+} 从肌浆网中释放出来。

（5）紧接着 Ca^{2+} 与肌节收缩蛋白发生相互作用。

（6）上述 Ca^{2+} 与收缩蛋白之间的相互作用产生了机械收缩力。

（7）随后的 Ca^{2+} 再摄取可以解决 Ca^{2+} 的过度释放。

（8）Ca^{2+} 再吸收主要通过收缩后肌浆网中的回收机制完成。（SR 是一个非常巨大的细胞内钙离子库。）

（9）其余的 Ca^{2+} 被称为 Na^+-Ca^{2+} 交换器（NCX）的泵排出细胞外。

（10）肌浆网回收 Ca^{2+} 结束收缩并开始舒张。Ca^{2+} 再摄取是一种叫作肌浆网 Ca^{2+} 转运 ATP 酶"SERCA"的特殊蛋白质发挥作用的，它是肌浆网中一种依赖于 ATP 的 Ca^{2+} 泵。SERCA 也是肌浆网的主要蛋白质成分。

（11）肌浆网的第二个主要蛋白质是抑制 SERCA 功能的磷脂酶。换句话说，"磷脂酶是 SERCA 泵的主要调节物"。

（12）SERCA 激活 Ca^{2+} 再摄取和舒张,而磷脂酶终止 Ca^{2+} 回收,结束舒张时相。

除了 SERCA、磷脂酶外,还有许多其他参与钙离子储备和调节的蛋白质,称为钙螯合蛋白、钙网蛋白和钙调素。

钙螯合蛋白是肌浆网内的一个钙贮库,含有大量的钙,使 SR 内的钙保持在其梯度上,钙从钙螯合蛋白上释放是引起收缩的主要因素之一。

钙调素（CaM）是钙调节蛋白的缩写,钙调节蛋白是一种小型蛋白,具有以下特点:

- 钙调蛋白的每个分子都与 4 个钙离子结合。
- 钙调素控制和调节（即激活或抑制）两个对 ECC 有潜在作用的 Ca^{2+} 端口。
- 钙调素控制 L 型 Ca^{2+} 通道（位于横小管）和位于 JSR 的 RyR。
- 因此钙调素是一种多功能蛋白,通过信号转导发挥调节作用,控制心肌细胞所有 Ca^{2+} 稳态瓶颈。

3.2.3　收缩机制和相关过程

心脏的收缩功能是每个心肌细胞收缩产生的独特功能。如前所述,心肌由两部分肌肉组成:"心房合胞体"和"心室合胞体"。我们可以假定这两个合胞体都是单独的"军队",所有的心肌细胞都以一种有组织、有节律的方式运动,因为每一个士兵都是在一个军事团体中行动的。因此心肌细胞功能的物理结果是产生收缩力,其生理结果是心脏收缩,进而产生心输出量。然而心输出量被设定在一个广泛的范围内,故在剧烈运动和深度睡眠中,身体需求均能得到很好的满足。这种适应和协调取决于肌节的收缩特性,本书将讨论这些机制的部分内容,但这些机制在健康或疾病方面的全部性质超出本书的范畴。

如前所述,每个心肌细胞由许多收缩单位组成,即收缩量子,称为心肌肌节。心肌细胞的主要功能是在肌节中产生的。每一个肌节边缘都有一条称为"Z 线"的线,每一个肌节是两条 Z 线之间肌丝的区域。细肌丝和粗肌丝是肌节的主要收缩成分。

值得一提的是遗传素乱（包括突变）是导致肌节肌丝病理的重要原因,这种病理改变可能是许多心脏疾病的病因（称为遗传起源肌节疾病）,包括一些肥厚性、扩张性心肌病和心律失常,也包括心源性猝死。

细胞收缩机制非常复杂,包含以下步骤:

- 心肌细胞的收缩是由一个重复的、连续的收缩舒张过程组成的,是肌节的主要功能。
- 整个收缩过程的引擎是 Ca^{2+} 启动的,它是收缩过程的发起者。
- 心肌细胞动作电位使肌浆网（SR）和 T 小管的 DHPR 释放 Ca^{2+}。
- 下一步,Ca^{2+} 开始收缩舒张过程,称为"横桥连接"。
- 收缩舒张过程是通过位于粗、细肌丝中的收缩蛋白完成的。
- 心肌细胞收缩所必需的 Ca^{2+} 浓度总是低于"饱和"水平:已经证明心肌收缩系统中肌丝对 Ca^{2+} 反应性降低是心力衰竭的主要机制之一。

肌节特有的收缩蛋白可分为"功能分类"和"结构分类"。

1. 肌节蛋白的功能可分为以下两类

（1）收缩蛋白：收缩蛋白及其支持结构主要由肌动蛋白、肌球蛋白和肌联蛋白组成。心肌收缩是肌丝相互作用的结果，在细胞水平上表现为肌球蛋白头部与肌动蛋白之间的横桥。

（2）调节蛋白：所有肌肉的收缩，包括心肌肌节，是一个非常微妙和有序的现象，需要精确的调节和控制系统。在肌节中，这种调节功能是由调节蛋白"肩并肩"工作来控制其横桥诱导的肌节收缩。主要调节蛋白是"肌钙蛋白""原肌球蛋白""原肌球蛋白调节蛋白"和"肌球蛋白结合蛋白 C"，当肌节处于松弛期时，这几种蛋白附着在肌动蛋白和肌球蛋白上以防止收缩。然而当动作电位进入激活阶段时，Ca^{2+} 附着在肌钙蛋白上，以激活肌球蛋白头部和肌动蛋白之间的相互作用，随后立即开始收缩。

2. 肌节蛋白的结构可分为以下两类

- 粗肌丝
- 细肌丝

这两种肌丝以交叉股的形式"相交"并以滑动的方式分开，这两种肌丝的前后滑动分别形成心脏的"收缩期"和"舒张期"。

粗肌丝

收缩蛋白是心肌组织的"劳动力"，肌动蛋白和肌球蛋白横桥越多，肌节的收缩力越大。横桥是肌球蛋白头部和肌动蛋白在 Ca^{2+} 触发后相互作用的结果。

肌球蛋白：肌节蛋白中最大、最重的一种，呈杆状，直径约 15 nm，由肌原纤维粗肌丝组成，在收缩过程中与肌动蛋白相互作用，形成横桥。肌球蛋白由肌球蛋白分子构成，具有以下特点：

- 一个肌球蛋白重链(MHC)加上两个肌球蛋白轻链(MLC)合成一股。
- 两股相互缠绕，产生一个肌球蛋白分子。
- 每个肌球蛋白分子有两个功能域，头部(由四个 MLC 和两个 MHC 的杠杆式末端组成)从分子中伸出。
- 肌球蛋白头部是与肌动蛋白相互作用的主要位置，并形成铰链形状的特征，从花束状"杆臂"中伸出，能被肌钙蛋白 I (Tn I)抑制；与 Ca^{2+} 相互作用后，它们附着在肌动蛋白上，以产生横桥。
- 300 个肌球蛋白分子以平行的方式连接在一起形成肌球蛋白杆，其微观形态类似于许多平行的高尔夫球杆，形成一束，有序地扭结在一起形成肌球蛋白杆，它们的头伸出杆臂后连成一体。

肌动蛋白和肌球蛋白之间的横桥(肌肉收缩的主要机制)反复形成，并在很短的时间后松解，大量的 ATP 分子被用于产生导致肌肉收缩的横桥。这些相互作用导致肌球蛋白沿肌动蛋白肌丝旋转,主要的相互作用部位是肌球蛋白的头部和铰链区域。

肌球蛋白结合蛋白 C（MYBPC）:肌节的另一个重要的决定因素,是调节蛋白之一;许多危及生命的心律失常和某些类型的肥厚性心肌病是该蛋白遗传缺陷的结果;鉴于这种蛋白相关的心衰新治疗方法正在研究中。

肌联蛋白是除肌动蛋白和肌球蛋白之外肌节中的第三种纤维,是心室容积较低时心肌被动张力的主要因素,这就是为什么肌联蛋白的主要作用是心脏的肌丝组装及其弹性特征。在分子结构上,肌联蛋白是一种巨大的丝状蛋白,其延伸长度为"从 Z 线到 M 线的半个肌节"。这种巨大结构在每个肌节 Z 线和 M 线之间提供了一个连续的连接,因此,肌联蛋白作为一种可延伸的丝状蛋白以保持肌节的结构完整性,也在肌节收缩后和舒张时恢复正常长度。这就是为什么肌联蛋白在缺血性或舒张性心力衰竭患者中起着核心作用。

如图 3.5 和 3.11,肌联蛋白产生的力有助于保持粗肌丝在肌节的中心位置,在收缩和舒张期间保持肌节结构之间的平衡。

肌联蛋白可分为两个主要部分:位于肌节"I 带"区的可伸展部分和位于肌节"A 带"区的不可伸展部分。肌联蛋白的可伸展部分主要由两部分组成,两部分都参与肌节在伸展过程中的被动张力:

- 免疫球蛋白样片段。
- 四种氨基酸丰富的 PEVK 片段:脯氨酸(P)、谷氨酸(E)、缬氨酸(V)和赖氨酸(K)。

最后,我们可以将肌联蛋白命名为肌节的分子弹簧,它为肌节提供了弹性。

细肌丝

由以下成分组成,如果我们认为细肌丝是一"假想单位",则该单位包括:

- 1 条 F 肌动蛋白链。
- 2 股原肌球蛋白(即 2 T)。
- 3 个肌钙蛋白复合物(即 3 Tn)。

这些"假想单位"连成一行,从头到尾,以如下方式合成细肌丝:

- F 肌动蛋白(肌动蛋白链)是细肌丝的基础。
- 两个原肌球蛋白分子位于细肌丝的小沟中,同细肌丝一样长。
- 肌钙蛋白复合物以一定的间隔附着在细肌丝上。

肌动蛋白:主要的收缩蛋白之一,也是细肌丝的主要蛋白。细肌丝是由肌动蛋白分子组成的双链,排列成特殊的结构。肌动蛋白是一种 43 kd、7 nm 的球状蛋白 G 肌动蛋白。13 个 G 肌动蛋白单体聚合成双股 F 肌动蛋白,其 360° 扭转成细肌丝作为收缩成分。心肌细胞中的肌动蛋白主要是"α- 肌动蛋白"异构体。肌动蛋白相关基因的致病性突变导致一些心脏疾病,如特发性扩张型心肌病。

原肌球蛋白(TM):细肌丝的一部分,是一种抑制性蛋白,这种蛋白形成首尾相连的 α- 螺旋二聚体。换句话说,每个 TM 分子都与另一个 TM 分子相连,然后,这两个分子相互缠绕,形成第一个螺旋,第一个线圈自身再次缠绕,形成双螺旋。最后的结构在细肌丝中反复形成,位于肌动蛋白单体两条相邻 F 肌动蛋白沟内,从而使每个 TM 都结合 7 个肌动蛋白单体。这一系列重复的 TM 分子每个分子的头端连接到另一个分子的尾端,依此类推。这种特殊的 TM 结构在细肌丝功能的协调与配合中起决定性的作用。

肌钙蛋白:是细肌丝的一部分。每一个肌钙蛋白复合物在每七个重复的单体之后附着在一个肌动蛋白单体上。事实上,肌钙蛋白是三种蛋白质的复合物,全部称为肌钙蛋白复合物"Tn":

- 肌钙蛋白 C(TnC)是收缩舒张过程 Ca^{2+} 受体蛋白,4 个 Ca^{2+} 可以附着在一个 TnC 分子上。
- 肌钙蛋白 I(TnI)与肌动蛋白结合,抑制肌动蛋白与肌球蛋白的相互作用。
- 肌钙蛋白 T(TnT)负责将肌钙蛋白附着在 TM 上,并与 TM 一端结合,另一端结合 TnC 和 TnI。

原肌球蛋白调节蛋白是一种位于肌动蛋白末端的调节纤维,用来防止纤维过度伸长。

现在,让我们回到收缩舒张过程的启动开关 Ca^{2+}。当 Ca^{2+} 与 TnC 结合时,TnI 的结构发生变化,将远离 F 肌动蛋白,从而暴露肌动蛋白上的特殊位置结合肌球蛋白头部;当 Ca^{2+} 从 TnC 中去除后,TnI 恢复原来结构从而抑制肌动—肌球蛋白附着。TnI—肌动蛋白相互作用具有抑制性,因此,TnI 从肌动蛋白中释放会导致肌动蛋白从一个肌球蛋白头上分离并附着到另一个肌球蛋白头上。肌动蛋白头的分离附着是一个消耗 ATP 的过程。

TnC 和 TnI 形成 Tn 的头部,而 TnT 形成 Tn 的尾部。这三种肌钙蛋白亚单位在心肌细胞的收缩舒张阶段起决定性的作用。TnI 的氨基酸序列存在一系列的病理性突变,导致 TnI 作为心肌细胞抑制蛋白的功能受损,从而引起某种类型的"舒张功能障碍"或"肥厚 / 限制性心肌病",同时,TnI 在心肌梗死中具有诊断作用。

TnC 中 Ca^{2+} 的特异位点是通过 Ca^{2+} 在心肌细胞收缩过程中起直接和中心作用的唯一位点,其作用机制如下:

- 当 Ca^{2+} 附着在 TnC 上时,会引起肌钙蛋白的"结构变化"。
- 这种结构变化将导致原肌球蛋白与肌动蛋白分离。
- 当肌动蛋白释放,肌动蛋白纤维的"肌球蛋白附着部位"暴露出来。
- 肌球蛋白附着部位形成新的"横桥连接"。
- "肌节收缩蛋白磷酸化失常",尤其是肌钙蛋白和肌球蛋白,它们的失常是心力衰竭的重要病因之一(如心室肥大、糖尿病性心肌病或心力衰竭)。

以下因素是心脏肌节产生收缩力的主要决定因素:

- Ca^{2+} 激活水平(即肌节蛋白对 Ca^{2+} 的敏感性)。
- 肌节长度(即 Frank-Starling 关系)。
- 肌纤维磷酸化和肌节的其他变化(这是为什么在某些心脏病中,心肌收缩蛋白磷酸化在疾病进展中起核心作用)。

另一方面,后两个因素可能影响肌纤维对 Ca^{2+} 的敏感性(图 3.11 和表 3.4)。

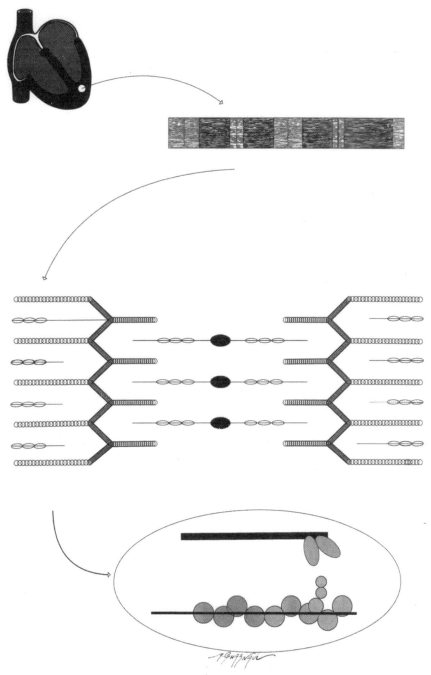

图 3.11 不同层面肌节的详细解剖

表 3.4 主要肌节蛋白总结

	粗肌丝	细肌丝
收缩蛋白	肌球蛋白	肌动蛋白
	肌联蛋白	
调节蛋白	肌球蛋白结合蛋白 C	原肌球蛋白
		肌钙蛋白
		原肌球蛋白调节蛋白

3.3 心动周期和心脏做功

3.3.1 正常心动周期

所有心脏治疗（内科、外科或介入治疗）的最终目标是将病态的心脏状况转变为正常的生理性心脏，从而适当地泵血。换言之，我们的干预需要尽可能地趋向一个正常的生理性心脏以适当的力量和适当的节律泵血。我们需走向正常的心脏生理学，更具体地说，是正常的心脏循环，正常充盈舒张（有合适的压力，无过度扩张肺血管），然后在收缩中排出足够的血液。上述过程可转化为四个时相重复循环，如下所示：

时相一："舒张期充盈"，此时房室瓣膜（即二尖瓣和三尖瓣）打开，主动脉瓣和肺动脉瓣关闭。在此时相，心室充盈血液基于三个因素：

- 心房和心室之间的压力梯度。
- 心室舒张顺应性。
- 心房收缩。

时相二："等容收缩"，心室腔压升高，无体积变化。房室瓣在这一时相的早期关闭。然而，在很短的时间内，腔内压力上升到临界水平，超过主动脉瓣和肺动脉瓣压力水平，进入下一阶段。

时相三："收缩期射血"，即用高压将血液推送到主动脉或肺血管床，即射血，以灌注两个血管床。心室的大小随着血液的排出而减小，并且血液尽可能快地排出。

时相四："等容舒张"，指两心室都舒张，开始增大。由于心室内压降低，主动脉瓣和肺动脉瓣关闭，而二尖瓣和三尖瓣开始打开。心脏循环再次进入第一时相，开始新的循环。

3.3.2 心脏做功

心脏做功是心肌功能的产物，是两个不同方面的代数和：第一，外部做功相当于心肌能量用于将血液从心室喷射到全身和肺血管床；第二是心肌能量用于维持细胞能量、心肌完整性和细胞稳态。在计算外部做功时，我们使用"每搏量乘心室压"，我们通常通过计算左心室压力－容积环的曲线下面积（即左心室压力－容积 AUC 曲线下面积）来计算外部做功。心肌能量储备及其耗氧量主要用于外部做功，而心肌缺血则损害外部做功。心脏做功的评估有许多临床指标。由于我们无法在临床实践中检测细胞能量，因此我们讨论每搏量、心输出量和射血分数等指标。

每搏量：每一次心室搏动中从心脏排出的血液量。每搏量（SV）是"舒张末期容积（EDV）减收缩末期容积（ESV）"的结果，或者简单地说，"SV＝EDV－ESV"。根据这个公式，EDV 和 ESV 都可能影响 SV。然而，哪些因素会影响 EDV 和 ESV？

EDV 直接取决于两个因素：

（1）静脉回流是指从静脉回流到心室的血液，即下腔静脉和上腔静脉（IVC 和 SVC）至右心室和从肺静脉到左心室。

（2）心室充盈的舒张时间或简称"充盈时间"，即舒张时，血液在心室中积聚。充盈时间越长，SV 越大。

ESV 取决于三个因素：

（1）前负荷是指心室的舒张量，心室的舒张量越大，收缩力越大。稍后在"Frank-Starling 关系"部分详细介绍，前负荷和 ESV 之间是一种反向关系。

（2）收缩力与 ESV 有反向关系，也就是说，收缩力越大，心室内剩余的容积就越小。然而，影响心肌收缩力的因素很多，将在后面讨论。

（3）后负荷是对抗心室泵血的阻力，ESV 与后负荷有直接关系。对于左心室，后负荷主要是全身血管阻力（SVR），约为左心室后负荷的 90%，而肺血管阻力（PVR）约为右心室后负荷的 50%，右心室壁应力占右心室后负荷的另外 50%。

心输出量：简称 CO，是指在 1 分钟内从心脏泵出的血液量，因此，CO 是 SV 与心率（HR）的乘积，即"心输出量（mL/min）= 每搏量（mL/beat）× 心率（beat/min）"或简称 CO=HR×SV。

射血分数：一个重要的变量，简称"EF"。EF 根据这个公式计算：EF=SV/EDV。EF 通常用百分比表示，正常 EF 通常在 55%～70%，超过 50% 的 EF 被认为是正常的，并且认为 EF＞50% 的患者具有良好的左心室功能。EF 是一个直接决定心脏功能和整体临床结局的指标。EF＜30% 的患者通常被认为是影响临床结果的高风险病患。

在上述三个主要因素（SV、ESV 和 EDV）中，心脏做功与 EDV 关系密切，而与其他两个因素关系较小，这是由于肌节的长度—张力概念对心脏收缩力、心脏做功和心输出量的影响大于其他因素。为了理解这个事实，我们在下一段讨论 Frank-Starling 关系。

3.3.3　Frank-Starling 关系

1895 年，Frank 和距其 20 年后 Starling 在动物模型中证明了心脏具有非常重要的基本和内在特征："长度依赖性激动"或"Frank-Starling 关系"。

Frank-Starling 关系告诉我们，舒张时心室的血液积累越多，收缩时心室的输出就越多。这一特性甚至在离体心脏中也能看到。因此，Frank-Starling 关系告诉我们心脏对前负荷、后负荷及其相关过程有着广泛的适应能力。心脏生理学的基本概念解释了心脏在不同的生理和病理状态下改变其收缩的能力，从而使心脏在不同的生理和病理状态下都尽可能使心输出量与身体的生理需求相适应。这种适应能力是心脏的细胞结构（特别是肌节结构）以及神经激素反应和心脏反射共同作用的结果。因此，考虑到这些长度—张力改变，可以得出结论，即 Frank-Starling 关系的一般概念：在一定的肌节长度内，有一个明确而直接的"最优作用长度"，然而，在人类肌节中，肌动蛋白和肌球蛋白之间的"最佳长度"是肌节长度等于 2.2 μm。Frank-Starling 关系的细胞基础为"长度依赖性激动"，这是在所有心肌细胞肌节中都能看到的一种机制。在 Frank-Starling 关系的生理测试中，心肌细胞（即肌节）的收缩部分舒张期长度的任何突然增加都会导致收缩力在短时间内突然增加，并迅速达到一个平台。在这个平台之前，肌节的长度越长，心肌产生的力量就越大。然而，在到达这个平台之后，肌动蛋白和肌球蛋白的头部开始彼此远离，肌节的长度也远远超出了它的最佳长度,肌节就不能产生更多的收缩。同时,任何收缩部分舒张期长度的突然减小都会导致收缩力的降低,并在短时间后达到一个平台。尽管 Frank-Starling 关系已经被发现 100 多年了,但其内在机制还不完全清楚。换句话说,它的细胞和亚细胞机制并不局限于单一机制。相反,Frank-Starling 关系是"复杂的多个因素相互作用复合体的最终产物",然而在每个肌节中,有许多不同的分子协同作用产生张力依赖性激活。这里介绍了其机制的两个主要类别:

- 第一,"舒张期张力增加"导致"横桥数量增加",从而改善"肌丝重叠"状态,有利于更有效的收缩。换句话说,舒张期肌动蛋白和肌球蛋白的交叉将更有效地产生收缩。虽然这是主要的机制,但另一个机制也很重要。
- 第二,当肌节长度增加时,肌节对 Ca^{2+} 浓度的反应提高,增强了收缩力。换句话说,根据这种机制,Frank-Starling 关系是当肌节长度增加时,肌纤维对 Ca^{2+} 的反应更加敏感。感兴趣的读者可以在其他来源找到更多的解释。

3.4 心脏反射

3.4.1 Bainbridge 反射

1915 年, Francis Bainbridge（英国生理学家, 1874—1921）首次描述了 Bainbridge 反射。他发现并证明"将生理盐水或血液输入麻醉后犬的颈静脉"会导致反射性心动过速。这种反射也被称为"心房反射",涉及到心率随着全身静脉和左、右心房的扩张而增加。在右心房扩张的反应中,位于右心房的张力性受体(即静脉张力受体)被激活,并通过迷走神经(第 X 脑神经)将其冲动发送到中枢神经系统。如果患者预先服用阿托品,反射会受阻。此外,在动物研究中,这种反射被"双侧迷走神经切断术或胆碱能和 β 肾上腺素能联合阻断"所阻断。在中枢神经系统处理后,冲动会导致交感神经张力增加,进而引起收缩力增加和心动过速,最终有助于排空心脏。简单地说,"班布里奇反射"引起"高容量性心动过速",该反射通过交感途径介导。在心血管生理过程中,班布里奇反射起着重要作用,控制心率和其他血流动力学变量。此外,班布里奇反射的作用与"颈动脉压力感受器反射"的作用相反。这种反射通过心房 B 型物理感受器感应,这些受体位于腔静脉和右心房的交界处以及肺静脉和左心房的交界处,会触发反射的神经通路。

3.4.2 压力感受器反射（颈动脉窦反射）

这种反射对血压有调节作用,特别是当血压严重升高或严重降低时,然而,反射通常在收缩压超过 150 ～ 170 mmHg 时激发。当收缩压低于 50 ～ 60 mmHg 时,反射并不常见。然而,在患有高血压或动脉粥样硬化的患者中,或在老年人中,反射阈值可能会改变,有时,反射不能被看到。这种反射的主要受体位于颈动脉和主动脉弓,其反射弧如下:

- 环周和纵向张力受体位于颈动脉窦和主动脉弓,血压升高触发这些受体,导致冲动性放电。

- 颈动脉窦的冲动通过第Ⅸ脑神经传导，主动脉弓通过第Ⅹ脑神经传导。
- 这两个位置的冲动被发送到延髓心脏调节和血管舒缩中心的孤束核。
- 孤束核有两个不同的部分：第一部分位于前外侧，称为"加压器中心"；第二部分位于被称为"降压器中心"的中央和尾端。在这两部分中，边缘系统和下丘脑输入冲动被整合，以产生以下两种反应：交感神经张力降低（主要通过抑制交感链和交感神经）导致低血压和心动过缓，血管张力降低导致血管扩张。
- 副交感神经张力增加（主要通过迷走神经）导致心率降低和心肌收缩力降低。
- 这些相互作用使血压恢复正常，从而减轻压力感受器上的压力。
- 如果最初的事件是血压下降，压力感受器的张力下降会引起相反的反应。

3.4.3　Bezold–Jarisch 反射

Bezold–Jarisch 反射被称为"心脏抑制性"反射，1867 年由 Bezold 和 Hirt 首次描述。20 世纪 30 年代后期由 Jarisch 和 Richter 进一步研究和完善。简单地描述一下该反射，它是"心动过缓、低血压和周围血管扩张"的三联征，通常伴有低通气或呼吸暂停。这些变化中提到了冠状动脉血管扩张。这种反射似乎具有一些心脏保护作用，例如，在某些心肌应激状态下，如心肌缺血、梗死或再灌注综合征的急性期，尤其是涉及下后壁心肌梗死时，可见这种反射。

反射的主要生理现象是副交感神经过度活动，然而，某些程度的交感神经抑制也在反射中起作用。简单来说，其反射弧如下：

- 该反射是在机械刺激（如容量过多或压力过负荷）或化学刺激（如心肌缺血的代谢产物或藜芦碱等化学物质）下触发心脏反射的特定受体。
- 反射传感器位于心脏多个位置，包括左室壁、心房壁、心房腔静脉连接处和其他心室。
- 大部分传入纤维是无髓鞘 C 纤维（75% 传入通路位于心室）和髓鞘纤维（25% 传入通路位于心房壁和心房腔连接处）。
- 传入纤维抑制延髓血管舒缩中心，其具有两种作用：直接导致心动过缓和抑制交感神经输出。
- 交感神经输出减少引起周围血管张力降低，导致周围血管扩张，表现为全身性低血压。

3.4.4　Valsalva 动作

Valsalva 在 1704 年首次描述的"Valsalva 动作"是指在"闭合声门"的情况下，以强制呼气开始的心脏反射。这一动作导致胸内压力突然增加，引起中心静脉压力（CVP）增加。增加的 CVP 会导致静脉回流减少，从而引起心输出量和血压下降。动脉系统中的压力感受器可感知血压下降，并刺激交感神经通路而导致心动过速。声门打开后，静脉回流会恢复，导致收缩力增加，血压恢复正常，这会抑制压力感受器而恢复正常心率，所有这些变化实际上是"前负荷和后负荷压力的一系列快速变化"施加到心脏,这种操作有许多临床治疗和诊断意义。

3.4.5　库欣反射

库欣反射由 Harvey Cushing（1869—1939）于 1901—1902 引入,临床表现为三联征:

- 心动过缓。
- 高血压:表现为收缩压升高和脉压差大。
- 呼吸抑制:表现为呼吸不规则,导致呼吸迟缓与呼吸暂停。

这种反射是颅内压升高（通常是颅内压突然升高）引起的,这种临床表现多与脑疝和死亡有关。换句话说,库欣反射与脑灌注状态有关。脑脊液（CSF）生成增加或再吸收减少、中枢神经系统的广泛效应会导致颅内压升高,引发脑缺血。然而,脑缺血会触发交感神经活动,以补偿脑灌注减低,导致心率、血压和心肌收缩力增加。主动脉弓和颈动脉窦中的压力感受器会感觉到血压升高,从而导致反射性心动过缓。最后,诱发库欣反射后常见的三联征是"收缩压与脉压增加、心动过缓和呼吸不规则",这都是颅内压升高所致。

3.4.6　眼心反射

这种反射是眼外肌肉（特别是内直肌）受到牵张或眼球疼痛引起的。这种反射的途径如下:

- 反射的传入路径通过第 V 对脑神经（三叉神经）的眼支,三叉神经的其他分支（上颌支和下颌支）也可能涉及。
- 冲动进入中枢神经系统,即三叉神经感觉核。
- 反射的传出路径是第 X 对脑神经（迷走神经）,它引起窦性心动过缓。有时可能发生交界性心律失常、心搏停止或其他类型的心律失常、房室传导阻滞或低血压。

反射的发生频率随着年龄的增长而降低,而且像阿托品这样的抗胆碱能预处理可以起到一定的预防作用。

3.4.7　化学感受器反射

这种反射是心脏反射中的另一重要反射:

- 化学感受器位于颈动脉体和主动脉弓。
- 酸中毒、高碳酸血症（血液中二氧化碳分压升高）或血氧分压下降触发化学感受器。
- 传入神经是第 IX（舌咽）和第 X（迷走神经）对脑神经。
- 这些神经将冲动发送到延髓。
- 产生的反应是增加交感神经兴奋性以补偿缺氧及高碳酸血症。
- 然而,如果缺氧和高碳酸血症不能得到解决,反应将是激动副交感神经以降低心率和氧气需求。

参考文献

［1］ Ababneh AA，Sciacca RR，Kim B，Bergmann SR.Normal limits for left ventricular ejection fraction and volµmes estimated with gated myocardial perfusion imaging in patients with normal exercise test results：influence of tracer，gender，and acquisition camera. J Nucl Cardiol.2000；7：661-8.

［2］ Abbott BC，Ritchie JM.Early tension relaxation during a muscle twitch. J Physiol. 1951；113：330-5.

［3］ Abdelmeguid NE，Sorour JM.A comparative ultrastructural study of the cardiac and skeletal striated muscles of the skink. Funct Dev Morphol. 1992；2：147-50.

［4］ Agarkova I，Ehler E，Lange S，Schoenauer R，Perriard JC.M-band：a safeguard for sarcomere stability？ J Muscle Res Cell Motil. 2003；24：191-203.

［5］ Agarkova I，Perriard JC.The M-band：an elastic web that crosslinks thick filaments in the center of the sarcomere. Trends Cell Biol. 2005；15：477-85.

［6］ Alberts B，Johnson A，Lewis J，et al.，editors. Molecular biology of the cell. 4th ed. New York：Garland Science；2002.

［7］ Amanfu RK，Saucerman JJ.Cardiac models in drµg discovery and development：a review. Crit Rev Biomed Eng. 2011；39：379-95.

［8］ Anderson EJ，Katunga LA，Willis MS.Mitochondria as a source and target of lipid peroxidation products in healthy and diseased heart. Clin Exp Pharmacol Physiol. 2012；39：179-93.

［9］ Anderson RH，Razavi R，Taylor AM.Cardiac anatomy revisited. J Anat. 2004；205：159-77.

［10］ Anderson RH，Yanni J，Boyett MR，Chandler NJ，Dobrzynski H.The anatomy of the cardiac conduction system. Clin Anat. 2009；22：99-113.

［11］ Anwar AM，Geleijnse ML，Soliman OI，McGhie JS，Frowijn R，Nemes A，van den Bosch AE，Galema TW，Ten Cate FJ.Assessment of normal tricuspid valve anatomy in adults by real-time three-dimensional echocardiography. Int J Card Imaging. 2007；23：717-24.

［12］ Arasho B，Sandu N，Spiriev T，Prabhakar H，Schaller B.Management of the trigeminocardiac reflex：facts and own experience. Neurol India. 2009；57：375-80.

［13］ Arias-Calderon M，Almarza G，Diaz-Vegas A，Contreras-Ferrat A，Valladares D，Casas M，Toledo H，Jaimovich E，Buvinic S.Characterization of a multiprotein complex involved in excitationtranscription coupling of skeletal muscle. Skelet Muscle. 2016；6：15.

［14］ Aronsen JM，Swift F，Sejersted OM.Cardiac sodiµm transport and excitation-contraction coupling. J Mol Cell Cardiol. 2013；61：11-9.

［15］ Atkinson A，Inada S，Li J，Tellez JO，Yanni J，Sleiman R，Allah EA，Anderson RH，Zhang H，Boyett MR，Dobrzynski H.Anatomical and molecular mapping of the left and right ventricular his-Purkinje conduction networks. J Mol Cell Cardiol. 2011；51：689-701.

［16］ Atkinson AJ，Logantha SJ，Hao G，Yanni J，Fedorenko O，Sinha A，Gilbert SH，Benson AP，Buckley DL，Anderson RH，Boyett MR，Dobrzynski H.Functional，anatomical，and molecular investigation of the cardiac conduction system and arrhythmogenic atrioventricular ring tissue in the rat heart. J Am Heart Assoc. 2013；2：e000246.

［17］ Ayling J.Managing head injuries. Emerg Med Serv. 2002；31：42.

［18］ Balse E，Steele DF，Abriel H，Coulombe A，Fedida D，Hatem SN.Dynamic of ion channel expression at the plasma membrane of cardiomyocytes. Physiol Rev.2012；92：1317-58.

［19］ Barbieri R，Triedman JK，Saul JP. Heart rate control and mechanical cardiopulmonary coupling to assess central volµme：a systems analysis. Am J Phys Regul Integr Comp Phys. 2002；283：R1210-20.

［20］ Barclay CJ. Energy demand and supply in hµman skeletal muscle. J Muscle Res Cell Motil. 2017；38（2）：143-55.

［21］ Bazgir B，Fathi R，Rezazadeh Valojerdi M，Mozdziak P，Asgari A.Satellite cells contribution to exercise mediated muscle hypertrophy and repair. Cell J. 2017；18：473-84.

［22］ Bennett BC，Purdy MD，Baker KA，Acharya C，McIntire WE，Stevens RC，Zhang Q，Harris AL，Abagyan R，Yeager M.An electrostatic mechanism for Ca（2+）-mediated regulation of gap junction channels. Nat Commun. 2016；7：8770.

［23］ Berisha F，Nikolaev VO.Cyclic nucleotide imaging and cardiovascular disease. Pharmacol Ther. 2017；175：107-15.

［24］ Bickler PE，Fahlman CS.Moderate increases in intracellular calciµm activate neuroprotective signals in hippocampal neurons. Neuroscience. 2004；127：673-83.

［25］ Bingen BO，Askar SF，Schalij MJ，Kazbanov IV，Ypey DL，Panfilov AV，Pijnappels DA.Prolongation of minimal action potential duration in sustained fibrillation decreases complexity by transient destabilization. Cardiovasc Res. 2013；97（1）：161-70.

［26］ Boettcher DH，Zimpfer M，Vatner SF. Phylogenesis of the Bainbridge reflex. Am J Phys. 1982；242：R244-6.

［27］ Bohnert KR，McMillan JD，Kµmar A.Emerging roles of ER stress and unfolded protein response pathways in skeletal muscle health and disease. J Cell Physiol. 2018；233（1）：67-78.

［28］ Bollensdorff C，Lookin O，Kohl P.Assessment of contractility in intact ventricular cardiomyocytes using the dimensionless 'Frank-Starling Gain' index. Pflµgers Arch. 2011；462：39-48.

［29］ Borg TK，Sullivan T，Ivy J.Functional arrangement of connective tissue in striated muscle with emphasis on cardiac muscle. Scan Electron Microsc. 1982：1775-84.

［30］ Boyden PA，Gardner PI，Wit AL.Action potentials of cardiac muscle in healing infarcts：response to norepinephrine and caffeine. J Mol Cell Cardiol. 1988；20：525-37.

［31］ Bragadeesh TK，Mathur G，Clark AL，Cleland JG.Novel cardiac myosin activators for acute heart failure. Expert Opin Investig Drµgs. 2007；16：1541-8.

［32］ Brunello L，Slabaµgh JL，Radwanski PB，Ho HT，Belevych AE，Lou Q，Chen H，Napolitano C，Lodola F，Priori SG，Fedorov VV，Volpe P，Fill M，Janssen PM，Gyorke S.Decreased RyR2 refractoriness determines myocardial synchronization of aberrant Ca2+ release in a genetic model of arrhythmia. Proc Natl Acad Sci U S A. 2013；110：10312-7.

［33］ Bucchi A，Barbuti A，Baruscotti M，DiFrancesco D. Heart rate reduction via selective 'funny' channel blockers. Curr Opin Pharmacol. 2007；7：208-13.

［34］ Burgoyne T，Muhamad F，Luther PK.Visualization of cardiac muscle thin filaments and measurement of their lengths by electron tomography. Cardiovasc Res. 2008；77：707-12.

［35］ Calore M，Lorenzon A，De Bortoli M，Poloni G，Rampazzo A.Arrhythmogenic cardiomyopathy：a disease of intercalated discs. Cell Tissue Res. 2015；360：491-500.

［36］ Campagna JA，Carter C. Clinical relevance of the Bezold-Jarisch reflex. Anesthesiology. 2003；98：1250-60.

［37］ Campanucci VA，Dookhoo L，Vollmer C，Nurse CA.Modulation of the carotid body sensory discharge by NO：an up-dated hypothesis. Respir Physiol Neurobiol. 2012；184：149-57.

［38］ Campbell KS.Short-range mechanical properties of skeletal and cardiac muscles. Adv Exp Med Biol. 2010；682：223-46.

［39］ Campbell KS.Impact of myocyte strain on cardiac myofilament activation. Pflμgers Arch. 2011；462：3-14.

［40］ Chatterjee K. Pathophysiology of systolic and diastolic heart failure. Med Clin North Am. 2012；96：891-9.

［41］ Chaui-Berlinck JG，Monteiro LHA.Frank-Starling mechanism and short-term adjustment of cardiac flow. J Exp Biol. 2017；220（Pt 23）：4391-8.

［42］ Chen PS，Joung B，Shinohara T，Das M，Chen Z，Lin SF.The initiation of the heart beat. Circ J. 2010；74：221-5.

［43］ Chung CJ，Lee JM，Choi SR，Lee SC，Lee JH.Effect of remifentanil on oculocardiac reflex in paediatric strabismus surgery. Acta Anaesthesiol Scand. 2008；52：1273-7.

［44］ Cingolani HE，Perez NG，Cingolani OH，Ennis IL.The Anrep effect：100 years later. Am J Phys Heart Circ Phys. 2013；304：H175-82.

［45］ Coronel R，Janse MJ，Opthof T，Wilde AA，Taggart P.Postrepolarization refractoriness in acute ischemia and after antiarrhythmic drμg administration：action potential duration is not always an index of the refractory period. Heart Rhythm. 2012；9：977-82.

［46］ Craig R，Lehman W.Crossbridge and tropomyosin positions observed in native，interacting thick and thin filaments. J Mol Biol. 2001；311：1027-36.

［47］ Crystal GJ，Salem MR.The Bainbridge and the"reverse"Bainbridge reflexes：history，physiology，and clinical relevance. Anesth Analg. 2012；114：520-32.

［48］ Currie S.Cardiac ryanodine receptor phosphorylation by CaM kinase II：keeping the balance right. Front Biosci. 2009；14：5134-56.

［49］ Dabbagh A.Cardiac physiology. In：Dabbagh A，Esmailian F，Aranki S，editors. Postoperative critical care for cardiac surgical patients. 1st ed. New York：Springer；2014. p.1-39.

［50］ Dabbagh A，Imani A，Rajaei S.Pediatric cardiovascular physiology. In：Dabbagh A，Conte AH，Lubin L，editors. Congenital heart disease in pediatric and adult patients：anesthetic and perioperative management. 1st ed. New York：Springer；2017. p.65-116.

［51］ Dampney RA. Central neural control of the cardiovascular system：current perspectives. Adv Physiol Educ. 2016；40：283-96.

［52］ de Leeuw PW，Bisognano JD，Bakris GL，Nadim MK，Haller H，Kroon AA.Sustained reduction of blood pressure with baroreceptor activation therapy：results of the 6-year open follow-up. Hypertension. 2017；69：836-43.

［53］ Dell'Italia LJ.Anatomy and physiology of the right ventricle. Cardiol Clin. 2012；30：167-87.

［54］ Delmar M，Makita N. Cardiac connexins，mutations and arrhythmias. Curr Opin Cardiol. 2012；27：236-41.

［55］ Deng D，Jiao P，Ye X，Xia L.An image-based model of the whole hμman heart with detailed anatomical structure and fiber orientation. Comput Math Methods Med. 2012；2012：891070.

［56］ Desplantez T，Dupont E，Severs NJ，Weingart R.Gap junction channels and cardiac impulse propagation. J Membr Biol. 2007；218：13-28.

［57］ Dickinson CJ.Reappraisal of the Cushing reflex：the most powerful neural blood pressure stabilizing system. Clin Sci（Lond）. 1990；79：543-50.

［58］ Dickson EJ，Jensen JB，Hille B.Regulation of calciμm and phosphoinositides at endoplasmic reticulμm-membrane junctions. Biochem Soc Trans. 2016；44：467-73.

［59］ DiFrancesco D.Funny channels in the control of cardiac rhythm and mode of action of selective blockers. Pharmacol Res. 2006；53：399-406.

［60］ DiFrancesco D.The role of the funny current in pacemaker activity. Circ Res. 2010；106：434-46.

［61］ DiFrancesco D，Borer JS.The funny current：cellular basis for the control of heart rate. Drugs. 2007；67（Suppl 2）：15-24.

［62］ DiFrancesco D，Noble D.The funny current has a major pacemaking role in the sinus node. Heart Rhythm. 2012；9：299-301.

［63］ Ding Y，Li YL，Schultz HD.Role of blood flow in carotid body chemoreflex function in heart failure. J Physiol. 2011；589：245-58.

［64］ Distefano G，Sciacca P.Molecular pathogenesis of myocardial remodeling and new potential therapeutic targets in chronic heart failure. Ital J Pediatr. 2012；38：41.

［65］ Dulhunty AF.Excitation-contraction coupling from the 1950s into the new millennium. Clin Exp Pharmacol Physiol. 2006；33：763-72.

［66］ Dun W，Boyden PA.The Purkinje cell：2008 style. J Mol Cell Cardiol. 2008；45：617-24.

［67］ Ednie AR，Bennett ES.Modulation of voltage-gated ion channels by sialylation. Compr Physiol. 2012；2：1269-301.

［68］ Ehler E.Cardiac cytoarchitecture- why the "hardware" is important for heart function！Biochim Biophys Acta. 2016；1863：1857-63.

［69］ Eisner D，Bode E，Venetucci L，Trafford A.Calcium flux balance in the heart.J Mol Cell Cardiol. 2012；58：110-7.

［70］ Faber GM，Rudy Y.Action potential and contractility changes in ［Na（+）］（i）overloaded cardiac myocytes：a simulation study. Biophys J. 2000；78：2392-404.

［71］ Fabiato A.Calcium-induced release of calcium from the cardiac sarcoplasmic reticulum. Am J Phys. 1983；245：C1-14.

［72］ Fabiato A.Time and calcium dependence of activation and inactivation of calcium-induced release of calcium from the sarcoplasmic reticulum of a skinned canine cardiac Purkinje cell. J Gen Physiol. 1985；85：247-89.

［73］ Fabiato A，Fabiato F.Calcium release from the sarcoplasmic reticulum. CircRes. 1977；40：119-29.

［74］ Fabiato A，Fabiato F. Calcium-induced release of calcium from the sarcoplasmic reticulum of skinned cells from adult human，dog，cat，rabbit，rat，and frog hearts and from fetal and newborn rat ventricles. Ann N Y Acad Sci. 1978；307：491-522.

［75］ Fabiato A，Fabiato F.Calcium and cardiac excitation-contraction coupling. Annu Rev Physiol. 1979；41：473-84.

［76］ Farah CS，Reinach FC.The troponin complex and regulation of muscle contraction. FASEB J. 1995；9：755-67.

［77］ Fodstad H，Kelly PJ，Buchfelder M.History of the cushing reflex. Neurosurgery. 2006；59：1132-7；discussion 1137

［78］ Foley JR，Plein S，Greenwood JP.Assessment of stable coronary artery disease by cardiovascular magnetic resonance imaging：current and emerging techniques. World J Cardiol. 2017；9：92-108.

［79］ Fuchs F，Smith SH.Calcium，cross-bridges，and the frank-Starling relationship. News Physiol Sci. 2001；16：5-10.

［80］ Gao L，Wang Q，Xu H，Tao Z，Wu F.The oculocardiac reflex in cataract surgery in the elderly. Br J Ophthalmol. 1997；81：614.

［81］ Gautel M.Cytoskeletal protein kinases：titin and its relations in mechanosensing. Pflugers Arch. 2011；462：119-34.

［82］ George SA，Poelzing S.Cardiac conduction in isolated hearts of genetically modified mice-Connexin43 and salts. Prog Biophys Mol Biol. 2016；120：189-98.

［83］ Germano G，Kiat H，Kavanagh PB，Moriel M，Mazzanti M，Su HT，Van Train KF，Berman DS.Automatic quantification of ejection fraction from gated myocardial perfusion SPECT.J Nucl Med. 1995；36：2138-47.

［84］ Gibson DG，Francis DP. Clinical assessment of left ventricular diastolic function. Heart. 2003；89：231-8.

［85］ Goldhaber JI，Philipson KD.Cardiac sodium-calcium exchange and efficient excitation-contraction coupling：implications for heart disease. Adv Exp Med Biol. 2013；961：355-64.

［86］ Goldstein DS，Cheshire WP Jr. Beat-to-beat blood pressure and heart rate responses to the Valsalva maneuver. Clin Auton Res. 2017；27（6）：361-7.

［87］ Gordon AM，Homsher E，Regnier M.Regulation of contraction in striated muscle. Physiol Rev. 2000；80：853-924.

［88］ Grady PA，Blaumanis OR.Physiologic parameters of the Cushing reflex. Surg Neurol. 1988；29：454-61.

［89］ Granzier H，Wu Y，Siegfried L，LeWinter M.Titin：physiological function and role in cardiomyopathy and failure. Heart Fail Rev. 2005；10：211-23.

［90］ Grunnet M.Repolarization of the cardiac action potential. Does an increase in repolarization capacity constitute a new anti-arrhythmic principle Acta Physiol. 2010；198（Suppl 676）：1-48.

［91］ Haddad F，Couture P，Tousignant C，Denault AY.The right ventricle in cardiac surgery，a perioperative perspective：I.Anatomy，physiology，and assessment. Anesth Analg. 2009；108：407-21.

［92］ Hajdu MA，Cornish KG，Tan W，Panzenbeck MJ，Zucker IH.The interaction of the Bainbridge and Bezold-Jarisch reflexes in the conscious dog. Basic Res Cardiol. 1991；86：175-85.

［93］ Hakumaki MO.Seventy years of the Bainbridge reflex. Acta Physiol Scand. 1987；130：177-85.

［94］ Hamilton SL，Serysheva I，Strasburg GM.Calmodulin and excitation-contraction coupling. News Physiol Sci. 2000；15：281-4.

［95］ Herzog JA，Leonard TR，Jinha A，Herzog W.Are titin properties reflected in single myofibrils J Biomech. 2012；45：1893-9.

［96］ Hill TL，Eisenberg E，Greene L.Theoretical model for the cooperative equilibrium binding of myosin subfragment 1 to the actin-troponin-tropomyosin complex. Proc Natl Acad Sci U S A. 1980；77：3186-90.

［97］ Hiltrop N，Bennett J，Desmet W.Circumflex coronary artery injury after mitral valve surgery：a report of four cases and comprehensive review of the literature. Catheter Cardiovasc Interv. 2017；89：78-92.

［98］ Hitchcock-DeGregori SE.Tropomyosin：function follows structure. Adv Exp Med Biol. 2008；644：60-72.

［99］ Ho SY，McCarthy KP.Anatomy of the left atrium for interventional electrophysiologists. PACE. 2010；33：620-7.

［100］ Hohendanner F，McCulloch AD，Blatter LA，Michailova AP.Calcium and IP3 dynamics in cardiac myocytes：experimental and computational perspectives and approaches. Front Pharmacol. 2014；5：35.

［101］ Hong T，Shaw RM.Cardiac T-tubule microanatomy and function. Physiol Rev. 2017；97：227-52.

［102］ Humphries ES，Dart C.Neuronal and cardiovascular potassium channels as therapeutic drug targets：promise and pitfalls. J Biomol Screen. 2015；20：1055-73.

［103］ Ibrahim M，Siedlecka U，Buyandelger B，Harada M，Rao C，Moshkov A，Bhargava A，Schneider M，Yacoub MH，Gorelik J，Knoll R，Terracciano CM.A critical role for Telethonin in regulating t-tubule structure and function in the mammalian heart. Hum Mol Genet. 2012；22（2）：372-83.

［104］ Jafri MS.Models of excitation-contraction coupling in cardiac ventricular myocytes. Methods Mol Biol. 2012；910：309-35.

［105］ Kajioka S，Takahashi-Yanaga F，Shahab N，Onimaru M，Matsuda M，Takahashi R，Asano H，Morita H，Morimoto S，Yonemitsu Y，Hayashi M，Seki N，Sasaguri T，Hirata M，Nakayama S，Naito S.Endogenous cardiac troponin T modulates Ca(2+)-mediated smooth muscle contraction. Sci Rep. 2012；2：979.

[106] Karaman T, Demir S, Dogru S, Sahin A, Tapar H, Karaman S, Kaya Z, Suren M, Arici S.The effect of anesthesia depth on the oculocardiac reflex in strabismus surgery. J Clin Monit Comput. 2016；30：889-93.

[107] Kashihara K.Roles of arterial baroreceptor reflex during bezold-jarisch reflex. Curr Cardiol Rev. 2009；5：263-7.

[108] Kashihara K, Kawada T, Li M, Sugimachi M, Sunagawa K.Bezold-Jarisch reflex blunts arterial baroreflex via the shift of neural arc toward lower sympathetic nerve activity. Jpn J Physiol. 2004；54：395-404.

[109] Kennedy A, Finlay DD, Guldenring D, Bond R, Moran K, McLaughlin J.The cardiac conduction system：generation and conduction of the cardiac impulse. Crit Care Nurs Clin North Am. 2016；28：269-79.

[110] Kerckhoffs RC, Campbell SG, Flaim SN, Howard EJ, Sierra-Aguado J, Mulligan LJ, McCulloch AD.Multi-scale modeling of excitation-contraction coupling in the normal and failing heart. Conf Proc IEEE Eng Med Biol Soc. 2009；2009：4281-2.

[111] Khan MU, Cheema Y, Shahbaz AU, Ahokas RA, Sun Y, Gerling IC, Bhattacharya SK, Weber KT.Mitochondria play a central role in nonischemic cardiomyocyte necrosis：common to acute and chronic stressor states. Pflugers Arch. 2012；464：123-31.

[112] Kim B, Takeuchi A, Koga O, Hikida M, Matsuoka S.Mitochondria Na(+)-Ca(2+) exchange in cardiomyocytes and lymphocytes. Adv Exp Med Biol. 2013；961：193-201.

[113] Kim BB, Qaqish C, Frangos J, Caccamese JF Jr. Oculocardiac reflex induced by an orbital floor fracture：report of a case and review of the literature. J Oral Maxillofac Surg. 2012；70：2614-9.

[114] Kim HS, Kim SD, Kim CS, Yum MK.Prediction of the oculocardiac reflex from pre-operative linear and nonlinear heart rate dynamics in children. Anaesthesia. 2000；55：847-52.

[115] Kim Y, Boucher M, Argaez C.Ifunny channel inhibitors：an emerging option for heart failure. Ottawa, ON：CADTH Issues in Emerging Health Technologies；2016. Canadian Agency for Drugs and Technologies in Health Copyright (c) CADTH 2017. You are permitted to reproduce this document for non-commercial purposes，provided it is not modified when reproduced and appropriate credit is given to CADTH.

[116] Kirchhoff S, Kim JS, Hagendorff A, Thonnissen E, Kruger O, Lamers WH, Willecke K.Abnormal cardiac conduction and morphogenesis in connexin 40 and connexin 43 double-deficient mice. Circ Res. 2000；87：399-405.

[117] Kleber AG, Saffitz JE.Role of the intercalated disc in cardiac propagation and arrhythmogenesis. Front Physiol. 2014；5：404.

[118] Knoll R.Myosin binding protein C：implications for signal-transduction. J Muscle Res Cell Motil. 2012；33：31-42.

[119] Kobayashi T, Jin L, de Tombe PP.Cardiac thin filament regulation. Pflugers Arch. 2008；457：37-46.

[120] Koivumaki JT, Korhonen T, Takalo J, Weckstrom M, Tavi P.Regulation of excitation-contraction coupling in mouse cardiac myocytes：integrative analysis with mathematical modelling. BMC Physiol. 2009；9：16.

[121] Kokkinidis DG, Waldo SW, Armstrong EJ.Treatment of coronary artery in-stent restenosis. Expert Rev Cardiovasc Ther. 2017；15：191-202.

[122] Krishnan S, Fiori MC, Cuello LG, Altenberg GA.A cell-based assay to assess Hemichannel function. Yale J Biol Med. 2017；90：87-95.

[123] Kruger M, Linke WA.The giant protein titin：a regulatory node that integrates myocyte signaling pathways. J Biol Chem. 2011；286：9905-12.

[124] Kubli DA, Gustafsson AB.Mitochondria and mitophagy：the yin and yang of cell death control. Circ Res. 2012；

111：1208-21.

[125] Kuhtz-Buschbeck JP，Schaefer J，Wilder N.Mechanosensitivity：from Aristotle's sense of touch to cardiac mechano-electric coupling. Prog Biophys Mol Biol. 2017；130（Pt B）：126-31.

[126] Kurtenbach S，Kurtenbach S，Zoidl G.Gap junction modulation and its implications for heart function. Front Physiol. 2014；5：82.

[127] Kusakari Y，Urashima T，Shimura D，Amemiya E，Miyasaka G，Yokota S，Fujimoto Y，Akaike T，Inoue T，Minamisawa S.Impairment of excitation-contraction coupling in right ventricular hypertrophied muscle with fibrosis induced by pulmonary artery banding. PLoS One. 2017；12：e0169564.

[128] Kuster DW，Bawazeer AC，Zaremba R，Goebel M，Boontje NM，van der Velden J.Cardiac myosin binding protein C phosphorylation in cardiac disease. J Muscle Res Cell Motil. 2012；33：43-52.

[129] Lang S，Lanigan DT，van der Wal M.Trigeminocardiac reflexes：maxillary and mandibular variants of the oculocardiac reflex. Can J Anaesth. 1991；38：757-60.

[130] LeWinter MM，Wu Y，Labeit S，Granzier H.Cardiac titin：structure, functions and role in disease. Clin Chim Acta. 2007；375：1-9.

[131] Limbu B，Shah K，Weinberg SH，Deo M.Role of cytosolic calcium diffusion in murine cardiac purkinje cells. Clin Med Insights Cardiol. 2016；10：17-26.

[132] Lindskog C，Linne J，Fagerberg L，Hallstrom BM，Sundberg CJ，Lindholm M，Huss M，Kampf C，Choi H，Liem DA，Ping P，Varemo L，Mardinoglu A，Nielsen J，Larsson E，Ponten F，Uhlen M.The human cardiac and skeletal muscle proteomes defined by transcriptomics and antibodybased profiling. BMC Genomics. 2015；16：475.

[133] Linke WA.Stretching molecular springs：elasticity of titin filaments in vertebrate striated muscle. Histol Histopathol. 2000a；15：799-811.

[134] Linke WA.Titin elasticity in the context of the sarcomere：force and extensibility measurements on single myofibrils. Adv Exp Med Biol. 2000b；481：179-202；discussion 203-176.

[135] Lluri G，Aboulhosn J.Coronary arterial development：a review of normal and congenitally anomalous patterns. Clin Cardiol. 2014；37：126-30.

[136] Lo CW.Role of gap junctions in cardiac conduction and development：insights from the connexin knockout mice. Circ Res. 2000；87：346-8.

[137] Lodish H，Berk A，Zipursky SL，et al. Section 21.2：the action potential and conduction of electric impulses. In：Molecular cell biology. 4th ed. New York：W.H. Freeman；2000.

[138] Lomsky M，Johansson L，Gjertsson P，Bjork J，Edenbrandt L. Normal limits for left ventricular ejection fraction and volumes determined by gated single photon emission computed tomography—a comparison between two quantification methods. Clin Physiol Funct Imaging. 2008；28：169-73.

[139] London B.Defining the complexity of the junctional membrane complex. Circ Res. 2017；120：11-2.

[140] Lu X，Ginsburg KS，Kettlewell S，Bossuyt J，Smith GL，Bers DM.Measuring local gradients of intra-mitochondrial [Ca] in cardiac myocytes during SR Ca release. Circ Res. 2012；112（3）：424-31.

[141] Mahadevan G，Davis RC，Frenneaux MP，Hobbs FD，Lip GY，Sanderson JE，Davies MK.Left ventricular ejection fraction：are the revised cut-off points for defining systolic dysfunction sufficiently evidence based Heart. 2008；94：426-8.

[142] Malik FI，Hartman JJ，Elias KA，Morgan BP，Rodriguez H，Brejc K，Anderson RL，Sueoka SH，Lee KH，Finer JT，Sakowicz R，Baliga R，Cox DR，Garard M，Godinez G，Kawas R，Kraynack E，Lenzi D，Lu PP，

Muci A，Niu C，Qian X，Pierce DW，Pokrovskii M，Suehiro I，Sylvester S，Tochimoto T，Valdez C，Wang W，Katori T，Kass DA，Shen YT，Vatner SF，Morgans DJ.Cardiac myosin activation：a potential therapeutic approach for systolic heart failure. Science. 2011；331：1439-43.

[143] Malik FI，Morgan BP.Cardiac myosin activation part 1：from concept to clinic. J Mol Cell Cardiol. 2011；51：454-61.

[144] Marcotti W，Johnson SL，Kros CJ.A transiently expressed SK current sustains and modulates action potential activity in immature mouse inner hair cells. J Physiol. 2004；560：691-708.

[145] Marionneau C，Abriel H.Regulation of the cardiac Na channel Na1.5 by post-translational modifications. J Mol Cell Cardiol. 2015；82：36-47.

[146] Markwalder J，Starling EH.On the constancy of the systolic output under varying conditions. J Physiol. 1914；48：348-56.

[147] Marston S，Burton D，Copeland O，Fraser I，Gao Y，Hodgkinson J，Huber P，Levine B，elMezgueldi M，Notarianni G.Structural interactions between actin，tropomyosin，caldesmon and calcium binding protein and the regulation of smooth muscle thin filaments. Acta Physiol Scand. 1998；164：401-14.

[148] Marston SB，Redwood CS. Modulation of thin filament activation by breakdown or isoform switching of thin filament proteins：physiological and pathological implications. Circ Res. 2003；93：1170-8.

[149] Mattiazzi A，Bassani RA，Escobar AL，Palomeque J，Valverde CA，Vila Petroff M，Bers DM.Chasing cardiac physiology and pathology down the CaMKII cascade. Am J Phys Heart Circ Phys. 2015；308：H1177-91.

[150] McDonald KS.The interdependence of Ca2+ activation，sarcomere length，and power output in the heart. Pflugers Arch. 2011；462：61-7.

[151] McLachlan AD，Stewart M.Tropomyosin coiled-coil interactions：evidence for an unstaggered structure. J Mol Biol. 1975；98：293-304.

[152] Meyer T，Stuerz K，Guenther E，Edamura M，Kraushaar U.Cardiac slices as a predictive tool for arrhythmogenic potential of drugs and chemicals. Expert Opin Drug Metab Toxicol. 2010；6：1461-75.

[153] Meyrelles SS，Bernardes CF，Modolo RP，Mill JG，Vasquez EC.Bezold-Jarisch reflex in myocardial infarcted rats. J Auton Nerv Syst. 1997；63：144-52.

[154] Michael G，Xiao L，Qi XY，Dobrev D，Nattel S. Remodelling of cardiac repolarization：how homeostatic responses can lead to arrhythmogenesis. Cardiovasc Res. 2009；81：491-9.

[155] Miragoli M，Novak P，Ruenraroengsak P，Shevchuk AI，Korchev YE，Lab MJ，Tetley TD，Gorelik J.Functional interaction between charged nanoparticles and cardiac tissue：a new paradigm for cardiac arrhythmia Nanomedicine (London) . 2012；8 (5) ：725-37.

[156] Molnar C，Nemes C，Szabo S，Fulesdi B.Harvey cushing, a pioneer of neuroanesthesia. J Anesth. 2008；22：483-6.

[157] Morad M，Tung L.Ionic events responsible for the cardiac resting and action potential. Am J Cardiol. 1982；49：584-94.

[158] Morimoto S，Goto T. Role of troponin I isoform switching in determining the pH sensitivity of Ca (2+) regulation in developing rabbit cardiac muscle. Biochem Biophys Res Commun. 2000；267：912-7.

[159] Nakada T，Flucher BE，Kashihara T，Sheng X，Shibazaki T，Horiuchi-Hirose M，Gomi S，Hirose M，Yamada M.The proximal C-terminus of alpha1C subunits is necessary for junctional membrane targeting of cardiac L-type calcium channels. Biochem J. 2012；448：221-31.

[160] Nakasuka K，Miyamoto K，Noda T，Kamakura T，Wada M，Nakajima I，Ishibashi K，Inoue Y，Okamura H，

Nagase S，Aiba T，Kamakura S，Shimizu W，Noguchi T，Anzai T，Yasuda S，Ohte N，Kusano K. "Window Sliding" analysis combined with high-density and rapid electroanatomicalmapping：its efficacy and the outcome of catheter ablation of atrial tachycardia. Heart Vessel. 2017；32（8）：984-96.

[161] Neco P，Rose B，Huynh N，Zhang R，Bridge JH，Philipson KD，Goldhaber JI.Sodium-calcium exchange is essential for effective triggering of calcium release in mouse heart. Biophys J. 2010；99：755-64.

[162] Nicholson D，Kossler A，Topping K，Stary CM.Exaggerated oculocardiac reflex elicited by local anesthetic injection of an empty orbit：a case report. A&A Pract. 2017；9（12）：337-8.

[163] Offer G，Ranatunga KW.Crossbridge and filament compliance in muscle：implications for tension generation and lever arm swing. J Muscle Res Cell Motil. 2010；31：245-65.

[164] Ohtsuki I，Morimoto S. Troponin：regulatory function and disorders. Biochem Biophys Res Commun. 2008；369：62-73.

[165] Orellana JA，Sanchez HA，Schalper KA，Figueroa V，Saez JC.Regulation of intercellular calcium signaling through calcium interactions with connexin-based channels. Adv Exp Med Biol. 2012；740：777-94.

[166] Ottolia M，Torres N，Bridge JH，Philipson KD，Goldhaber JI.Na/Ca exchange and contraction of the heart. J Mol Cell Cardiol. 2013；61：28-33.

[167] Pan BS，Gordon AM，Luo ZX. Removal of tropomyosin overlap modifies cooperative binding of myosin S-1 to reconstituted thin filaments of rabbit striated muscle. J Biol Chem. 1989；264：8495-8.

[168] Paniagua R，Royuela M，Garcia-Anchuelo RM，Fraile B.Ultrastructure of invertebrate muscle cell types. Histol Histopathol. 1996；11：181-201.

[169] Papaioannou VE，Verkerk AO，Amin AS，de Bakker JM.Intracardiac origin of heart rate variability，pacemaker funny current and their possible association with critical illness. Curr Cardiol Rev. 2013；9：82-96.

[170] Parham WA，Mehdirad AA，Biermann KM，Fredman CS.Hyperkalemia revisited. Tex Heart Inst J. 2006；33：40-7.

[171] Park KH，Weisleder N，Zhou J，Gumpper K，Zhou X，Duann P，Ma J，Lin PH.Assessment of calcium sparks in intact skeletal muscle fibers. J Vis Exp. 2014；84：e50898.

[172] Paton JF，Boscan P，Pickering AE，Nalivaiko E.The yin and yang of cardiac autonomic control：vago-sympathetic interactions revisited. Brain Res Brain Res Rev. 2005；49：555-65.

[173] Patterson SW，Piper H，Starling EH.The regulation of the heart beat. J Physiol. 1914；48：465-513.

[174] Periasamy M，Bhupathy P，Babu GJ.Regulation of sarcoplasmic reticulum Ca2+ ATPase pump expression and its relevance to cardiac muscle physiology and pathology. Cardiovasc Res. 2008；77：265-73.

[175] Periasamy M，Huke S.SERCA pump level is a critical determinant of Ca（2+）homeostasis and cardiac contractility. J Mol Cell Cardiol. 2001；33：1053-63.

[176] Peters NS.New insights into myocardial arrhythmogenesis：distribution of gap-junctional coupling in normal，ischaemic and hypertrophied human hearts. Clin Sci（Lond）. 1996；90：447-52.

[177] Pilowsky PM，Goodchild AK.Baroreceptor reflex pathways and neurotransmitters：10 years on. J Hypertens. 2002；20：1675-88.

[178] Pohjoismaki JL，Goffart S.The role of mitochondria in cardiac development and protection. Free Radic Biol Med. 2017；106：345-54.

[179] Porth CJ，Bamrah VS，Tristani FE，Smith JJ.The Valsalva maneuver：mechanisms and clinical implications. Heart Lung. 1984；13：507-18.

[180] Posch MG，Waldmuller S，Muller M，Scheffold T，Fournier D，Andrade-Navarro MA，De Geeter B，

Guillaμmont S，Dauphin C，Yousseff D，Schmitt KR，Perrot A，Berger F，Hetzer R，Bouvagnet

[181] P，Ozcelik C.Cardiac alpha-myosin（MYH6）is the predominant sarcomeric disease gene for familial atrial septal defects. PLoS One. 2011；6：e28872.

[182] Pott C，Eckardt L，Goldhaber JI.Triple threat：the Na+/Ca2+ exchanger in the pathophysiology of cardiac arrhythmia，ischemia and heart failure. Curr Drμg Targets. 2011；12：737-47.

[183] Prosser BL，Hernandez-Ochoa EO，Schneider MF.S100A1 and calmodulin regulation of ryanodine receptor in striated muscle. Cell Calciμm. 2011；50：323-31.

[184] Qiu J，Zhou S，Liu Q.Phosphorylated AMP-activated protein kinase slows down the atrial fibrillation progression by activating Connexin43. Int J Cardiol. 2016；208：56-7.

[185] Raut MS，Maheshwari A，Dubey S.Sudden hemodynamic instability during off-pμmp coronary artery bypass grafting surgery：role of Bezold-Jarisch reflex. J Cardiothorac Vasc Anesth. 2017；31（6）：2139-40.

[186] Ravens U，Cerbai E.Role of potassiμm currents in cardiac arrhythmias. Europace. 2008；10：1133-7.

[187] Redwood CS，Moolman-Smook JC，Watkins H. Properties of mutant contractile proteins that cause hypertrophic cardiomyopathy. Cardiovasc Res. 1999；44：20-36.

[188] Reuter H，Pott C，Goldhaber JI，Henderson SA，Philipson KD，Schwinger RH.Na（+）-Ca2+ exchange in the regulation of cardiac excitation-contraction coupling. Cardiovasc Res. 2005；67：198-207.

[189] Ribaric S，Kordas M.Simulation of the frank-Starling law of the heart. Comput Math Methods Med. 2012；2012：267834.

[190] Rice JJ，Wang F，Bers DM，de Tombe PP. Approximate model of cooperative activation and crossbridge cycling in cardiac muscle using ordinary differential equations. Biophys J. 2008；95：2368-90.

[191] Robbins MS，Robertson CE，Kaplan E，Ailani J，Lt C，Kuruvilla D，Blμmenfeld A，Berliner R，Rosen NL，Duarte R，Vidwan J，Halker RB，Gill N，Ashkenazi A.The sphenopalatine ganglion：anatomy，pathophysiology，and therapeutic targeting in headache. Headache. 2016；56：240-58.

[192] Robertson D，Hollister AS，Forman MB，Robertson RM.Reflexes unique to myocardial ischemia and infarction. J Am Coll Cardiol. 1985；5：99B-104B.

[193] Robinson TF，Cohen-Gould L，Factor SM，Eghbali M，Blμmenfeld OO.Structure and function of connective tissue in cardiac muscle：collagen types I and III in endomysial struts and pericellular fibers. Scanning Microsc. 1988；2：1005-15.

[194] Robinson TF，Factor SM，Sonnenblick EH.The heart as a suction pμmp. Sci Am. 1986；254：84-91.Rogers JH，Bolling SF.Valve repair for functional tricuspid valve regurgitation：anatomical and surgical considerations. Semin Thorac Cardiovasc Surg. 2010；22：84-9.

[195] Rossi MA，Abreu MA，Santoro LB.Images in cardiovascular medicine. Connective tissue skeleton of the hμman heart：a demonstration by cell-maceration scanning electron microscope method. Circulation. 1998；97：934-5.

[196] Rozanski A，Nichols K，Yao SS，Malholtra S，Cohen R，DePuey EG.Development and application of normal limits for left ventricular ejection fraction and volμme measurements from 99mTcsestamibi myocardial perfusion gates SPECT.J Nucl Med. 2000；41：1445-50.

[197] Rudy Y. Modelling the molecular basis of cardiac repolarization. Europace. 2007；9（Suppl 6）：vi17-9.

[198] Rybakova IN，Greaser ML，Moss RL.Myosin binding protein C interaction with actin：characterization and mapping of the binding site. J Biol Chem. 2011；286：2008-16.

[199] Salo LM，Woods RL，Anderson CR，McAllen RM. Nonuniformity in the von Bezold-Jarisch reflex. Am J Phys Regul Integr Comp Phys. 2007；293：R714-20.

[200] Sandow A. Excitation-contraction coupling in muscular response. Yale J Biol Med. 1952; 25: 176-201.

[201] Schoenberg M.Equilibrium muscle crossbridge behavior: the interaction of myosin crossbridges with actin. Adv Biophys. 1993; 29: 55-73.

[202] Schultz HD.Angiotensin and carotid body chemoreception in heart failure. Curr Opin Pharmacol. 2011; 11: 144-9.

[203] Schultz HD, Del Rio R, Ding Y, Marcus NJ.Role of neurotransmitter gases in the control of the carotid body in heart failure. Respir Physiol Neurobiol. 2012; 184: 197-203.

[204] Schultz HD, Li YL. Carotid body function in heart failure. Respir Physiol Neurobiol. 2007; 157: 171-85.

[205] Schultz HD, Marcus NJ. Heart failure and carotid body chemoreception. Adv Exp Med Biol. 2012; 758: 387-95.

[206] Schultz HD, Sun SY.Chemoreflex function in heart failure. Heart Fail Rev. 2000; 5: 45-56.

[207] Scoote M, Poole-Wilson PA, Williams AJ.The therapeutic potential of new insights into myocardial excitation-contraction coupling. Heart. 2003; 89: 371-6.

[208] Scoote M, Williams AJ.Myocardial calcium signalling and arrhythmia pathogenesis. Biochem Biophys Res Commun. 2004; 322: 1286-309.

[209] Scriven DR, Moore ED.Ca(2+) channel and Na(+)/Ca(2+) exchange localization in cardiac myocytes. J Mol Cell Cardiol. 2012; 58: 22-31.

[210] Sequeira V, van der Velden J.The frank-Starling law: a jigsaw of titin proportions. Biophys Rev. 2017; 9: 259-67.

[211] Seshubabu G. The oculocardiac reflex in cataract surgery in the elderly. Br J Ophthalmol. 1998; 82: 589.

[212] Severs NJ.Intercellular junctions and the cardiac intercalated disk. Adv Myocardiol. 1985; 5: 223-42.

[213] Sharir T, Kang X, Germano G, Bax JJ, Shaw LJ, Gransar H, Cohen I, Hayes SW, Friedman JD, Berman DS.Prognostic value of poststress left ventricular volume and ejection fraction by gated myocardial perfusion SPECT in women and men: gender-related differences in normal limits and outcomes. J Nucl Cardiol. 2006; 13: 495-506.

[214] Sharpey-Schafer EP.Effects of Valsalva's manoeuvre on the normal and failing circulation. Br Med J. 1955; 1: 693-5.

[215] Shattock MJ, Ottolia M, Bers DM, Blaustein MP, Boguslavskyi A, Bossuyt J, Bridge JH, Chen-Izu Y, Clancy CE, Edwards A, Goldhaber J, Kaplan J, Lingrel JB, Pavlovic D, Philipson K, Sipido KR, Xie ZJ.Na+/Ca2+ exchange and Na+/K+-ATPase in the heart. J Physiol. 2015; 593: 1361-82.

[216] Shaw RM, Rudy Y.Cardiac muscle is not a uniform syncytium. Biophys J. 2010; 98: 3102-3; discussion 3104-3105.

[217] Shih HT.Anatomy of the action potential in the heart. Tex Heart Inst J. 1994; 21: 30-41.

[218] Shy D, Gillet L, Abriel H.Cardiac sodium channel Na(V)1.5 distribution in myocytes via interacting proteins: the multiple pool model. Biochim Biophys Acta. 2013; 1833(4): 886-94.

[219] Silbiger JJ. Anatomy, mechanics, and pathophysiology of the mitral annulus. Am Heart J. 2012; 164: 163-76.

[220] Silbiger JJ, Bazaz R.Contemporary insights into the functional anatomy of the mitral valve. Am Heart J. 2009; 158: 887-95.

[221] Silver MD, Lam JH, Ranganathan N, Wigle ED. Morphology of the human tricuspid valve. Circulation. 1971; 43: 333-48.

[222] Simon JW.Complications of strabismus surgery. Curr Opin Ophthalmol. 2010; 21: 361-6.

[223] Sipido KR, Acsai K, Antoons G, Bito V, Macquaide N.T-tubule remodelling and ryanodine receptor

organization modulate sodium-calcium exchange. Adv Exp Med Biol. 2013；961：375-83.

[224] Smith G.Management of supraventricular tachycardia using the Valsalva manoeuvre：a historical review and summary of published evidence. Eur J Emerg Med. 2012；19：346-52.

[225] Smith RB.Death and the oculocardiac reflex. Can J Anaesth. 1994；41：760.

[226] Snyders DJ.Structure and function of cardiac potassium channels. Cardiovasc Res. 1999；42：377-90.

[227] Solaro RJ. Mechanisms of the frank-Starling law of the heart：the beat goes on. Biophys J. 2007；93：4095-6.

[228] Solaro RJ，Henze M，Kobayashi T.Integration of troponin I phosphorylation with cardiac regulatory networks. Circ Res. 2013；112：355-66.

[229] Spicer DE，Henderson DJ，Chaudhry B，Mohun TJ，Anderson RH.The anatomy and development of normal and abnormal coronary arteries. Cardiol Young. 2015；25：1493-503.

[230] Strege P，Beyder A，Bernard C，Crespo-Diaz R，Behfar A，Terzic A，Ackerman M，Farrugia G.Ranolazine inhibits shear sensitivity of endogenous Na（+）current and spontaneous action potentials in HL-1 cells. Channels. 2012；6（6）：457-62.

[231] Stroemlund LW，Jensen CF，Qvortrup K，Delmar M，Nielsen MS.Gap junctions—guards of excitability. Biochem Soc Trans. 2015；43：508-12.

[232] Sun T，Dong YH，Du W，Shi CY，Wang K，Tariq MA，Wang JX，Li PF.The role of MicroRNAs in myocardial infarction：from molecular mechanism to clinical application. Int J Mol Sci. 2017；18（4）：E745.

[233] Swaminathan PD，Purohit A，Hund TJ，Anderson ME.Calmodulin-dependent protein kinase II：linking heart failure and arrhythmias. Circ Res. 2012；110：1661-77.

[234] Szigligeti P，Pankucsi C，Banyasz T，Varro A，Nanasi PP. Action potential duration and forcefrequency relationship in isolated rabbit，guinea pig and rat cardiac muscle. J Comp Physiol B. 1996；166：150-5.

[235] Tanaka H，Matsuyama TA，Takamatsu T.Towards an integrated understanding of cardiac arrhythmogenesis-growing roles of experimental pathology. Pathol Int. 2017；67：8-16.

[236] Tanaka Y，Nakamura K，Kuroiwa N，Odachi M，Mawatari K，Onimaru M，Sanada J，Arima T.Isovolumetric relaxation flow in patients with ischemic heart disease. J Am Coll Cardiol. 1993；21：1357-64.

[237] Tang W，Sencer S，Hamilton SL. Calmodulin modulation of proteins involved in excitationcontraction coupling. Front Biosci. 2002；7：d1583-9.

[238] Tardiff JC.Thin filament mutations：developing an integrative approach to a complex disorder. Circ Res. 2011；108：765-82.

[239] Tavi P，Westerblad H. The role of in vivo Ca（2）（+）signals acting on Ca（2）（+）-calmodulindependent proteins for skeletal muscle plasticity. J Physiol. 2011；589：5021-31.

[240] Teerlink JR.A novel approach to improve cardiac performance：cardiac myosin activators. Heart Fail Rev. 2009；14：289-98.

[241] ter Keurs HE.The interaction of Ca2+ with sarcomeric proteins：role in function and dysfunction of the heart. Am J Phys Heart Circ Phys. 2012；302：H38-50.

[242] Thierfelder L，Watkins H，MacRae C，Lamas R，McKenna W，Vosberg HP，Seidman JG，Seidman CE.Alpha-tropomyosin and cardiac troponin T mutations cause familial hypertrophic cardiomyopathy：a disease of the sarcomere. Cell. 1994；77：701-12.

[243] Tops LF，van der Wall EE，Schalij MJ，Bax JJ.Multi-modality imaging to assess left atrial size，anatomy and function. Heart. 2007；93：1461-70.

[244] Torres-Jacome J，Gallego M，Rodriguez-Robledo JM，Sanchez-Chapula JA，Casis O.Improvement of the

metabolic status recovers cardiac potassium channel synthesis in experimental diabetes. Acta Physiol. 2013；207(3)：447-59.

[245] Tsai JC，Heitz JW. Oculocardiac reflex elicited during debridement of an empty orbit. J Clin Anesth. 2012；24：426-7.

[246] Tuomainen T，Tavi P.The role of cardiac energy metabolism in cardiac hypertrophy and failure. Exp Cell Res. 2017；360(1)：12-8.

[247] Vahebi S，Ota A，Li M，Warren CM，de Tombe PP，Wang Y，Solaro RJ. p38-MAPK induced dephosphorylation of alpha-tropomyosin is associated with depression of myocardial sarcomeric tension and ATPase activity. Circ Res. 2007；100：408-15.

[248] Van Petegem F.Ryanodine receptors：structure and function. J Biol Chem. 2012；287：31624-32.

[249] Vangheluwe P，Sipido KR，Raeymaekers L，Wuytack F.New perspectives on the role of SERCA2's Ca2+ affinity in cardiac function. Biochim Biophys Acta. 2006；1763：1216-28.

[250] Vasquez EC，Meyrelles SS，Mauad H，Cabral AM.Neural reflex regulation of arterial pressure in pathophysiological conditions：interplay among the baroreflex，the cardiopulmonary reflexes and the chemoreflex. Braz J Med Biol Res. 1997；30：521-32.

[251] Vatner SF，Zimpfer M.Bainbridge reflex in conscious，unrestrained，and tranquilized baboons. Am J Phys. 1981；240：H164-7.

[252] Vermij SH，Abriel H，van Veen TA.Refining the molecular organization of the cardiac intercalated disc. Cardiovasc Res. 2017；113(3)：259-75.

[253] Villa AD，Sammut E，Nair A，Rajani R，Bonamini R，Chiribiri A.Coronary artery anomalies overview：the normal and the abnormal. World J Radiol. 2016；8：537-55.

[254] Wan WH，Ang BT，Wang E.The cushing response：a case for a review of its role as a physiological reflex. J Clin Neurosci. 2008；15：223-8.

[255] Wang Q，Lin JL，Wu KH，Wang DZ，Reiter RS，Sinn HW，Lin CI，Lin CJ.Xin proteins and intercalated disc maturation，signaling and diseases. Front Biosci. 2012；17：2566-93.

[256] Wang Z，Yuan LJ，Cao TS，Yang Y，Duan YY，Xing CY.Simultaneous beat-by-beat investigation of the effects of the Valsalva maneuver on left and right ventricular filling and the possible mechanism. PLoS One. 2013；8：e53917.

[257] Watson CJ，Phelan D，Xu M，Collier P，Neary R，Smolenski A，Ledwidge M，McDonald K，Baugh J. Mechanical stretch up-regulates the B-type natriuretic peptide system in human cardiac fibroblasts：a possible defense against transforming growth factor-beta mediated fibrosis. Fibrogenesis Tissue Repair. 2012；5：9.

[258] Weisbrod D，Peretz A，Ziskind A，Menaker N，Oz S，Barad L，Eliyahu S，Itskovitz-Eldor J，Dascal N，Khananshvili D，Binah O，Attali B.SK4 Ca2+ activated K+ channel is a critical player in cardiac pacemaker derived from human embryonic stem cells. Proc Natl Acad Sci U S A. 2013；110：E1685-94.

[259] White SP，Cohen C，Phillips GN Jr. Structure of co-crystals of tropomyosin and troponin. Nature. 1987；325：826-8.

[260] Wick M. Filament assembly properties of the sarcomeric myosin heavy chain. Poult Sci. 1999；78：735-42.

[261] Williams GS，Smith GD，Sobie EA，Jafri MS.Models of cardiac excitation-contraction coupling in ventricular myocytes. Math Biosci. 2010；226：1-15.

[262] Wolf CM，Berul CI. Molecular mechanisms of inherited arrhythmias. Curr Genomics. 2008；9：160-8.

[263] Workman AJ，Smith GL，Rankin AC.Mechanisms of termination and prevention of atrial fibrillation by drug

therapy. Pharmacol Ther. 2011；131：221-41.

[264] Yang D，Song LS，Zhu WZ，Chakir K，Wang W，Wu C，Wang Y，Xiao RP，Chen SR，Cheng H.Calmodulin regulation of excitation-contraction coupling in cardiac myocytes. Circ Res. 2003；92：659-67.

[265] Yester JW，Kuhn B.Mechanisms of cardiomyocyte proliferation and differentiation in development and regeneration. Curr Cardiol Rep. 2017；19：13.

[266] Yi C，Jee D.Influence of the anaesthetic depth on the inhibition of the oculocardiac reflex during sevoflurane anaesthesia for paediatric strabismus surgery. Br J Anaesth. 2008；101：234-8.

[267] Yi Y，Jin ZY，Wang YN.Advances in myocardial CT perfusion imaging technology. Am J Transl Res. 2016；8：4523-31.

[268] Young ML，McLeary M，Chan KC. Acquired and congenital coronary artery abnormalities. Cardiol Young. 2017；27：S31-s35.

[269] Yuniarti AR，Lim KM.The effect of electrical conductivity of myocardium on cardiac pumping efficacy：a computational study. Biomed Eng Online. 2017；16：11.

[270] Zack F，Rodewald AK，Blaas V，Buttner A.Histologic spectrum of the cardiac conducting tissue in non-natural deaths under 30 years of age：an analysis of 43 cases with special implications for sudden cardiac death. Int J Legal Med. 2016；130：173-8.

[271] Zhang YH，Hancox JC.Regulation of cardiac Na+-Ca2+ exchanger activity by protein kinase phosphorylation—still a paradox Cell Calcium. 2009；45：1-10.

[272] Zhao CY，Greenstein JL，Winslow RL.Mechanisms of the cyclic nucleotide cross-talk signaling network in cardiac L-type calcium channel regulation. J Mol Cell Cardiol. 2017；106：29-44.

[273] Zhou K，Hong T. Cardiac BIN1（cBIN1）is a regulator of cardiac contractile function and an emerging biomarker of heart muscle health. Sci China Life Sci. 2017；60：257-63.

[274] Zhou L，O'Rourke B.Cardiac mitochondrial network excitability：insights from computational analysis. Am J Phys Heart Circ Phys. 2012；302：H2178-89.

第 4 章

成人心脏手术患者的心血管药理学

摘 要

"药物"一词来源于法语单词"drogue",也来自中古荷兰语的"droge-vate",意思是"干桶"。这个概念是指将药剂保存在桶中。正如克劳德·伯纳德在1865年引述的那样,"一切都是有毒的,一切都是剂量问题"。因此在本章中,我们将回顾一些临床药理学名称,包括正性肌力药物、血管活性药物、利尿剂、抗高血压药物、抗心律失常药物、麻醉药物、影响自主神经系统的药物、抗凝和溶栓药物、血液制品和抗生素。

在这一章中,我们除了强调适应证和禁忌证外,还强调了主要临床考虑因素和剂量,即上述药物何时有毒。本章旨在为心脏病患者的药物管理提供一种实用的、贴近临床的和有逻辑的方法。

关键词

心脏病;心脏病学;成人心脏外科药理学;血管活性药;正性肌力药;盐酸苯肾上腺素;血管加压素;肾上腺素;盐酸多巴胺;左旋酒石酸盐去甲肾上腺素;乳酸米力农;磷酸多巴酚丁胺;左西孟旦;硝酸甘油;肼苯哒嗪;前列腺素 E1;前列地尔;高铁氰化钠;硝普钠;甲磺酸酚妥拉明;血管紧张素转化酶(ACE)抑制剂;血管紧张素 Ⅱ 受体阻滞剂(ARBS);钙通道阻断剂(CCBs);利尿剂;肺动脉高压;一氧化氮;磷酸二酯酶 5(PDE 5)抑制剂;内皮素受体阻断剂;抗心律失常药;止痛药;镇静药;静脉麻醉药;Ramsay 镇静评分(Ramsay);镇静—躁动评分(SAS);Richmond 镇静—躁动评分(RASS);挥发性麻醉药;神经肌肉阻滞剂;应激性溃疡抗凝药(口服和非口服形式);抗血小板药;溶栓药;新型口服抗凝药;抗纤溶药;抗生素预防

4.1　血管活性药物

为了定义这类药物，可以将它们划分为两个不同的子类：

- 血管活性药物（血管收缩剂或血管舒张剂）。
- 肌力（正性或负性肌力）药物。

应该知道这种分类不能准确地划分这些药物。这些子类之间可能有一些重叠，而且，大多数当前可用的药物都共享这种分类的某些方面的特性。

因此，另一个范围更广的分类可以将这些药物分为以下四个不同的类别：

（1）纯血管加压药，即纯血管收缩剂（苯肾上腺素和血管加压素）。

（2）同时具有血管收缩和肌力活性的收缩剂（主要是肾上腺素、多巴胺和去甲肾上腺素）。

（3）同时具有血管扩张和肌力活性的血管扩张剂（主要是米力农、多巴酚丁胺和左西孟旦）。

（4）影响动脉系统（动脉扩张剂）和／或静脉系统（静脉扩张剂）的纯血管扩张剂，这些药物没有肌力活性（主要包括硝酸甘油、肼苯哒嗪、前列地尔、硝普钠、甲磺酸酚妥拉明）。

考虑到自主神经受体及其在特定器官中的功能，有助于理解药物的作用机制。表4.1和4.2描述了使用这些药物时涉及的常见受体以及受体特性。

表 4.1　目前血管活性药物的受体类型

肾上腺素能受体	主要作用器官	临床反应
α_1（包括 α_{1A}, α_{1B}, α_{1D}）	动脉、小动脉、静脉，然而在内脏循环中，α 的作用大于 β	动脉收缩
α_2（包括 α_{2A}, α_{2B}, α_{2C}）	胃肠道 皮肤循环	肠鸣音减弱 活动减弱 胃肠道分泌减少
β_1	心脏（冠脉循环中 $\beta_1 \gg \beta_2$）	心率增快 心肌收缩力增强
β_2	骨骼肌血管 冠状动脉 支气管平滑肌	血管扩张 血管扩张 平滑肌舒张
β_3	脂肪组织	促进脂肪组织的脂解 促进骨骼肌的生热

表 4.2　心肌受体特性

受体类型	节律性	收缩性	舒张性	兴奋性	传导性
β_1	+	+	+	+	+
M_2	−	−	−	−	−

4.1.1　单纯血管收缩药物

1. 苯肾上腺素

药品名称:盐酸苯肾上腺素

类别:α 肾上腺素能激动剂

CAS 编号:61-76-7

作用机制:苯肾上腺素在临床上用作直接的外周 α-1 肾上腺素受体激动剂,引起外周血管收缩。这种拟交感神经胺用于治疗全身性低血压,分为静推或输液两种。这种效应可能导致反射性心动过缓,从而降低心输出量,因此无论何时使用苯肾上腺素,都应进行心率监测。苯肾上腺素有许多适应证,包括:

- 最重要的指征是,在感染性休克或麻醉等情况下,主要由血管扩张引起的具有临床意义的成人低血压
- 围插管期低血压,预防成人肝移植术中再灌注综合征
- 延长局部麻醉剂的作用
- 鼻塞的防治
- 痔疮

剂量:静推剂量为 50 ～ 250 μg,但是最常用负荷剂量为 50 μg 或 100 μg,持续静脉输注为 0.5 ～ 1.4 μg/(kg·min)。滴定至血压目标,如有可能应通过中心静脉导管给药。

苯肾上腺素常见的不良反应:

- 心绞痛、心力衰竭和肺动脉高压加重
- 外周血管床的血管收缩,可减少包括皮肤、肾脏、心脏和肠系膜血管在内的重要器官的血流量
- 恶心呕吐
- 头痛
- 神经过敏

注意事项:本品处方中含有亚硫酸盐,易感患者可发生过敏反应。此外,该药物外渗到皮肤和皮下组织可能导致组织坏死。

2. 血管加压素

药品名称:血管加压素

分类:垂体

CAS 编号:11000-17-2

加压素是垂体分泌的外源性抗利尿激素。该药主要作用于肾实质和血管。加压素减少尿量,增加水的再吸收。此外这种药物还可以通过引起血管收缩来增加血压。加压素作用于 V1 和

V2 受体,常用于难治性血管舒张性休克的治疗。对其他药物反应性差的脓毒症患者可以用低剂量。

作用机制及药物适应证:外周血管的 V1 受体引起强烈的血管收缩、肾实质集合管的 V2 受体能重新吸收水分、减少尿量。当肾上腺素能受体被下调或代谢性酸中毒时,儿茶酚胺不能发挥作用,此时这种与肾上腺素能途径无关的作用机制尤为重要。另一方面,与儿茶酚胺相反,该药的抗利尿作用有助于维持终末器官的灌注。其适应证为:

- 尿崩症
- 多尿
- 心肺复苏
- 腹部放射学检查
- 诊断程序
- 消化道出血
- 血管舒张性休克
- ACEI 药物引起的低血压
- 嗜铬细胞瘤切除术后对儿茶酚胺耐药的血管麻痹性休克的血流动力学抢救

加压素用于治疗肾上腺素能过度阻断引起的全身血管阻力降低,在这种情况下,直接的肾上腺素能激动剂不起作用。由于这种药剂可用于各种不同的情况,因此采用了不同的剂量。在心肺复苏(CPR)中,当处理停搏、无脉性心室颤动或心动过速时,静脉注射 40 U 后再加 20 mL 生理盐水可改善预后。对于尿崩症患者,每天 2～4 次,每次 5～10 U 的肌肉内或皮下注射是有益的。输注血管加压素的常规剂量为 0.2～2 U/(kg•min),可滴定达到预期效果,但是,应尽快停药或停用该剂量。4～8 U/(kg•min)剂量已在一些临床试验中报道用于治疗血管舒张性休克。在使用低剂量的血管加压素中很少有不良反应的报告,随着给药剂量增高,这些不良反应的严重性和频率都会增加。在开加压素处方时,应始终牢记心血管副作用,包括心跳骤停、心输出量减少、全身血管阻力增加、心动过缓和心肌缺血。这些心血管并发症概率估计为 25%。药物外渗时也有皮肤坏死的报道。长期使用可导致低钠血症,因此服用该药物时,应每天测量血清钠水平。特利加压素是加压素的类似物,主要作用于 V1 受体,具有较长的半衰期。该制剂可用于去甲肾上腺素抵抗性休克,剂量为 7 μg/kg,每天 2 次,每 4 小时 2 μg/kg。

4.1.2　正性收缩药物

在开儿茶酚胺处方时,我们应该始终考虑影响患者对特定药物反应的因素。潜在的疾病和正在进行的治疗是两个最重要的因素,应该始终进行评估。

1. 肾上腺素

药品名称:肾上腺素

CAS 编号：51-43-4

药物分类：α 和 β 肾上腺素能受体激动剂

作用机制：肾上腺素能受体全部激活。

这种药物除了对面部动脉和出汗有影响外，还模拟交感神经刺激。肾上腺素是最有效的肾上腺素能受体激动剂，具有正性变力和变时作用、增强心脏传导（β_1）、血管和支气管树的平滑肌松弛（β_2），以及血管收缩（α_1）。

低剂量 [$< 0.1 \sim 0.2$ μg/（kg•min）] 主要激活 β 肾上腺素受体，具有正性肌力作用。高剂量会导致血管收缩作用。而血管收缩起主导作用。该药物的其他作用包括支气管扩张、散瞳、糖原分解、快速心律失常、心肌缺血、肺动脉高压、高血糖和乳酸酸中毒。肾上腺素还可以减少内脏和肝脏的灌注，增加肝脏的代谢负荷。因此，这种破坏氧交换、糖酵解和胰岛素抑制的高代谢会引起乳酸酸中毒。

表 4.3　肾上腺素的适应证

适应证	指征的具体作用
心肺复苏和心律失常	肾上腺素能增加舒张期的灌注压，从而维持冠状动脉灌注压和脑灌注压。这些作用是通过激活 α_1 肾上腺素能受体实现的。另一方面，这种药物对 β 肾上腺素受体的影响会增加心脏做功，从而减少心内膜下灌注，因此在心源性休克中使用肾上腺素应谨慎。肾上腺素是心肺复苏的首选药物
过敏反应	肾上腺素是严重过敏反应和急症的首选药物。在这些情况下，皮下注射或血管内注射都可以挽救生命
支气管痉挛	在治疗严重哮喘或急性支气管痉挛时，肾上腺素是一种治疗选择，但应特别注意其心血管作用
胃肠道和肾脏出血	肾上腺素可用于选择性动脉内给药治疗出血
作为局麻药的附加物	通过减少局麻药的分布可以延长其半衰期
其他作用	治疗严重低血糖、早产、放射性肾炎、控制局部皮肤或黏膜出血，作为放射性造影剂的佐剂

肾上腺素的给药途径如下：

- 静脉注射

- 肌肉注射

- 皮下注射

- 静脉或中心静脉输注

- 动脉内（非常罕见，例如在放射评估中）

- 体外循环中气管插管内给药

- 骨髓腔内

- 通过肺部设备吸入，如计量吸入器或雾化器（通常用于 4 岁以上的儿童）

- 局部用药控制黏膜或皮肤出血

表 4.4　肾上腺素剂量

具体剂量	剂量的具体作用
极低剂量	0.01 ～ 0.05 μg/(kg·min)，该剂量主要激活 β 肾上腺素受体，因此不会显著改变心血管反应
低剂量	0.05 μg/(kg·min) ～ 0.1 μg/(kg·min)。小剂量肾上腺素激活肾上腺素受体如下：($\beta_2 > \beta_1 > \alpha_1$)。这些变化导致 SVR 和血压降低，同时增加心肌收缩力。一些研究表明，在任何肌力作用发生之前，心率应该先升高
中等剂量	0.1 μg/(kg·min) ～ 0.5 μg/(kg·min)，通过激活 α_1 受体发挥作用
大剂量	0.5 μg/(kg·min) ～ 1 μg/(kg·min)，主要影响 $\alpha_1 > \beta_1$、β_2，因此 SVR、心脏指数和舒张压会升高。这些血管收缩也会导致血糖和乳酸升高
极大剂量	大于 1.5 μg/(kg·min)，该剂量将导致 SVR 显著增加，因此，通过增加后负荷，预计两侧心脏指数将显著降低。这些变化导致氧气需求增加，供需不平衡
心脏停跳时剂量	在 PCR 中，建议的常用剂量为每 3 ～ 5 分钟给予肾上腺素 1 mg。该剂量主要激活 α 肾上腺素受体，导致主动脉根部血管收缩，增加舒张压，改善冠状动脉灌注压。该剂量的肾上腺素可以通过静脉注射和骨髓腔内注射
心脏停跳时气管内剂量	高出 10 倍，应稀释，然后进行 5 次手动通气操作，以帮助在紧急情况下吸收
注意事项	不小心注射肾上腺素会发生危及生命的事件。一些并发症可能是高血压、胸痛和心肌缺血、动脉瘤破裂或主动脉损伤。在易患心律失常的患者中，这种药物可增加不稳定的心律失常

2. 多巴胺

药品名称：盐酸多巴胺

CAS 编号：62-31-7

药物类别：选择性 β_1 肾上腺素受体激动剂

作用机制：多巴胺是由多巴胺脱羧酶合成的 DOPA（1-3,4- 二羟基苯丙氨酸），由 L- 酪氨酸和 L- 苯丙氨酸转化而成。多巴胺 β- 羟化酶能将多巴胺转化为去甲肾上腺素。这种药物在人体内有不同的作用，包括神经递质和儿茶酚胺，它们对心脏有变时和变力作用。多巴胺能直接激活 β 肾上腺素受体，并能释放去甲肾上腺素。

多巴胺的临床作用：多巴胺可以被归类为一种与肾上腺素或去甲肾上腺素相比作用较弱的收缩剂。多巴胺对 α 和 β 肾上腺素受体的作用与多巴胺的剂量直接相关，并且具有个体间的多样性（表 4.5）。

表 4.5　多巴胺剂量和作用受体

剂量	作用受体					
	α_1 肾上腺素受体	α_2 肾上腺素受体	β_1 肾上腺素受体	β_1 肾上腺素受体	多巴胺 1 受体（D1）	多巴胺 2 受体（D2）
0.5 ～ 2 μg/(kg·min)	0	0	+	0	+++	+++
2 ～ 10 μg/(kg·min)	+	+	+++	+++	++++	++++
10 ～ 20 μg/(kg·min)	+++	+	+++	+	++++	++++

+：增强，—：减弱，0：无改变

表 4.6 多巴胺剂量和作用

多巴胺具体剂量		剂量具体作用
低剂量	$0.5 \sim 2\ \mu g/(kg \cdot min)$	通过多巴胺受体诱导血管舒张作用,特别是对肠系膜、肾、脑和冠状动脉。肾动脉舒张导致肾血流量增加和肾小球滤过率增加。低剂量多巴胺被认为是"肾剂量的多巴胺",但没有确凿的证据表明其有益于急性肾功能衰竭。如上所述,多巴胺的血管舒张作用不会影响外周血管床,因为这种作用会被这种药物的 α 活性抵消
中剂量	$2 \sim 10\ \mu g/(kg \cdot min)$	该剂量通过 β_1 肾上腺素受体具有变力作用,通过刺激窦房结具有变时作用。心肌收缩力的增加导致心肌耗氧量增加、收缩压升高。另一方面,舒张压受影响不大。因此,由于心输出量增加和相对恒定的外周血管阻力,终末器官的灌注压会增加
高剂量	$10 \sim 20\ \mu g/(kg \cdot min)$	通过 α 肾上腺素受体刺激引起血管收缩。第一个影响部位是肌肉动脉张力,高剂量会影响肾和肠系膜血管。所以很高剂量的多巴胺会减少外周灌注,并可能导致终末器官缺血

作用时间:输注 5 min 后,多巴胺进入生物相,开始起作用。血浆半衰期约为 2 min,停药 10 min 后,半衰期逐渐消失。应注意在长期使用单胺氧化酶抑制剂(MAOI)的患者中,多巴胺的作用会持续更长,因此应仔细滴定。

适应证:

(1)休克:对于增加心脏指数和 / 或全身血管阻力,该药物会有帮助。

(2)心肺复苏:多巴胺在需要增加心输出量的自主循环(ROSC)恢复中起作用。

(3)心衰:在难治性病例和短期使用中,多巴胺在这些患者中可应用。

(4)急性肾功能衰竭:急性肾功能衰竭的预防或治疗。历史上低剂量多巴胺被认为是有效的,因为它对肾血管床的舒张作用。

(5)肝肾综合征:虽然多巴胺是治疗药物的一部分,但长期使用并没有发现有益的作用。

多巴胺的剂量和给药:应避免大剂量使用多巴胺,因此该药通常通过静脉导管或在一些罕见的紧急情况下通过骨髓腔内途径给药。首选通过中心静脉导管或大的外周静脉导管(首选肘前静脉)注射多巴胺。通过小静脉,即手背静脉和脚踝静脉输液,可能会导致外渗,应当避免。该制剂可稀释 5%,临床使用浓度为 $400 \sim 3200\ \mu g/mL$。高浓度可被用于有液体限制的患者。

注意事项和禁忌证:

- 如上所述,MAOI 将增加多巴胺的半衰期,因此如果有使用 MAOI 的历史(2 ~ 3 周),应减少多巴胺的剂量。

- 嗜铬细胞瘤和未矫正的快速型心律失常或心室颤动是多巴胺使用的禁忌证。

- 在一些配方中,有亚硫酸盐过敏反应史的患者对该药物过敏。

- 静脉注射多巴胺会导致液体过多,因此,必须进行仔细的容积滴定。

- 常见的不良反应包括心动过速、心悸、恶心、呕吐、呼吸困难、低血压、心绞痛、血管收缩和头痛。

一般预防措施:在给药期间,建议进行 ECG、BP 和尿量监测,以便及时诊断和治疗并发症(如低血容量、低氧、高碳酸血症、低血压、高血压和心律失常)。糖尿病患者应使用葡萄糖稀释该药物。此外,随着药物的突然停止,低血压可能会复发,因此建议逐渐谨慎地滴定并扩充血容量。

多巴胺能活性及其对免疫系统的分泌和神经激素系统的影响：多巴胺减少催乳素、甲状腺激素和生长激素的分泌，也增加糖皮质激素。这些变化对长期使用这种药物的慢性和危重患者是显著的。然而，多巴胺与免疫系统的相互作用是多种多样的，且呈剂量依赖性，通过不同的受体（包括 D1 ~ D5 受体和 α、β 肾上腺素受体）发挥作用。下面是目前已知的多巴胺免疫调节作用列表：

表 4.7　多巴胺免疫调节作用

免疫系统具体作用	多巴胺作用
黏附分子和细胞因子的合成	降低
中性粒细胞趋化性	降低
T 淋巴细胞介导的增殖	通过 D1 ~ D5 受体使其受损
自然杀伤细胞活性	D1 受体介导的促进作用（D1/D5）
自然杀伤细胞活性	D2 受体介导的抑制（D2/D3/D4）
树突状细胞：先天免疫系统和适应性免疫系统之间的联系	DCs 产生和储存多巴胺，通过自分泌方式刺激 D1 和 D2 受体
CD 4（+）T 细胞向 T 辅助细胞 1 和 T 辅助细胞 2 的分化	增强
调节性 T 细胞合成多巴胺	反向抑制

3. 去甲肾上腺素

药品名称：酒石酸去甲肾上腺素（左旋）

类别：α 和 β 肾上腺素能激动剂

CAS 编号：69815-49-2

去甲肾上腺素主要通过节后肾上腺素能神经末梢释放，与肾上腺素不同的是缺乏甲基。这种药物分别激活血管和心脏中的 α_1 和 β_1 肾上腺素受体。

去甲肾上腺素是一种有效的 α_1 激动剂，比 β 肾上腺素受体更能引起血管收缩，因此其主要临床作用是增加 SVR 和血压。另一方面，由于迷走神经激活的压力感受性反射，心排血量往往降低或不变。同时，去甲肾上腺素长期输注比其他正性肌力药物更能引起高血糖（表 4.9）。

表 4.8　去甲肾上腺素的使用说明

适应证	去甲肾上腺素是指在其他血管加压剂失效的情况下，需要有效的血管收缩剂，例如，当血管麻痹综合征时。其他适应证如下： • 休克：在充分的容量复苏后，该药物将被用于血管收缩和增加 SVR • 过敏性休克：对肾上腺素不敏感的过敏，0.05 ~ 0.1 μg/（kg·min）IV 去甲肾上腺素维持 SVR • 麻醉期间低血压：去甲肾上腺素是替代苯肾上腺素或麻黄碱的一种药物，尽管它的使用并不常见 • 心肺复苏：在高级的生命支持中，该药物可以用于由于外周血管阻力低而导致的严重低血压 • 心包填塞：暂时增加心脏充盈压 • 心肌梗死：治疗部分病例的低血压 • 局部麻醉剂的辅助剂：肾上腺素的替代品，增加局部麻醉剂的半衰期，因此不常用
剂量和给药	去甲肾上腺素的剂量 0.02 ~ 0.2 μg/（kg·min）不等 给药途径：去甲肾上腺素通过中心静脉导管给药，或在紧急情况下从会阴前静脉或股静脉给药。外渗导致严重坏死，治疗方法为用酚妥拉明湿敷患处。该制剂不应与碱性溶液在同一导管中使用，以免失活。最好定期更换给药部位，以减少并发症。建议使用最低的有效剂量，最短的输液时间

续表

注意事项和禁忌证	• 肾上腺素与四肢(如手指、耳朵或生殖器)的局部麻醉剂一起使用是禁忌的 • 每名患者接受去甲肾上腺素治疗应监测心电图、血压、低血容量、缺氧、酸中毒和注射部位(以排除外渗)。患有闭塞性血管疾病、动脉硬化、糖尿病、高血压或甲亢的患者有发生并发症的危险,需要更加小心地治疗
一般注意事项	使用去甲肾上腺素的主要注意事项如下: • 长期给药:导致心输出量减少、水肿、局灶性心肌炎、心包下出血、终末器官(如肠、肝和肾)坏死 • 心律失常:急性心肌梗死,缺氧与高碳酸血症的患者为易感患者 • 常见不良反应:呼吸困难、头痛、头晕,还有震颤 • 心血管和肾脏影响:终末器官的严重血管收缩会限制其血流。同时,心脏做功增加(由于前负荷减少和后负荷增加)会导致氧供和氧需失衡

表 4.9　主要的血管收缩药物总结

药物	剂量	受体	正性肌力	心率	外周血管阻力	肺血管阻力	肾血管阻力	半衰期	不良反应
肾上腺素	心脏骤停 儿童: 静脉推注:每 3～5 min 0.01 mg/kg 低心排血量:持续 IV:0.01～1 μg/(kg·min)	低剂量: β_1, β_2 > α_1 高剂量: α_1 > β_1, β_2	+ +	+ +	0, - +	0, - +	- +	< 2 min	快速性心律失常 如果发生外渗,皮肤可能坏死
去甲肾上腺素	持续 IV: 0.05～0.3 μg/(kg·min) [最大剂量 2 μg/(kg·min)]	α_1 > β_1, β_2	+	+	+	+	-	< 2 min	高血压 心动过缓 心肌缺血 如果发生外渗,皮肤可能坏死
多巴胺	持续 IV: 2～5 μg/(kg·min) 5～10 μg/(kg·min) 10～20 μg/(kg·min)	DA1, DA2 β_1, β_2 > α_1 α_1 > β_1, β_2	0 + +	0 + +	0 0, - +	0 0 +	- 0 +	2 min	高血压 快速性心律失常
多巴酚丁胺	持续 IV: 2～20 μg/(kg·min)	β_1 > α_1, β_2	+	+	-	-	0	2 min	快速性心律失常
异丙肾上腺素	持续 IV: 0.01～0.2 μg/(kg·min)	β_1, β_2	+	+	-	-	-	8～50 min	快速性心律失常
氯化钙	5～10 mg/kg 静推 10 mg/(kg·h)输注 20 mg/kg 心内(室腔内)	收缩蛋白	+	0, -	+	0, +	0	不适用	高血压
米力农	持续 IV: 0.25～0.75 μg/(kg·min)	磷酸二酯酶Ⅲ抑制剂 / cAMP ↑	+	+	-	-	-	2～3 h	低血压、室性心律失常、头痛

续表

药物	剂量	受体	正性肌力	心率	外周血管阻力	肺血管阻力	肾血管阻力	半衰期	不良反应
奈西立肽	连续静脉滴注:0.01 μg/(kg·min),必要时,每 3 小时滴定 0.005 μg/(kg·min),最大 0.03 μg/(kg·min)	B 型利钠肽	0	0	−	−	+	60 min	低血压、肌酐升高
左西孟旦	6～12 μg/kg 负荷量:0.05～0.1μg/(kg·min)	肌钙蛋白 C,增加 Ca²⁺ 敏感性;ATP 敏感性 K⁺ 通道引起血管舒张	+	0	−	−	−	1 h	低血压、快速性心律失常、恶心、头痛
地高辛	口服:5～15 μg/(kg·d),可分为每 12 小时;IV:4～12 μg/(kg·d),可分为 12 小时	心肌钠钾 ATP 酶的抑制作用	+	−	−	−	−	36～48 h,肾功能正常	恶心呕吐、头晕、头痛、心律失常
苯肾上腺素	IV 剂量:5～20 μg/kg,每 10～20 分钟重复 静脉滴注量:0.1～0.5 μg/(kg·min),间隔不超过 15 分钟,滴注量增加 / 减少至少 10 μg/min 滴定参数。血压随年龄调整	选择性 α₁ 激动剂	0/+ 如果血压很高,可能降低心率	0/−	+++	0/+	++	5 min	心动过缓、心律失常、心肌缺血 如果发生外渗,可能导致皮肤坏死
血管加压素	0.04 U/min	加压素 1（V1）受体激动剂	0	0	+	0		10～30 min	高血压、心动过缓、心律失常、血管收缩、远端肢体缺血 如果发生外渗,皮肤可能坏死

4.1.3 变力扩血管药

主要的血管扩张剂是米力农、多巴酚丁胺和左西孟旦。表 4.10 总结了它们的特点。

表 4.10 主要的变力扩血管药的总结和对比

药物	剂量	心率	平均动脉压	肺毛细血管楔压	心排量	外周血管阻力	不良反应
米力农	0.25～0.75 μg/(kg·min) 以不超过 q 6 h 的间隔增加 / 减少至少 0.125 μg/(kg·min) 药物滴定参数:血压、CO、CI	0/+	0/−	−	+	−	心律失常、血小板减少、心肌缺血、低血压 / 血管舒张 心肌耗氧量无增加

续表

药物	剂量	心率	平均动脉压	肺毛细血管楔压	心排量	外周血管阻力	不良反应
多巴酚丁胺	$2.5 \sim 20 \ \mu g/(kg \cdot min)$ 以不超过 q30 min 的间隔增加 / 减少 $1 \ \mu g/(kg \cdot min)$ 药物滴定参数：血压、CO、CI	0/+	0	−	+	−	心律失常，可能导致低钾血症，增加心肌氧需求，因此，可能导致心肌缺血，低血压 / 血管舒张
左西孟旦	负荷剂量：$6 \sim 12 \ \mu g/kg$ 以上 10 min 后静脉滴注 $0.05 \sim 0.2 \ \mu g/(kg \cdot min)$	0/+	0/−		+		药物的血管舒张作用可能引起头痛和 / 或低血压 无心律失常危险 无须调整或肝剂量 心肌耗氧量无增加

1. 米力农

药品名称：乳酸米力农

CAS 编号：78415-72-2

药物分类：强心药、磷酸二酯酶Ⅲ抑制剂

作用机制：米力农抑制磷酸二酯酶（PDE）Ⅲ 在心肌细胞和血管平滑肌细胞中表达。这种酶降解 cAMP，因此通过抑制其作用，使细胞内 cAMP 水平升高，进而激活蛋白激酶 A（PKA）。PKA 可激活心肌细胞的收缩因子，这导致收缩力增加、动脉扩张，对变时性的影响较弱，因此这种药物常被称为变力扩血管药。如上所述，与儿茶酚胺相比，米力农通过不同途径发挥作用。该制剂对肾上腺素能受体和 Na-K ATP 酶活性均无影响。该药的正性肌力作用是心力衰竭时心肌收缩力增强和 Frank-Starling 曲线改善所致。米力农也有利于舒张期松弛。这些影响存在于药物血浆水平在 $100 \sim 300 \ ng/mL$。

表 4.11　米力农的使用说明

适应证	低心排状态（LCOS） 心力衰竭或心源性休克的急性治疗 肺动脉高压
剂量	负荷量：$25 \sim 75 \ \mu g/kg$（体外循环时），如果患者没有进行体外循环，该剂量应在 $10 \sim 60$ min 内静脉注射，并精确控制血压 维持剂量：$0.25 \sim 0.75 \ \mu g/(kg \cdot min)$ 静脉持续输注，治疗可以从输注开始，需认识到在接下来的几个小时内不会达到治疗血浆水平 注：米力农在肾脏中代谢，因此在肾病患者中，应进行剂量调整，以达到 $100 \sim 300 \ ng/mL$ 的治疗剂量
给药途径	中心静脉或外周静脉，体外循环回路的端口可考虑在这一类中 骨髓腔内（如心肺复苏期间） 在肺动脉高压的情况下，吸入途径可以减少该药物的全身效应 口服可能增加发病率 注：米力农可在给药前用半盐水、生理盐水或含 5% 葡萄糖的生理盐水稀释。此外，由于细胞内 cAMP 的积聚可能导致心律失常，米力农的静脉给药不应持续超过 48 小时

不良反应及药物的注意事项	对药物或其制剂过敏
	心衰和严重低血压：可能发生在许多患者中，包括但不限于接受米力农治疗的梗阻性瓣膜病变（如肺动脉瓣狭窄、主动脉瓣狭窄或肥厚性主动脉瓣下狭窄）患者
	房室结传导加快，对心房扑动或心房颤动患者有显著意义；在这些患者中，建议在开始米力农治疗前服用强心苷类
	电解质失衡：在利尿剂中加入米力农，会导致肾脏灌注增加和电解质失衡

2. 多巴酚丁胺

药品名称：磷酸多巴酚丁胺

CAS 编号：34368-04-2

作用机制：多巴酚丁胺是一种合成的多巴胺的类似物，通过肾上腺素受体发挥正性肌力作用。与多巴胺相比，多巴酚丁胺对多巴胺受体没有任何影响，因此其主要靶点是 β1 受体；多巴酚丁胺对 β2 和 α1 受体也有影响。通过激活 β2 肾上腺素受体，可以降低全身血管阻力。多巴酚丁胺会增加患者的心率，但这种增加作用的速率不如多巴胺。因此在心室功能不全的患者中，多巴酚丁胺是比多巴胺更好的选择。

表 4.12 多巴酚丁胺的使用说明

适应证	心源性休克、急性心衰、低心排状态、心肌炎、心肌梗死、心力衰竭、心脏术后
剂量	维持剂量：2 ~ 20 μg/（kg·min） 高剂量（大于 20 μg/（kg·min））：导致心动过速和室性期前收缩，可引起心肌缺血，应避免 可与去甲肾上腺素或多巴胺联合使用
不良反应	心动过速、低血压、早搏、静脉炎
禁忌证	心律失常；梗阻性心脏病变；使用多巴酚丁胺前必须纠正低血容量；多巴酚丁胺对外周血管阻力和心率的影响大于磷酸二酯酶抑制剂，但小于异丙肾上腺素

3. 左西孟旦

药物名称：左西孟旦

CAS 编号：141505-33-1

新的一类名为钙增敏剂的药物被引入临床。这类药物中最常见的是左西孟旦，主要用于急性失代偿性心力衰竭和低心排血量状态。这种药物通过稳定钙与心肌肌钙蛋白 C（TnC）的结合从而增加心肌细胞钙敏感性，同时通过在血管中开放 ATP 敏感性钾通道，具有舒张血管的作用。因此该药不增加心肌耗氧量，具有心脏保护作用。

左西孟旦不需要任何药物调整，不论是肝还是肾。在给药过程中没有任何心律失常的迹象，但其主要并发症是低血压和头痛。

负荷剂量为 6 ~ 12 μg/kg，持续 10 min，然后输注 0.1 ~ 0.2 μg/（kg·min），5 min 后观察其作用，10 ~ 30 min 达到高峰，持续时间为 1 ~ 2 h。

有许多证据表明左西孟旦可以降低死亡率。同时，这种药物还可以改善心脏停搏后的心肌功能障碍。

4.1.4　单纯血管扩张剂

1. 硝酸甘油

药品名称:三硝酸甘油酯

CAS 编号:55-63-0

硝酸甘油是一种优先作用于静脉系统的一氧化氮(NO)供体。其静脉扩张作用可以减少心脏做功、降低前负荷和心肌壁张力。该药物还能扩张冠状动脉循环。

剂量:硝酸甘油 0.5 ~ 2 μg/(kg•min)输注,高剂量 2 ~ 5 μg/(kg•min)静脉扩张;硝酸甘油改善心脏指数,降低肺和全身血压。

适应证:硝酸甘油是治疗缺血性心脏病高血压的首选药物,也可用于急性心肌梗死时心力衰竭的控制。该药也曾用于诱导围术期患者的控制性低血压。

禁忌证:心包填塞、限制性心肌病或缩窄性心包炎、颅内压升高,以及同时使用磷酸二酯酶抑制剂。

2. 肼苯达嗪

药品名称:肼苯达嗪

中科院编号:86-54-4

肼苯哒嗪是一种直接舒张血管平滑肌的血管扩张剂。它的血管舒张作用在小动脉中更为明显,从而导致外周血管阻力降低。肼苯哒嗪对舒张压的影响大于对收缩压的影响。这种药物还可以增加心率、每搏量和心输出量。同时这种药物可以提高肾和脑的血流量。

口服剂量为 0.75 mg/kg,可增加至 7.5 mg/kg。也可使用 0.2 ~ 0.6 mg/kg 的静脉注射制剂,每 4 小时重复一次,用于重度高血压。尿毒症患者的消除半衰期会增加,因此在上述患者中应仔细滴定。

冠状动脉疾病和二尖瓣风湿性心脏病是肼苯哒嗪的禁忌证。肼苯达嗪的不良反应包括头痛、头晕、吡哆醇缺乏、周围神经炎、药物诱导的系统性红斑狼疮和血液病。由于这些不良反应,治疗期间应监测中枢神经系统和血细胞计数。

3. 前列地尔

药品名称:前列腺素 E1

CAS 编号:745-65-3

前列地尔(前列腺素 E1):该药具有许多药理作用,包括刺激肠道和子宫平滑肌收缩,并伴有血管舒张、抑制血小板聚集和一些其他作用。剂量为 1 ~ 10 μg/kg 可引起血管舒张,进而降低血压、增加心输出量、增加心率。

该药物在成人心血管疾病中的应用有限的——用于治疗全身血流量受限的患者的酸中毒。血压升高和"肺动脉 / 主动脉压"比值降低也是其作用效果之一。

4. 硝普钠

药品名称：亚硝基铁氰化钠

CAS 编号：13755-38-9

表 4.13　硝普钠的作用机制及使用说明

作用机制	硝普钠（SNP）是一种通过释放一氧化氮（NO）发挥作用的血管扩张剂 局部 NO 的增加会导致动静脉系统 cGMP 的组织水平升高 最终效果是血管壁的平滑肌松弛
临床作用	SNP 通过降低后负荷改善心功能 另一方面，在低血容量的情况下，该药物可能导致严重的低血压。因此，为了减少并发症，必须谨慎选择患者 在梗阻性疾病（如主动脉狭窄或肥厚性梗阻性心肌病）中，这种后负荷的减少将是灾难性的 硝普钠的血浆半衰期为 3～4 min，因此其作用可在数秒内观察到，持续 1～2 min
不良反应	SNP 在大剂量或长期输注时也会与氧合血红蛋白发生反应。这个反应产生高铁血红蛋白和氰化物阴离子 如果氰化物在组织中积累，它会与细胞色素氧化酶结合，损害氧化磷酸化 通过减少总剂量和避免长时间的输液，这种不良反应可以最小化 接受高剂量 SNP 的患者在适当的循环情况下仍出现氧输送受损应怀疑为该诊断
剂量和给药途径	SNP 的初始剂量建议为 0.3 μg/（kg·min）IBW（理想体重），连续静脉输注 维持剂量应向上滴定至最大 10 μg/（kg·min） 毒性的最佳预测指标是与氰化物水平有关的平均剂量 当总剂量大于 500 μg/kg 时，氰化物毒性的风险增加，超过 2 μg/（kg·min）IBW 给药 其他给药途径包括吸入给药。这种形式可减少全身不良反应，特别适用于肺动脉高压患者

5. 酚妥拉明

药品名称：甲磺酸酚妥拉明

CAS 编号：50-60-2

酚妥拉明是一种通过阻断 α 肾上腺素受体起作用的短效药物。它会引起血管舒张，在较小程度上，该药物具有正性变力和变时作用。高剂量的该药物通过阻断 α_2 肾上腺素受体引起心动过速和心律失常。

如上所述，血管舒张导致后负荷减少，从而增加心输出量。另一方面，该药可降低肺血管阻力，对肺动脉高压患者有益。它可能导致心动过速、心律失常和低血压。其药理特性见表 4.14。

表 4.14　血管活性药物（包括扩血管药和缩血管药）在先天性心脏病中的应用总结

药物	剂量	受体	适应证	半衰期	不良反应/注意事项
血管加压素	0.01～0.05 U/（kg·h）	V1, V2	常规药物失败的顽固性低血压，心力衰竭，舒张性休克，如脓毒症	10～30 min	血管收缩作用引起内脏缺血

续表

药物	剂量	受体	适应证	半衰期	不良反应 / 注意事项
苯肾上腺素	0.02～0.3 μg/（kg·min）	α_1	麻醉期间低血压	5 min	恶心、呕吐、头痛、紧张
硝酸甘油	0.2～10 μg/（kg·min）	血管肌细胞 / 鸟苷酸环化酶 cGMP 升高	心脏术后瓣膜返流；涉及冠状动脉的心脏手术，如动脉调转手术、Ross 手术、左冠状动脉起源于肺动脉矫治术。全身高血压	1～4 min	低血压、心动过速、高铁血红蛋白血症导致紫绀、酸中毒、抽搐和昏迷
硝普钠	0.2～5 μg/（kg·min）	血管肌细胞 / 鸟苷酸环化酶 cGMP 升高	全身高血压，如主动脉缩窄矫治术后，肾血管源性恶性高血压；心脏手术后，特别是瓣膜手术后，急性、严重瓣膜返流、低心排血量状态、急性心力衰竭	2 min	严重低血压，氰化物毒性
吸入 NO	10～40 ppm	血管肌细胞 / cGMP 升高	新生儿肺动脉高压	2～6 s	一氧化氮不应该长期使用，因为它会导致高铁血红蛋白血症
前列腺素 E1	0.01～0.4 μg/（kg·min）	血管肌细 / cGMP 升高	先天性心脏缺陷（如肺动脉狭窄、三尖瓣闭锁）和依靠导管未闭存活的新生儿	0.5～10 min	低血压、心跳骤停、水肿
非诺多泮	0.025～0.3 μg/（kg·min）初始剂量，滴定至最大剂量 0.8 μg/（kg·min）	DA-1，α_2	严重高血压	3～5 min	低血压、心动过速
尼卡地平	1～3 μg/（kg·min）静脉滴注，最大 15 mg/h	钙通道拮抗剂	严重高血压	14.4 h	头痛、低血压、恶心 / 呕吐、心动过速
酚妥拉明	1 mg/kg、0.1 mg/kg，或 3 mg/m²	α 肾上腺素能阻断剂，咪唑啉	高血压危象、嗜铬细胞瘤高血压、儿茶酚胺引起的肺动脉高压	15～30 min	腹痛、恶心、呕吐、腹泻、消化性溃疡恶化、直立性低血压

4.1.5　降压药物

血压是血液对血管壁所施加的压力，其高低取决于心脏做功和血管的阻力。高血压是一种血压持续升高的长期疾病。这种现象可能导致终末器官损伤，包括心脏、肾脏、视网膜或大脑。目前有多种降压药可供使用。目前的降压药物主要分为以下几类：

血管紧张素转换酶（ACE）抑制剂：卡托普利、依那普利、赖诺普利和雷米普利是该类的常见药物。剂量、半衰期和不良反应见表 4.15。

表 4.15　主要的 ACE 抑制剂

药物	剂量	半衰期	不良反应
卡托普利	口服：25 mg，每天 2～3 次，饭前 1 h	1～2.3 h	咳嗽
依那普利	初始剂量（口服片剂或溶液）：5 mg，每日一次 维持剂量（口服片剂或溶液）：10～40 mg/d，口服 最大剂量：每天口服 40 mg	10～12 h	头痛 皮疹 头晕
赖诺普利	初始剂量：5～10 mg 口服，每日一次 维持剂量：20～40 mg 口服，每日一次 最大剂量：每天口服 80 mg	11～13 h	低血压 高钾血症 血管性水肿

血管紧张素 Ⅱ 受体拮抗剂（ARB）：这一类的原型药物是氯沙坦和缬沙坦，该类的其他成员包括坎地沙坦、依泊沙坦、厄贝沙坦、奥美沙坦和替米沙坦。表 4.16 是主要 ARB 类药物。

表 4.16　主要的 ARB 类药物

药物	剂量	半衰期	不良反应
氯沙坦	初始剂量：50 mg，每日一次 最大剂量：每天口服 100 mg	1.5～2 h 活性代谢产物：6～9 h	头痛 头晕
缬沙坦	初始剂量：80～160 mg，口服，每天一次 维持剂量：80～320 mg，每日一次	4～5 h	低血糖 低血压 高钾血症 腹泻

钙通道阻滞剂（CCBs）有两种：二氢吡啶类和非二氢吡啶类。主要药物汇总见表 4.17。

表 4.17　主要钙通道阻滞剂

药物	剂量	半衰期	不良反应
氨氯地平	初始剂量：5 mg 口服，每日一次 维持剂量：5～10 mg 口服，每日一次 最大剂量：10 mg/d	30～50 h	疲劳 嗜睡 恶心
硝苯地平	初始剂量：30～60 mg/d 口服，每日一次 维持剂量：30～90 mg/d 口服，每日一次 最大剂量：高达 120 mg/d	2～7 h	潮红 水肿 头晕 心悸
伊拉地平	速释胶囊：2.5 mg，口服，每日二次 控释片：5 mg，口服，每日一次	双相，初始半衰期 1.5～2 h，终末消除半衰期约 8 h	腹痛

利尿剂：表 4.18、4.19 和 4.20、4.21 是利尿剂的总结，可分为以下四组：

表 4.18　主要的袢利尿剂

静脉给药			
药物	剂量	半衰期	不良反应
呋塞米	口服：80 mg/d 静脉注射，肌肉注射：每 6～24 小时一次，每次 0.5～2 mg/kg 持续静脉输注：0.1～0.4 mg/（kg·h）	0.5～2 h 终末期肾病 9 h	低钾血症 代谢性碱中毒 低镁血症 高尿酸血症 低钠血症
依他尼酸	50～200 mg，每日口服	2～4 h	

表 4.19 螺内酯:主要的盐皮质激素(醛固酮)受体拮抗剂

药物	剂量	半衰期	不良反应
螺内酯	口服:50 ～ 100 mg,每日口服,单次或分次	1.4 h,活性代谢产物:12 ～ 20 h	高钾血症 妇科乳腺炎 腹泻 呕吐 恶心 头晕

表 4.20 噻嗪类利尿剂

药物	剂量	半衰期	不良反应
氯噻嗪	口服或静脉注射:500 ～ 1000 mg,每日一次或两次	45 ～ 120 min	低钾 低镁 高尿酸血症 低钠血症
氢氯噻嗪	口服:初始剂量,每日一次,口服,25 mg 维持剂量:可增加至每日 50 mg,口服	6 ～ 15 h	
美托拉宗(扎罗莫林)	口服:初始剂量,2.5 mg,每日一次	6 ～ 20 h	

表 4.21 利尿剂的具体类型和代表药物

利尿剂具体类型	代表药物
袢利尿剂	布美他尼、依沙吖啶酸、速尿、托拉塞米
保钾利尿剂(盐皮质激素"醛固酮"受体拮抗剂)	螺内酯、阿米洛利、三安替林
噻嗪类利尿剂	依匹噻嗪、氢氯噻嗪、氯噻嗪、苄氟噻嗪
类噻嗪类利尿剂	吲达帕胺、氯沙利酮、美托拉宗

肾上腺素受体阻断剂(α- 和 / 或 β- 受体阻滞剂):其中一些药物在抗心律失常类别下讨论,其他药物在表 4.22 中讨论。

表 4.22 肾上腺素受体拮抗剂

药物	剂量	半衰期	不良反应
美托洛尔	口服:初始剂量,100 mg,每日口服,单剂量或分剂量 维持剂量:100 ～ 450 mg,每日口服	3 ～ 4 h(CYP2D6 代谢不良者为 7 ～ 9 h)	缓慢性心律失常 低血压 头痛 头晕 疲劳
艾司洛尔	静脉注射:500 μg/kg,1 min 以上,然后 50 μg/(kg•min)静脉滴注 4 min	4 ～ 7 min	
普萘洛尔	口服剂量:40 mg 口服,每日二次 维持剂量:120 ～ 240 mg 口服,每日一次	3 ～ 6 h	
卡维地洛	初始剂量:6.25 mg,口服,每日两次 最大剂量:50 mg,口服,每日两次	7 ～ 10 h	视力模糊 冷汗 意识不清 气短 面部肿胀 胸闷 气喘
拉贝洛尔	初始剂量:20 mg,缓慢静脉注射,2 min 注射 额外注射:40 ～ 80 mg,可每隔 10 min 给药,直到达到所需的仰卧血压或总共使用 300 mg	5.5 h	

续表

药物	剂量	半衰期	不良反应
哌唑嗪	初始剂量：1 mg，口服，每日二或三次 维持剂量：分次口服 1～20 mg/d	2～4 h	头晕
特拉唑嗪	初始剂量：每日睡前口服 1 mg 维持剂量：每日口服 1～5 mg 最大剂量：20 mg/d	12 h	头痛 困倦 虚弱 心悸 恶心
可乐定	初始剂量：0.1 mg，口服，每日二次 维持剂量：0.2～0.6 mg，每日口服，分次 最大剂量：2.4 mg，每日口服分次	6～20 h	口干 便秘 头晕
甲基多巴	初始剂量：每口服 250 mg2～3 次或 250～500 mg，IV，每 6 小时 30～60 min，最多至 3 g/d 维持剂量：500 mg 至 2 g，分 2～4 次口服，最多至 3 g/d	单次口服后 2～8 h 或 4～12 h 多次口服	昏睡 镇静 重度抑郁症 （甲基多巴）

血管扩张剂：这些亚类包括硝酸甘油、硝普钠、肼苯哒嗪和米诺地尔，大多数都在纯血管扩张剂的前一章中讨论过，其他则见表 4.23。

表 4.23　常见的血管扩张剂

药物	剂量	半衰期	不良反应
肼苯哒嗪	初始剂量：前 2～4 天每日四次，口服 10 mg，第一周剩余时间增加至每天 4 次，口服 25 mg 第二周和随后的几周：每日四次，口服 50 mg 维持剂量：调整剂量至最低有效水平	2～4 h	头痛 水钠潴留 反射性 心动过速 心悸
米诺地尔	初始剂量：每日口服 5 mg 维持剂量：10～40 mg/d 最大剂量：100 mg/d	4 h	多毛症 水钠潴留 恶心 心包积液

4.2　肺动脉高压用药

肺动脉高压影响肺动脉和右心室。肺动脉高压和右心衰竭可降低左心室充盈压，降低心输出量，导致全身低血压。表 4.24 总结了用于治疗此病的药物。

表 4.24　用于治疗肺动脉高压的药物

药物	推荐剂量	不良反应	临床注意事项
吸入一氧化氮：作用机制是增加 cGMP、肺血管舒张			
吸入 NO	2～5 ppm 到最大 40 ppm	肺损伤 高铁血红蛋白血症 反跳性肺动脉高压	不应过度使用以防止发生不良反应，因其成本建议将其作为最后的选择

药物	推荐剂量	不良反应	临床注意事项
前列环素 / 前列环素类似物:其作用机制是通过增加 cAMP 来舒张肺和全身血管,以及抗血小板聚集			
前列环素	初始剂量:连续静脉输注 2 ng/(kg·min),每 15 min 或更长时间以 2 ng/(kg·min)的增量滴定,直到确定耐受限值或进一步增加输注率(临床上不保证)	潮红、头痛、恶心、腹泻、下颌不适、低血压、血小板减少	接受抗凝剂、血小板抑制剂或其他血管扩张剂的患者有低血压和出血的潜在风险
伊洛前列素	初始剂量:2.5 μg,口服一次;如果耐受,增加至 5 μg 维持剂量:2.5 μg 或 5 μg,口服 6 ～ 9 次 / 天 最大剂量:45 μg /d(5 μg,9 次 / 天)	咳嗽、喘息、头痛、潮红、下颌疼痛、低血压(高剂量)	反应性气道疾病恶化的潜在风险
曲前列尼尔(静脉注射 / 皮下注射)	初始剂量:1.25 ng/(kg·min) 维持剂量:前 4 周每周增加 1.25 μg/(kg·min)的输注速度	皮下注射部位潮红、头痛、恶心、腹泻、肌肉骨骼不适、皮疹、低血压、血小板减少和疼痛	同前列环素
曲前列尼尔(吸入)	初始剂量:每 3 喷(18 μg),每日四次 维持剂量:每隔 1 ～ 2 周增加 3 次 最大剂量:每次 9 喷(54 μg),每日四次。	咳嗽、头痛、恶心、头晕、脸红和喉咙发炎	大剂量时可能出现反应性气道症状和低血压
曲前列尼尔(口服)	初始剂量:每 12 小时口服 0.25 mg 或每 8 小时口服 0.125 mg 维持剂量:以 0.25 mg 或 0.5 mg 的增量滴定至最高耐受剂量,每天两次	头痛、恶心、下颌痛、四肢痛、低钾血症、腹部不适和潮红	如果不耐受"每日两次"给药,则考虑"每日三次"给药
PDE-5 抑制剂:抑制磷酸二酯酶 -5,导致肺血管舒张,抑制血管重塑			
西地那非	初始剂量:5 mg 或 20 mg,每日三次口服,间隔 4 ～ 6 h 最大剂量:口服 20 mg,每日三次	头痛、潮红、鼻炎、头晕、低血压、周围水肿、消化不良、腹泻、肌痛和背痛	硝酸盐的联合用药是禁忌的,感觉神经性听力损失和缺血性视神经病变已有报道
他达拉非	口服剂量:40 mg,每日一次	同西地那非,对视力无明显影响	同西地那非
内皮素受体拮抗剂:对抗内皮素受体(ETA 和 ETB)的作用、肺血管舒张和重塑抑制的作用			
安立生坦	初始剂量:5 mg,每日一次	周围水肿、鼻塞、头痛、潮红、贫血、恶心和精子数量减少	需要基线肝酶和血红蛋白基于临床参数的监测
波生坦	初始剂量:62.5 mg,每日两次,连续 4 周 维持剂量:初始剂量后,增加至 125 mg,每日两次	腹痛、呕吐、肢体疼痛、疲劳、潮红、头痛、水肿、鼻塞、贫血和精子数量减少,氨基转移酶水平呈剂量依赖性增加的潜在风险	应监测肝酶和血红蛋白水平,对于中度或重度肝损害的患者,也应谨慎使用,同时使用 CYP3A4 诱导剂和抑制剂应被视为严重警告

续表

药物	推荐剂量	不良反应	临床注意事项
马西替坦	每日口服 10 mg	鼻塞、头痛、潮红、贫血和精子数量减少	血清转氨酶升高的发生率较低，需获得基线肝酶和血红蛋白作为临床指示的致畸监测
sGC 刺激剂：其作用机制是刺激可溶性鸟苷酸环化酶导致肺血管舒张并抑制血管重塑			
利奥西呱	初始剂量：1 mg，口服，每日三次最大剂量：2.5 mg，口服，每日三次	头痛、头晕、消化不良、恶心、腹泻、低血压、呕吐、贫血、胃食管反流和便秘	联合使用硝酸盐和 / 或 PDE-5 抑制剂是禁忌证有潜在的致畸风险

自从 1987 年 NO 被认为是内皮源性血管舒张剂以来，它在临床上的应用已经得到了扩展。该试剂由氧和 l- 精氨酸经一氧化氮合酶合成，其作用主要是通过可溶性鸟苷酸环化酶（SGC）催化环鸟苷酸（cGMP）作为第二信使。吸入用一氧化氮（iNO）是一种选择性的肺血管扩张剂，通过肺部给药。

磷酸二酯酶抑制剂，如米力农，可抑制环磷酸腺苷的分解，从而增加其细胞内浓度。这些药物也可用于肺动脉高压患者。

在这些患者中有效的其他药物包括前列环素类似物（前列环素、伊洛前列素、曲前列尼尔）、磷酸二酯酶 5 抑制剂（西地那非和他达拉非）、磷酸二酯酶 3 抑制剂（主要是米力农）、内皮素受体拮抗剂（波生坦、安立生坦和马西替坦）和可溶性鸟苷酸环化酶刺激剂（利奥西呱）。

4.2.1　一氧化氮

如上所述，NO 是一种重要的细胞信号分子。这种药物是一种有效的血管扩张剂，它在血液中的半衰期只有几秒钟。硝酸甘油和亚硝酸戊酯是 NO 的前体。这种亲脂性分子是由一氧化氮合酶（NOS）转化 L- 精氨酸合成的。NO 是通过吸入（iNO）给药的，因此它的第一个作用是在肺血管的平滑肌细胞中导致 cGMP 的积聚，从而扩张肺循环系统。

iNO 通过肺泡毛细血管膜迅速到达其生物相，并由循环红细胞代谢，因此全身不良反应最小。

剂量：用鼻导管、面罩或气管插管给药。初始剂量为 2 ～ 5 ppm，最大剂量为 40 ppm。高剂量会引起全身不良反应而不会增加药物的作用。它是由成本较高的特定仪器来管理的。最重要的不良反应是高铁血红蛋白血症和直接的肺损伤。建议对每一位接受 iNO 治疗的患者进行高铁血红蛋白的常规监测。同时，在 iNO 突然停止的情况下，会出现反跳性肺动脉高压。

4.2.2　磷酸二酯酶 5 抑制剂

西地那非、他达拉非和伐地那非是这一组的药物。其中，西地那非和他达拉非更常用于治疗肺动脉高压。

西地那非：磷酸二酯酶 5（PDE 5）能分解 cGMP，因此作为该酶的抑制剂，西地那非可导致 cGMP 的积累和血管舒张。西地那非有静脉和口服两种剂型。因此与 NO 不同的是，全身不良反应增多，可能发生有危及生命的全身低血压，这对危重患者可能是危险的。推荐的初始口服剂量为每 8 小时 5 mg,可增加最大剂量至每 8 小时 20 mg,可根据该药物的临床效果进行滴定。静脉注射剂量为 2.5 ～ 10 mg,每日三次。

4.2.3　内皮素受体阻滞剂

内皮素(ET)受体位于内皮和血管平滑肌上,负责血管收缩。内皮素受体阻滞剂可以对抗这种效应,因此可用于肺动脉高压患者。波生坦是一种非选择性 ET 受体阻滞剂的原型,它抑制 ET_A 和 ET_B 受体的活性,对 A 亚型有较高的亲和力。这种药物通过降低这些患者的肺血管阻力来改善症状、运动耐量和血流动力学。

ET-1 拮抗剂和波生坦均能升高肝酶,因此需要进行肝功能监测。近 10%接受波生坦治疗的患者肝功能检查异常。常用剂量如下:
- 初始剂量:62.5 mg,每日两次,连续四周。
- 维持剂量:初始剂量后,增加至 125 mg,每日两次。
- 剂量超过 125 mg,每日两次似乎没有带来额外的好处来抵消肝毒性的风险增加。

其他不良反应包括头痛、水肿、低血压、心悸、贫血和消化不良。

4.2.4　米力农

详见"变力血管扩张药物"中的描述。

4.3　抗心律失常药物

随着治疗心律失常药物的增加,分类的必要性变得重要。目前应用最广泛的分类是 Vaughan Williams 分类。这种分类的基础是根据心肌细胞的生理学对药物进行分组,在第 3 章已有讨论。每一类抗心律失常药物的作用机制如图 4.1 所示,另见表 4.25 和 4.26。

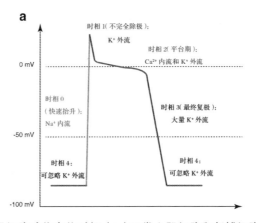

图 4.1　(a)正常心肌细胞动作电位时相,(b)正常心肌细胞和起搏细胞动作电位时相对比

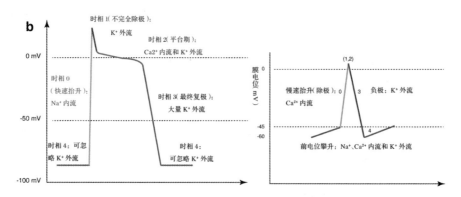

图 4.1 （a）正常心肌细胞动作电位时相,(b)正常心肌细胞和起搏细胞动作电位时相对比（续）

表 4.25　Vaμghan Williams 抗心律失常药物分类

药物分类	药物	作用机制
Ia 类	丙吡胺、普鲁卡因胺、奎尼丁	快速钠通道阻滞剂:抑制 0 相,延长复极
Ib 类	利多卡因、美西律、苯妥英钠、妥卡尼	快速钠通道阻滞剂:选择性抑制异常／缺血组织的 0 相,缩短复极
Ic 类	氟卡胺、莫雷西嗪、普罗帕酮	快速钠通道阻滞剂:显著抑制 0 相,对复极作用最小
II 类	阿替洛尔、比索洛尔、卡维地洛、艾司洛尔、美托洛尔、普萘洛尔、替莫洛尔	β 受体阻滞剂:降低第 4 时相的斜率
III 类	胺碘酮、多非利特、伊布利特、索他洛尔	延长心脏动作电位的钾通道阻滞剂:主要延长第 3 时相
IV 类	地尔硫䓬、维拉帕米	钙通道阻滞剂:延长第 2 时相
V 类	腺苷、地高辛、硫酸镁	机制多样

表 4.26　抗心律失常药物

药物	剂量	适应证	不良反应	具体临床注意事项
Ia 类				
普鲁卡因胺	静推负荷剂量:15 ～ 18 mg/kg 肌注:50 mg/kg	房性心动过速、交界性心动过速、室性心动过速	低血压和促心律失常	普鲁卡因胺和代谢物乙酰普拉卡因胺浓度用作治疗的血清标志物
丙吡胺	口服:400 ～ 800 mg/d	室性心动过速	抗胆碱能作用	低钾血症患者可能无效,高钾血症患者的毒不良反应可能增强
奎尼丁	片剂:100 ～ 600 mg,每 4 ～ 6 小时 静推:800 mg	房性心动过速、室上性心动过速、室性心动过速、室性早博	低血压(特别是静脉注射)	有两种形式的药物(硫酸盐和葡萄糖盐)静脉注射由于低血压而不被常规推荐
Ib 类				
利多卡因	起始剂量:50 ～ 100 mg 静推,随后 1 ～ 4 mg/min 静注	室性期前收缩、室性心动过速、室颤	低血压(特别是静脉注射)	

续表

药物	剂量	适应证	不良反应	具体临床注意事项
美西律	400 mg 负荷，随后 8 小时内 200 mg	室性心律失常	促进心律失常和低血压的发展或加重	限制使用那些有危及生命的心律失常，缺乏证据表明 I 类抗心律失常药物能提高患者的存活率
苯妥英钠	口服 100 mg，每日 2～4 次 每隔 5 min 直接静脉注射 100 mg，直到总共注射 1 g	室性心动过速、阵发性房性心动过速	低血压、严重心脏毒性反应（例如心输出量降低、心房或心室传导抑制、心室收缩减弱）	窦性心动过缓、房室传导阻滞、二度或三度房室传导阻滞或 Adams-Stokes 综合征患者为静脉注射禁忌证
Ic 类				
氟卡尼	初始剂量：每 12 小时口服 50 mg 维持剂量：每 4 日可增加 50 mg，每日两次	室上性心动过速	先天性心脏病患者促心律失常的可能性	在先天性心脏病患者中小心使用，母乳喂养可能减少吸收，浓度监测可能有助于指导治疗
普罗帕酮	150 mg 口服，每 8 小时	阵发性心房颤动/扑动、阵发性室上性心动过速、室性心动过速、房颤	心动过缓和促心律失常	
Ⅱ 类（β 受体阻滞剂）				
阿替洛尔	50 mg，每日口服	室上性心动过速、室性心动过速	心动过缓、低血压和低血糖	
艾司洛尔	IV：500 µg/kg 首剂，持续 1 分钟 持续输注：25～200 µg/（kg·min）	窦性心动过速 房性和室性快速心律失常	心动过缓、低血压和低血糖	
美托洛尔	口服：1～17 岁儿童，1～2 mg/（kg·d），每日两次 [最多 6 mg/（kg·d）或 200 mg/d]	室上性心动过速、室性心动过速	心动过缓、低血压和低血糖	
普萘洛尔	口服：每日 100 mg，单剂量或分剂量	室上性心动过速、室性心动过速	心动过缓、低血压和低血糖	
Ⅲ 类				
胺碘酮	静脉负荷剂量：前 10 min 150 mg（15 mg/min），随后 6 h 360 mg（1 mg/min） 维持输注：剩余 18 h 内 540 mg（0.5 mg/min）	房性心动过速、房扑、房颤、交界性心动过速、室性心律失常、室颤	心动过缓、低血压、尖端扭转性室速、肝毒性、甲状腺功能异常、皮肤颜色改变、角膜沉积物和肺纤维化	由于胺碘酮半衰期长，患者在治疗开始时可能需要 1～2 周的负荷剂量（更高剂量），由于不良事件发生率高，在基线时需要进行广泛的实验室监测

续表

药物	剂量	适应证	不良反应	具体临床注意事项
多非利特	起始 500 μg，每日两次，根据血清肌酐和 QTc 间期调整剂量	室上性心动过速	尖端扭转性室速	致心律失常，先天性或获得性长 QT 综合征禁用；基线 QT 或 QTc 间期＞440 ms（心室传导异常患者为 500 ms）；严重肾功能损害（计算肌酐清除率＜20 mL/min）
伊布利特	房颤和/或房扑： 体重≥60 kg 的成人：起始 1 或 2 mg 体重＜60 kg 的成人：起初 0.01 mg/kg（10 μg/kg），如果需要，10 分钟后重复 搭桥或瓣膜术后房颤或房扑： 体重≥60 kg 的成人：1 次或 2 次，每次 0.5 mg（间隔 10 min） 体重＜60 kg 的成人：1 次或 2 次，每次 0.005 mg/kg（5 μg/kg）（间隔 10 min）	室上性心动过速，冠脉旁路移植术后或瓣膜术后房颤或房扑	心律失常、充血性心力衰竭、肾功能衰竭	近期发病的房性心律失常对药物的反应较小。持续时间＞90 天的房性心律失常的疗效未确定
索他洛尔	口服：80 mg，每日两次 静脉注射：75 mg 静脉注射超过 5 h，每日一次或两次	房性心律失常、室性心律失常	心动过缓、低血压和低血糖，尖端扭转性室速	小于 2 岁幼儿用药有争议，心电图监测 QT 延长是必要的，女性尖端扭转型室速风险高于男性
IV 类				
地尔硫䓬	起始通过大于 2 min 的直接静脉注射 15～20 mg（或 0.25 mg/kg），首次给药后可以 15 min 后给药 20～25 mg（或 0.35 mg） 维持输注：5～15 mg/h，滴定剂量至适当心率	室上性心动过速	低血压、肾或肝损伤、传导减慢、阵发性室上性心动过速转窦性心律时可能出现的短暂室早	禁用地尔硫䓬： •VT 患者 •心房扑动或房颤伴旁路的患者，如果同时或最近（例如，在几个小时内）静注 β 受体阻滞剂
维拉帕米	静脉注射：初始剂量 5～10 mg 口服：240～3420 mg/d，分三或四次给药	室上性心动过速次给药	低血压心动过缓	＜1 岁的患者不建议静脉注射，因为有心衰的风险
V 类				
腺苷	首剂外周静脉注射 6 mg，第二次给药 12 mg	室上性心动过速	喘气、胸痛、潮红和广泛的复杂心动过速	注射腺苷后需要立即快速冲洗，应在离心脏最近的地方进行冲洗。注射腺苷时，生命支持设备应在附近

药物	剂量	适应证	不良反应	具体临床注意事项
地高辛	静脉注射：初始 8 ～ 12 μg/kg 维持输注：2.4 ～ 3.6 μg/kg，每日一次	心房颤动和扑动、窦性心动过速、阵发性室上性心动过速	心动过缓、恶心／呕吐和视觉障碍	地高辛毒性不良事件可能发生在肾功能不全、电解质紊乱或药物相互作用的患者中
硫酸镁	3 ～ 4 g（30 ～ 40 mL 10%溶液）静脉注射大于 30 秒	尖端扭转型室速预防交界性心动过速	低血压肌肉无力，镇静	可能导致输液时低血压，输液速度应根据患者情况而定

4.4　止痛药、镇静药和静脉麻醉药

围术期患者最需要的是镇痛。疼痛可能是手术部位的残余疼痛、新的操作、更换手术敷料或频繁的经气管吸痰所致，因此，每个医师都应该掌握的技能之一就是镇痛药和镇静药的应用。

为了处理这些情况，我们应该具备评估疼痛和焦虑的能力。为定义这种情况而引入了许多评分。以下列出了其中一些，并在"成人心脏手术术后中枢神经系统监测"详细讨论：

- RamSay 镇静评分
- 镇静—躁动量表评分（SAS）
- Richmond 躁动镇静量评分（RASS）

由于心肺储备不足，镇静和镇痛是心脏病患者面临的巨大挑战，因此监测和警觉是成功治疗的关键。过度治疗会导致心肺功能不全和心跳骤停，另一方面，治疗不足会增加心肺需求，并可能导致心跳骤停。适当选择镇痛药或镇静药有助于避免这些情况。神经肌肉阻滞药物在某些情况下也有帮助，对于血流动力学不稳定或中枢神经系统受损的机械通气患者建议谨慎使用。挥发性麻醉药在手术室中起着至关重要的作用，但在术后并不常用。表 4.27、4.28、4.29 和 4.30 总结了上述药物。

表 4.27　镇痛药物（阿片类和非阿片类）

药物	剂量	适应证	不良反应和临床考虑
芬太尼（阿片类）	弹丸注射：1 ～ 2 μg/kg 输注：1 ～ 10 μg/(kg·h) 可提供芬太尼贴剂	镇痛	快速注射或高剂量相关胸壁僵硬，输注快速耐受，呼吸抑制，意志消沉，低血压，恶心／呕吐，胃肠动力下降／肠梗阻，尿潴留 急性疼痛患者首选快速镇痛 个体化剂量 比吗啡起效快，半衰期短 肾衰竭似乎对药代动力学没有很大影响 起效时间：30 s，持续时间：30 ～ 45 min

续表

药物	剂量	适应证	不良反应和临床考虑
瑞芬太尼(阿片类)	弹丸注射：每次 1 ～ 3 μg/kg 输注(首选)：0.4 ～ 1μg/(kg•min)	镇痛	半衰期：10 ～ 15 min，与心动过缓和低血压有关，特别是在快速输液时 无肝肾清除
吗啡(阿片类)	弹丸注射：0.05 ～ 0.1 mg/kg 输注：0.025 ～ 0.1 mg/(kg•h) 单次剂量：0.1 mg/kg	镇痛	峰值：20 min 呼吸抑制，意志消沉，幻觉，低血压，恶心 / 呕吐，胃肠动力下降 / 肠梗阻，尿潴留、组胺释放：可能出现潮红、心动过速、瘙痒 中高剂量使用达到或超过 1 周时可出现戒断症状
美沙酮(阿片类)	0.1 ～ 0.2 mg/kg，8 ～ 12 h	镇痛，阿片耐受	用于阿片类药物戒断
二氢吗啡酮	口服：0.03 ～ 0.08 mg/kg，每 4 小时一次 单次静脉注射剂量：0.01 ～ 0.02 mg/kg，每 4 小时 连续静脉输注：1 μg/(kg•h) 根据疼痛程度滴定	镇痛	呼吸抑制，意志消沉，幻觉，低血压，恶心 / 呕吐，胃肠动力下降 / 肠梗阻，尿潴留 个体化剂量 比吗啡起效快，半衰期短 中高剂量使用达到或超过 1 周时可能出现戒断症状
对乙酰氨基酚(非阿片类：抑制前列腺素合成)	10 ～ 15 mg/kg，每 6 小时	非阿片类镇痛	有严重肝病时不要使用
酮咯酸［非阿片类：非甾体抗炎药(环氧合酶 -1 和 2 抑制剂)］	0.5 mg/kg，每 6 小时，最大 30 mg，服用不超过 48 ～ 72 h	非阿片类镇痛	注射部位疼痛、腹痛、便秘、腹泻、胃肠胀气、消化不良、恶心 / 呕吐、头痛，血小板功能抑制：可能导致出血 肾功能不全患者慎用 在最短时间内使用最低有效剂量

表 4.28　镇静药物和静脉麻醉药

药物	剂量	适应证	作用机制	临床注意事项
丙泊酚	弹丸注射：1 ～ 3 mg/kg 输注：100 ～ 200 μg/(kg•min)	程序化镇静	$GABA_A$ 受体复合物的调节	> 4 h (异丙酚输注综合征风险)
咪达唑仑	输注：0.025 ～ 0.1 mg/(kg•h) 平均 0.05 ～ 0.1 mg/(kg•h)	健忘症、镇静、焦虑	$GABA_A$ 受体复合物的调节	快速耐受输液 起效时间：1 ～ 5 min 持续时间：20 ～ 30 min
劳拉西泮	弹丸注射：0.025 ～ 0.1 mg/kg，每 4 小时 输注：0.025 mg/(kg•h)	健忘症、镇静、焦虑	$GABA_A$ 受体复合物的调节	耐受风险 起效时间：1 ～ 5 min 持续时间：20 ～ 30 min
右美托咪定	0.3 ～ 0.7 μg/(kg•h)	镇静、部分镇痛	合成的中枢 $α_2$ 激动剂(纯 $α_2$)	用于 ICU 短期镇静，心动过缓和心脏传导阻滞 半衰期：6 ～ 12 min
可乐定	输注：0.25 ～ 1 μg/(kg•h)	镇痛、镇静	$α_1$ 和 $α_2$ 肾上腺素受体激动剂	可能导致低血压

药物	剂量	适应证	作用机制	临床注意事项
依托咪酯	0.2～0.4 mg/kg	镇静	GABA$_A$受体复合物的调节	起效时间：1 min 持续时间：3～5 min
氯胺酮	弹丸注射：1.5～2 mg/kg 可根据需要每5～15分钟给药0.5～1 mg/kg 的增量	镇痛、镇静	NMDA受体拮抗剂	幻觉、烦躁 流涎过多，心动过速 起效时间：3～5 min 持续时间：20～30 min

表 4.29　挥发性麻醉药

药物	MAC（最低肺泡有效浓度）%	说明
异氟烷	1.15	心脏抑制，呼吸道刺激物，可能导致喉痉挛
七氟烷	2.1	缩短恢复时间，更快恢复知觉，可能会产生不安状态，减少术后恶心呕吐的机会
地氟烷	6～7.25	由于气味刺鼻、呼吸道刺激、呼吸暂停和喉部痉挛，不适合面罩诱导麻醉
氙气	71	当使用30%体积氧气和70%体积氙气的混合物时，镇痛效果极佳 极其昂贵，增加肺动脉压
氧化亚氮	105,所以不能单一用药	不广泛用于心脏手术，不应用于新生儿和儿童肺部感染 与其他药物结合，减少对挥发性麻醉药的需求
恩氟烷	1.6	可有癫痫效应和提高肝酶的可能性
氟烷	0.75	心肌对循环儿茶酚胺敏感性增加，肝酶升高，可能导致术中心律失常

表 4.30　神经肌肉阻滞剂（去极化和非去极化）

药物\项目	琥珀胆碱	泮库溴铵	维库溴铵	顺阿曲库铵	阿曲库铵	罗库溴铵
起始剂量	1～2 mg/kg	0.06～0.15 mg/kg	0.08～0.1 mg/kg	0.1～0.15 mg/kg	0.4～0.5 mg/kg	0.6～1.2 mg/kg
起效时间	< 1 min	2～5 min	1～3 min	1～3 min	1～3 min	< 1 min
持续时间	10 min	90～100 min	35～45 min	45～60 min	25～35 min	26～40 min
持续输注剂量	N/A	1～2 μg/(kg·min)	0.8～1.2 μg/(kg·min)	1～2 μg/(kg·min)	1～10 μg/(kg·min)	2～12 μg/(kg·min)
恢复时间	10～20 min	120～180 min	45～60 min	90 min	40～60 min	30～60 min
肾损伤	无影响	增加	增加	无影响	无影响	
肝损伤	增加（减量）	轻度增加	不确定	轻度或无影响	轻度	增加30%
活性代谢物	是	是	是	否	否	是

药物\项目	琥珀胆碱	泮库溴铵	维库溴铵	顺阿曲库铵	阿曲库铵	罗库溴铵
不良反应	呼吸暂停 心动过缓 心跳骤停 高钾血症 过敏反应 恶性肿瘤 高热 延长神经肌肉阻滞 呼吸抑制 横纹肌溶解 快速性心律失常	呼吸暂停 支气管痉挛 高血压 神经肌肉阻滞 呼吸衰竭 快速性心律失常	过敏反应 呼吸暂停 支气管痉挛 低血压 肌无力 神经肌肉阻滞延长 快速性心律失常	缓慢性心律失常 支气管痉挛 低血压	过敏反应 缓慢性心律失常 支气管痉挛 水肿 红斑 荨麻疹 超敏反应 大剂量低血压 喉痉挛 肌无力 瘫痪 快速性心律失常	低血压 高血压 心动过速 瘙痒 恶心 喘息 过敏反应

4.5 应激性溃疡的预防与治疗

应激性溃疡是物理或热损伤、休克、脓毒症、情绪和其他应激因素引起的炎症反应而引发的急性溃疡。应激性溃疡通常位于胃的近端并局限于黏膜。这种现象是微循环紊乱和局部缺血引起的。因此主要的致病因素是胃血流量的暂时性下降，可并发出血、内毒素血症和脓毒症。

心脏手术患者的术后时期是一个应激阶段，因此容易发生应激性溃疡。可以使用硫糖铝、H_2 受体阻断药或质子泵抑制剂来预防应激性溃疡。只有硫糖铝有预防作用，但不能提高胃 pH。这很重要，因为胃内容物的碱化导致的定植，可能是吸入性肺炎的危险因素。表 4.31 总结了预防这一并发症的药物。

表 4.31　预防和治疗应激性溃疡的药物

药物	剂量	不良反应 / 评价
H_2 受体阻断剂		
雷尼替丁	150 mg 口服或鼻胃管，q12 h 50 mg（2 mL）肌注或间歇静脉弹丸注射或输注，q6 ～ 8 h	头痛、头晕、精神状态改变、血小板减少
法莫替丁	口服、静脉或鼻胃管：20 mg，每日两次	肾功能不全需要调整剂量 可能增加医院获得性肺炎的风险
质子泵抑制剂（PPI）		
奥美拉唑	40 mg 口服	呼吸影响
埃索美拉唑	每天口服 20 mg 或 40 mg，持续 8 周	肝肾功能不全不需要调整剂量 可能增加医院获得性肺炎的风险
兰索拉唑	每天口服 30 mg	难辨梭菌感染的潜在风险增加 许多药物相互作用 静脉给药仅适用于不能耐受 PO/NG 给药的患者

续表

药物	剂量	不良反应／评价
硫糖铝	1 g，每日四次，口服	临床严重消化道出血的发生率低于抑酸药。与PPT和H2受体阻断药相比，医院获得性肺炎更少

4.6 抗凝和溶栓药物

为了更好地了解抗凝和溶栓药物，可将它们分为四类：

- 抗凝药（口服和注射用药）
- 抗血小板药物
- 溶栓药物
- 新型口服抗凝药

4.6.1 口服抗凝药物

华法林、达比加群、利伐沙班和阿哌沙班是这一类的主要药物。最常用的药物是华法林，它抑制维生素K环氧化物还原酶。这类药物主要用于预防和治疗静脉血栓形成、肺栓塞、与心房颤动相关的全身栓塞并发症（例如，卒中）、预防和治疗与心脏瓣膜置换相关的血栓栓塞并发症，以及降低死亡风险、复发心梗、心肌梗死后的血栓栓塞事件（如卒中、全身栓塞）的风险。其他药物（包括达比加群、利伐沙班和阿哌沙班）也可用于成人先天性心脏病。其作用机制、半衰期和其他特性见表4.32和4.33。

表4.32 口服抗凝药剂量、监测和术前停用

抗凝药物	半衰期／剂量	监测	术前停用时间／拮抗剂	作用机制
华法林	20～60 h 个体化给药 初始剂量为0.2 mg/kg（最大初始剂量10 mg），随后根据每日INR进行调整 无首剂替代方案：2～12岁，0.09 mg/（kg·d）；12岁以上，0.08 mg/（kg·d）	PT/INR	最少5天 拮抗剂：维生素K 10 mg 口服／静注用于PT/INR的紧急标准化，静脉给药在2 h时的初始效应和24 h内的完全校正 5 mg口服和1 mg静注在24 h对INR产生相似的影响 0.5～1 mg口服，将PT/INR降低到治疗范围内（对于<2.5 mg口服IV型），因不能产生因子而在肝病中无效 口服途径对胆道疾病无效 由于不可预测的吸收和逆转特性，不建议皮下注射 • 人凝血酶原复合物（PCC，因子IX复合物）25～50mg/kg，含维生素K，防止INR增加 • 重组激活因子Ⅶ：对于颅内出血，剂量各不相同，可使用20～40 μg/kg，可用1、2、5和8 mg的小瓶尺寸；使用四舍五入到最接近的小瓶尺寸的最低剂量，并根据动脉和静脉血栓和血栓栓塞事件的风险重复使用（如果需要）	抑制维生素K环氧化物还原酶，通过这种方式，华法林阻止维生素K1在γ-羧基化后的再生，成人和儿童都是可用的

续表

抗凝药物	半衰期 / 剂量	监测	术前停用时间 / 拮抗剂	作用机制
达比加群	正常患者 12～17 h 内生肌酐清除率(CrCl)> 30 mL/min:150 mg BID CrCl 30～50 mL/min + 决奈达隆或酮康唑:75 mg BID CrCl 30～50 mL/min:75 mg BID	无可用方法 aPTT 显示抗凝的存在,但不显示抗凝的程度 PT 不敏感 TT 正常值排除了达比加群的存在 蝰蛇毒凝血时间(ECT)一线性剂量关系,非常规可用	CrCl ≥ 50 mL/min:1～2 d CrCl 30～50 mL/min:2～4 d CrCl < 30 mL/min:≥ 5 d 透析可 2 h 内清除 62% pINN:伊达鲁珠单抗(达比加群解毒药)2015 年 FDA(美国食品药品监督管理局)批准应用	达比加群是直接凝血酶抑制剂(DTIs)之一 只有成人可用,儿科还不可用
利伐沙班	正常患者 5～9 h 房颤 静脉血栓栓塞预防 静脉血栓栓塞治疗	无可用方法 延长 aPTT,PT/INR 对血小板聚集无直接作用	至少 1d 由于高蛋白结合,无拮抗剂可用且透析不能清除	Xa 因子直接抑制剂(口服活性) 只有成人可用,儿科还不可用
阿哌沙班	约 12 h 房颤	无可用方法 延长 aPTT,PT/INR 对血小板聚集无直接作用	手术前 24～48 h,取决于风险、部位和控制出血的能力 无拮抗剂,蛋白质结合度高,透析不能清除 活性炭在过量情况下可能有用	Xa 因子直接抑制剂 儿科还不可用

表 4.33　静脉抗凝药剂量和成人监测

抗凝药	半衰期 / 剂量	监测	术前停用时间 / 拮抗剂
普通肝素(UFH)	60～90 min 静脉血栓栓塞(VTE):80 U/kg 静推,随后 18 U/(kg·h) 急性冠脉综合症(ACS):60 U/kg 静推,随后 12 U/(kg·h) 预防:5000 u 皮下 BID 或 TID	aPTT 抗 Xa 活性水平(UFH 水平) 活化凝血时间(ACT;术中)	4～6 h 鱼精蛋白 1 mg/100 U 肝素(最大 50 mg,速率不超过 5 min) 根据肝素保存后的时间调整剂量:> 60 min:0.5 mg/100 U,> 2 h:0.25 mg/100 U
低分子肝素(LMWH)	4.5～7 h VTE 治疗: 达特肝素:200 U/kg 皮下注射 依诺肝素:1 mg/kg 皮下 BID 或 1.5 mg/kg 皮下 每天 VTE 预防: 达特肝素:5000 U/d 依诺肝素 30 mg 皮下 BID 或 40 mg 皮下 每日 ACS 达特肝素 120 U/kg 皮下 每 12 h 依诺肝素 1 mg/kg 皮下 每 12 h	抗 Xa 活性水平(LMWH 水平) 对于 CrCl ≤ 30 mL/min 的患者,不应使用达特肝素治疗剂量 对于不依赖透析的慢性稳定型肾病患者和 CrCl ≤ 30 mL/min 的患者,可考虑每天 1 mg/kg 的依诺肝素;强烈建议进行抗 Xa 和血清肌酐监测	24 h 鱼精蛋白 末次给药后< 8 h:1 mg/1 mg 依诺肝素或每 100 U 达特肝素 末次给药后 8～12 h 或如果需要重复:0.5 mg/1 mg 依诺肝素或每 100 U 达特肝素 末次给药后> 12 h:可能不需要注射鱼精蛋白 抗因子 Xa 活性从未完全逆转(通常 60% 逆转)

续表

抗凝药	半衰期 / 剂量	监测	术前停用时间 / 拮抗剂
直接凝血酶抑制剂阿加曲班比伐卢定	阿加曲班 50 min 治疗肝素诱导的血小板减少症(HIT)：2 μg/(kg·min)初始剂量，肝功能不全和多系统器官衰竭危重患者需要调整 比伐卢定 25 min HIT 患者 CPB 中的剂量 体外循环时：1 mg/kg 弹丸注射，泵入 50 mg，然后 2.5 mg/(kg·h)；目标 ACT > 2.5 倍基线 非体外：0.75 mg/kg 弹丸注射，1.75 mg/(kg·h)；目标 ACT > 300 s	aPTT	2 h 无拮抗剂 病例报告提示重组Ⅶa因子 90 μg/kg×1 可逆转抗凝作用
Xa 因子抑制剂磺达肝素	17～21 h 静脉血栓栓塞症 预防：2.5 mg 皮下　每天 治疗： ＜ 50 kg：5 mg 皮下　每天 50～100 kg：7.5 mg 皮下　每天 ＞ 100 kg：10 mg 皮下　每天	不常规使用。UFH/LMWH 抗 Xa 活性的国际标准不适用	48 h 无拮抗剂 病例报告提示重组Ⅶa因子 90 μg/kg×1 可逆转抗凝作用

4.6.2　抗血小板药物

抗血小板药物广泛应用于成人患者，尤其是急性冠状动脉综合征、脑血管事件和血栓栓塞患者。此外，在冠状动脉搭桥术后，使用双重抗血小板治疗(DAPT)来改善临床结果是一种常见的做法，尽管许多研究质疑 DAPT 的做法。然而，DAPT 的普遍性需要对这些药物的作用及其相互作用保持更高警惕。抗血小板药物与主要作用于静脉循环的抗凝剂不同，它能降低血小板聚集，特别是在动脉循环中。

根据其作用机制，这些药物可分为：

- 水杨酸家族，包括阿司匹林和三氟柳。
- 阿司匹林是一种不可逆的环氧合酶抑制剂(抑制 COX-1 和 COX-2 活性)。
- 三氟柳是一种水杨酸盐，可阻断环氧合酶和磷酸二酯酶，还可保留血管前列环素。
- 二磷酸腺苷(ADP)受体抑制剂，可阻断血小板表面 ADP 受体的 P2Y12 成分(包括氯吡格雷、替格瑞洛和普拉格雷)
- 磷酸二酯酶抑制剂增加血浆 cAMP 水平和阻断血小板聚集，以应答 ADP，如西洛他唑，是一种选择性磷酸二酯酶 3 抑制剂；双嘧达莫"潘生丁"，是一种磷酸二酯酶 5 抑制剂和腺苷脱氨酶抑制。
- 糖蛋白Ⅱb/Ⅲa 抑制剂，包括阿昔单抗、表替巴比妥和替罗非班，这些药物仅在静脉制剂中可用。
- 蛋白酶激活受体 -1（PAR-1)拮抗剂，主要是在血小板中的沃拉帕沙阻断凝血酶受体，防止凝血酶生成。

• 血栓素抑制剂包括血栓素合酶抑制剂和血栓素受体拮抗剂，如特效诺班。

以上药物的药理特性见表4.34。

表4.34 口服和静脉抗血小板药物

抗血小板药物	作用机制	剂量	药效时间	半衰期	术前停用时间/监测/拮抗剂
口服抗血小板药物					
阿司匹林	环氧合酶抑制剂,抑制血栓形成,抑制血小板活化和聚集	75 mg～325 mg,口服,每日一次	7天(因为受影响的血小板需要被替换)	5～20 min	手术前需要停药3～5 d 无常规监测 可予血小板4～20μ/kg拮抗
氯吡格雷	不可逆阻断血小板表面P2Y12-ADP受体	75 mg,口服,每日一次	7天(因为受影响的血小板需要被替换)	约6 h 但活性代谢物半衰期约30 min	5～7 d 无常规监测 无拮抗剂,可予血小板4～20 μ/kg拮抗
普拉格雷	不可逆阻断血小板表面P2Y12-ADP受体	初始剂量:60 mg口服,一次 维持剂量:10 mg,口服,每日一次	7天(因为受影响的血小板需要被替换)	活性代谢物的消除半衰期约为7 h	7 d
替格瑞洛	可逆性阻断血小板表面P2Y12-ADP受体		48 h	6～13 h,包括活性代谢物	3～5 d
静脉抗血小板药物					
阿昔单抗	可逆糖蛋白Ⅱb/Ⅲa抑制剂	静脉注射:0.25 mg/kg,然后18～24 h输注10 μg/min	24 h	血浆:30 min;从GP-Ⅱb/Ⅲa受体分离半衰期:长达4 h	24 h
依替非特	可逆糖蛋白Ⅱb/Ⅲa抑制剂	初始剂量:180 μg/kg,静推 维持剂量:2 μg/(kg·min),持续输注	4 h	血浆消除半衰期约为2.5 h	4 h
替罗非班	可逆糖蛋白Ⅱb/Ⅲa抑制剂	初始剂量:25 μg/kg 5 min 维持剂量:0.15 μg/(kg·min)静脉滴注,持续18 h	4 h	2 h	4 h
双嘧达莫:静脉注射和口服	腺苷脱氨酶和磷酸二酯酶活性的抑制导致ADP引起的血小板聚集阻滞	75～100 mg口服每日二至四次	40 min	10～12 h	无常规监测 无拮抗剂,可予血小板4～20 μ/kg拮抗

4.6.3　溶栓药

溶栓药是丝氨酸蛋白酶,它将纤溶酶原转化为纤溶酶以溶解血栓。链激酶和尿激酶历来是这类药物的首选。另一种制剂是组织纤溶酶原激活剂(tPA),它是一种天然制剂。

阿替普酶、瑞替普酶和替萘普酶是纤维蛋白特异性药物。另一方面,链激酶被归类为非纤维蛋白特异性药物。链激酶与急性心肌梗死、肺栓塞、深静脉血栓形成和动静脉插管阻塞有关。表4.35总结了这类药物的药理特性。

表 4.35　溶栓药物

溶栓药物	作用机制	半衰期	剂量	术前停用时间 / 监测 / 拮抗剂
阿替普酶 瑞替普酶 替萘普酶 尿激酶 链激酶	人组织型纤溶酶原激活剂(tPA)的生物合成形式	5 ～ 10 min	尿激酶 负荷量:4400 U/kg 维持量:4400 U/(kg•h),6 ～ 12 h 链激酶 负荷量:2000 U/kg 维持量:2000 U/(kg•h),持续 6 ～ 12 h tPA 0.1 ～ 0.6 mg/(kg•h),持续 6 h	监测:纤维蛋白原、TCT、PT、aPTT 没有可用的拮抗剂

4.6.4　抗纤溶药物

氨甲环酸和 ε- 氨基己酸(EACA)是这一类药物的两个成员。为了减少术中和术后出血,推荐使用这两种药物。这些类赖氨酸药物干扰纤溶酶原形成纤溶酶。它们阻断纤溶酶原激活物的结合位点,降低纤溶酶的生成速率。有证据表明,在心脏外科和骨科手术中使用抗纤溶药是减少输血的策略。表 4.36 列出了这些药物的详细情况。

4.36　抗纤溶药物剂量

药物	剂量
ε- 氨基己酸	IV:在治疗的第一个小时内静脉注射 4 ～ 5 g,然后持续注射 1 g/h
氨甲环酸	5.4 mg/kg 负荷剂量,然后 5 mg/(kg•h),再加 20 mg/L 旁路泵输注

4.7　围术期抗生素预防性应用

心胸外科手术被归类为清洁手术,因此这些患者感染的风险非常低。而另一方面,这些患者的感染可能危及生命。器官感染或深部外科感染(如纵隔炎、心内膜炎或骨髓炎)很少见,但可能导致灾难性事件。抗生素预防的目的是用低成本、安全和合适的广谱抗菌药物预防手术部位感染。抗生素的选择可根据外科疗效改进计划(SCIP)的指导方针。建议使用头孢菌素作为心脏手术的主要预防性抗生素,并应在切皮前 1 小时内使用,使血浆和组织水平达到适宜水平。对青霉素过敏者,可在切皮后 2 小时内使用万古霉素。

浅部和深部外科感染的危险因素各不相同,下面列出了全面的危险因素清单:

- 美国麻醉医师协会评分(ASA)较高
- 年轻患者
- 术前住院时间延长
- ICU 住院时间延长(＞3 天)
- 长时间的正性肌力药物支持
- 机械通气时间延长(＞2 天)
- 更长的手术时间
- 更多单位的术后输血
- 插管时间延长
- 拔管失败(尤其是反复失败时)
- 住院时间延长(超过 14 天)
- 术后住院时间延长
- 二次开胸
- 术前及术后第 1 天白细胞计数增加
- 术后第一天血清乳酸水平升高

表 4.37 和 4.38 详细说明了上述情况下使用的常用抗生素及其临床药理学特性。

表 4.37 心脏手术预防性抗生素

手术类型	常见病原菌	推荐预防抗生素	术后抗生素治疗时间
先天性心脏病手术	表皮葡萄球菌 金黄色葡萄球菌 凝固酶阴性葡萄球菌 大肠杆菌 铜绿假单胞菌 嗜血杆菌	头孢唑啉或万古霉素用于已知的耐甲氧西林金黄色葡萄球菌或高风险耐甲氧西林金黄色葡萄球菌,或对 β- 内酰胺类药物有反应	手术结束后 48 ～ 72 h 内停止
心室辅助装置（VAD）	表皮葡萄球菌 金黄色葡萄球菌 棒状链球菌 肠道革兰阴性杆菌 念珠菌	手术切口前 60 min 内静脉注射万古霉素 15 mg/kg,q12 h×48 h 哌拉西林他唑巴坦 3. 375 g,术前 60 min 内静脉注射,q6 h×48 h 手术切口前 60 分钟及 q24 h×48 h 内静脉注射氟康唑 400 mg 莫匹罗星 2% 鼻药膏,于手术前一晚和手术后一日晨涂于鼻腔(如果鼻腔培养呈金黄色葡萄球菌阳性)	针对患者菌群和 / 或医院敏感性的革兰氏阴性覆盖率 ×48 h 莫匹罗星 2% 鼻膏对鼻腔的作用持续 5 天(如果鼻腔培养对金黄色葡萄球菌呈阳性)

表 4.38　心脏手术患者常见预防性抗生素

抗生素	肾功能正常患者术中再给药	首剂时间	起效时间	再给药时间
头孢唑啉	25 mg/kg, q6 ～ 8 h（最大 1000 mg, 如果体重大于 80 kg, 则使用 2000 mg）	切皮前 60 min 或以内开始	30 min	q6 ～ 8 h
头孢噻肟	20 ～ 30 mg/kg	切皮前 60 min 或以内开始	30 min	q6 h
头孢呋辛	50 mg/kg	切皮前 60 min 以内开始	15 ～ 50 min	q4 h
克林霉素	5 ～ 10 mg/kg 最大到 900 mg	切皮前 60 min 或以内开始	30 min	q6 ～ 8 h
万古霉素	10 mg/kg（如果体重大于 50 kg, 最大使用到 1000 mg）	切皮前 60 ～ 120 min 或以内开始	60 min	q6 h

参考文献

［1］Abman SH，Hansmann G，Archer SL，Ivy DD，Adatia I，Chung WK，Hanna BD，Rosenzweig EB，Raj JU，Cornfield D，Stenmark KR，Steinhorn R，Thebaud B，Fineman JR，Kuehne T，Feinstein JA，Friedberg MK，Earing M，Barst RJ，Keller RL，Kinsella JP，Mullen M，Deterding R，Kulik T，Mallory G，Hµmpl T，Wessel DL.Pediatric pulmonary hypertension：guidelines from the american heart association and american thoracic society. Circulation. 2015；132：2037-99.

［2］Ageno W，Gallus AS，Wittkowsky A，Crowther M，Hylek EM，Palareti G.Oral anticoagulant therapy：antithrombotic therapy and prevention of thrombosis，9th ed：American College of Chest Physicians Evidence-Based Clinical Practice Guidelines. Chest. 2012；141：e44S-88S.

［3］Al-Naher A，Wright D，Devonald MAJ，Pirmohamed M.Renal function monitoring in heart failure—what is the optimal frequency A narrative review. Br J Clin Pharmacol. 2017；84（1）：5-17.

［4］Allen HD，Driscoll DJ，Shaddy RE，Feltes TF.Moss & Adams' heart disease in infants，children，and adolescents：including the fetus and young adult. Philadelphia，PA：Lippincott Williams & Wilkins；2013.

［5］Allpress AL，Rosenthal GL，Goodrich KM，Lupinetti FM，Zerr DM.Risk factors for surgical site infections after pediatric cardiovascular surgery. Pediatr Infect Dis J. 2004；23：231-4.

［6］Amanfu RK，Saucerman JJ.Cardiac models in drµg discovery and development：a review. Crit Rev Biomed Eng. 2011；39：379-95.

［7］Arora TK，Arora AK，Sachdeva MK，Rajput SK，Sharma AK.Pulmonary hypertension：molecular aspects of current therapeutic intervention and future direction. J Cell Physiol. 2017. https：//doi.org/10.1002/jcp.26191.

［8］Atkins DL，Berger S，Duff JP，Gonzales JC，Hunt EA，Joyner BL，Meaney PA，Niles DE，Samson RA，Schexnayder SM.Part 11：pediatric basic life support and cardiopulmonary resuscitation quality：2015 American Heart Association guidelines update for cardiopulmonary resuscitation and emergency cardiovascular care. Circulation. 2015；132：S519-25.

［9］Atz AM，Wessel DL.Inhaled nitric oxide in the neonate with cardiac disease. Semin Perinatol. 1997；21：441-55.

［10］Bangash MN，Kong ML，Pearse RM. Use of inotropes and vasopressor agents in critically ill patients. Br J Pharmacol. 2012；165：2015-33.

［11］Bayat F，Faritous Z，Aghdaei N，Dabbagh A.A study of the efficacy of furosemide as a prophylaxis of acute renal failure in coronary artery bypass grafting patients：a clinical trial. ARYA Atheroscler. 2015；11：173-8.

［12］Beck G，Brinkkoetter P，Hanusch C，Schulte J，van Ackern K，van der Woude FJ，Yard BA.Clinical review：immunomodulatory effects of dopamine in general inflammation. Crit Care. 2004；8：485-91.

［13］Beghetti M，Wacker Bou Puigdefabregas J，Merali S.Sildenafil for the treatment of pulmonary hypertension in children. Expert Rev Cardiovasc Ther. 2014；12：1157-84.

［14］Begµm N，Shen W，Manganiello V. Role of PDE3A in regulation of cell cycle progression in mouse vascular smooth muscle cells and oocytes：implications in cardiovascular diseases and infertility. Curr Opin Pharmacol. 2011；11：725-9.

［15］Bianchi MO，Cheung PY，Phillipos E，Aranha-Netto A，Joynt C. The effect of milrinone on splanchnic and cerebral perfusion in infants with congenital heart disease prior to surgery：an observational study. Shock. 2015；44：115-20.

［16］Biban P，Gaffuri M.Vasopressin and terlipressin in neonates and children with refractory septic shock. Curr Drµg Metab. 2013；14：186-92.

［17］ Bihari D，Prakash S，Bersten A.Low-dose vasopressin in addition to noradrenaline may lead to faster resolution of organ failure in patients with severe sepsis/septic shock. Anaesth Intensive Care. 2014；42：671-4.

［18］ Bomb R，Oliphant CS，Khouzam RN.Dual antiplatelet therapy after coronary artery bypass grafting in the setting of acute coronary syndrome. Am J Cardiol. 2015；116：148-54.

［19］ Bond R，Olshansky B，Kirchhof P. Recent advances in rhythm control for atrial fibrillation. F1000Res. 2017；6：1796.

［20］ Bourenne J，Hraiech S，Roch A，Gainnier M，Papazian L，Forel JM.Sedation and neuromuscular blocking agents in acute respiratory distress syndrome. Ann Transl Med. 2017；5：291.

［21］ Bracht H，Calzia E，Georgieff M，Singer J，Radermacher P，Russell JA.Inotropes and vasopressors：more than haemodynamics！ Br J Pharmacol. 2012；165：2009-11.

［22］ Brissaud O，Botte A，Cambonie G，Dauger S，de Saint Blanquat L，Durand P，Gournay V，Guillet E，Laux D，Leclerc F，Mauriat P，Boulain T，Kuteifan K.Experts' recommendations for the management of cardiogenic shock in children. Ann Intensive Care. 2016；6：14.

［23］ Brunner N，de Jesus Perez VA，Richter A，Haddad F，Denault A，Rojas V，Yuan K，Orcholski M，Liao X.Perioperative pharmacological management of pulmonary hypertensive crisis during congenital heart surgery. Pulm Circ. 2014；4：10-24.

［24］ Bucher BT，Warner BW，Dillon PA. Antibiotic prophylaxis and the prevention of surgical site infection. Curr Opin Pediatr. 2011；23：334-8.

［25］ Cannesson M，Jian Z，Chen G，Vu TQ，Hatib F.Effects of phenylephrine on cardiac output and venous return depend on the position of the heart on the Frank-Starling relationship. J Appl Physiol. 2012；113：281-9.

［26］ Capodanno D，Bhatt DL，Goto S，O'Donoghue ML，Moliterno DJ，Tamburino C，Angiolillo DJ. Safety and efficacy of protease-activated receptor-1 antagonists in patients with coronary artery disease：a meta-analysis of randomized clinical trials. J Thromb Haemost. 2012；10：2006-15.

［27］ Carroll SJ，Ferris A，Chen J，Liberman L.Efficacy of prostaglandin E1in relieving obstruction in coarctation of a persistent fifth aortic arch without opening the ductus arteriosus. Pediatr Cardiol. 2006；27：766-8.

［28］ Cata JP，Ramirez MF，Velasquez JF，Di AI，Popat KU，Gottumukkala V，Black DM，Lewis VO，Vauthey JN.Lidocaine stimulates the function of natural killer cells in different experimental settings. Anticancer Res. 2017；37：4727-32.

［29］ Chan MJ，Chung T，Glassford NJ，Bellomo R.Near-infrared spectroscopy in adult cardiac surgery patients：a systematic review and meta-analysis. J Cardiothorac Vasc Anesth. 2017；31：1155-65.

［30］ Chaturvedi S，Lipszyc DH，Licht C，Craig JC，Parekh R.Pharmacological interventions for hypertension in children. Cochrane Database Syst Rev. 2014a；2：Cd008117.

［31］ Chaturvedi S，Lipszyc DH，Licht C，Craig JC，Parekh R.Pharmacological interventions for hypertension in children. Cochrane Database Syst Rev. 2014b；9：498-580.

［32］ Chierchia S，Davies G，Berkenboom G，Crea F，Crean P，Maseri A.Alpha-adrenergic receptors and coronary spasm：an elusive link. Circulation. 1984；69：8-14.

［33］ Chong LYZ，Satya K，Kim B，Berkowitz R.Milrinone dosing and a culture of caution in clinical practice. Cardiol Rev. 2018；26（1）：35-42.

［34］ Choong K，Kissoon N.Vasopressin in pediatric shock and cardiac arrest. Pediatr Crit Care Med. 2008；9：372-9.

［35］ Chu PY，Campbell MJ，Miller SG，Hill KD.Anti-hypertensive drugs in children and adolescents. World J Cardiol. 2014；6：234-44.

［36］ CID=681 NCfBIPCD. 2016. Dopamine.

［37］ Clutter WE，Bier DM，Shah SD，Cryer PE.Epinephrine plasma metabolic clearance rates and physiologic thresholds for metabolic and hemodynamic actions in man. J Clin Invest. 1980；66：94-101.

［38］ Cooper BE.Review and update on inotropes and vasopressors. AACN Adv Crit Care. 2008；19：5-13；quiz 14-15.

［39］ Costello JM，Graham DA，Morrow DF，Morrow J，Potter-Bynoe G，Sandora TJ，Pigula FA，Laussen PC.Risk factors for surgical site infection after cardiac surgery in children. Ann Thorac Surg. 2010；89：1833-41；discussion 1841-1832.

［40］ Cruickshank JM.The role of beta-blockers in the treatment of hypertension. Adv Exp Med Biol. 2017；956：149-66.

［41］ Cuthbert AW.Lubiprostone targets prostanoid EP（4）receptors in ovine airways. Br J Pharmacol. 2011；162：508-20.

［42］ Dabbagh A.Cardiac physiology. In：Dabbagh A，Esmailian F，Aranki S，editors. Postoperative critical care for cardiac surgical patients. 1st ed. Berlin：Springer；2014. p.1-39.

［43］ Dabbagh A，Talebi Z，Rajaei S.Cardiovascular pharmacology i heart disease. In：Dabbagh A，Conte AH，Lubin L，editors. Congenital heart disease in pediatric and adult patients：anesthetic and perioperative management. 1st ed. Berlin：Springer；2017a. p.117-95.

［44］ Dabbagh A，Imani A，Rajaei S.Pediatric cardiovascular physiology. In：Dabbagh A，Conte AH，Lubin L，editors. Congenital heart disease in pediatric and adult patients：anesthetic and perioperative management. 1st ed. Berlin：Springer；2017b. p.65-116.

［45］ De Backer D，Biston P，Devriendt J，Madl C，Chochrad D，Aldecoa C，Brasseur A，Defrance P，Gottignies P，Vincent JL. Comparison of dopamine and norepinephrine in the treatment of shock. N Engl J Med. 2010；362：779-89.

［46］ de Caen AR，Berg MD，Chameides L，Gooden CK，Hickey RW，Scott HF，Sutton RM，Tijssen JA，Topjian A，van der Jagt EW，Schexnayder SM，Samson RA.Part 12：pediatric advanced life support：2015 American Heart Association guidelines update for cardiopulmonary resuscitation and emergency cardiovascular care. Circulation. 2015；132：S526-42.

［47］ Degrauwe S，Pilgrim T，Aminian A，Noble S，Meier P，Iglesias JF.Dual antiplatelet therapy for secondary prevention of coronary artery disease. Open Heart. 2017；4：e000651.

［48］ Desborough MJ，Oakland K，Brierley C，Bennett S，Doree C，Trivella M，Hopewell S，Stanworth SJ，Estcourt LJ.Desmopressin use for minimising perioperative blood transfusion. Cochrane Database Syst Rev. 2017；7：Cd001884.

［49］ Dhull RS，Baracco R，Jain A，Mattoo TK.Pharmacologic treatment of pediatric hypertension. Curr Hypertens Rep. 2016；18：32.

［50］ Dixon BS，Beck GJ，Vazquez MA，Greenberg A，Delmez JA，Allon M，Dember LM，Himmelfarb J，Gassman JJ，Greene T，Radeva MK，Davidson IJ，Ikizler TA，Braden GL，Fenves AZ，KaufmanJS，Cotton JR Jr，Martin KJ，McNeil JW，Rahman A，Lawson JH，Whiting JF，Hu B，Meyers CM，Kusek JW，Feldman HI.Effect of dipyridamole plus aspirin on hemodialysis graft patency. N Engl J Med. 2009；360：2191-201.

［51］ Dodgen AL，Hill KD.Safety and tolerability considerations in the use of sildenafil for children with pulmonary arterial hypertension. Drug Healthc Patient Saf. 2015；7：175-83.

［52］ Driscoll A，Currey J，Tonkin A，Krum H.Nurse-led titration of angiotensin converting enzyme inhibitors，beta-adrenergic blocking agents，and angiotensin receptor blockers for people with heart failure with reduced ejection fraction. Cochrane Database Syst Rev. 2015；12：Cd009889.

［53］ Duman E，Karakoc F，Pinar HU，Dogan R，Firat A，Yildirim E.Higher dose intra-arterial milrinone and intra-arterial combined milrinone-nimodipine infusion as a rescue therapy for refractory cerebral vasospasm. Interv Neuroradiol. 2017；23（6）：636-43.

［54］ Eaton MP. Antifibrinolytic therapy in surgery for congenital heart disease. Anesth Analg. 2008；106：1087-100.

［55］ Eftekhar-Vaghefi S，Esmaeili-Mahani S，Elyasi L，Abbasnejad M.Involvement of mu opioid receptor signaling in the protective effect of opioid against 6-hydroxydopamine-induced SH-SY5Y human neuroblastoma cells apoptosis. Basic Clin Neurosci. 2015；6：171-8.

［56］ Ehlert A，Manthei G，Hesselmann V，Mathias K，Bein B，Pluta R.A case of hyperacute onset of vasospasm after aneurysmal subarachnoid hemorrhage and refractory vasospasm treated with intravenous and intraventricular nitric oxide：a mini review. World Neurosurg. 2016；91：673.e611-8.e611.

［57］ Elenkov IJ，Wilder RL，Chrousos GP，Vizi ES.The sympathetic nerve—an integrative interface between two supersystems：the brain and the immune system. Pharmacol Rev. 2000；52：595-638.

［58］ Faraoni D，Goobie SM.The efficacy of antifibrinolytic drugs in children undergoing noncardiac surgery：a systematic review of the literature. Anesth Analg. 2014；118：628-36.

［59］ Feng AY，Kaye AD，Kaye RJ，Belani K，Urman RD.Novel propofol derivatives and implications for anesthesia practice. J Anaesthesiol Clin Pharmacol. 2017；33：9-15.

［60］ Ferrer-Barba A，Gonzalez-Rivera I，Bautista-Hernandez V.Inodilators in the management of low cardiac output syndrome after pediatric cardiac surgery. Curr Vasc Pharmacol. 2016；14：48-57.

［61］ Fleming GA，Murray KT，Yu C，Byrne JG，Greelish JP，Petracek MR，Hoff SJ，Ball SK，Brown NJ，Pretorius M.Milrinone use is associated with postoperative atrial fibrillation after cardiac surgery. Circulation. 2008；118：1619-25.

［62］ Flynn JT. Management of hypertension in the young：role of antihypertensive medications. J Cardiovasc Pharmacol. 2011；58：111-20.

［63］ Flynn JT，Bradford MC，Harvey EM.Intravenous hydralazine in hospitalized children and adolescents with hypertension. J Pediatr. 2016；168：88-92.

［64］ Franz D，Contreras F，Gonzalez H，Prado C，Elgueta D，Figueroa C，Pacheco R.Dopamine receptors D3 and D5 regulate CD4（+）T-cell activation and differentiation by modulating ERK activation and cAMP production. J Neuroimmunol. 2015；284：18-29.

［65］ Friederich JA，Butterworth JF.Sodium nitroprusside：twenty years and counting. Anesth Analg. 1995；81：152-62.

［66］ Friesen RH，Williams GD.Anesthetic management of children with pulmonary arterial hypertension. Paediatr Anaesth. 2008；18：208-16.

［67］ Fuchs C，Ertmer C，Rehberg S.Effects of vasodilators on haemodynamic coherence. Best Pract Res Clin Anaesthesiol. 2016；30：479-89.

［68］ Galante D. Intraoperative management of pulmonary arterial hypertension in infants and children—corrected and republished article. Curr Opin Anaesthesiol. 2011；24：468-71.

［69］ Gamidov SI，Ovchinnikov RI，Popova AY，Izhbaev SK.Phosphodiesterase type 5 inhibitors in the treatment of erectile dysfunction：past，present and future. Urologiia. 2017；1：103-7.

［70］ Gao Y，Raj JU.Regulation of the pulmonary circulation in the fetus and newborn. Physiol Rev. 2010；90：1291-335.

［71］ Garcia-Rivas G，Jerjes-Sanchez C，Rodriguez D，Garcia-Pelaez J，Trevino V.A systematic review of genetic mutations in pulmonary arterial hypertension. BMC Med Genet. 2017；18：82.

[72] Gaudino M，Antoniades C，Benedetto U，Deb S，Di Franco A，Di Giammarco G，Fremes S，Glineur D，Grau J，He GW，Marinelli D，Ohmes LB，Patrono C，Puskas J，Tranbaµgh R，Girardi LN，Taggart DP.Mechanisms，consequences，and prevention of coronary graft failure. Circulation. 2017；136：1749-64.

[73] Gavra P，Laflamme M，Denault AY，Theoret Y，Perrault LP，Varin F.Use of nebulized milrinone in cardiac surgery：comparison of vibrating mesh and simple jet nebulizers. Pulm Pharmacol Ther. 2017；46：20-9.

[74] Giesinger RE，More K，Odame J，Jain A，Jankov RP，McNamara PJ.Controversies in the identification and management of acute pulmonary hypertension in preterm neonates. Pediatr Res. 2017；82（6）：901-14.

[75] Giglia TM，Witmer C，Procaccini DE，Byrnes JW.Pediatric cardiac intensive care society 2014 consensus statement：pharmacotherapies in cardiac critical care anticoagulation and thrombolysis. Pediatr Crit Care Med. 2016；17：S77-88.

[76] Gist KM，Goldstein SL，Joy MS，Vinks AA.Milrinone dosing issues in critically ill children with kidney injury：a review. J Cardiovasc Pharmacol. 2016；67：175-81.

[77] Glund S，Moschetti V，Norris S，Stangier J，Schmohl M，van Ryn J，Lang B，Ramael S，Reilly P.A randomised study in healthy volunteers to investigate the safety，tolerability and pharmacokinetics of idarucizµmab，a specific antidote to dabigatran. Thromb Haemost. 2015；113：943-51.

[78] Gordon NK，Gordon R.The organelle of differentiation in embryos：the cell state splitter. Theor Biol Med Model. 2016；13：35.

[79] Green JB，Hart B，Cornett EM，Kaye AD，Salehi A，Fox CJ.Pulmonary vasodilators and anesthesia considerations. Anesthesiol Clin. 2017；35：221-32.

[80] Gresele P，Momi S，Falcinelli E. Anti-platelet therapy：phosphodiesterase inhibitors. Br J Clin Pharmacol. 2011；72：634-46.

[81] Griffin MR. Epidemiology of nonsteroidal anti-inflammatory drµg-associated gastrointestinal injury. Am J Med. 1998；104：23S-9S；discussion 41S-42S.

[82] Hamzaoui O，Scheeren TWL，Teboul JL.Norepinephrine in septic shock：when and how much Curr Opin Crit Care. 2017；23：342-7.

[83] Hansmann G，Apitz C，Abdul-Khaliq H，Alastalo TP，Beerbaµm P，Bonnet D，Dubowy KO，Gorenflo M，Hager A，Hilgendorff A，Kaestner M，Koestenberger M，Koskenvuo JW，Kozlik-Feldmann R，Kuehne T，Lammers AE，Latus H，Michel-Behnke I，Miera O，Moledina S，Muthurangu V，Pattathu J，Schranz D，Warnecke G，Zartner P.Executive sµmmary. Expert consensus statement on the diagnosis and treatment of paediatric pulmonary hypertension. The European Paediatric pulmonary vascular disease network，endorsed by ISHLT and DGPK.Heart. 2016；102（Suppl 2）：ii86-ii100.

[84] Hari P，Sinha A.Hypertensive emergencies in children. Indian J Pediatr. 2011；78：569-75.

[85] Herrera AJ，Espinosa-Oliva AM，Carrillo-Jimenez A，Oliva-Martin MJ，Garcia-Revilla J，GarciaQuintanilla A，de Pablos RM，Venero JL.Relevance of chronic stress and the two faces of microglia in Parkinson's disease. Front Cell Neurosci. 2015；9：312.

[86] Herzog-Niescery J，Seipp HM，Weber TP，Bellgardt M.Inhaled anesthetic agent sedation in the ICU and trace gas concentrations：a review. J Clin Monit Comput. 2017. https：//doi.org/10.1007/s10877-017-0055-6.

[87] Holmes CL.Vasoactive drµgs in the intensive care unit. Curr Opin Crit Care. 2005；11：413-7.

[88] Holmes CL，Landry DW，Granton JT.Science review：vasopressin and the cardiovascular system part 1— receptor physiology. Crit Care. 2003；7：427-34.

［89］ Holmes CL，Landry DW，Granton JT.Science review：vasopressin and the cardiovascular system part 2—clinical physiology. Crit Care. 2004；8：15-23.

［90］ Hottinger DG，Beebe DS，Kozhimannil T，Prielipp RC，Belani KG.Sodiµm nitroprusside in 2014：a clinical concepts review. J Anaesthesiol Clin Pharmacol. 2014；30：462-71.

［91］ Hµmmel J，Rucker G，Stiller B.Prophylactic levosimendan for the prevention of low cardiac output syndrome and mortality in paediatric patients undergoing surgery for congenital heart disease. Cochrane Database Syst Rev.2017a；8：Cd011312.

［92］ Hµmmel J，Rucker G，Stiller B.Prophylactic levosimendan for the prevention of low cardiac output syndrome and mortality in paediatric patients undergoing surgery for congenital heart disease. Cochrane Database Syst Rev. 2017b；3：Cd011312.

［93］ Iarussi T，Marolla A，Pardolesi A，Patea RL，Camplese P，Sacco R. Sternectomy and sternµm reconstruction for infection after cardiac surgery. Ann Thorac Surg. 2008；86：1680-1.

［94］ Janssen PWA，Claassens DMF，Willemsen LM，Bergmeijer TO，Klein P，Ten Berg JM.Perioperative management of antiplatelet treatment in patients undergoing isolated coronary artery bypass grafting in Dutch cardiothoracic centres. Neth Hear J. 2017；25（9）：482-9.

［95］ Jentzer JC，Coons JC，Link CB，Schmidhofer M.Pharmacotherapy update on the use of vasopressors and inotropes in the intensive care unit. J Cardiovasc Pharmacol Ther. 2015；20：249-60.

［96］ Jentzer JC，Mathier MA.Pulmonary hypertension in the intensive care unit. J Intensive Care Med. 2016；31（6）：369-85.

［97］ Jiang M，Karasawa T，Steyger PS.Aminoglycoside-induced cochleotoxicity：a review. Front Cell Neurosci. 2017；11：308.

［98］ Jortveit J，Leirgul E，Eskedal L，Greve G，Fomina T，Dohlen G，Tell GS，Birkeland S，Oyen N，Holmstrom H.Mortality and complications in 3495 children with isolated ventricular septal defects. Arch Dis Child. 2016；101（9）：808-13.

［99］ Kee VR. Hemodynamic pharmacology of intravenous vasopressors. Crit Care Nurse.

［100］ 2003；23：79-82.Kelly LE，Ohlsson A，Shah PS. Sildenafil for pulmonary hypertension in neonates. Cochrane Database Syst Rev. 2017；8：Cd005494.

［101］ Khan SU，Winnicka L，Saleem MA，Rahman H，Rehman N.Amiodarone，lidocaine，magnesiµm or placebo in shock refractory ventricular arrhythmia：a Bayesian network meta-analysis. Heart Lung. 2017；46：417-24.

［102］ Kim JS，McSweeney J，Lee J，Ivy D.Pediatric cardiac intensive care society 2014 consensus statement：pharmacotherapies in cardiac critical care pulmonary hypertension. Pediatr Crit Care Med. 2016；17：S89-s100.

［103］ Kleinman ME，Chameides L，Schexnayder SM，Samson RA，Hazinski MF，Atkins DL，Berg MD，de Caen AR，Fink EL，Freid EB，Hickey RW，Marino BS，Nadkarni VM，Proctor LT，Qureshi FA，Sartorelli K，Topjian A，van der Jagt EW，Zaritsky AL.Part 14：pediatric advanced life support：2010 American Heart Association guidelines for cardiopulmonary resuscitation and emergency cardiovascular care. Circulation. 2010；122：S876-908.

［104］ Klinger JR，Kadowitz PJ.The nitric oxide pathway in pulmonary vascular disease. Am J Cardiol. 2017；120：S71-s79.

［105］ Klµgman D，Goswami ES，Berger JT. Pediatric cardiac intensive care society 2014 consensus statement：pharmacotherapies in cardiac critical care antihypertensives. Pediatr Crit Care Med. 2016；17：S101-8.

［106］ Knight WE，Yan C.Cardiac cyclic nucleotide phosphodiesterases：function，regulation，and therapeutic prospects. Horm Metab Res. 2012; 44: 766-75.

[107] Kniotek M, Boguska A.Sildenafil can affect innate and adaptive immune system in both experimental animals and patients. J Immunol Res. 2017; 2017: 4541958.

[108] Kozlik-Feldmann R, Hansmann G, Bonnet D, Schranz D, Apitz C, Michel-Behnke I.Pulmonary hypertension in children with congenital heart disease (PAH-CHD, PPHVD-CHD). Expert consensus statement on the diagnosis and treatment of paediatric pulmonary hypertension. The European Paediatric Pulmonary Vascular Disease Network, endorsed by ISHLT and DGPK.Heart. 2016; 102 (Suppl 2) : ii42-8.

[109] Kushwah S, Kumar A, Sahana KS.Levosimendan. A promising future drug for refractory cardiac failure in children Indian Heart J. 2016; 68 (Suppl 1) : S57-60.

[110] Lai MY, Chu SM, Lakshminrusimha S, Lin HC. Beyond the inhaled nitric oxide in persistent pulmonary hypertension of the newborn. Pediatr Neonatol. 2017. https: //doi.org/10.1016/j.pedneo.2016.09.011.

[111] Lakshminrusimha S, Mathew B, Leach CL. Pharmacologic strategies in neonatal pulmonary hypertension other than nitric oxide. Semin Perinatol. 2016; 40: 160-73.

[112] Landoni G, Biondi-Zoccai G, Greco M, Greco T, Bignami E, Morelli A, Guarracino F, Zangrillo A.Effects of levosimendan on mortality and hospitalization. A meta-analysis of randomized controlled studies. Crit Care Med. 2012; 40: 634-46.

[113] Langford RM, Mehta V. Selective cyclooxygenase inhibition: its role in pain and anaesthesia. Biomed Pharmacother. 2006; 60: 323-8.

[114] Latorre R, Castillo K, Carrasquel-Ursulaez W, Sepulveda RV, Gonzalez-Nilo F, Gonzalez C, Alvarez O. Molecular determinants of BK channel functional diversity and functioning. Physiol Rev. 2017; 97: 39-87.

[115] Latus H, Delhaas T, Schranz D, Apitz C.Treatment of pulmonary arterial hypertension in children. Nat Rev Cardiol. 2015; 12: 244-54.

[116] Latus H, Kuehne T, Beerbaum P, Apitz C, Hansmann G, Muthurangu V, Moledina S. Cardiac MR and CT imaging in children with suspected or confirmed pulmonary hypertension/pulmonary hypertensive vascular disease. Expert consensus statement on the diagnosis and treatment of paediatric pulmonary hypertension. The European Paediatric Pulmonary Vascular Disease Network, endorsed by ISHLT and DGPK.Heart. 2016; 102 (Suppl 2) : ii30-5.

[117] Lechner E, Hofer A, Leitner-Peneder G, Freynschlag R, Mair R, Weinzettel R, Rehak P, Gombotz H.Levosimendan versus milrinone in neonates and infants after corrective open-heart surgery: a pilot study. Pediatr Crit Care Med. 2012; 13: 542-8.

[118] Leone M, Martin C.Role of terlipressin in the treatment of infants and neonates with catecholamineresistant septic shock. Best Pract Res Clin Anaesthesiol. 2008; 22: 323-33.

[119] Lepelletier D, Perron S, Bizouarn P, Caillon J, Drugeon H, Michaud JL, Duveau D.Surgical-site infection after cardiac surgery: incidence, microbiology, and risk factors. Infect Control Hosp Epidemiol. 2005; 26: 466-72.

[120] Levite M.Dopamine and T cells: dopamine receptors and potent effects on T cells, dopamine production in T cells, and abnormalities in the dopaminergic system in T cells in autoimmune, neurological and psychiatric diseases. Acta Physiol (Oxford). 2016; 216: 42-89.

[121] Li H, Kim HW, Shin SE, Seo MS, An JR, Ha KS, Han ET, Hong SH, Firth AL, Choi IW, Han IY, Lee DS, Yim MJ, Park WS.The vasorelaxant effect of mitiglinide via activation of voltage-dependent K+ channels and SERCA pump in aortic smooth muscle. Life Sci. 2017a; 188: 1-9.

[122] Li J, Tang B, Zhang W, Wang C, Yang S, Zhang B, Gao X.Relationship and mechanism of Kv2.1 expression

to ADH secretion in rats with heart failure. Am J Transl Res. 2017b；9：3687-95.

［123］ Li MX，Hwang PM.Structure and function of cardiac troponin C（TNNC1）：implications for heart failure，cardiomyopathies，and troponin modulating drugs. Gene. 2015；571：153-66.

［124］ Liu C，Chen J，Gao Y，Deng B，Liu K.Endothelin receptor antagonists for pulmonary arterial hypertension. Cochrane Database Syst Rev. 2013；2：Cd004434.

［125］ Lomis N，Gaudreault F，Malhotra M，Westfall S，Shμm-Tim D，Prakash S. A novel milrinone nanoformulation for use in cardiovascular diseases：preparation and invitro characterization.Mol Pharm. 2017；

［126］ Lucas SS，Nasr VG，Ng AJ，Joe C，Bond M，DiNardo JA.Pediatric cardiac intensive care society 2014 consensus statement：pharmacotherapies in cardiac critical care：sedation，analgesia and muscle relaxant. Pediatr Crit Care Med. 2016；17：S3-s15.

［127］ Maconochie IK，de Caen AR，Aickin R，Atkins DL，Biarent D，Guerguerian AM，Kleinman ME，Kloeck DA，Meaney PA，Nadkarni VM，Ng KC，Nuthall G，Reis AG，Shimizu N，Tibballs J，Pintos RV.Part 6：pediatric basic life support and pediatric advanced life support：2015 international consensus on cardiopulmonary resuscitation and emergency cardiovascular care science with treatment recommendations. Resuscitation. 2015；95：e147-68.

［128］ Majure DT，Greco T，Greco M，Ponschab M，Biondi-Zoccai G，Zangrillo A，Landoni G.Metaanalysis of randomized trials of effect of milrinone on mortality in cardiac surgery：an update. J Cardiothorac Vasc Anesth. 2013；27：220-9.

［129］ Maldifassi MC，Baur R，Sigel E.Functional sites involved in modulation of the GABA receptor channel by the intravenous anesthetics propofol，etomidate and pentobarbital. Neuropharmacology. 2016；105：207-14.

［130］ Marcotti W，Johnson SL，Kros CJ.A transiently expressed SK current sustains and modulates action potential activity in immature mouse inner hair cells. J Physiol. 2004；560：691-708.

［131］ Marionneau C，Abriel H.Regulation of the cardiac Na channel Na1.5 by post-translational modifications. J Mol Cell Cardiol. 2015；82：36-47.

［132］ Maslov MY，Wei AE，Pezone MJ，Edelman ER，Lovich MA.Vascular dilation，tachycardia，and increased inotropy occur sequentially with increasing epinephrine dose rate，plasma and myocardial concentrations，and cAMP.Heart Lung Circ. 2015；24：912-8.

［133］ Mauri L，Kereiakes DJ，Yeh RW，Driscoll-Shempp P，Cutlip DE，Steg PG，Normand SL，Braunwald E，Wiviott SD，Cohen DJ，Holmes DR Jr，Krucoff MW，Hermiller J，Dauerman HL，Simon DI，Kandzari DE，Garratt KN，Lee DP，Pow TK，Ver Lee P，Rinaldi MJ，Massaro JM.Twelve or 30 months of dual antiplatelet therapy after drμg-eluting stents. N Engl J Med. 2014；371：2155-66.

［134］ McCammond AN，Axelrod DM，Bailly DK，Ramsey EZ，Costello JM.Pediatric cardiac intensive care society 2014 consensus statement：pharmacotherapies in cardiac critical care fluid management. Pediatr Crit Care Med. 2016；17：S35-48.

［135］ McMahon TJ，Bryan NS.Biomarkers in pulmonary vascular disease：gaμging response to therapy. Am J Cardiol. 2017；120：S89-s95.

［136］ Mebazaa A，Nieminen MS，Packer M，Cohen-Solal A，Kleber FX，Pocock SJ，Thakkar R，Padley RJ，Poder P，Kivikko M.Levosimendan vs dobutamine for patients with acute decompensated heart failure：the SURVIVE randomized trial. JAMA. 2007；297：1883-91.

［137］ Mehta PA，Cunningham CK，Colella CB，Alferis G，Weiner LB.Risk factors for sternal wound and other infections in pediatric cardiac surgery patients. Pediatr Infect Dis J. 2000；19：1000-4.

［138］ Mehta S，Granton J，Gordon AC，Cook DJ，Lapinsky S，Newton G，Bandayrel K，Little A，Siau C，Ayers D，Singer J，Lee TC，Walley KR，Storms M，Cooper DJ，Holmes CL，Hebert P，Presneill J，Russell JA.Cardiac ischemia in patients with septic shock randomized to vasopressin or norepinephrine. Crit Care. 2013；17：R117.

［139］ Meyer S，Gortner L，McGuire W，Baghai A，Gottschling S.Vasopressin in catecholamine-refractory shock in children. Anaesthesia. 2008；63：228-34.

［140］ Meyer S，McGuire W，Gottschling S，Mohammed Shamdeen G，Gortner L.The role of vasopressin and terlipressin in catecholamine-resistant shock and cardio-circulatory arrest in children：review of the literature. Wien Med Wochenschr. 2011；161：192-203.

［141］ Minton J，Sidebotham DA. Hyperlactatemia and cardiac surgery. J Extra Corpor Technol. 2017；49：7-15.

［142］ Mirhosseini SM，Sanjari Moghaddam A，Tahmaseb Pour P，Dabbagh A.Refractory vasoplegic syndrome in an adult patient with infective endocarditis：a case report and literature review. J Tehran Heart Cent. 2017；12：27-31.

［143］ Moffett BS，Price JF. Evaluation of sodium nitroprusside toxicity in pediatric cardiac surgical patients. Ann Pharmacother. 2008；42：1600-4.

［144］ Moffett BS，Salvin JW，Kim JJ. Pediatric cardiac intensive care society 2014 consensus statement：pharmacotherapies in cardiac critical care antiarrhythmics. Pediatr Crit Care Med. 2016；17：S49-58.

［145］ Mossad E，Motta P，Sehmbey K，Toscana D.The hemodynamic effects of phenoxybenzamine in neonates，infants，and children. J Clin Anesth. 2008；20：94-8.

［146］ Mossad EB.Pro：intraoperative use of nitric oxide for treatment of pulmonary hypertension in patients with congenital heart disease is effective. J Cardiothorac Vasc Anesth. 2001；15：259-62.

［147］ Mossad EB，Motta P，Rossano J，Hale B，Morales DL.Perioperative management of pediatric patients on mechanical cardiac support. Paediatr Anaesth. 2011；21：585-93.

［148］ Motta P，Mossad E，Toscana D，Zestos M，Mee R.Comparison of phenoxybenzamine to sodium nitroprusside in infants undergoing surgery. J Cardiothorac Vasc Anesth. 2005；19：54-9.

［149］ Motyl KJ，Beauchemin M，Barlow D，Le PT，Nagano K，Treyball A，Contractor A，Baron R，Rosen CJ，Houseknecht KL.A novel role for dopamine signaling in the pathogenesis of bone loss from the atypical antipsychotic drug risperidone in female mice. Bone. 2017；103：168-76.

［150］ Nanayakkara S，Bergin P，Mak V，Crannitch K，Kaye DM.Extended release oral milrinone as an adjunct to heart failure therapy. Intern Med J. 2017；47：973-4.

［151］ Nateghian A，Taylor G，Robinson JL.Risk factors for surgical site infections following open-heart surgery in a Canadian pediatric population. Am J Infect Control. 2004；32：397-401.

［152］ Nazir SA，Khan JN，Mahmoud IZ，Greenwood JP，Blackman DJ，Kunadian V，Been M，Abrams KR，Wilcox R，Adgey AAJ，McCann GP，Gershlick AH.Efficacy and Mechanism Evaluation. In：The REFLO-STEMI （REperfusion Facilitated by LOcal adjunctive therapy in ST-ElevationMyocardial Infarction）trial：a randomised controlled trial comparing intracoronary administration of adenosine or sodium nitroprusside with control for attenuation of microvascular obstruction during primary percutaneous coronary intervention. Southampton（UK）：NIHR Journals Library Copyright（c）Queen's Printer and Controller of HMSO 2016. This work was produced by Nazir etal. under the terms of a commissioning contract issued by the Secretary of State for Health. This issue may be freely reproduced for the purposes of private research and study and extracts（or indeed，the full report）may be included in professional journals provided that suitable acknowledgement is made and the reproduction is not associated with any form of advertising. Applications for commercial reproduction should be addressed to：

NIHR Journals Library，National Institute for Health Research，Evaluation，Trials and Studies Coordinating Centre，Alpha House，University of Southampton Science Park，Southampton SO16 7NS，UK；2016.

［153］ Ng KT，Yap JLL. Continuous infusion vs. intermittent bolus injection of furosemide in acute decompensated heart failure：systematic review and meta-analysis of randomised controlled trials. Anaesthesia. 2018；73（2）：238-47.

［154］ Nieminen MS，Fruhwald S，Heunks LM，Suominen PK，Gordon AC，Kivikko M，Pollesello P. Levosimendan：current data，clinical use and future development. Heart Lung Vess. 2013；5：227-45.

［155］ Noori S，Seri I.Neonatal blood pressure support：the use of inotropes，lusitropes，and other vasopressor agents. Clin Perinatol. 2012；39：221-38.

［156］ O'Brien A，Clapp L，Singer M. Terlipressin for norepinephrine-resistant septic shock. Lancet. 2002；359：1209-10.

［157］ Ogawa R，Stachnik JM，Echizen H. Clinical pharmacokinetics of drugs in patients with heart failure：an update （part 2，drugs administered orally）. Clin Pharmacokinet. 2014；53：1083-114.

［158］ Ostrye J，Hailpern SM，Jones J，Egan B，Chessman K，Shatat IF.The efficacy and safety of intravenous hydralazine for the treatment of hypertension in the hospitalized child. Pediatr Nephrol. 2014；29：1403-9.

［159］ Pacheco R，Contreras F，Zouali M. The dopaminergic system in autoimmune diseases. Front Immunol. 2014；5：117.

［160］ Panchal AR，Satyanarayan A，Bahadir JD，Hays D，Mosier J.Efficacy of bolus-dose phenylephrine for peri-intubation hypotension. J Emerg Med. 2015；49：488-94.

［161］ Papp Z，Edes I，Fruhwald S，De Hert SG，Salmenpera M，Leppikangas H，Mebazaa A，Landoni G，Grossini E，Caimmi P，Morelli A，Guarracino F，Schwinger RH，Meyer S，Algotsson L，Wikstrom BG，Jorgensen K，Filippatos G，Parissis JT，Gonzalez MJ，Parkhomenko A，Yilmaz MB，Kivikko M，Pollesello P，Follath F.Levosimendan：molecular mechanisms and clinical implications：consensus of experts on the mechanisms of action of levosimendan. Int J Cardiol. 2012；159：82-7.

［162］ Parham WA，Mehdirad AA，Biermann KM，Fredman CS.Hyperkalemia revisited. Tex Heart Inst J. 2006；33：40-7.

［163］ Parthenakis F，Maragkoudakis S，Marketou M，Patrianakos A，Zacharis E，Vardas P.Myocardial inotropic reserve：an old twist that constitutes a reliable index in the modern era of heart failure. Am J Cardiovasc Drugs. 2016；57：311-4.

［164］ Perez KM，Laughon M.Sildenafil in term and premature infants：a systematic review. Clin Ther. 2015；37：2598. e2591-607.e2591.

［165］ Pinoli M，Marino F，Cosentino M. Dopaminergic regulation of innate immunity：a review. J NeuroImmune Pharmacol. 2017；12（4）：602-23.

［166］ Pollack CV Jr，Reilly PA，Eikelboom J，Glund S，Verhamme P，Bernstein RA，Dubiel R，Huisman MV，Hylek EM，Kamphuisen PW，Kreuzer J，Levy JH，Sellke FW，Stangier J，Steiner T，Wang B，Kam CW，Weitz JI.Idarucizumab for dabigatran reversal. N Engl J Med. 2015；373：511-20.

［167］ Poor HD，Ventetuolo CE.Pulmonary hypertension in the intensive care unit. Prog Cardiovasc Dis. 2012；55：187-98.

［168］ Prado C，Bernales S，Pacheco R.Modulation of T-cell mediated immunity by dopamine receptor d5. Endocr Metab Immune Disord Drug Targets. 2013；13：184-94.

［169］ Pritts CD，Pearl RG.Anesthesia for patients with pulmonary hypertension. Curr Opin Anaesthesiol. 2010；23：411-6.

[170] Reveiz L，Guerrero-Lozano R，Camacho A，Yara L，Mosquera PA.Stress ulcer，gastritis，and gastrointestinal bleeding prophylaxis in critically ill pediatric patients：a systematic review. Pediatr Crit Care Med. 2010；11：124-32.

[171] Rizza A，Bignami E，Belletti A，Polito A，Ricci Z，Isgro G，Locatelli A，Cogo P.Vasoactive drugs and hemodynamic monitoring in pediatric cardiac intensive care：an italian survey. World J Pediatr Congenit Heart Surg. 2016；7：25-31.

[172] Roeleveld PP，Zwijsen EG. Treatment strategies for paradoxical hypertension following surgical correction of coarctation of the aorta in children. World J Pediatr Congenit Heart Surg. 2017；8：321-31.

[173] Romantsik O，Calevo MG，Norman E，Bruschettini M.Clonidine for sedation and analgesia for neonates receiving mechanical ventilation. Cochrane Database Syst Rev. 2017；5：Cd012468.

[174] Rossano JW，Cabrera AG，Jefferies JL，Naim MP，Humlicek T.Pediatric cardiac intensive care society 2014 consensus statement：pharmacotherapies in cardiac critical care chronic heart failure. Pediatr Crit Care Med. 2016；17：S20-34.

[175] Russell JA.Bench-to-bedside review：vasopressin in the management of septic shock. Crit Care. 2011；15：226.

[176] Ryu HG，Jung CW，Lee HC，Cho YJ.Epinephrine and phenylephrine pretreatments for preventing postreperfusion syndrome during adult liver transplantation. Liver Transpl. 2012；18：1430-9.

[177] Salem S，Askandar S，Khouzam RN.Aspirin monotherapy vs. dual antiplatelet therapy in diabetic patients following coronary artery bypass graft（CABG）：where do we stand Ann Transl Med. 2017；5：213.

[178] Scanzano A，Cosentino M.Adrenergic regulation of innate immunity：a review. Front Pharmacol. 2015；6：171.

[179] Schouten ES，van de Pol AC，Schouten AN，Turner NM，Jansen NJ，Bollen CW.The effect of aprotinin，tranexamic acid，and aminocaproic acid on blood loss and use of blood products in major pediatric surgery：a meta-analysis. Pediatr Crit Care Med. 2009；10：182-90.

[180] Shah PS，Ohlsson A.Sildenafil for pulmonary hypertension in neonates. Cochrane Database Syst Rev. 2011；8：Cd005494.

[181] Shang G，Yang X，Song D，Ti Y，Shang Y，Wang Z，Tang M，Zhang Y，Zhang W，Zhong M.Effects of levosimendan on patients with heart failure complicating acute coronary syndrome：a metaanalysis of randomized controlled trials. Am J Cardiovasc Drugs. 2017；17（6）：453-63.

[182] Shao H，Li CS.Epinephrine in out-of-hospital cardiac arrest：helpful or harmful Chin Med J. 2017；130：2112-6.

[183] Sharawy N. Vasoplegia in septic shock：do we really fight the right enemy J Crit Care. 2014；29：83-7.

[184] Silvetti S，Silvani P，Azzolini ML，Dossi R，Landoni G，Zangrillo A.A systematic review on levosimendan in paediatric patients. Curr Vasc Pharmacol. 2015；13：128-33.

[185] Simons FE，Sampson HA.Anaphylaxis：unique aspects of clinical diagnosis and management in infants（birth to age 2 years）. J Allergy Clin Immunol. 2015；135：1125-31.

[186] Singh VK，Sharma R，Agrawal A，Varma A.Vasopressin in the pediatric cardiac intensive care unit：myth or reality. Ann Pediatr Cardiol. 2009；2：65-73.

[187] Smith KA，Ayon RJ，Tang H，Makino A，Yuan JX.Calcium-sensing receptor regulates cytosolic [Ca 2+] and plays a major role in the development of pulmonary hypertension. Front Physiol. 2016；7：517.

[188] Stahl W，Bracht H，Radermacher P，Thomas J.Year in review 2009：critical care—shock. Crit Care. 2010；14：239.

[189] Stratton L，Berlin DA，Arbo JE.Vasopressors and inotropes in sepsis. Emerg Med Clin North Am. 2017；35：75-91.

[190] Strobel AM，Lu le N.The critically ill infant with congenital heart disease. Emerg Med Clin North Am. 2015；33：

[191] Thomas C，Svehla L，Moffett BS. Sodium-nitroprusside-induced cyanide toxicity in pediatric patients. Expert Opin Drug Saf. 2009；8：599-602.

[192] Touchan J，Guglin M.Temporary mechanical circulatory support for cardiogenic shock. Curr Treat Options Cardiovasc Med. 2017；19：77.

[193] Tran KC，Leung AA，Tang KL，Quan H，Khan NA. Efficacy of calcium channel blockers on major cardiovascular outcomes for the treatment of hypertension in asian populations：a metaanalysis. Can J Cardiol. 2017；33：635-43.

[194] Trappe HJ，Brandts B，Weismueller P.Arrhythmias in the intensive care patient. Curr Opin Crit Care. 2003；9：345-55.

[195] Tremblay JA，Beaubien-Souligny W，Elmi-Sarabi M，Desjardins G，Denault AY. Point-of-care ultrasonography to assess portal vein pulsatility and the effect of inhaled milrinone and epoprostenol in severe right ventricular failure：a report of 2 cases. A A Case Rep. 2017；9：219-23.

[196] Twite MD，Friesen RH.The anesthetic management of children with pulmonary hypertension in the cardiac catheterization laboratory. Anesthesiol Clin. 2014；32：157-73.

[197] Unegbu C，Noje C，Coulson JD，Segal JB，Romer L.Pulmonary hypertension therapy and a systematic review of efficacy and safety of PDE-5 inhibitors. Pediatrics. 2017；139（3）：e20161450.

[198] Varon J，Marik PE. Clinical review：the management of hypertensive crises. Crit Care. 2003；7：374-84.

[199] Vasu TS，Cavallazzi R，Hirani A，Kaplan G，Leiby B，Marik PE.Norepinephrine or dopamine for septic shock：systematic review of randomized clinical trials. J Intensive Care Med. 2012；27：172-8.

[200] Vaughan Williams EM.Relevance of cellular to clinical electrophysiology in interpreting antiarrhythmic drug action. Am J Cardiol. 1989；64：5j-9j.

[201] Vaughan Williams EM.The relevance of cellular to clinical electrophysiology in classifying antiarrhythmic actions. J Cardiovasc Pharmacol. 1992；20（Suppl 2）：S1-7.

[202] Ventetuolo CE，Klinger JR.Management of acute right ventricular failure in the intensive care unit. Ann Am Thorac Soc. 2014；11：811-22.

[203] Verghese ST，Hannallah RS.Acute pain management in children. J Pain Res. 2010；3：105-23.

[204] Vijarnsorn C，Winijkul G，Laohaprasitiporn D，Chungsomprasong P，Chanthong P，Durongpisitkul K，Soonswang J，Nana A，Subtaweesin T，Sriyoschati S，Pooliam J.Postoperative fever and major infections after pediatric cardiac surgery. J Med Assoc Thail. 2012；95：761-70.

[205] Vorhies EE，Ivy DD. Drug treatment of pulmonary hypertension in children. Paediatr Drugs. 2014；16：43-65.

[206] Wang A. Review of vorapaxar for the prevention of atherothrombotic events. Expert Opin Pharmacother. 2015；16：2509-22.

[207] Wang RC，Jiang FM，Zheng QL，Li CT，Peng XY，He CY，Luo J，Liang ZA.Efficacy and safety of sildenafil treatment in pulmonary arterial hypertension：a systematic review. Respir Med. 2014；108：531-7.

[208] Watt K，Li JS，Benjamin DK Jr，Cohen-Wolkowiez M.Pediatric cardiovascular drug dosing in critically ill children and extracorporeal membrane oxygenation. J Cardiovasc Pharmacol. 2011；58：126-32.

[209] Wolf CM，Berul CI. Molecular mechanisms of inherited arrhythmias. Curr Genomics. 2008；9：160-8.

[210] Xue H，Lu Z，Tang WL，Pang LW，Wang GM，Wong GW，Wright JM.First-line drugs inhibiting the renin angiotensin system versus other first-line antihypertensive drug classes for hypertension. Cochrane Database Syst Rev. 2015；1：Cd008170.

［211］ Yandrapalli S，Tariq S，Aronow WS.Advances in chemical pharmacotherapy for managing acute decompensated heart failure. Am J Cardiovasc Drμgs. 2017；18：471-85.

［212］ Yerokun BA，Williams JB，Gaca J，Smith PK，Roe MT.Indications，algorithms，and outcomes for coronary artery bypass surgery in patients with acute coronary syndromes. Coron Artery Dis. 2016；27：319-26.

［213］ Yildirim A，Lubbers HT，Yildirim A.Drμg-induced anaphylaxis. Adrenalin as emergency drμg in anaphylaxis. Swiss Dent J. 2017；127：242-3.

［214］ Zhang Q，Liu B，Zhao L，Qi Z，Shao H，An L，Li C.Efficacy of vasopressin-epinephrine compared to epinephrine alone for out of hospital cardiac arrest patients：a systematic review and metaanalysis. Am J Emerg Med. 2017a；35：1555-60.

［215］ Zhang X，Liu Q，Liao Q，Zhao Y.Potential roles of peripheral dopamine in tμmor immunity. J Cancer. 2017b；8：2966-73.

［216］ Zhao W，Huang Y，Liu Z，Cao BB，Peng YP，Qiu YH.Dopamine receptors modulate cytotoxicity of natural killer cells via cAMP-PKA-CREB signaling pathway. PLoS One. 2013；8：e65860.

［217］ Zipes DP，Camm AJ，Borggrefe M，Buxton AE，Chaitman B，Fromer M，Gregoratos G，Klein G，Moss AJ，Myerburg RJ，Priori SG，Quinones MA，Roden DM，Silka MJ，Tracy C，Smith SC Jr，Jacobs AK，Adams CD，Antman EM，Anderson JL，Hunt SA，Halperin JL，Nishimura R，Ornato JP，Page RL，Riegel B，Priori SG，Blanc JJ，Budaj A，Camm AJ，Dean V，Deckers JW，Despres C，Dickstein K，Lekakis J，McGregor K，Metra M，Morais J，Osterspey A，Tamargo JL，Zamorano JL. ACC/AHA/ESC 2006 guidelines for management of patients with ventricular arrhythmias and the prevention of sudden cardiac death：a report of the American College of Cardiology/American Heart Association Task Force and the European Society of Cardiology Committee for Practice Guidelines（Writing Committee to Develop Guidelines for Management of Patients With Ventricular Arrhythmias and the Prevention of Sudden Cardiac Death）. J Am Coll Cardiol. 2006；48：e247-346.

［218］ Zou Z，Yuan HB，Yang B，Xu F，Chen XY，Liu GJ，Shi XY.Perioperative angiotensin-converting enzyme inhibitors or angiotensin II type 1 receptor blockers for preventing mortality and morbidity in adults. Cochrane Database Syst Rev. 2016；1：Cd009210.

第 5 章

成人心脏术后患者的心血管监测

摘 要 ▶

　　监测是每个ICU的基本功能之一,而呼吸监测、心血管监测和脑监测是ICU的三大监护功能。尽管当今国际医疗卫生水平日益进步,但临床医生细致的床旁检查却不能被这些技术革新所取代。心脏手术后的血流动力学评估是心脏手术后的基石。主要的心血管监测方法包括但不限于以下几项,在相关章节中可以找到详细的解释。无创和有创血压、中心静脉压和肺动脉压力、心输出量监测方式以及血流动力学变量测量的正常范围是阅读本章后读者可能熟悉的一些主题。

关键词 ▶

　　无创;血压;监测;自动血压测量;Riva-Rocci;Korotkoff;平均动脉压;室间隔综合征;有创血压监测;桡动脉;并发症;股动脉;腋动脉;肱动脉;足背动脉;胫骨后肌;颞浅动脉;调零;校准;中心静脉压;中心静脉压曲线;Sedillot三角;超声引导下CVC置入术;中心静脉导管并发症;肺动脉压监测;肺动脉导管;Swan Ganz;肺动脉导管并发症;心输出量监测;Fick原理;经肺锂指示稀释;部分二氧化碳(CO_2)重复吸入;食管多普勒;脉搏轮廓分析;生物阻抗和生物电抗;超声心输出监测仪;其他无创系统;FloTrac/VigiLeo;LIDCO® 系统;PICCO® 系统;PRAM;生物阻抗和生物电抗器 USCOM;ClearSight 系统;血流动力学参数正常值

5.1　无创血压监测

　　1896 年, Scipione Riva-Rocci 首次描述了用上臂的袖带测量动脉血压的方法;1905 年,俄罗斯外科医生 Nicolai Sergeivich Korotkoff 描述了用现在被称为 Korotkoff 声音的听诊法测量血压的方法，从 I 到 V。尽管 Korotkoff 自己可以识别出四个时段，即"第一声，然后是压缩性杂音、第二声、声音消失"，但他不能识别第二时段的消音。这些时段在日常临床实践中经常使用。Korotkoff 声音的第一时段等于收缩压，这是声音的第一时段。在 Korotkoff 声音的第二和第三时段，音质会发生变化。在 Korotkoff 声音的第四时段，声音逐渐消失，在第五阶段，声音消失。在一些病理情况中，如主动脉瓣返流，Korotkoff 声音将永远不会停止，所以最后时段是第四时段，这被认为是舒张压。已经证明，通过一个简单的操作可以增强 Korotkoff 声音，即"在 30 秒的时间内将手臂举过头顶，然后向血压计袖带充气，最后将手臂恢复到正常位置进行血压测量"，我们可以听到 Korotkoff 的声音比正常声音大，没有任何测量偏差。

无创血压测量的间接性是测量误差的潜在来源。间接血压测量中可能存在三种不同的偏差来源："观察者偏差、设备故障和测量技术未标准化。"很快的袖带放气会导致快速"通过"Korotkoff 声音，这会低估血压。如果血压计袖带尺寸不合适，测量可能会有误差，特别是袖带尺寸过小时。虽然袖带尺寸过大不会造成明显误差，但建议袖带囊长度为臂围的 80%、宽度为臂围的 40%。另外，不应该把袖带绑得太紧，否则会使测得的血压过高。

5.1.1 自动血压测量

自动无创血压测量在临床上优于手动测量，一些人认为"传统的 Riva-Rocci/Korotkoff 技术……水银血压计和听诊器已被摆到了博物馆货架上"。

因此这种方法已经取代了老式的手动监测血压，特别是在一些地方，如重症监护室，医护人员可以解放双手照顾患者。这些装置中最常用的技术是示波技术，因为它对测量平均动脉压（MAP）具有相当大的灵敏度。然而，收缩压和舒张压的测量不如 MAP 准确，特别是在某些危重疾病状态或心律失常中（如心房颤动或主动脉瓣返流）。由于大多数可用于自动血压测量的袖带都是为上臂制作的，因此在大腿或小腿等其他部位使用会导致测量误差。其他测量无创血压的技术也已经开发出来，但没有一项技术能够取代示波器技术。

由于无创血压测量（包括自动血压监测）的影响，有许多相关并发症，其中需要注意的是：

骨筋膜室综合征：无创性血压监测最严重的并发症，这种综合征是"创伤的严重潜在并发症"。以下可被认为是无创血压测量导致骨筋膜室综合征发生风险极高的患者：重复测量将袖带错误固定在骨骼部位或关节上导致重复的不稳定结果的；冠状动脉疾病溶栓治疗患者；有"震颤、运动障碍、多动症"的患者；"意识水平改变、精神状态改变或因受伤、疾病或麻醉而引起的身体状态改变的患者；由于神经损伤或麻醉而使上肢感觉迟钝、减弱或缺失的患者；最后，那些沟通能力障碍的患者，如精神病患者或残疾患者或婴幼儿"。这种综合征会导致组织液增加使静脉压力升高，导致疼痛，同时降低动脉—静脉压力梯度，最终降低组织灌注压。

5.2　有创血压监测

"有创血压(IBP)监测"或"直接血压监测"是手术室和重症监护室最常用的血流动力学参数之一,这一技术尤其适用于心脏手术患者,因为这些患者在术中或术后都会受到突然、频繁和意外的血流动力学变化的影响。它的可行性、相对简单的装置,以及心跳—脉搏的读取和记录能力是 IBP 监测的有利功能。此外,通过动脉置管监测 IBP 通常是安全的,并发症很少。

通常,收缩和舒张测量值显示在监护仪上,然而,大多数设备同时显示平均动脉压(MAP)。对于 MAP 的计算,我们使用以下公式:平均动脉压 =(2× 舒张压 + 收缩压)/3。除了冠状动脉灌注更注重舒张压外,MAP 是几乎所有身体组织的更准确的灌注指数。然而,在接受体外循环的心脏病患者中,我们通常使用 MAP 来评估整体组织灌注。

虽然通过动脉置管测量 IBP 是最常见的方法,但它通常被认为是心血管系统的间接指标,因为"IBP 测量"取决于两个主要变量:心输出量(CO)和全身血管阻力(SVR)。在危急情况下,IBP 比无创血压(NIBP)更准确:当患者低血压时,NIBP 测量的血压值通常高于 IBP;当患者高血压时,NIBP 低于 IBP。

5.2.1　IBP 和动脉置管的常见适应证和禁忌证

1. 适应证

(1)持续、实时的血压测量,伴心率监测,如"左心室功能低下""严重心肌缺血""冠状动脉缺血综合征""脓毒症或低血容量性休克"或"严重的右侧心力衰竭"等导致的血流动力学障碍,其中强有力的血流动力学监测(包括 IBP)是必不可少的。

(2)血压的重复测量(当 NIBP 不合适或不可用,例如,四肢骨筋膜室综合征、同时多处烧伤或骨折的患者,或无法监测 NIBP 的病态肥胖患者)。

(3)需要评估血压曲线和波形,包括动脉波形的组成部分;在这些情况下,波形组成部分用于许多临床用途,包括使用重搏切迹调整主动脉内球囊反搏或通过动脉波形测量心输出量。

(4)监测药物干预或手术操作的效果(例如,出现血压波动大的临床状态,如给正性肌力药、心脏大血管的操作或体外循环"CPB")。

(5)严重和 / 或大量失血(例如严重创伤伴有大出血或手术中伴有大量出血)。

(6)诱发性低血压(由于疾病的性质及其相关的外科手术)。

(7)频繁的血液取样(例如,在酸碱或电解质紊乱的情况下进行血气分析)。

2. 禁忌证

(1)局部感染。

(2)近端梗阻(如主动脉缩窄),可引起血压低估。

（3）凝血障碍和与出血倾向相关的异常,这些要求更多的外周部位置管（相对禁忌证）。

（4）雷诺现象和布尔格病等周围血管疾病（相对禁忌证）要求更多的中央动脉置管。

5.2.2 监测部位（置管部位）、优势和潜在并发症

理想情况下,升主动脉根部是 IBP 测量的理想位置。然而在几乎所有的情况下,这不是一个可以实际操作的方法,因此使用其他动脉。通常在所有这些动脉中,桡动脉、股动脉和腋动脉是最常见的动脉插管和 IBP 监测位置,也就是说,动脉置管和 IBP 监测常用位置中桡动脉是首选,其次是股动脉、腋动脉。然而,在所有这些部位中,非惯用手的桡动脉（通常是左桡动脉）比任何其他动脉置管的桡动脉都更常见。

其他常见穿刺动脉包括肱动脉、颞浅动脉、足背动脉、胫骨后动脉和尺动脉,上述部位都没有主动脉根部压力那么精确。在几乎所有这些部位中,收缩压测量值都大于主动脉根部压,而舒张压测量值则小于主动脉根部压。在所有这些部位中,平均动脉压通常是相似的。

1. 桡动脉

使用桡动脉测量 IBP 是所有其他方法中最常见的方法,因为它具有良好的侧支动脉血流。此外,经皮穿刺法是置入导管的首选方法。从解剖特征来看,它位于桡骨远端头部浅表,位于桡骨桡侧腕屈肌和肱桡肌腱之间,而且,它通过尺动脉和掌弓有非常丰富的侧支循环。由于它是外周动脉,在血流动力学不稳定的患者中,置管可能不如股动脉容易。

桡动脉的暂时性闭塞和暂时性痉挛（在不同的研究中平均发生率约为 20%）是一种可以忽略不计的轻微并发症。“改良的 Allen 试验”对手部缺血没有预测价值,尽管对这种方法仍存在争议,一些指南支持对所有患者进行这种试验。

桡动脉置管的并发症:

- 出血（最常见的并发症）
- 永久性闭塞是一种非常罕见的并发症
- 动脉破裂的其他机械损伤（如出血、血肿形成、破裂和假性动脉瘤形成）
- 桡动脉测得压力和实际收缩压之间的差异（特别是在一些临床情况下,如 CPB 术后、大剂量血管活性药应用后）
- 血栓形成
- 脓毒症或局部感染并发症（蜂窝织炎、脓肿、化脓性血栓性动脉炎）
- 其他邻近组织的局部损伤（正中神经损伤、空气栓塞、导管打折和腕管综合征）
- 人工冲洗后空气栓塞到脑动脉系统（非常罕见）
- 手部结构的局部损伤（手指栓塞、严重缺血、手部充血,或桡动脉近端皮肤坏死）（图 5.1）

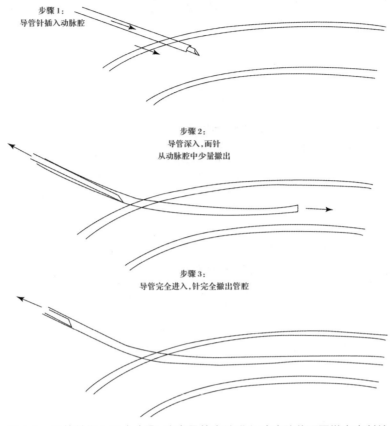

步骤 1：
导管针插入动脉腔

步骤 2：
导管深入，而针
从动脉腔中少量撤出

步骤 3：
导管完全进入，针完全撤出管腔

图 5.1　导管针置入三个步骤，注意导管尖端进入动脉腔前不要撤出穿刺针

2. 股动脉

股动脉位于"髂前上棘"和"耻骨联合"的中间，其他解剖学标志是位于股静脉外侧和股神经内侧，它的动脉波形最类似于主动脉根部（中心）动脉波形，无论是波形的形状还是血压的测量值，即使在低血压或低血容量患者中。股动脉置管后并发症的发生率与桡动脉相当，然而，有些人认为并发症虽然不常见，但处理起来更为复杂。并发症如下：

- 假性动脉瘤形成
- 出血和血肿形成
- 感染性并发症（包括脓毒症和全身感染以及局部感染），股动脉感染性并发症的风险不如上肢动脉大
- 大量腹膜后出血（非常罕见）
- 最小的血栓风险（由于动脉管腔粗）
- 暂时性动脉阻塞（发病率很低）

3. 腋动脉

腋动脉能够提供离主动脉根部压力很近的 IBP 测量。其解剖位置位于腋窝内的肱三头肌和喙肱肌腱之间，也就是说，其解剖学标志与腋窝阻滞的标志相似。然而执行这个过程在技术上并

不容易。该动脉也有广泛的侧支动脉血流。该部位穿刺的并发症如下：

- 永久性肢体缺血
- 假性动脉瘤
- 脓毒症
- 针或导管的机械作用引起的感觉异常
- 一些临床医生担心腋动脉逆行冲洗导致脑空气栓塞。但没有证据证明有这种并发症，这是一种安全的方法

4. 肱动脉

肱动脉不是很准确，缺乏侧支循环，该部位穿刺与正中神经损伤和骨筋膜室综合征的风险有关（因为它位于肘窝）。虽然骨筋膜室综合征并不常见，但很危险，因为大多数患者没有完全意识到该危险和服用一些抗凝剂。肱动脉置管的并发症是：

- 血肿
- 局部感染
- 动静脉瘘
- 假性动脉瘤
- 感觉异常和正中神经损伤

5. 尺动脉

由于尺动脉在位置上邻近和附着于尺神经且尺动脉远端手部结构的解剖学灌注更广，一些作者称尺动脉置管可能与血管和器官损伤高风险有关。然而，尺动脉置管并发症并不比桡动脉高多少，特别是在动脉穿刺前做了改良的 Allen 试验，桡动脉没有损伤。

6. 足背动脉

该部位的主要特点是：
- 侧支循环丰富
- 易于置管
- 患者不适感最低
- 并发症发生率极低

然而，由于该动脉与主动脉根部的距离较远，血压读数不准确，测量值比桡动脉高 5～20 mmHg。

7. 胫后动脉

胫后动脉插管主要用于小儿患者，但该动脉置管后并发症较少。

8. 颞浅动脉

颞浅动脉是颈动脉的终末动脉之一，置管有一些"严重"的并发症，由于其缺点，不推荐在该

部位进行 IBP 测量。

5.2.3　并发症

1. 缺血并发症

缺血性并发症的危险因素包括：

- 女性
- 原发性高血压
- 动脉炎或其他血管疾病
- 导管尺寸
- 导管成分
- 置管时间
- 同时使用缩血管药物

2. 血栓形成

动脉导管可损伤动脉床，导致血栓形成。有许多危险因素会增加血栓形成的风险：

- 导管管腔占据动脉表面的百分比，该占位百分比根据以下比例计算：导管外径 / 动脉内径。因此对于桡动脉，建议使用 20 G 导管
- 特氟龙导管可以降低"血栓形成"的风险，尽管这个观点存在争议
- 心输出量减少会增加血栓形成的风险
- 血肿的形成增加了桡动脉闭塞和血栓形成的风险
- 全身性使用阿司匹林或小剂量肝素可降低血栓形成风险
- 导管保留时间延长会增加血栓形成的风险（尤其 48 ～ 72 h 后风险增加明显）

3. 感染并发症

这些并发症包括脓毒症、局部感染和感染性假性动脉瘤。预防这些并发症的关键是严格遵守动脉穿刺部位和相关设备（包括鲁尔接头和连接管）的无菌技术。此外，任何潜在的炎症或感染都应该是对使用动脉血压监测的一个警告。

5.2.4　动脉置管的技术问题

根据法国麻醉与重症监护学会（1995）指南，动脉置管应遵循以下步骤：

（1）使用特氟龙或聚氨酯导管（股动脉或腋动脉最大尺寸为 18 G，其他动脉最大尺寸为 20 G）。

（2）小动脉（即桡动脉和足背动脉）的最大导管长度最好为 3 ～ 5 cm。

（3）导管肝素涂层预防并发症尚未得到证实。

（4）使用不透射线盐是没有用的，甚至可能会产生血栓。

（5）推荐应用冲洗装置。该装置的恒定流量为 2 mL/h,同时,建议使用快速冲洗阀,连接于加压生理盐水。

（6）禁止用注射器手动间歇冲洗。

（7）添加肝素(2500 IU/500 mL 冲洗液)可增加导管通畅率,推荐用于导管插入超过 24 h 的动脉置管。

（8）最好使用现成的设备。

（9）采用低容积、低顺应性和低阻力的装置可以减小压力波的失真。

（10）连接数量应尽可能少,且全部使用鲁尔锁。

（11）清楚地识别旋塞,以将意外动脉内注射风险降至最低。

（12）该装置应是透明的,以暴露气泡,气泡导致波形失真。

（13）对于导管置入,操作人员应按照通常的准备方法,使用帽子、口罩、手套和无菌巾进行无菌操作。

（14）插入部位应使用氯己定或碘伏进行消毒。

（15）对于清醒患者,建议注射和 / 或局部应用(EMLA)进行局部麻醉。

（16）最好是直接动脉穿刺,而不是穿透。

（17）建议使用经皮置管。

（18）针导管组件应尽可能缓慢推进,以防导管打折。血液回流确认动脉位置。

（19）进针有阻力是失败的标志。

（20）Seldinger 技术有助于深部血管的导管置入术,即在长期监测和 / 或预计插入困难时。

（21）桡动脉是择期患者的首选部位。应优先考虑非惯用手。穿刺前必须进行 Allen 试验评估侧支循环。

（22）股动脉是紧急情况下穿刺的重要部位。置管前应听诊动脉是否有杂音。

（23）禁止穿刺血管假体。

（24）应每 4 天更换一次敷料。

（25）建议尽可能使用可见敷料以检查任何可能的血液泄漏。这一问题要求反复检查导管及其附件,并尽量减少敷料的使用。

（26）无论是否使用外周动脉或中央动脉,都应检查穿刺部位远端是否有任何可能的缺血迹象或症状,包括颜色、温度或远端脉搏的变化。可能要求对远端血流进行多普勒评估。

（27）取血部位应使用浸过氯己定或碘伏的纱布进行操作。

（28）动脉导管只有在局部感染或缺血的情况下才更换。

（29）移除导管应视为无菌手术,且必须检查导管的完整性。

（30）不需要对导管进行全部培养。

（31）已经证明多普勒超声引导置管可提高疗效,降低并发症发生率。

5.2.5　动脉传感器和"耦合系统"

动脉传感器和"耦合系统"是从导管道连接到监视器装置的名称。它的作用是将压力数据转换为监视器所用的电子数据。此系统包含以下元素：

（1）传感器：通过一个由硅制成的精密薄膜将压力数据转换为电子数据。

（2）管线：导管和传感器之间的介质。

（3）冲洗系统：防止整个导管传感器形成血栓，通过连续输注生理盐水（通常为 1 ～ 3 mL/h）进行装配。该溶液用于肝素冲洗，然而，最近的研究不鼓励在这些溶液中使用肝素进行反复清洗，以防止肝素诱导的血小板减少发生可能性（关于肝素诱导的血小板减少的解释，见第 7 章"术后出凝血：成人心脏术后血液学管理和监测"）。

调整零点：一个非常重要的技术方案是经常对监视器动脉调零，以获得"真正的"零读数，然后正确测量血压。每个监护仪都有其基于制造商的归零建议；在合适的位置进行归零很重要，特别是当患者处于仰卧以外的体位时。当患者处于仰卧位时，传感器的水平面应位于第四肋间的水平面上，该位置大约位于腋中线的水平面上。频繁调零可能会提高读数的准确性。

校准：为了防止读数出现偏差，应及时进行校准，尤其是在每次血液取样后、动脉血压出现重大变化或对读数有疑问时。

5.3　中心静脉压力监测

自 1929 年沃纳·福斯曼首次使用以来，中心静脉压力导管（CVP 导管或 CVC）在世界各地得到了广泛的应用。CVP 是胸腔中心静脉内的血压或右心房的血压，通常通过中心静脉导管测量。CVP 是很好的右心室压力替代品，常用于评估左心室前负荷。然而，它作为右心室压力指标的使用并不总是正确的，而且由于许多不同的因素影响了精确的 CVP 测量，许多人并不依赖 CVP 测量作为前负荷的指标。为了弥补这一缺陷，许多临床医师根据其变化趋势来评估患者的前负荷状态，尽管这种方法有其自身的"缺点"，但不可否认，CVP 有许多用途，并且是包括心脏手术患者在内的危重患者最常用的指标之一。

CVC 不仅常用于 CVP 的评估，也常用于输注药物和液体的管理。当然，CVC 不被认为是紧急和快速补充液体的主要途径。相反，外周大口径导管被认为可用于快速液体输注。

CVC 有许多不同的适应证；本书提到了许多适应证，详细见表 5.1。

5.3.1　中心静脉置管和其适应证

（1）液体管理（包括负荷状态评估、外周静脉通路不良患者），连续性肾脏替代治疗和 / 或临时血液透析（尽管通常与常规外周静脉相比，多腔 7 F、20 cm 导管的液体给药能力要低得多）。

（2）诊断性测量（心脏负荷压力的值和变化趋势）。

（3）药物干预（特别是血管活性药物或刺激性药物，血浆置换或血液单采）。

（4）其他适应证（如经静脉起搏）。

表 5.1　中心静脉导管（CVC）适应证和禁忌证

适应证
给药（特别是血管活性药或刺激性药物）
监测血流动力学参数（特别是负荷状态，包括 CVP）
经静脉起搏
快速输液（在外伤或手术过程中要求大量的液体或失血）
外周静脉通路不良
频繁或快速抽吸（在特定手术中频繁静脉取样或快速空气栓塞抽吸）
全肠外营养（TPN）
连续性肾脏替代治疗、临时血液透析、血浆置换或血液单采
绝对禁忌证
上腔静脉综合征导致 CVC 无效，可能增加患者的 CVC 风险
相对禁忌证
凝血病
前 6 周内植入起搏器或 ICD 的患者
解剖异常（由于共存的病理或最近的手术操作干扰了该区域的正常解剖）
颈动脉疾病，尤其是对侧颈动脉受累时

5.3.2　中心静脉压力曲线

CVP 曲线由 a、c、x、v、y 五个主波组成，它们是右心房、右心室、三尖瓣相互作用的最终结果。其中 a、c 和 v 是上斜波形，而 x 和 y 是下斜波形。这些波主要表现为右心房压力（RAP）的变化顺序（图 5.2）：

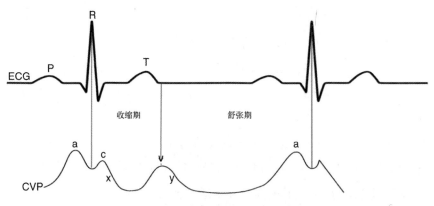

图 5.2　CVP 曲线和其与心电图的关系

a：心房收缩导致 RAP 升高，出现在心电图 P 波后。

c：右心室的等容收缩增加了 RAP 并产生 c 波。

x：右心室收缩会将三尖瓣从右心房中拉出，并降低 RAP，因此出现下斜波形。

v：右心室收缩末期，血液充满右心房，从而增加 RAP，产生上斜波形。

y：最后三尖瓣打开，导致右心房排空，因此再次出现一个下斜波形。

CVC 置入术有许多公认的方法，"颈内静脉"和"锁骨下静脉"是两种最常见的途径，而右颈内静脉比左颈内静脉更常见，但有些人认为左颈内静脉入路和右颈内静脉一样容易。

1. 右侧颈内静脉入路

颈内静脉(IJV)置管于 20 世纪 60 年代首次被英国人描述,是最常用的 CVC 置入路径。由于右侧 IJV 的解剖特性,它引起的并发症较少,能直接进入右心房。胸导管和胸膜顶刺破的概率较低,尽管有人认为左侧 IJV 置入方法同样简单。与所有其他方法相比,即使在婴儿和儿童中,它也具有非常高的成功率(＞90％),并且需要手术干预的其他操作并发症(如穿刺动脉、气胸和血肿)的发生率非常低。即使在解剖上"困难"的患者中,IJV 途径也具有一定的可行性。IJV 路径,特别是右侧路径是直的、短的,并且有明显的解剖标记;它没有静脉瓣膜阻挡,直达上腔静脉和右心房,并且大多数麻醉师甚至在手术期间都能完成。这是 Daily 等人在 1970 年描述的最常见和最简单的"中心入路"。在所有正确的 IJV 路径中最简单的一个:针尖插入到"颈动脉三角的顶点,它位于胸锁乳突肌(SCM)的胸骨头和锁骨头之间,以及位于两个 SCM 肌肉头之间的锁骨部分"。

正确调整导管长度是一个非常具有挑战性的问题。

通过右侧 IJV 置入 CVC 应遵循以下步骤:

(1)将患者置于仰卧位,头部稍微向左旋转。

(2)轻轻地伸展颈部,过度伸展会使解剖位置变形。

(3)铺巾前再次检查颈部(颈动脉三角)的解剖标志。

(4)使用包括心电图(ECG)、脉搏血氧饱和度在内的基本监测、无创或有创血压测量。

(5)如果患者未麻醉或未镇静,可轻度镇静,同时补充氧气。

(6)采用严格的无菌技术,包括洗手、使用无菌长袍、手套以及从乳突到胸骨切口的无菌处理(2％氯己定优于 10％碘伏)。

(7)给患者盖上一个大的孔巾。

(8)除心血管及呼吸疾病患者外,可将患者体位置于头低位。

(9)清醒患者使用 1％利多卡因溶液局部麻醉,再次检查标志后使用 25 G 穿刺针穿刺。

(10)用 22 G 穿刺针找到颈内静脉。

(11)与皮肤平面 30 ～ 45° 角朝向同侧乳头,从颈动脉三角的顶点引入 18 G 针。

(12)如果你不能抽取暗红血,可以沿扇形面将针头向侧面或中间移动一点。小心穿刺动脉风险。

(13)如果还没有成功地静脉穿刺,检查针的通畅性,再检查解剖标志。

(14)中心静脉的两层静脉壁有时被针挤压在一起。利用注射器轻轻抽出针通常会导致血液突然填充。

(15)适当回抽有暗红血后,经穿刺针插入导丝。在导丝置入过程中应无任何阻力,否则,提示导丝置入路径不正确。成人 CVC 使用的导丝通常为 0.032 ～ 0.035 mm,因此导丝置入过程应无阻力。

(16)除严重三尖瓣反流或右心室高压 IJV 回流为搏动性之外,血流应无搏动。如果不能确定为动脉或静脉血,在 18 G 针上安装一个无菌的旋塞,一头连接延长管,延长管的另一个头连接到压力监测上,以排除潜在的动脉穿刺。

(17)导丝应始终处于控制状态,既要考虑到其远端的无菌性,也要考虑到其近端头部的潜在心律失常；前者需要保护，以避免与不稳定的相邻物体接触，后者要求仔细的心电图监测；在大多数成人病例中，导丝推进不到 20 cm 可防止不必要的并发症。

（18）导丝置入后抽出针。在推进扩张器前使用 11 号手术刀片（尤其是使用肺动脉导管"PAC"导引鞘或大口径 CVC 时），注意不要对导管施加不适当的力，否则导丝很容易扭结。另一方面，扩张器过度扩张会导致不必要的血管或组织损伤。

（19）在扩张器取出后，保持导丝不动，将 CVC 从导丝远端插入。对导丝远端失去控制可能导致导管栓塞，这种不必要的并发症稍后做讨论。

（20）采用这种方法，成年男性的 CVC 置入不应超过 15 ～ 17 cm，成年女性的 CVC 置入不应超过 13 ～ 15 cm，以防止 CVC 引起的心包填塞。

（21）应将 CVC 管路排气并冲洗，以防凝血。

（22）使用无菌敷料（不含抗生素）覆盖相应位置。

（23）利用胸部 X 线片对 CVC 尖端进行确认，导管尖端应位于隆突上方，隆突接近于 T3—T4 胸椎，也平于第三肋骨或奇静脉（图 5.3）。

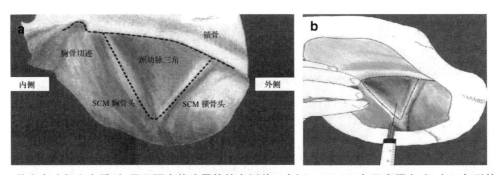

图 5.3　从患者头部上方看时，用于颈内静脉置管的右侧前三角（Sedillot 三角示意图）。（a）三角形的解剖标志，胸锁乳突肌（SCM）的外侧和内侧，（b）穿刺点的解剖位置在该三角附近，朝着同侧乳头

2. 左侧颈内静脉入路

该技术与右侧颈内静脉入路相似，然而，左胸膜顶高于右侧，同时，胸导管从左侧通过：这两个解剖特征增加了两个重要并发症的风险——气胸和乳糜胸。乳糜胸仅限于左半胸。左 IJV 短于右 IJV，但从左侧到上腔静脉的静脉路径比右侧长。由于右侧静脉入路较左侧入路直接，经左侧静脉入路的上腔静脉损伤概率高于右侧入路。

3. 锁骨下静脉

这种方法有一些优势：患者更舒适、方法简单、感染率低，通常用于长期静脉注射治疗，但不用于监测。方法：

（1）监测患者，同时补充氧气和温和镇静。

（2）患者头低位。

（3）横向旋转头部。

（4）将两个肩胛骨下面垫高。

（5）在锁骨下方、中外侧三分之一之间使用局部麻醉。

（6）18 G 穿刺针应穿过锁骨下方,指向胸骨上窝。

（7）回抽暗红血后,将导丝插入针头。

（8）其余步骤同颈内静脉置管。

（9）由于存在血管损伤或气胸的潜在风险,应注意此方法最多允许进行三次尝试,而且禁止进行双侧(右、左锁骨下)尝试,因为双侧尝试可能致命。

4. 颈外静脉

颈外静脉入路是一种简单、风险更低的方法,但成功概率较低。当然,这种方法也存在一些问题:

（1）这些静脉不要用扩张器。

（2）同侧臂 90° 外展可增加成功率。

（3）静脉路径有时是曲折的,近 20% 的患者无法使用该静脉路径引入导管。

5. 股静脉

通常在无法采用 IJV 或锁骨下入路时使用(例如颈部受伤或胸部受伤)。股静脉位于股动脉搏动的内侧位置,应该将针插入腹股沟韧带远端的静脉,以防止腹膜后出血的风险。此外,股动脉或股神经损伤、感染和血栓栓塞是该方法的其他主要潜在并发症。在这种方法中可使用两种不同长度的导管:"40 ～ 70 cm"和"15 ～ 20 cm"导管,它们都接近上腔静脉测量值,但数值并不完全相同。

6. 外周中心静脉置管

采用外周静脉置管作为 CVC,可减少 CVC 并发症的发生,但两种方法在感染率上无明显差异。然而,外周 CVC 有更多的并发症,如"导管尖端位置不当、血栓静脉炎和导管功能障碍",因此,中心 CVC 似乎比外周 CVC 更受青睐。

5.3.3　超声引导下中心静脉导管置入

该方法于 1984 年首次引入,可提高操作成功率,降低并发症发生率,从而提高患者的安全性,尤其是在 IJV 操作以及缺乏经验的新手中。尽管在成人患者中这种方法常被认为更有优势,但超声引导下的 CVC 插入在儿科患者中同样被证明是有效的。一个 7.5 ～ 10 MHz 探头,由无菌套覆盖,非惯用手使用横轴(短轴)切面以便找到 IJV 管腔。与位于颈静脉内侧的颈内动脉相比,颈内静脉更大、位于外侧且无搏动。横轴也用于检测针进入 IJV 管腔的情况。然后,使用纵向视图(长轴)确认导丝进入管腔的适当走向。然而,在除 IJV 外的其他路径中,由于皮肤和静脉腔之间的超声"声影和距离衰减",超声引导对其他 CVC 插入路径没有太大的实用性(图 5.4)。

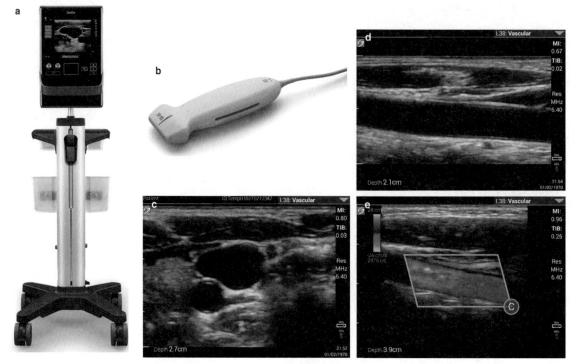

图 5.4 （a）用于围术期使用的便携式超声系统,（b）特定的血管探头,（c）颈内静脉腔的短轴,（d）颈动脉腔的长轴,（e）彩色多普勒超声检测颈动脉管腔的长轴

5.3.4 中心静脉导管并发症

心脏病患者日常实践中的一个常见的话题是中心静脉导管的次要和主要并发症。许多并发症都归因于中心静脉导管,并且在这个话题上发表了太多的研究。这些并发症中的大多数并不常见,然而,少数可能导致重大事件甚至死亡。这些并发症分为四大类,并在以下段落中进一步讨论:

（1）机械性（血管损伤、填塞、神经损伤、气胸、组织损伤等）。

（2）血栓栓塞。

（3）感染。

（4）其他并发症。

1. 机械性并发症

机械性并发症主要包括血管损伤（穿刺动脉损伤、静脉损伤）、心脏压塞、神经损伤、组织损伤、气胸和导管或导丝栓塞。血管损伤可能是动脉或静脉损伤。

穿刺动脉损伤是所有急性并发症中最常见的,通常会导致局部血肿,通常在局部压迫几分钟后就会消退。很少有患者（尤其是大动脉包括主动脉受伤的患者）需要复杂护理,包括紧急咨询血管外科医生。如果无意中经动脉穿刺穿入中心静脉导管,应立即拔除导管（非常特殊的情况除外）,以防止意外的器官栓塞,包括中枢神经系统损伤。然而,穿刺部位动脉出血的风险总是有潜

在的严重性,需要血管外科医生进行更有力的评估和干预。如果中心静脉导管处于错误的解剖位置,应评估导管尖端的位置。如果导管不在潜在危险的位置,我们可能会拔出导管,但是,如果导管尖端位于有危险器官中,在拔出导管后不能压迫,或者如果导管经过这样的解剖位置,那么在紧急咨询血管外科医生之前,不应拔出导管。

其他血管损伤常见且多样,包括小静脉损伤、纵隔出血、纵隔积液、血胸、胸腔积液和乳糜胸。最后,有报道迟发性血管损伤包括静脉、动脉、支气管或其他相邻组织之间不同类型的的瘘,这些比较罕见,但需要加强关注和护理。

心包积血是第二常见和致命的并发症,通常是右心室、右心房或位于心包内的上腔静脉穿孔所致。破裂会导致心脏被血液或液体骤然压塞。这是一种迟发性中心静脉导管并发症,通常发生在放置导管后的第 1 周内,通常发生在对抗心律失常治疗无反应的心律失常之前。该并发症的死亡率超过 80%。如果临床医师对 CVC 尖端位置(即通过 X 线)进行客观记录,在许多情况下都可以防止这种致命的并发症发生。

气胸是发生在锁骨下入路常见的一种机械并发症,然而,与锁骨下入路相比,颈内静脉入路(尤其是左 IJV)也可能导致气胸。轻微的气胸可采用支持性治疗,而严重的则需要插入胸管。对于高危患者,尤其是那些潜在的机械通气或多次或双侧穿刺的患者,应给予严格护理,以防止发生非常致命的张力性气胸。

神经损伤主要见于臂丛、星状神经节和膈神经。慢性疼痛综合征也有可能发生。

组织损伤:曾有针、导丝、扩张器甚至导管造成的损伤的报道。扩张器引起的组织或血管损伤更为严重,因为扩张器通常比 CVC 套件中使用的其他物品造成更多的伤害。然而,大口径管径导管可能导致组织损伤,如果中心血管或心腔受伤,或发生破裂这个最不好的结果,则应预计到灾难性后果。

导管或导丝栓塞通常要求紧急咨询介入医生或外科医生。在放置 CVC 的过程中,导丝可能会无意中被引入静脉系统,因此在将整个导管引入静脉系统之前,医师必须控制导丝的尖端。此外,也有部分导管断裂的报道。这两种状态都可能导致导管或导丝栓子进入静脉系统、心腔甚至肺静脉,在肺组织间脱落。医疗小组应持续检查住在重症监护病房患者的导管断裂情况,尤其是当患者清醒并且身体位置可能发生变化时。发生这种并发症的另一个关键时间点是移除 CVC 时,这时要求仔细检查整个 CVC 长度,并检查从患者取出后其尖端是否完好。

2. 血栓栓塞并发症

血栓栓塞并发症在股静脉 CVC 患者中更为常见,在锁骨下入路中最低。原发性病灶可转变为感染性病灶或可脱落至肺血管,通常这些并发症需要手术去除。

3. 感染并发症

感染性并发症是 CVC 最常见的晚期并发症之一,死亡率为 30%~50%。在放置导管期间严格遵守无菌技术是所有预防 CVC 感染策略的基础。采用锁骨下入路,应用氯己定、磺胺嘧啶银或利福平、米诺环素涂层导管,选择一次性导管作为降低 CVC 相关感染率的方法。此外,导管插入位置可能影响感染性并发症的发生率,锁骨下入路比其他途径感染发生率低,尽管存在一些争议。

4. 其他并发症

心律失常是 CVC 置入过程中一种常见的良性并发症,尤其是在 Seldinger 技术中(由于导丝的作用),然而,在 CVC 置入过程中也有恶性心律失常发生的报道,因此在 CVC 置入过程中应注意患者的心律和血流动力学状态。如果导管本身不在合适的位置,由于其物理效应,可能会诱发心律失常,这可能发生在术中或术后。注意导管的插入长度是非常重要的。此外,通过 X 线确认导管尖端也很重要,以确认位于隆突分叉上方的 CVC 尖端,否则,导管应稍微抽出,使其尖端不超出隆突。

出血和空气栓塞通常与大口径 CVC 有关,尽管其他类型的 CVC 也可能有这种不良反应。忘记扣紧管腔端口可能会导致不易发现的出血。如果患者低血容量,这种并发症将表现为空气栓塞,通过未扣紧的腔进入中心静脉循环。除未注意到的没扣紧端口外,在其他两种情况下也可能发生空气栓塞:一种是导管插入期间,通常伴随着少量空气通过针进入静脉系统;另一种情况是拔出 CVC 后,空气通过皮肤及皮下隧道进入,造成空气栓塞。适当密封的压缩敷料可防止 CVC 拔除后潜在的空气栓塞和 CVC 部位出血。

数据的误读和错误解释可能导致错误的结果和潜在的不良临床结果。为了防止这种错误判断,临床医生往往不单单依靠中心静脉压力记录的结果,而是在实时读取中增加了中心静脉压力变化趋势、中心静脉压力曲线、其他充盈压力测量值、颈静脉压力读数等,以防出现这种不必要的事件。

5.4 肺动脉压力监测

5.4.1 历史

肺动脉导管(PAC)于 1970 年由 Swan 博士和 Ganz 博士首次报道,因此,该导管通常被称为 Swan-Ganz 导管。当时,这种导管将实时心血管监测带入一个新的高度,能够控制对治疗的反应和临床数据的收集,直到那时才以如此新颖的方式进入临床。由于其提供全新的数据,在接下来的几年中,无论是在心脏病患者还是非心脏病患者的手术室和重症监护室中,其使用都迅速增加。因此,PAC 可以帮助我们检索一些有用的数据,这些数据不能被其他监测设备检索,如 CVC 记录的压力监测;这些数据用于诊断和 / 或治疗用途,即评估治疗效果。

5.4.2 肺动脉导管的临床效果

近年来,有越来越多的证据质疑使用 PAC 的临床效果,故在使用这种监测设备时产生了巨大的争议,尽管一些研究已经证实了 PAC 在降低危重患者死亡率方面的作用。本文简要讨论了这些研究的一些结果。

阴性研究表明,PAC 不能降低危重患者的总死亡率或住院时间,同时,ICU 右心导管置入术会增加终末器官严重并发症的风险,增加死亡率、费用和住院时间,因此一些研究建议在目前的临床实践中,将成人重症监护病房患者撤除 PAC 作为一种经济有效的策略。此外,目前,许多临床医生正在寻求更新的、侵入性较低的监测方法,以进行验证并在实践中使用,而不是采用 PAC。其中,经食管超声心动图(TEE)被认为是最有用的设备之一,它为我们提供所需的实时数据,而没有 PAC 的潜在风险。最后,这些数据至少建议我们不要使用 PAC 作为常规监测,尤其是在低风险患者中。另一方面,积极的研究证实了 PAC 在降低死亡率方面的有益作用。

5.4.3　肺动脉导管应用指征

临床上提示 PAC 可用于评估如下主要变量及其在各种不同疾病实体中对治疗干预的反应:

- 负荷状态,主要包括右心衰竭、肺功能不全、肺动脉高压,严重的左心室衰竭需要辅助治疗,如主动脉内球囊反搏或休克(脓毒症、心源性或非心源性)
- 右心和肺主要血流动力学参数,包括肺动脉压(PAP)、肺动脉嵌顿压(PAOP)、肺血管阻力(PVR)和混合静脉血氧饱和度(SvO_2)
- 监测和评估心输出量(CO)

然而,在使用 PAC 之前,应评估其风险和获益。通常在低到中度风险的心脏病患者中,风险大于获益,不建议将 PAC 作为此类心脏手术患者的"常规"监测,尤其是在没有足够经验和足够技能置入 PAC 及对其数据进行解释的情况下。换言之,与许多其他诊断设备和技术一样,在 PAC 使用之前应该有"适当的患者,在 PAC 插入和数据分析方面有足够的技能,以及适当的设置"。

5.4.4　肺动脉导管应用禁忌证

禁忌证通常是因为解剖原因,包括:
- 三尖瓣狭窄
- 肺动脉瓣狭窄
- 上述两个瓣膜的机械瓣膜假体
- 包含上述任意两个瓣膜的心内膜炎
- 右房或右心室肿瘤或肿块
- 右房或右心室血栓
- 法洛四联症肺动脉潜在高反应性,这些患者受到机械刺激导致痉挛和发绀
- 当前潜在的严重心律失常,要求充分准备以治疗任何血流动力学紊乱
- 可能导致起搏器导线移位
- 其余同中心静脉置管禁忌证

5.4.5 肺动脉导管置入技术问题

PAC 置入的基本原理本质上与 CVC 置入相似,但还应考虑以下几点:

- 最理想的入路是右颈内静脉,而锁骨下静脉和股静脉并不是常规选择,特别是心脏手术患者。

- 引导导管通过其路径到达肺动脉的方法有三种:监视器上的波形曲线及其趋势、导管尖端的透视评估和心电图(ECG)引导方法。然而,在重症监护室中,通常使用波形曲线进行导管插入,并由 X 线片确认。

- 将患者位置改为头低位和右倾倾斜,有助于 PAC 尖端从右心房(RA)向右心室(RV)和肺动脉(PA)移动。

- 首先插入一个导引鞘,这类似于中心静脉导管;这个鞘是通过 PAC 的导管,可以来回移动 PAC。由于它是一个大口径的 CVC,接近 8.5～9 F,因此在插入过程中要非常小心。

- 导管长 110 cm,通常为 7～8 F。每隔 10 cm 有长度标记,以便准确、小心地来回移动导管。

- 导管上有一个无菌塑料套,该塑料套应牢固地附在导管鞘的远端头上,以防止污染。尽管它不能起到完全保护作用,并要求严格遵守感染预防方法,但重要的是,避免不必要的前后移动。

- 将导管尖端穿过导管鞘并将其推进右心之前,应在患者仰卧位时用右心房水平的监测系统对导管进行调零,同时,应将导管尖端抬高约 30 cm,并在监护仪上等同于 22 mmHg 以检查压力。

- PAC 通常有 4～5 个腔用于以下目的(如图 5.5 所示):

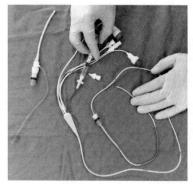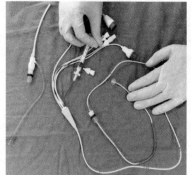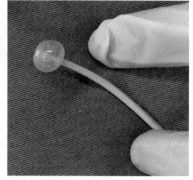

图 5.5 PAC 组成:注意三个图中可以充气的气囊顶端,第三个图显示了大视图中的充气气囊

（1）靠近导管尖端的远端腔,用于测量肺动脉压力。

（2）一个气囊位于导管尖端附近 4～5 cm 处,体积为 1.5 mL,用于"导管定向移动";其相关管腔应附于特定的 2 毫升注射器上,插入 PAC 前应检查球囊是否对称填充,同时,当 PAC 尖端处于测定肺动脉楔压位置时,不应填充球囊,以防止肺组织和肺动脉分支受到不必要的伤害。

（3）最近的管腔开口距离导管尖端近 30 cm，用于测量中心静脉压或右心房压。

（4）具有热敏电阻的第四腔，用于热稀释法测量心输出量。

（5）通常第五腔用于评估混合静脉血氧饱和度（SvO_2）。

当从右颈内入路通过导引鞘推进 PAC 时，我们应该在相应的距离间隔处得到不同的相关曲线形态，对于 CVP （10 ～ 15 cm）、RA 压（15 ～ 25 cm）、RV 压（30 ～ 35 cm）、PA 压（40 ～ 45 cm）和楔压（45 ～ 55 cm），如下文所述，如图 5.6 所示：

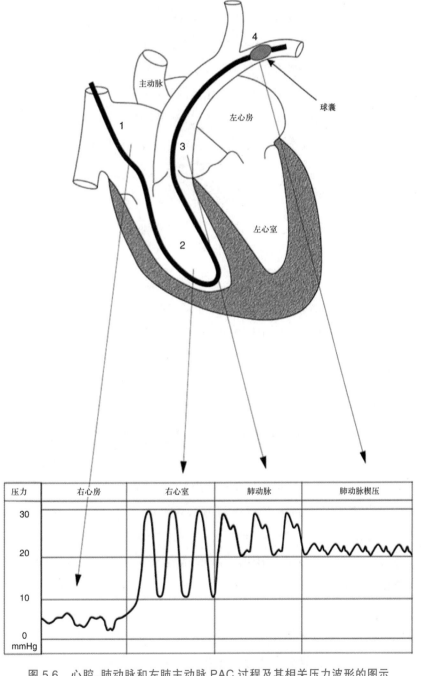

图 5.6　心腔、肺动脉和左肺主动脉 PAC 过程及其相关压力波形的图示

（1）中心静脉压曲线，显示导管尖端位于中心静脉和 / 或右心房，CVP 位置为 10 ～ 15 cm，

右房压位置为 15 ～ 25 cm。

（2）导管尖端穿过三尖瓣进入右心室（RV）；收缩期压力显著增加，舒张变化不大；当 PAC 尖端进入 30 ～ 35 cm 时，显示为右心室压力曲线。

（3）随着导管穿过肺动脉瓣到达肺动脉入口（PA），在收缩峰后可见一个重搏波；而压力波曲线的底部突然升高，显示 PA 的舒张压高于右心室舒张压，与动脉的波形相似，但幅度较小，所以当 PAC 尖端在 40 ～ 45 cm 范围内时会出现肺动脉压力。

（4）导管继续进入 5 cm 左右会出现另一个新的波形，此时 PAC 尖端进入 45 ～ 55 cm；在这里，波形会有另一个变化，导管尖端进入楔形位置指示为肺动脉楔压（PAWP）或肺动脉嵌顿压（PAOP），通常可以在 PAC 气囊扩张后的监视器屏幕上显示；当然，PAC 尖端不应停留在楔形位置超过几分钟，以防止不必要的并发症，如肺动脉分支破裂或肺组织的节段性坏死；将 PAC 退出 3 ～ 5 cm 可防止 PAC 尖端卡顿，从而防止发生此类问题。

（5）如果在上述距离间隔中没有看到这些曲线，则导管盘绕的可能性很大，下一段中讨论了 PAC 的危险并发症。为了预防此类事件，严格遵循这些曲线是一种有用的预防策略。

5.4.6　肺动脉导管并发症

2003 年，美国麻醉医师协会的 PAC 工作组（2003 年）指出，"可归因于 PAC 的总死亡率为 0.02% ～ 1.5%"，并将 PAC 并发症分为三大类：

（1）由中心静脉穿刺引起的 PAC 并发症，即"穿刺动脉术后神经病变（疼痛和感觉缺陷）、空气栓塞（血液中有空气）和气胸（肺外空气），该种并发症的发病率低于 3.6%"。

（2）并发症主要与导管本身的机械损伤有关，即"严重心律失常、右束支传导阻滞和完全性心脏传导阻滞，见于 0.3% ～ 3.8% 的患者"。

（3）与导管固定位置有关的并发症，即"肺动脉破裂及其引起的死亡、肺组织梗死、导管相关败血症、导管尖端培养阳性、瓣膜／心内膜炎、血栓性静脉炎、附壁血栓形成和静脉血栓形成（即静脉中的血凝块），发生率介于 0.03% 和 3% 之间"。

足够的技能、足够的经验，并对任何可能的并发症有高度的警惕性有助于临床医师预防这些潜在的致命并发症并尽早诊断。应记住以下关于 PAC 并发症的论述：

- 房性或室性心律失常，通常以室性早搏的形式出现，在导管通过右心室时出现。这些心律失常通常是良性的。头部稍高和右侧位可能会降低这种并发症的发生率。
- PAC 可导致右束支传导阻滞（RBBB），因此，在左束支传导阻滞（LBBB）的患者中，完全性房室传导阻滞（AV 传导阻滞）是可能的。虽然不常见，但可能是致命的。
- 肺动脉损伤可能导致致命的肺动脉穿孔或破裂，需要紧急手术或支架置入封堵。晚期肺动脉假性动脉瘤也有报道。
- 由于节段性或支气管肺动脉分支导管卡顿导致的肺梗死是另一个潜在的并发症。
- 右心室破裂是一种高度致命的并发症，需要高度警惕预防，一旦发生，必须在第一时间内进行严格而迅速的手术治疗。

- 支气管内出血是一种高度致命的并发症,尤其是在接受抗凝药物治疗的患者中。
- 由于过度和反复地来回移动导管而导致导管盘绕,这甚至可能需要手术将导管移除。
- 导管尖端气囊破裂。
- 如果球囊未充气,导管尖端卡在肌小梁中导致右心室壁机械损伤。
- 如果拔出导管时导管尖端气囊未放气,会导致三尖瓣或肺动脉瓣机械损伤。

5.5　心输出量监测

心输出量监测可采用多种侵入性和非侵入性方法。此外,它是心血管监测中一个极其重要的方面,特别是在包括心脏手术患者在内的危重患者中。本文简要讨论了目前用于心输出量评估的方法,有兴趣的读者可以在相关资料中找到更详细的讨论。此外,由于这一指标的重要性,特别是在危重病患者中,相关人员对这一问题进行了大量的临床和实验室研究,以确定每种方法的优点和缺点。

1870 年,德国生理学家和物理学家阿道夫•尤金•菲克(Adolf Eμgen Fick)描述了 Fick 原理,并将其应用于包括直接心输出量测定在内的许多用途中。Fick 原理假定肺所吸收的氧气量(即耗氧量)是从空气中吸收,完全通过肺输送,并通过血液流动(循环)运输。基于这一事实,我们利用 Fick 原理,计算出从空气中吸取了多少氧气通过肺循环输送到组织中。因此,如果我们计算从空气到肺的氧气量,我们可以假设它是从肺到组织的氧气量,所以我们可用"耗氧量"而不是"氧输送"来计算"心输出量"。换句话说,我们可以简单地表达 Fick 原理如下:

$$氧摄取(肺摄取) = 氧消耗(组织) = 氧耗量(VO_2)$$

我们可以计算动脉氧含量(CaO_2)和静脉氧含量(CvO_2),两者相减(CaO_2—CvO_2),最后将结果乘心输出量(CO),即得到 Fick 公式: $VO_2 = CO \times (CaO_2—CvO_2)$,然后根据公式算出心输出量: $CO = VO_2 / (CaO_2—CvO_2)$。

虽然 Fick 原理看起来简单,被认为是最精确的心输出量测量方法,但在临床实践中,其计算非常困难,需要复杂的技术程序,故在实验室中比临床环境中更常用。

根据 Fick 原理,在实践中进行了一些修改,开发出了不太复杂和更实用的方法,其中之一是"部分二氧化碳重复吸入"方法,该方法使用二氧化碳进行计算而不是氧气。

5.5.1　指示剂稀释技术

目前临床上主要采用两种指示剂来计算心输出量,包括锂和冷水,测量方法是利用指示剂(热或化学)并计算其通过血液循环下游后的过程时间和 / 或过程稀释模型。根据技术测量方法,心输出量测量技术分为以下几类(表 5.2)。

表 5.2 常见心排出量监测设备

使用冷水及其温度变化的技术包括:
使用 PAC 进行热稀释(PAC-TD),应用冷水注射和基于此注射的心输出量测量
使用 PAC 的连续热稀释
经肺注射热稀释法(通常使用 CVC 和动脉导管,如股动脉或桡动脉导管)
经肺锂指示剂稀释
部分二氧化碳重复吸入
食道多普勒
脉搏轮廓分析
生物阻抗和生物电抗
超声心输出监测仪

利用冷水注射及温度改变技术

- 使用 PAC 进行热稀释(PAC-TD),并应用冷水注射和基于此注射的心输出量测量。热稀释法通常使用肺动脉导管(即 PAC-TD),它被认为是心输出量监测的金标准,尽管该技术需要考虑许多要点,而且具有侵入性、成本较高,需要经验和足够的培训。尽管该法被定义为心输出量评估的最佳方法,但有研究考虑到它的准确性和侵袭性,因此建议使用其他方法,包括:微创热稀释法、脉搏轮廓心输出量评估法、呼吸估计法、食道多普勒监测法和流量探测和经皮多普勒心脏输出监测。

- 使用 PAC 的连续热稀释。

- 经肺热稀释法:传统的热稀释法是用顶端带有热敏电阻的 PAC 进行测定的;现在该系统在中心静脉导管内有一个热敏电阻,并利用动脉导管(通常来自股动脉、腋动脉或肱动脉)的曲线计算变量;因此,在该系统中,在右心房注入冷水,同时在接下来的几秒钟内,用中心动脉导管测量温度变化。根据这些温度变化计算心输出量,通常进行三次不同的测量以减少测量误差,并计算平均心输出量。此外,测量要在 3 ~ 10 min 内完成,以获得更准确的数据。"PICCO"系统使用该技术估计这些变量:"CO:心输出量""ITBV:胸腔内容量""GEDV:全心舒张末期容积""EVLW:血管外肺水"。使用经肺热稀释法在床边操作容易,GEDV 是心脏前负荷的一个很好的指标。

5.5.2 经肺锂指示剂稀释法

这种侵入性方法通过注射一剂等渗氯化锂(150 ~ 300 mmol LiCl, 1 ~ 2 mL)到右心房(通常通过中心静脉导管),然后,由机器计算动脉中的锂浓度。锂剂量无临床意义。此方法通常不用于以下情况:

- 体重低于 40 公斤的患者

- 怀孕前三个月的患者

- 接受高剂量神经肌肉阻滞剂治疗的患者,其可能干扰锂的传感器读数

- 用于锂治疗的患者应谨慎

注射锂剂后，机器绘制出动脉系统中锂稀释浓度—时间曲线，通常通过中心动脉导管计算心输出量（CO），并用"Stewart-Hamilton"方程计算心输出量：CO=LiD×60/［AUC×（1－PCV）］。

LiD：注射锂剂量。

AUC：锂浓度—时间曲线下面积。

PCV：根据血红蛋白浓度计算的填充细胞体积，单位为 g/dL。这种校正是由于第一次通过时没有锂进入红细胞（RBC）和白细胞（WBC）。

5.5.3　部分二氧化碳重复吸入法

该方法基于 Fick 原理，但是，它不计算氧气输送量，而是根据 3 min 的重复呼吸间隔，通过组织到肺的二氧化碳输送量及排出量来计算心输出量。事实上，二氧化碳是这种计算心输出量方法的标志。为此，在机械通气回路中增加了一次性重复呼吸回路。此重复呼吸回路包含三项：

- 气流测量装置
- 脉搏血氧计
- 二氧化碳红外线吸收传感器

对于这种方法，我们可以将以下公式修改，视为"用二氧化碳计算心输出量的 Fick 公式"：

CO=ΔVCO_2／（S×$\Delta etCO_2$），其中：

CO：心输出量。

ΔVCO_2：二氧化碳消除变化量。

S：修正指数。

$\Delta etCO_2$：正常呼吸和二氧化碳再吸入之间终末潮气 CO_2 分压的变化。

重复呼吸周期以 3 min 为间隔，计算重复呼吸期间二氧化碳的变化量。无创心输出量（NICO）监护仪采用二氧化碳重复吸入技术。该方法适用于 40 kg 以上的成人。在全机械通气支持下，该方法的准确性在重症监护室和手术室临床稳定患者中更为接受。但对于肺内分流的患者，这种方法的准确性降低。因此，这项技术要求通过使用全机械通气支持来完全控制呼吸，而且不应该有任何肺内分流。

5.5.4　食道多普勒

这种方法最初是在 20 世纪 70 年代引入的，于 20 世纪 80 年代发展起来，它通常通过"食道多普勒监测"或"EDM"进行测量，使用超声波来计算心输出量。它是无创的，利用胸腔升主动脉的搏动血流来计算心输出量。超声波传感器连接在一个柔性探头的尖端。这个探头通过口腔进入食管。鼻腔虽然不是常规通道，但也是可以的。然而，患者应该被麻醉，因为当患者清醒时，探头不能通过。另外，对于食道疾病患者，除非特别小心以防止任何可能的伤害，否则不应使用 EDM 探头，即使阻力最小也应避免使用以防止进一步伤害。通常食管内 30～35 cm 的深度是可以接受的。传感器通常使用脉冲波多普勒（5 MHz）或连续波多普勒（4 MHz）；M 模式多普勒使用不太频繁，由一些制造商使用（图 5.7）。EDM 根据年龄、性别、体重和身高由软件计算主动脉的横截面积。EDM 在使用前需要进行一些培训，放置 10～12 次探头即可，但是，为了防止"探头移位"出食道，需要对探头的位置进行维护（例如，在常规 ICU 护理期间）。

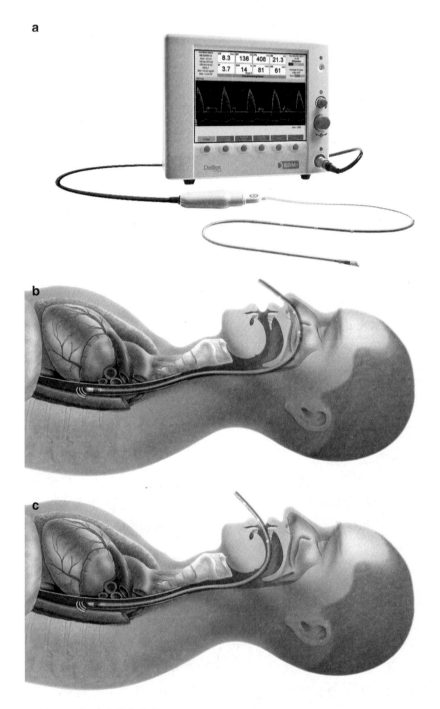

图 5.7　（a）食道多普勒监测和探头,（b）鼻探头位置,（c）口腔探头位置

　　在一些经食道监护仪中,需要 70/30 的校正:每一次心跳中通过主动脉管腔的血液约为每搏

量的 70%,而 30%的搏出量流向头部和颈部动脉以及冠状动脉血管床,因此,机器计算出的心输出量应乘 1.4,以补偿血流对大脑和冠状动脉的灌注。一些机器会自动补偿此比率并显示最终数据。当要观察心排出量的趋势而不是准确读数时,利用 EDM 进行评估更有用。

EDM 的使用有一些限制,包括:

- 在低血容量状态下,大脑和冠状动脉血流占全身血流比增加,因此计算的心输出量可能被低估。然而基于大量的研究,低血容量并不是一个限制,即使存在低血容量,最终的结果也可能因使用该设备而获益。

- 下肢血管扩张(如体外循环间期或妊娠)患者的心排可能被高估。另一方面,有研究表明血管舒张不是一种限制,尽管当出现极端的血管舒张时,列线图可能存在一些问题,例如脊髓麻醉后。

- 主动脉阻断或主动脉内球囊泵(IABP)术会干扰胸主动脉的血流,此时 EDM 的计算是不正确的。

- 胸主动脉疾病患者和潜在主动脉瓣狭窄(AS)或主动脉瓣关闭不全(AI)患者。然而有研究表明,监护仪在 AS 和 AI 中的应用是成功的。尽管主动脉瓣血流在多普勒超声中表现为舒张期反向血流,而监护仪只测量正向血流,但它仍然可以用于趋势描述。此外,主动脉狭窄取决于患者在疾病过程中的阶段,多普勒监护仪能清楚地看到是否有心室功能不全或后负荷变化。

- 个人训练和正确定位探头的能力可能会影响联合评估的结果,而不适当的定位可能会给出错误的读数。

最后,EDM 是无创的,培训周期较短。尽管它有一些局限性,但其疗效与 PAC-TD 技术相当,无论是在心脏输出量监测方面,还是在危重患者的液体反应评估方面。

5.5.5　脉搏轮廓分析

也许计算心输出量的最简单方法是"脉搏轮廓分析"或"PCA"。动脉波轮廓是"每搏量与动脉系统之间物理和解剖特征之间的相互作用"的函数。使用这种方法进行心输出量评估的设备有很多;在所有这些设备中,这些方法的主要基本原理是分析"动脉压力曲线的收缩部分"。该种分析是基于 1899 年 Otto Frank 首先描述的"Windkessel 模型",该模型描述了每搏量与主动脉顺应性以及被称为"Windkessel 血管"的弹性贮器之间的相互作用。Windkessel 是一个德文名称,意思是"气腔",使用以下公式估算心输出量:

CO=(SAUC/ 主动脉阻力)×HR,其中:

CO:心输出量。

SAUC:动脉压力曲线下面积的收缩部分。

HR:心率。

目前,使用这种方法测量心输出量的设备有:

Flotrac/ Vigileo 于 2005 年首次引入，并根据以下方程式计算心输出量：心排量 = 心率 × 每搏量，每搏量是根据动脉脉搏的轮廓来估计的。因此，该方法根据心率和每搏量计算心排量，并根据"动脉脉搏曲线"估算每搏量（图 5.8）。它根据"动脉曲线信号和动脉顺应性"来计算血流；在最终的机器运算中，还考虑了年龄、性别和体表面积；这个系统不需要像其他两个系统一样进行校准。但是，测量的准确度将受到下列因素影响：

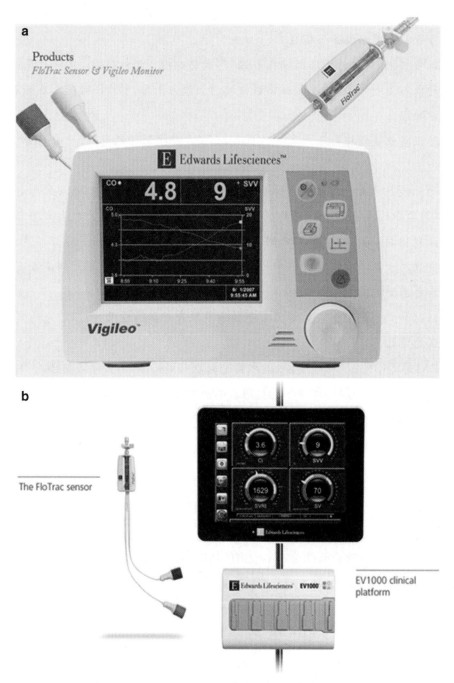

图 5.8　FloTrac/Vigileo 系统。(a) 带显示心输出量传感器的便携式监护仪以及每搏量的变化,(b) 用FloTrac 传感器演示生理变量的 EV1000 临床平台

（1）动脉波伪影。

（2）动脉导管存在问题。

（3）主动脉瓣关闭不全。

（4）周围血管强烈收缩。

（5）引起脉搏不规则的心律失常。

（6）严重左心室功能障碍。

"LiDCO®"系统及其相关版本（LiDCOPulse/LiDCOrapid）使用其算法将压力波形转换为体积波形。同 PiCCO® 系统一样，该装置采用指示剂稀释技术，通过脉冲轮廓分析，基于 Wesseling 算法计算心输出量（图 5.9）。将其与用锂剂稀释法计算的每次搏动的心输出量测量值进行比较后校准。该校准应每 8 小时进行一次。

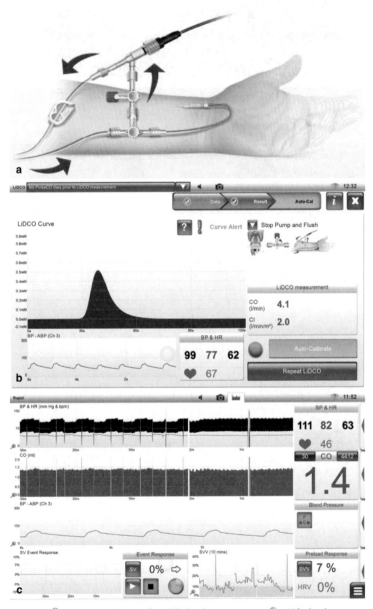

图 5.9 （a）LiDCO® 连接到患者的锂传感器,（b）LiDCOPlus® 系统,（c）LiDCOrapid® 系统

"PiCCO®"系统,脉冲指数连续心排血量系统,该系统结合了两种心输出量测量技术(图 5.10):

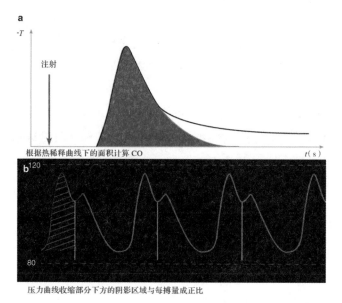

通过复杂的算法,连续计算每搏量,将每搏量与心率相乘,得到连续心输出量,
即脉冲轮廓心输出量(PCCO)

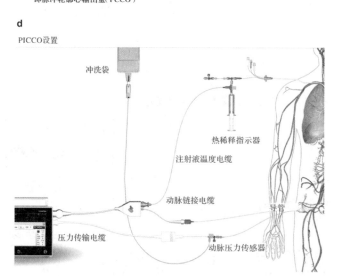

图 5.10 (a) PiCCO® 经肺热稀释法计算心输出量,(b) 通过 PiCCO® 脉搏轮廓分析计算每搏量,(c) 通过
PiCCO® 脉搏轮廓分析计算心输出量,(d) PiCCO® 的图示

（1）经肺热稀释（侵入性方法）:这是一种基于经肺热稀释指示剂稀释技术的侵入性测量方法。

（2）脉搏轮廓分析（非侵入性方法）：通过动脉置管、股动脉、腋动脉、肱动脉或桡动脉的脉搏轮廓分析，基于 Wesseling 算法计算心输出量。通过"脉搏轮廓分析"，可以监测心输出量和每搏量在不同前负荷条件下的周期变化；同时，通过经肺热稀释，使用 PiCCO® 的侵入性模块校准非侵入性测量。PiCCO® 的无创模式需要每天至少校准两到三次。

简而言之，PiCCO® 通过有创（经肺热稀释）和无创（脉冲轮廓分析）测量整合了静态和动态血流动力学数据，并结合两种心输出量测量技术对数据进行校准。在测量开始时，PiCCO® 会询问患者的年龄、性别、体重和身高等数据。PiCCO® 适用于围术期感染性休克、心源性休克、创伤性休克或其他高危患者。

压力记录分析法"PRAM"在"MostCare"系统中的应用，它是一种基于"动脉压力波形的搏动和连续成分的形态学分析"设计的连续和心动周期法测量心脏指数的侵入性方法。该分析由系统在较高采样频率下进行，与其他脉搏轮廓分析技术的比较，它不像其他方法那样依赖于"校准"，也是根据动脉压力曲线计算心输出量（图 5.11）。

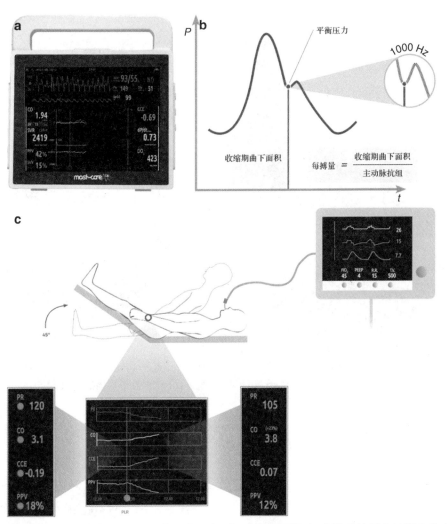

图 5.11 在"MostCare"系统应用 PRAM 法记录压力。（a）监测面板，（b）该系统基本计算方法，（c）被动抬腿试验效果在 MostCare 系统上显示

在所有基于"动脉压力轮廓"的心输出量评估方法中，下列因素可能会干扰评估结果：

- 主动脉瓣关闭不全或主动脉瓣返流
- 动脉曲线的阻尼不足或过度阻尼
- 有可能干扰读数的严重心律失常的患者
- 血管渗漏综合征导致动脉壁顺应性降低

5.5.6　生物阻抗和生物电抗

这两种方法"几乎完全"无创，其利用血流对经胸变量的物理效应，为此，它们使用连接在胸壁上的胸导联来评估胸腔内血流的物理效应，包括胸部阻抗的变化（即生物阻抗系统）或"经胸电流的血流依赖性变化"，可称为胸部电频率的变化（即生物电抗）。这些系统是无创的，然而，一些人认为它们的测量还不如某些侵入性方法准确，尽管它们作为"跟踪心血管系统对临床治疗的反应"的设备使用可能更可靠。而且，在重症监护室环境中产生的噪音（尤其是电噪音）也可能影响计算，并且在估计心输出量方面有影响。基于 BioreAction® 的两个系统是 CHEETAH NICOM 和 Starling SV 血流动力学系统（图5.12），它们可以评估每搏量指数（SVI）、心脏指数（CI）和总外周阻力指数（TPRI），作为血流动力学监测连续模式的血管张力测量。

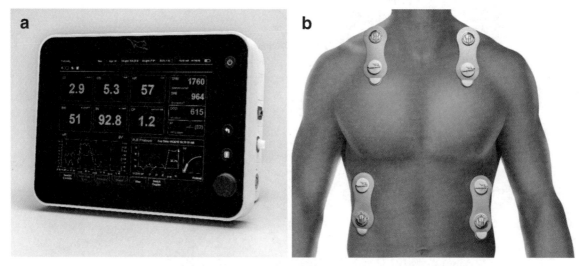

图 5.12　（a）Cheetah NICOM 系统,（b）躯干上传感器的位置

5.5.7　超声心输出量监测

该系统也是一个完全无创系统,基于"连续多普勒（CWD）"技术对心输出量进行连续评估,使用多普勒探头"计算速度—时间积分"。探头可放置在以下两个解剖位置之一（图5.13）：

- 胸骨上切迹,测量通过主动脉流出道的血流,从而测量经主动脉的血流。
- 左侧胸骨旁,测量通过肺动脉流出道的血流,即经肺血流。

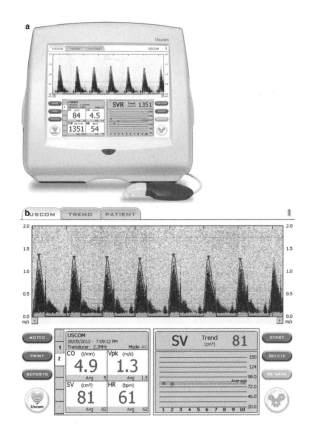

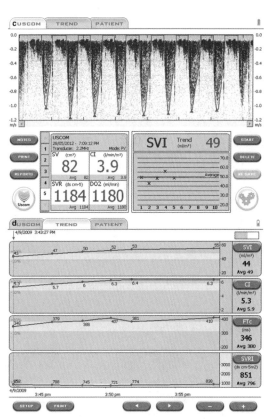

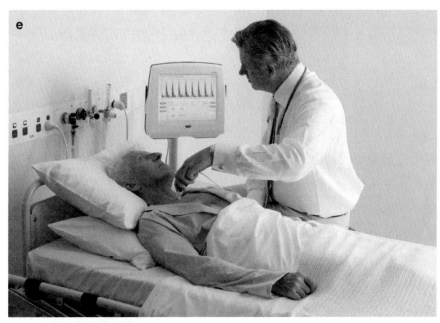

图 5.13 (a) 监测面板,(b) 每搏量 SV 的测量,(c) 每搏量指数 SVI 的测量,(d) 随时间测量参数的趋势,(e) 胸骨上入路行 USCOM 检查

这就是为什么探头的合适对准位置在获得正确结果方面具有重要作用。此外,该方法需要时间来获得"合适的窗口"。该方法通过以下公式计算心输出量:CO=CSA×VTI,其中:

CO:心输出量。

CSA:用于测量心输出量(主动脉或肺动脉)的动脉系统的横截面积。

VTI:速度时间积分,由机器计算。

该系统在基于临床研究的心输出量测量中可能有效,同时,它通过实时模式来估测心输出量,并且是无创的。然而,个人操作在结果判定中起着主要作用。

5.5.8　心输出量的无创监测

无创监测心输出量的方法有一个不断改进的方向。这种方法在几年前就已经被引入,在许多研究中已经成为一种有用的监测手段,尽管并非所有的研究都证实了它的准确性,特别是在低心排血量的患者中。然而,用这种仪器测量心输出量的趋势似乎更有用。ClearSight 系统可作为该分类下的系统之一,如图 5. 14 所示。

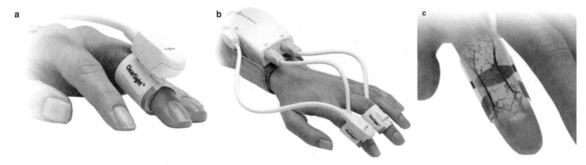

图 5.14　ClearSight 系统,爱德华公司。(a) ClearSight 指夹,(b) ClearSight 指套,(c) ClearSight 简要图示

5.6　心输出量监测方式的选择

虽然临床上可以有不同监测设备测量心输出量,但没有一个可以被指定为"最佳"。然而,可以使用一些标准来选择合适的心输出监测设备。有人提出一套选择适当心输出量监测的结论作为指导原则,尽管这些中大多数并非基于 meta 分析等方法,而是基于共识,但它可以被视为选择心输出量监测装置的一种有效方法:

- 没有一个血流动力学监测装置能够"单独改善结果"。
- "设备可用性"和"培训"可能会影响使用者的选择过程。
- 没有哪一种监测对所有患者是"唯一最好的",对每个患者的监测都应该是"量身定制"的。
- 整合来自不同来源的数据可以帮助我们提高用于监测的数据质量。
- 混合静脉血氧饱和度(SvO_2)是一个非常有用和决定性的指标,虽然它的测量是通过 PAC

进行的,但使用来自上腔静脉的中心静脉血氧饱和度($ScvO_2$)取样(使用 CVC)可以被认为是 SvO_2 有效替代物。

- 尽管许多患者受益于心输出量增加,但并不总这样,因为使用任何可能的治疗方法增加心输出量有时可能适得其反。SvO_2 也是如此,重症患者的 SvO_2 增加可能是由于灌注分布不均,而不一定是由于血流量增加改善了状况。

- 没有一个心输出量监测设备可以测量"CO"的真实值,但它们都可以估计心输出量,尽管"间断热稀释技术"通常被视为具有自身局限性的"参考技术"。也许用一种侵入性较小的监测来跟踪"心输出量变化趋势"可能同直接使用肺动脉导管热稀释方法一样有价值。

- 能够对病理生理变化做出尽可能快的反应是非常重要的,这就是为什么我们需要"反应快速"的监测装置,以尽可能快地显示变化,从而帮助临床医生和临床团队尽快做出反应。增加适当的监测数量也可能提高我们的反应速度。

- 实时心输出量评估可以比延迟的间歇性测量更好地提供指导,这些实时结果似乎优于延迟测量的技术方法。

- 尽管无创性对监测设备选择很重要,但它并不是唯一的决定因素,因为在一些间接血压监测(用血压袖带测量)的患者中,尤其是在心脏手术患者中,有创性血压监测是无法被替代的。此外,使用"脉搏轮廓分析、食道多普勒、二氧化碳重复呼吸和生物阻抗"等无创心输出监测系统与侵入性方法相比没有那么精确,这就是为什么"无创性"只是众多因素中的一个,而不是选择监测的"唯一决定因素"。

5.7　血流动力学参数正常值

有许多不同的研究评估和计算了血流动力学参数的正常变量。下两个表显示了一些最重要的血流动力学变量(表 5.3 和 5.4)。

表 5.3　心血管系统主要压力的正常范围

	变量	正常范围
1	心率(HR)	60 ～ 100
2	中心静脉压(CVP)	3 ～ 8 mmHg
3	右房压(RAP)	2 ～ 10 mmHg
4	右心室压(RVP)	收缩期 15 ～ 30 mmHg,舒张期 3 ～ 8 mmHg
5	肺动脉压力(PAP)	收缩期 15 ～ 30 mmHg,舒张期 6 ～ 12 mmHg
6	肺动脉楔压(PAWP),肺毛细血管楔压(PCWP)	6 ～ 12 mmHg
7	左心房压(LAP)	4 ～ 12 mmHg
8	左室收缩末期压力(LVESP)	90 ～ 140 mmHg
9	左室舒张末期压力(LVEDP)	4 ～ 12 mmHg
10	主动脉压力	收缩期 15 ～ 30 mmHg,舒张期 3 ～ 8 mmHg

表 5.4　心血管系统主要生理变量的计算公式及正常范围

	变量	公式	正常范围
1	心输出量(CO)	CO= 每搏量 × 心率	4 ～ 6 L/min
2	心指数(CI)	CI= 心输出量 / 体表面积	3 ～ 5 L/(min·m²)
3	每搏量(SV)	SV= 心输出量 ×1000/ 心率	50 ～ 100 mL
4	平均动脉压(MAP)	MAP=(2× 舒张压 + 收缩压)/3	70 ～ 100 mmHg
5	外周血管阻力(SVR)	SVR=[(平均动脉压 — 中心静脉压)×80]/ 心输出量	800 ～ 1200 dynes/(s·cm⁵)
6	肺血管阻力(PVR)	PVR=[(肺动脉压 — 肺动脉楔压)×80]/ 心输出量	35 ～ 1250 dynes/(s·cm⁵)

5.8　经食道超声心动图(TEE)

经食道超声心动图(TEE)是一种非侵入性实时监测,尤其是在围术期心脏病患者中得到广泛使用;随着麻醉师和重症医师在围术期的经验和熟悉程度的提高,其应用已得到广泛认可。然而,其描述超出本书讨论范围,建议读者参考围术期 TEE 图书。

5.9　脑电图(EEG)

本书的第 6 章更详细地描述了这种监测方式。请参阅相关章节。

5.10　近红外光谱和脑血氧监测

近红外光谱和脑血氧监测装置的完整描述见"成人心脏术后中枢神经系统监测"章节,请参阅相关章节。

参考文献

［1］ ANON.French Society of Anesthesia and Intensive Care. Arterial catheterization and invasive measurement of blood pressure in anesthesia and intensive care in adults. Ann Fr Anesth Reanim. 1995; 14: 444-53.

［2］ American Society of Anesthesiologists Task Force on Pulmonary Artery Catheterization. Practice guidelines for pulmonary artery catheterization: an updated report by the American Society of Anesthesiologists Task Force on Pulmonary Artery Catheterization. Anesthesiology. 2003; 99: 988-1014.

［3］ Ahmad RA, Ahmad S, Naveed A, Baig MAR.Peripheral arterial blood pressure versus central arterial blood pressure monitoring in critically ill patients after cardio-pulmonary bypass. Pak J Med Sci. 2017; 33: 310-4.

［4］ Akima T, Takase B, Kosuda S, Ohsuzu F, Kawai T, Ishihara M, Akira K. Systemic peripheral vascular resistance as a determinant of functional cardiac reserve in response to exercise in patients with heart disease. Angiology. 2007; 58: 463-71.

［5］ Alhashemi JA, Cecconi M, Hofer CK.Cardiac output monitoring: an integrative perspective. Crit Care. 2011; 15: 214.

［6］ Alonso-Inigo JM, Escriba FJ, Carrasco JI, Fas MJ, Argente P, Galvis JM, Llopis JE.Measuring cardiac output in children undergoing cardiac catheterization: comparison between the Fick method and PRAM (pressure recording analytical method). Paediatr Anaesth. 2016; 26: 1097-105.

［7］ Anderson JS.Arterial cannulation: how to do it. Br J Hosp Med. 1997; 57: 497-9.

［8］ Aouad-Maroun M, Raphael CK, Sayyid SK, Farah F, Akl EA.Ultrasound-guided arterial cannulation for paediatrics. Cochrane Database Syst Rev. 2016; 9: Cd011364.

［9］ Arai T, Yamashita M.Central venous catheterization in infants and children—small caliber audioDoppler probe versus ultrasound scanner. Paediatr Anaesth. 2005; 15: 858-61.

［10］ Ash SR.Fluid mechanics and clinical success of central venous catheters for dialysis—answers to simple but persisting problems. Semin Dial. 2007; 20: 237-56.

［11］ Asheim P, Mostad U, Aadahl P.Ultrasound-guided central venous cannulation in infants and children. Acta Anaesthesiol Scand. 2002; 46: 390-2.

［12］ Augusto JF, Teboul JL, Radermacher P, Asfar P.Interpretation of blood pressure signal: physiological bases, clinical relevance, and objectives during shock states. Intensive Care Med. 2011; 37: 411-9.

［13］ Bajorat J, Hofmockel R, Vagts DA, Janda M, Pohl B, Beck C, Noeldge-Schomburg G.Comparison of invasive and less-invasive techniques of cardiac output measurement under different haemodynamic conditions in a pig model. Eur J Anaesthesiol. 2006; 23: 23-30.

［14］ Barmparas G, Inaba K, Georgiou C, Hadjizacharia P, Chan LS, Demetriades D, Friese R, Rhee P.Swan-Ganz catheter use in trauma patients can be reduced without negatively affecting outcomes. World J Surg. 2011; 35: 1809-17.

［15］ Berghella S, Tempo B, Bernocco A, Neri G, Fiorucci G.Indications, methods and results of bacteriological examinations of central venous catheters in patients admitted to a polyvalent resuscitation center. Minerva Anestesiol. 1979; 45: 379-86.

［16］ Berton C, Cholley B. Equipment review: new techniques for cardiac output measurement—oesophageal Doppler, Fick principle using carbon dioxide, and pulse contour analysis. Crit Care. 2002; 6: 216-21.

［17］ Binanay C, Califf RM, Hasselblad V, O'Connor CM, Shah MR, Sopko G, Stevenson LW, Francis GS, Leier CV, Miller LW.Evaluation study of congestive heart failure and pulmonary artery catheterization effectiveness:

the ESCAPE trial. JAMA. 2005；294：1625-33.

[18] Booth KL，Mercer-Smith G，McConkey C，Parissis H.Catheter-induced pulmonary artery rupture：haemodynamic compromise necessitates surgical repair. Interact Cardiovasc Thorac Surg. 2012；15：531-3.

[19] Botha R，van Schoor AN，Boon JM，Becker JH，Meiring JH.Anatomical considerations of the anterior approach for central venous catheter placement. Clin Anat. 2006；19：101-5.

[20] Boyce JM.Prevention of central line-associated bloodstream infections in hemodialysis patients. Infect Control Hosp Epidemiol. 2012；33：936-44.

[21] Broch O，Bein B，Gruenewald M，Masing S，Huenges K，Haneya A，Steinfath M，Renner J.Accuracy of cardiac output by nine different pulse contour algorithms in cardiac surgery patients：a comparison with transpulmonary thermodilution. Biomed Res Int. 2016；2016：3468015.

[22] Brusasco C，Corradi F，Zattoni PL，Launo C，Leykin Y，Palermo S. Ultrasound-guided central venous cannulation in bariatric patients. Obes Surg. 2009；19：1365-70.

[23] Brzezinski M，Luisetti T，London MJ.Radial artery cannulation：a comprehensive review of recent anatomic and physiologic investigations. Anesth Analg. 2009；109：1763-81.

[24] Bubenek-Turconi SI，Craciun M，Miclea I，Perel A.Noninvasive continuous cardiac output by the Nexfin before and after preload-modifying maneuvers：a comparison with intermittent thermodilution cardiac output. Anesth Analg. 2013；117：366-72.

[25] Bur A，Hirschl MM，Herkner H，Oschatz E，Kofler J，Woisetschlager C，Laggner AN.Accuracy of oscillometric blood pressure measurement according to the relation between cuff size and upper-arm circumference in critically ill patients. Crit Care Med. 2000；28：371-6.

[26] Bussieres JS.Iatrogenic pulmonary artery rupture. Curr Opin Anaesthesiol. 2007；20：48-52.Calabria M，Zamboli P，D'Amelio A，Granata A，Di Lullo L，Floccari F，Logias F，Fiorini F.Use of ECG-EC in the positioning of central venous catheters. G Ital Nefrol. 2012；29：49-57.

[27] Campbell NR，Berbari AE，Cloutier L，Gelfer M，Kenerson JG，Khalsa TK，Lackland DT，Lemogoµm D，Mangat BK，Mohan S，Myers MG，Niebylski ML，O'Brien E，Stergiou GS，Velga EV，Zhang XH.Policy statement of the world hypertension league on noninvasive blood pressure measurement devices and blood pressure measurement in the clinical or community setting. J Clin Hypertens (Greenwich). 2014；16：320-2.

[28] Chatti R，de Rudniki S，Marque S，Dµmenil AS，Descorps-Declere A，Cariou A，Duranteau J，Aout M，Vicaut E，Cholley BP.Comparison of two versions of the Vigileo-FloTrac system (1.03 and 1.07) for stroke volµme estimation：a multicentre，blinded comparison with oesophageal Doppler measurements. Br J Anaesth. 2009；102：463-9.

[29] Chee BC，Baldwin IC，Shahwan-Akl L，Fealy NG，Heland MJ，Rogan JJ.Evaluation of a radial artery cannulation training program for intensive care nurses：a descriptive，explorative study. Aust Crit Care. 2011；24：117-25.

[30] Chen CK，Tan PP，Lee HC.Sternocleidomastoid muscle length predicts depth of central venous catheter insertion. Acta Anaesthesiol Taiwanica. 2007；45：211-5.

[31] Chong SW，Peyton PJ.A meta-analysis of the accuracy and precision of the ultrasonic cardiac output monitor (USCOM). Anaesthesia. 2012；67：1266-71.

[32] Chopra V，Anand S，Krein SL，Chenoweth C，Saint S. Bloodstream infection，venous thrombosis，and peripherally inserted central catheters：reappraising the evidence. Am J Med. 2012；125：733-41.

[33] Clark VL，Kruse JA.Arterial catheterization. Crit Care Clin. 1992；8：687-97.

[34] Cockings JG，Webb RK，Klepper ID，Currie M，Morgan C.The Australian Incident Monitoring Study. Blood pressure monitoring—applications and limitations：an analysis of 2000 incident reports. Anaesth Intensive Care. 1993；21：565-9.

[35] Compton F，Schafer JH.Noninvasive cardiac output determination：broadening the applicability of hemodynamic monitoring. Semin Cardiothorac Vasc Anesth. 2009；13：44-55.

[36] Compton F，Wittrock M，Schaefer JH，Zidek W，Tepel M，Scholze A.Noninvasive cardiac output determination using applanation tonometry-derived radial artery pulse contour analysis in critically ill patients. Anesth Analg. 2008a；106：171-4；table of contents.

[37] Compton FD，Zukunft B，Hoffmann C，Zidek W，Schaefer JH.Performance of a minimally invasive uncalibrated cardiac output monitoring system（Flotrac/Vigileo）in haemodynamically unstable patients. Br J Anaesth. 2008b；100：451-6.

[38] Connors AF Jr，Speroff T，Dawson NV，Thomas C，Harrell FE Jr，Wagner D，Desbiens N，Goldman L，Wu AW，Califf RM，Fulkerson WJ Jr，Vidaillet H，Broste S，Bellamy P，Lynn J，Knaus WA.The effectiveness of right heart catheterization in the initial care of critically ill patients. SUPPORT Investigators. JAMA. 1996；276：889-97.

[39] Cotter G，Williams SG，Vered Z，Tan LB.Role of cardiac power in heart failure. Curr Opin Cardiol. 2003；18：215-22.

[40] Cousins TR，O'Donnell JM.Arterial cannulation：a critical review. AANA J. 2004；72：267-71.

[41] Critchley LA，Huang L.USCOM-window to the circulation：utility of supra-sternal Doppler in an elderly anaesthetized patient for a robotic cystectomy. J Clin Monit Comput. 2014；28：83-93.

[42] Dabbagh A.Cardiovascular monitoring. In：Dabbagh A，Esmailian F，Aranki S，editors. Postoperative critical care for cardiac surgical patients. 1st ed. Berlin：Springer；2014. p.77-127.

[43] Daily PO，Griepp RB，Shumway NE.Percutaneous internal jugular vein cannulation. Arch Surg. 1970；101：534-6.

[44] Dark PM，Singer M.The validity of trans-esophageal Doppler ultrasonography as a measure of cardiac output in critically ill adults. Intensive Care Med. 2004；30：2060-6.

[45] de Waal EE，Wappler F，Buhre WF. Cardiac output monitoring. Curr Opin Anaesthesiol. 2009；22：71-7.

[46] Di Iorio BR，Mondillo F，Bortone S，Nargi P，Capozzi M，Spagnuolo T，Cucciniello E，Bellizzi V.Fourteen years of hemodialysis with a central venous catheter：mechanical long-term complications. J Vasc Access. 2006；7：60-5.

[47] Doherty A，El-Khuffash A，Monteith C，McSweeney L，Breatnach C，Kent E，Tully E，Malone F，Thornton P.Comparison of bioreactance and echocardiographic non-invasive cardiac output monitoring and myocardial function assessment in primagravida women. Br J Anaesth. 2017；118：527-32.

[48] Domino KB，Bowdle TA，Posner KL，Spitellie PH，Lee LA，Cheney FW. Injuries and liability related to central vascular catheters：a closed claims analysis. Anesthesiology. 2004；100：1411-8.

[49] Donati A，Carsetti A，Tondi S，Scorcella C，Domizi R，Damiani E，Gabbanelli V，Munch C，Adrario E，Pelaia P，Cecconi M.Thermodilution vs pressure recording analytical method in hemodynamic stabilized patients. J Crit Care. 2014；29：260-4.

[50] Drawz P.Clinical implications of different blood pressure measurement techniques. Curr Hypertens Rep. 2017；19：54.

[51] Durbin CG Jr. The range of pulmonary artery catheter balloon inflation pressures. J Cardiothorac Anesth. 1990；4：

39-42.

[52] Elgendy A，Seppelt IM，Lane AS.Comparison of continuous-wave Doppler ultrasound monitor and echocardiography to assess cardiac output in intensive care patients. Crit Care Resusc. 2017；19：222-9.

[53] Elliott CG，Zimmerman GA，Clemmer TP.Complications of pulmonary artery catheterization in the care of critically ill patients. A prospective study. Chest. 1979；76：647-52.

[54] Elwan MH，Hue J，Green SJ，Eltahan SM，Sims MR，Coats TJ.Thoracic electrical bioimpedance versus suprasternal Doppler in emergency care. Emerg Med Australas. 2017；29：391-3.

[55] English IC，Frew RM，Pigott JF，Zaki M.Percutaneous catheterisation of the internal jugular vein. 1969. Anaesthesia. 1995；50：1071-6；discussion 1070.

[56] Fagnoul D，Vincent JL，Backer DD.Cardiac output measurements using the bioreactance technique in critically ill patients. Crit Care. 2012；16：460.

[57] Fakler U，Pauli C，Balling G，Lorenz HP，Eicken A，Hennig M，Hess J. Cardiac index monitoring by pulse contour analysis and thermodilution after pediatric cardiac surgery. J Thorac Cardiovasc Surg. 2007；133：224-8.

[58] Fanari Z，Grove M，Rajamanickam A，Hammami S，Walls C，Kolm P，Saltzberg M，Weintraub WS，Doorey AJ.Cardiac output determination using a widely available direct continuous oxygen consµmption measuring device：a practical way to get back to the gold standard. Cardiovasc Revasc Med. 2016；17：256-61.

[59] Feldman LS，Anidjar M，Metrakos P，Stanbridge D，Fried GM，Carli F.Optimization of cardiac preload during laparoscopic donor nephrectomy：a preliminary study of central venous pressure versus esophageal Doppler monitoring. Surg Endosc. 2004；18：412-6.

[60] Ferguson M，Max MH，Marshall W.Emergency department infraclavicular subclavian vein catheterization in patients with multiple injuries and burns. South Med J. 1988；81：433-5.

[61] Fick A. über die Messung des Blutquantµms in der Herzventrikeln. Stahelschen Universitats-Buch Kunsthandlung：Sitzungsberichte der physikalisch-medicinischen Gesellschaftzu Würzburg；1870. p. XVI-XVII.

[62] Figueiredo A，Germano N，Guedes P，Marcelino P.The evolving concepts of haemodynamic support：from pulmonary artery catheter to echocardiography and theragnostics. Curr Cardiol Rev. 2011；7：136-45.

[63] Franklin C.The technique of radial artery cannulation. Tips for maximizing results while minimizing the risk of complications. J Crit Illn. 1995a；10：424-32.

[64] Franklin CM.The technique of dorsalis pedis cannulation. An overlooked option when the radial artery cannot be used. J Crit Illn. 1995b；10：493-8.

[65] Frazier SK，Skinner GJ.Pulmonary artery catheters：state of the controversy. J Cardiovasc Nurs. 2008；23：113-21；quiz 122-113.

[66] Freed MD，Keane JF.Cardiac output measured by thermodilution in infants and children. J Pediatr. 1978；92：39-42.

[67] Fuda G，Denault A，Deschamps A，Bouchard D，Fortier A，Lambert J，Couture P.Risk factors involved in central-to-radial arterial pressure gradient during cardiac surgery. Anesth Analg. 2016；122：624-32.

[68] Furuya EY，Dick A，Perencevich EN，Pogorzelska M，Goldmann D，Stone PW.Central line bundle implementation in US intensive care units and impact on bloodstream infections. PLoS One. 2011；6：e15452.

[69] Gan TJ，Arrowsmith JE.The oesophageal Doppler monitor. BMJ. 1997；315：893-4.

[70] Ge X，Cavallazzi R，Li C，Pan SM，Wang YW，Wang FL. Central venous access sites for the prevention of venous thrombosis，stenosis and infection. Cochrane Database Syst Rev. 2012；3：CD004084.

[71] Geerts BF，Aarts LP，Jansen JR.Methods in pharmacology：measurement of cardiac output. Br J Clin Pharmacol.

2011；71：316-30.

[72]　Gibson DG，Francis DP. Clinical assessment of left ventricular diastolic function. Heart. 2003；89：231-8.

[73]　Gibson F，Bodenham A.Misplaced central venous catheters：applied anatomy and practical management. Br J Anaesth. 2013；110：333-46.

[74]　Godoy MC，Leitman BS，de Groot PM，Vlahos I，Naidich DP.Chest radiography in the ICU：Part 2：Evaluation of cardiovascular lines and other devices. AJR Am J Roentgenol. 2012；198：572-81.

[75]　Goepfert MS，Richter HP，Zu Eulenburg C，Gruetzmacher J，Rafflenbeul E，Roeher K，von Sandersleben A，Diedrichs S，Reichenspurner H，Goetz AE，Reuter DA.Individually optimized hemodynamic therapy reduces complications and length of stay in the intensive care unit：a prospective，randomized controlled trial. Anesthesiology. 2013；119：824-36.

[76]　Gologorsky E，Gologorsky A，Barron ME.Pulmonary artery catheter in cardiac surgery revisited. Anesth Analg. 2012；114：1368；author reply 1369.

[77]　Gueret G，Kiss G，Rossignol B，Bezon E，Wargnier JP，Miossec A，Corre O，Arvieux CC.Cardiac output measurements in off-pμmp coronary surgery：comparison between NICO and the swanGanz catheter. Eur J Anaesthesiol. 2006；23：848-54.

[78]　Guleri A，Kμmar A，Morgan RJ，Hartley M，Roberts DH.Anaphylaxis to chlorhexidine-coated central venous catheters：a case series and review of the literature. Surg Infect. 2012；13：171-4.

[79]　Gurgel ST，do Nascimento P Jr. Maintaining tissue perfusion in high-risk surgical patients：a systematic review of randomized clinical trials. Anesth Analg. 2011；112：1384-91.

[80]　Hardy JF，Morissette M，Taillefer J，Vauclair R. Pathophysiology of rupture of the pulmonary artery by pulmonary artery balloon-tipped catheters. Anesth Analg. 1983；62：925-30.

[81]　Harrigan RA，Chan TC，Moonblatt S，Vilke GM，Ufberg JW.Temporary transvenous pacemaker placement in the emergency department. J Emerg Med. 2007；32：105-11.

[82]　Harvey S，Harrison DA，Singer M，Ashcroft J，Jones CM，Elbourne D，Brampton W，Williams D，Young D，Rowan K.Assessment of the clinical effectiveness of pulmonary artery catheters in management of patients in intensive care（PAC-Man）：a randomised controlled trial. Lancet. 2005；366：472-7.

[83]　Harvey S，Stevens K，Harrison D，Young D，Brampton W，McCabe C，Singer M，Rowan K.An evaluation of the clinical and cost-effectiveness of pulmonary artery catheters in patient management in intensive care：a systematic review and a randomised controlled trial. Health Technol Assess. 2006；10：1-133；iii-iv，ix-xi.

[84]　Haryadi DG，Orr JA，Kuck K，McJames S，Westenskow DR. Partial CO_2 rebreathing indirect Fick technique for non-invasive measurement of cardiac output. J Clin Monit Comput. 2000；16：361-74.

[85]　Hayashi S，Hayase T，Shirai A，Maruyama M.Nμmerical simulation of noninvasive blood pressure measurement. J Biomech Eng. 2006；128：680-7.

[86]　Heiss HW. Werner Forssmann：a German problem with the Nobel Prize. Clin Cardiol. 1992；15：547-9.

[87]　Heresi GA，Arroliga AC，Wiedemann HP，Matthay MA.Pulmonary artery catheter and fluid management in acute lung injury and the acute respiratory distress syndrome. Clin Chest Med. 2006；27：627-35；abstract ix.

[88]　Hessel EA，Apostolidou I.Pulmonary artery catheter for coronary artery bypass graft：does it harm our patients Primμm non nocere. Anesth Analg. 2011；113：987-9.

[89]　Hewlett AL，Rupp ME.New developments in the prevention of intravascular catheter associated infections. Infect Dis Clin N Am. 2012；26：1-11.

[90]　Hida S，Ohashi S，Kinoshita H，Honda T，Yamamoto S，Kazama J，Endoh H.Knotting of two central venous

catheters: a rare complication of pulmonary artery catheterization. J Anesth. 2010; 24: 486-7.

[91] Himpe D.New approach to systemic vascular resistance calculation and clinical decision making. Acta Anaesthesiol Belg. 1990; 41: 291-5.

[92] Hind D, Calvert N, McWilliams R, Davidson A, Paisley S, Beverley C, Thomas S.Ultrasonic locating devices for central venous cannulation: meta-analysis. BMJ. 2003; 327: 361.

[93] Hodgson LE, Forni LG, Venn R, Samuels TL, Wakeling HG.A comparison of the non-invasive ultrasonic cardiac output monitor (USCOM) with the oesophageal Doppler monitor during major abdominal surgery. J Intensive Care Soc. 2016; 17: 103-10.

[94] Holmes SJ, Kiely EM, Spitz L.Vascular access. Prog Pediatr Surg. 1989; 22: 133-9.

[95] Horlocker TT, Bishop AT.Compartment syndrome of the forearm and hand after brachial artery cannulation. Anesth Analg. 1995; 81: 1092-4.

[96] Htet N, Vaughn J, Adigopula S, Hennessey E, Mihm F.Needle-guided ultrasound technique for axillary artery catheter placement in critically ill patients: a case series and technique description. J Crit Care. 2017; 41: 194-7.

[97] Huygh J, Peeters Y, Bernards J, Malbrain ML.Hemodynamic monitoring in the critically ill: an overview of current cardiac output monitoring methods. F1000Res. 2016; 5: F1000 Faculty Rev-2855.

[98] Ikeda S, Yagi K, Schweiss JF, Homan SM.In vitro reappraisal of the pulmonary artery catheter balloon volume-pressure relationship: comparison of four different catheters. Can J Anaesth. 1991; 38: 648-53.

[99] Imhoff M. Alea iacta est: a new approach to cardiac output monitoring Anesth Analg. 2013; 117: 295-6.

[100] Ishizuka M, Nagata H, Takagi K, Kubota K.Right internal jugular vein is recommended for central venous catheterization. J Investig Surg. 2010; 23: 110-4.

[101] Jakovljevic DG, Moore S, Hallsworth K, Fattakhova G, Thoma C, Trenell MI.Comparison of cardiac output determined by bioimpedance and bioreactance methods at rest and during exercise. J Clin Monit Comput. 2012; 26: 63-8.

[102] Jegatheswaran J, Ruzicka M, Hiremath S, Edwards C.Are automated blood pressure monitors comparable to ambulatory blood pressure monitors A systematic review and meta-analysis. Can J Cardiol. 2017; 33: 644-52.

[103] Jo YY, Song JW, Yoo YC, Park JY, Shim JK, Kwak YL.The uncalibrated pulse contour cardiac output during off-pump coronary bypass surgery: performance in patients with a low cardiac output status and a reduced left ventricular function. Korean J Anesthesiol. 2011; 60: 237-43.

[104] Kalra A, Heitner S, Topalian S.Iatrogenic pulmonary artery rupture during swan-Ganz catheter placement—a novel therapeutic approach. Catheter Cardiovasc Interv. 2013; 81: 57-9.

[105] Kang M, Ryu HG, Son IS, Bahk JH.Influence of shoulder position on central venous catheter tip location during infraclavicular subclavian approach. Br J Anaesth. 2011; 106: 344-7.

[106] Kapoor PM, Kakani M, Chowdhury U, Choudhury M, Lakshmy KU.Early goal-directed therapy in moderate to high-risk cardiac surgery patients. Ann Card Anaesth. 2008; 11: 27-34.

[107] Karakitsos D, Labropoulos N, De Groot E, Patrianakos AP, Kouraklis G, Poularas J, Samonis G, Tsoutsos DA, Konstadoulakis MM, Karabinis A.Real-time ultrasound-guided catheterisation of the internal jugular vein: a prospective comparison with the landmark technique in critical care patients. Crit Care. 2006; 10: R162.

[108] Karamanou M, Papaioannou TG, Tsoucalas G, Tousoulis D, Stefanadis C, Androutsos G.Blood pressure measurement: lessons learned from our ancestors. Curr Pharm Des. 2015; 21: 700-4.

[109] Katsikis A, Karavolias G, Voudris V.Transfemoral percutaneous removal of a knotted swan-Ganz catheter. Catheter Cardiovasc Interv. 2009; 74: 802-4.

[110] Keenan SP.Use of ultrasound to place central lines. J Crit Care. 2002；17：126-37.

[111] Kelly TF Jr，Morris GC Jr，Crawford ES，Espada R，Howell JF.Perforation of the pulmonary artery with Swan-Ganz catheters：diagnosis and surgical management. Ann Surg. 1981；193：686-92.

[112] Kiefer N，Hofer CK，Marx G，Geisen M，Giraud R，Siegenthaler N，Hoeft A，Bendjelid K，Rex S.Clinical validation of a new thermodilution system for the assessment of cardiac output and volμmetric parameters. Crit Care. 2012；16：R98.

[113] Kim MC，Kim KS，Choi YK，Kim DS，Kwon MI，Sung JK，Moon JY，Kang JM.An estimation of right- and left-sided central venous catheter insertion depth using measurement of surface landmarks along the course of central veins. Anesth Analg. 2011；112：1371-4.

[114] Kim WY，Lee CW，Sohn CH，Seo DW，Yoon JC，Koh JW，Kim W，Lim KS，Hong SB，Lim CM，Koh Y.Optimal insertion depth of central venous catheters—is a formula required A prospective cohort study. Injury. 2012；43：38-41.

[115] Klepper ID，Webb RK，Van der Walt JH，Ludbrook GL，Cockings J. The Australian incident monitoring study. The stethoscope：applications and limitations—an analysis of 2000 incident reports. Anaesth Intensive Care. 1993；21：575-8.

[116] Knopp R，Dailey RH.Central venous cannulation and pressure monitoring. JACEP. 1977；6：358-66.

[117] Kolodzik PW.Guide wire embolization as a potential complication of central line placement. J Emerg Med. 1989；7：291.

[118] Kuhn CWK.Hemodynamic monitoring. In：Holzheimer RG，Mannick JA，editors. Surgical treatment：evidence-based and problem-oriented. Munich：Zuckschwerdt；2001.

[119] Kujur R，Rao MS，Mrinal M.How correct is the correct length for central venous catheter insertion. Indian J Crit Care Med. 2009；13：159-62.

[120] Kunizawa A，Fujioka M，Mink S，Keller E.Central venous catheter-induced delayed hydrothorax via progressive erosion of central venous wall. Minerva Anestesiol. 2010；76：868-71.

[121] Laher AE，Watermeyer MJ，Buchanan SK，Dippenaar N，Simo NCT，Motara F，Moolla M. A review of hemodynamic monitoring techniques，methods and devices for the emergency physician. Am J Emerg Med. 2017；35：1335-47.

[122] Lamia B，Kim HK，Severyn DA，Pinsky MR.Cross-comparisons of trending accuracies of continuous cardiac-output measurements：pulse contour analysis，bioreactance，and pulmonaryartery catheter. J Clin Monit Comput. 2018；32（1）：33-43.

[123] Langesaeter E，Rosseland LA，Stubhaμg A. Continuous invasive blood pressure and cardiac output monitoring during cesarean delivery：a randomized，double-blind comparison of lowdose versus high-dose spinal anesthesia with intravenous phenylephrine or placebo infusion. Anesthesiology. 2008；109：856-63.

[124] Lategola M，Rahn H.A self-guiding catheter for cardiac and pulmonary arterial catheterization and occlusion. Proc Soc Exp Biol Med. 1953；84：667-8.

[125] Lavine SJ，Lavine JA.The effect of acute hypertension on left ventricular diastolic pressures in a canine model of left ventricular dysfunction with a preserved ejection fraction and elevated left ventricular filling pressures. J Am Soc Echocardiogr. 2006；19：1350-8.

[126] Lechner E，Hofer A，Leitner-Peneder G，Freynschlag R，Mair R，Weinzettel R，Rehak P，Gombotz H.Levosimendan versus milrinone in neonates and infants after corrective open-heart surgery：a pilot study. Pediatr Crit Care Med. 2012；13：542-8.

［127］ Lee AY，Kamphuisen PW.Epidemiology and prevention of catheter-related thrombosis in patients with cancer. J Thromb Haemost. 2012；10：1491-9.

［128］ Leibowitz AB，Oropello JM. The pulmonary artery catheter in anesthesia practice in 2007：an historical overview with emphasis on the past 6 years. Semin Cardiothorac Vasc Anesth. 2007；11：162-76.

［129］ Li J.Systemic oxygen transport derived by using continuous measured oxygen consumption after the Norwood procedure-an interim review. Interact Cardiovasc Thorac Surg. 2012；15：93-101.

［130］ Liang SY，Khair H，Durkin MJ，Marschall J.Prevention and management of central line-associated bloodstream infections in hospital practice. Hosp Pract (Minneap). 2012；40：106-18.

［131］ Linnemann B，Lindhoff-Last E.Risk factors，management and primary prevention of thrombotic complications related to the use of central venous catheters. Vasa. 2012；41：319-32.

［132］ Litton E，Morgan M.The PiCCO monitor：a review. Anaesth Intensive Care. 2012；40：393-409.

［133］ Maguire S，Rinehart J，Vakharia S，Cannesson M.Technical communication：respiratory variation in pulse pressure and plethysmographic waveforms：intraoperative applicability in a North American academic center. Anesth Analg. 2011；112：94-6.

［134］ Mandel MA，Dauchot PJ.Radial artery cannulation in 1，000 patients：precautions and complications. J Hand Surg［Am］. 1977；2：482-5.

［135］ Manecke GR.Edwards FloTrac sensor and Vigileo monitor：easy，accurate，reliable cardiac output assessment using the arterial pulse wave. Expert Rev Med Devices. 2005；2：523-7.

［136］ Mansfield PF，Hohn DC，Fornage BD，Gregurich MA，Ota DM.Complications and failures of subclavian-vein catheterization. N Engl J Med. 1994；331：1735-8.

［137］ Marik PE，Flemmer M，Harrison W.The risk of catheter-related bloodstream infection with femoral venous catheters as compared to subclavian and internal jugular venous catheters：a systematic review of the literature and meta-analysis. Crit Care Med. 2012；40：2479-85.

［138］ Marik PE，Levitov A，Young A，Andrews L.The use of bioreactance and carotid Doppler to determine volume responsiveness and blood flow redistribution following passive leg raising in hemodynamically unstable patients. Chest. 2013；143：364-70.

［139］ Masugata H，Peters B，Lafitte S，Strachan GM，Ohmori K，Mizushige K，Kohno M.Assessment of adenosine-induced coronary steal in the setting of coronary occlusion based on the extent of opacification defects by myocardial contrast echocardiography. Angiology. 2003；54：443-8.

［140］ Mathews L，Singh RK.Cardiac output monitoring. Ann Card Anaesth. 2008；11：56-68.

［141］ Matthay MA，Chatterjee K.Bedside catheterization of the pulmonary artery：risks compared with benefits. Ann Intern Med. 1988；109：826-34.

［142］ Maurer MM，Burkhoff D，Maybaum S，Franco V，Vittorio TJ，Williams P，White L，Kamalakkannan G，Myers J，Mancini DM.A multicenter study of noninvasive cardiac output by bioreactance during symptom-limited exercise. J Card Fail. 2009；15：689-99.

［143］ Maxwell RA，Gibson JB，Slade JB，Fabian TC，Proctor KG.Noninvasive cardiac output by partial CO_2 rebreathing after severe chest trauma. J Trauma. 2001；51：849-53.

［144］ Mayer J，Suttner S. Cardiac output derived from arterial pressure waveform. Curr Opin Anaesthesiol. 2009；22：804-8.

［145］ McGee WT，Mailloux PT，Martin RT. Safe placement of central venous catheters：a measured approach. J Intensive Care Med. 2011；26：392-6.

［146］ McGhee BH，Bridges EJ.Monitoring arterial blood pressure：what you may not know. Crit Care Nurse. 2002；22：60-4，66-70，73 passim.

［147］ Melhuish TM，White LD. Optimal wrist positioning for radial arterial cannulation in adults：a systematic review and meta-analysis. Am J Emerg Med. 2016；34：2372-8.

［148］ Merrer J，De Jonghe B，Golliot F，Lefrant JY，Raffy B，Barre E，Rigaud JP，Casciani D，Misset B，Bosquet C，Outin H，Brun-Buisson C，Nitenberg G. Complications of femoral and subclavian venous catheterization in critically ill patients：a randomized controlled trial. JAMA. 2001；286：700-7.

［149］ Meyer JA. Werner Forssmann and catheterization of the heart，1929. Ann Thorac Surg. 1990；49：497-9.

［150］ Mielniczuk LM，Lamas GA，Flaker GC，Mitchell G，Smith SC，Gersh BJ，Solomon SD，Moye LA，Rouleau JL，Rutherford JD，Pfeffer MA.Left ventricular end-diastolic pressure and risk of subsequent heart failure in patients following an acute myocardial infarction. Congest Heart Fail. 2007；13：209-14.

［151］ Miller AG，Bardin AJ.Review of ultrasound-guided radial artery catheter placement. Respir Care. 2016；61：383-8.

［152］ Miller SE，Maragakis LL.Central line-associated bloodstream infection prevention. Curr Opin Infect Dis. 2012；25：412-22.

［153］ Mohr R，Meir O，Smolinsky A，Goor DA.A method for continuous on-line monitoring of systemic vascular resistance（COMS）after open heart procedures. J Cardiovasc Surg. 1987；28：558-65.

［154］ Monnet X，Picard F，Lidzborski E，Mesnil M，Duranteau J，Richard C，Teboul JL.The estimation of cardiac output by the Nexfin device is of poor reliability for tracking the effects of a fluid challenge. Crit Care. 2012；16：R212.

［155］ Monnet X，Richard C，Teboul JL.The pulmonary artery catheter in critically ill patients. Does it change outcome Minerva Anestesiol. 2004；70：219-24.

［156］ Monnet X，Teboul JL.Minimally invasive monitoring. Crit Care Clin. 2015；31：25-42.

［157］ Moran J.Pulse. In：Walker HK，Hall WD，Hurst JW，editors. Clinical methods：the history，physical，and laboratory examinations. 3rd ed. Boston：Butterworths；1990. Chapter 17. http://www.ncbi.nlm.nih.gov/books/NBK278/.

［158］ Mueller HS，Chatterjee K，Davis KB，Fifer MA，Franklin C，Greenberg MA，Labovitz AJ，Shah PK，Tuman KJ，Weil MH，Weintraub WS.ACC expert consensus document. Present use of bedside right heart catheterization in patients with cardiac disease. J Am Coll Cardiol. 1998；32：840-64.

［159］ Myers MG，Godwin M.Automated office blood pressure. Can J Cardiol. 2012；28：341-6.

［160］ Nichols WW，Denardo SJ，Wilkinson IB，McEniery CM，Cockcroft J，O'Rourke MF.Effects of arterial stiffness，pulse wave velocity，and wave reflections on the central aortic pressure waveform. J Clin Hypertens（Greenwich）. 2008；10：295-303.

［161］ Nilsson LB，Eldrup N，Berthelsen PG.Lack of agreement between thermodilution and carbon dioxide-rebreathing cardiac output. Acta Anaesthesiol Scand. 2001；45：680-5.

［162］ Nossaman BD，Scruggs BA，Nossaman VE，Murthy SN，Kadowitz PJ. History of right heart catheterization：100 years of experimentation and methodology development. Cardiol Rev. 2010；18：94-101.

［163］ O'Brien E.Automated blood pressure measurement：state of the market in 1998 and the need for an international validation protocol for blood pressure measuring devices. Blood Press Monit. 1998；3：205-11.

［164］ O'Brien E.Demise of the mercury sphygmomanometer and the dawning of a new era in blood pressure measurement. Blood Press Monit. 2003；8：19-21.

［165］O'Brien E，Stergiou GS.The pursuit of accurate blood pressure measurement: a 35-year travail. J Clin Hypertens (Greenwich). 2017; 19: 746-52.

［166］O'Brien E，van Montfrans G，Palatini P，Tochikubo O，Staessen J，Shirasaki O，Lipicky R，Myers M.Task force I: methodological aspects of blood pressure measurement. Blood Press Monit. 2001; 6: 313-5.

［167］O'Rourke MF，Avolio AP.Pulsatile flow and pressure in human systemic arteries. Studies in man and in a multibranched model of the human systemic arterial tree. Circ Res. 1980; 46: 363-72.

［168］O'Rourke MF，Pauca A，Jiang XJ.Pulse wave analysis. Br J Clin Pharmacol. 2001; 51: 507-22.

［169］O'Rourke MF，Yaginuma T. Wave reflections and the arterial pulse. Arch Intern Med. 1984; 144: 366-71.

［170］Omar HR，Fathy A，Mangar D，Camporesi E.Missing the guidewire: an avoidable complication. Int Arch Med. 2010; 3: 21.

［171］Opotowsky AR，Hess E，Maron BA，Brittain EL，Baron AE，Maddox TM，Alshawabkeh LI，Wertheim BM，Xu M，Assad TR，Rich JD，Choudhary G，Tedford RJ. Thermodilution vs estimated Fick cardiac output measurement in clinical practice: an analysis of mortality from the veterans affairs clinical assessment, reporting, and tracking (VA CART) program and Vanderbilt University. JAMA Cardiol. 2017; 2: 1090-9.

［172］Oransky I.H. Jeremy C.Swan. Lancet. 2005; 365: 1132.

［173］Ouellette EA.Compartment syndromes in obtunded patients. Hand Clin. 1998; 14: 431-50

［174］Papaioannou TG，Karageorgopoulou TD，Sergentanis TN，Protogerou AD，Psaltopoulou T，Sharman JE，Weber T，Blacher J，Daskalopoulou SS，Wassertheurer S，Khir AW，Vlachopoulos C，Stergiopulos N，Stefanadis C，Nichols WW，Tousoulis D.Accuracy of commercial devices and methods for noninvasive estimation of aortic systolic blood pressure a systematic review and meta-analysis of invasive validation studies. J Hypertens. 2016; 34: 1237-48.

［175］Parienti JJ，du Cheyron D，Timsit JF，Traore O，Kalfon P，Mimoz O，Mermel LA.Meta-analysis of subclavian insertion and nontunneled central venous catheter-associated infection risk reduction in critically ill adults. Crit Care Med. 2012; 40: 1627-34.

［176］Pearse RM，Ikram K，Barry J.Equipment review: an appraisal of the LiDCO plus method of measuring cardiac output. Crit Care. 2004; 8: 190-5.

［177］Phan TD，Kluger R，Wan C，Wong D，Padayachee A.A comparison of three minimally invasive cardiac output devices with thermodilution in elective cardiac surgery. Anaesth Intensive Care. 2011; 39: 1014-21.

［178］Pikwer A，Akeson J，Lindgren S.Complications associated with peripheral or central routes for central venous cannulation. Anaesthesia. 2012; 67: 65-71.

［179］Pipanmekaporn T，Bunchungmongkol N，Pin on P，Punjasawadwong Y.Impact of patients' positions on the incidence of arrhythmias during pulmonary artery catheterization. J Cardiothorac Vasc Anesth. 2012; 26: 391-4.

［180］Pirracchio R，Cholley B，De Hert S，Solal AC，Mebazaa A.Diastolic heart failure in anaesthesia and critical care. Br J Anaesth. 2007; 98: 707-21.

［181］Poelaert JI，Trouerbach J，De Buyzere M，Everaert J，Colardyn FA.Evaluation of transesophageal echocardiography as a diagnostic and therapeutic aid in a critical care setting. Chest. 1995; 107: 774-9.

［182］Rajaram SS，Desai NK，Kalra A，Gajera M，Cavanaugh SK，Brampton W，Young D，Harvey S，Rowan K.Pulmonary artery catheters for adult patients in intensive care. Cochrane Database Syst Rev. 2013; 2: CD003408.

［183］Ramaswamykanive H，Bihari DJ. Entrapment of the introducing sheath of a pulmonary artery catheter. Anaesth Intensive Care. 2009; 37: 1025-6.

［184］ Ranganath A，Hanµmanthaiah D.Radial artery pseudo aneurysm after percutaneous cannulation using Seldinger technique. Indian J Anaesth. 2011；55：274-6.

［185］ Raval NY，Squara P，Cleman M，Yalamanchili K，Winklmaier M，Burkhoff D.Multicenter evaluation of noninvasive cardiac output measurement by bioreactance technique. J Clin Monit Comput. 2008；22：113-9.

［186］ Razavi A，Newth CJL，Khemani RG，Beltramo F，Ross PA.Cardiac output and systemic vascular resistance：clinical assessment compared with a noninvasive objective measurement in children with shock. J Crit Care. 2017；39：6-10.

［187］ Reed CR，Sessler CN，Glauser FL，Phelan BA.Central venous catheter infections：concepts and controversies. Intensive Care Med. 1995；21：177-83.

［188］ Reems MM，Aµmann M.Central venous pressure：principles，measurement，and interpretation. Compend Contin Educ Vet. 2012；34：E1-E10.

［189］ Renner J，Scholz J，Bein B. Monitoring fluid therapy. Best Pract Res Clin Anaesthesiol. 2009；23：159-71.

［190］ Reshetnik A，Compton F，Scholzel A，Tolle M，Zidek W，Giet MV.Noninvasive oscillometric cardiac output determination in the intensive care unit- comparison with invasive transpulmonary thermodilution. Sci Rep. 2017；7：9997.

［191］ Reuter DA，Huang C，Edrich T，Shernan SK，Eltzschig HK.Cardiac output monitoring using indicator-dilution techniques：basics，limits，and perspectives. Anesth Analg. 2010；110：799-811.

［192］ Rhodes A，Cusack RJ，Newman PJ，Grounds RM，Bennett ED.A randomised，controlled trial of the pulmonary artery catheter in critically ill patients. Intensive Care Med. 2002；28：256-64.Richard C，Monnet X，Teboul JL.Pulmonary artery catheter monitoring in 2011. Curr Opin Crit Care. 2011；17：296-302.

［193］ Richard C，Warszawski J，Anguel N，Deye N，Combes A，Barnoud D，Boulain T，Lefort Y，Fartoukh M，Baud F，Boyer A，Brochard L，Teboul JL.Early use of the pulmonary artery catheter and outcomes in patients with shock and acute respiratory distress syndrome：a randomized controlled trial. JAMA. 2003；290：2713-20.

［194］ Riva-Rocci S，Zanchetti A，Mancia G.A new sphygmomanometer. Sphygmomanometric technique. J Hypertens. 1996；14：1-12.

［195］ Roguin A.Scipione Riva-Rocci and the men behind the mercury sphygmomanometer. Int J Clin Pract. 2006；60：73-9.

［196］ Sander M，von Heymann C，Foer A，von Dossow V，Grosse J，Dushe S，Konertz WF，Spies CD. Pulse contour analysis after normothermic cardiopulmonary bypass in cardiac surgery patients. Crit Care. 2005；9：R729-34.

［197］ Sandham JD，Hull RD，Brant RF，Knox L，Pineo GF，Doig CJ，Laporta DP，Viner S，Passerini L，Devitt H，Kirby A，Jacka M.A randomized，controlled trial of the use of pulmonary-artery catheters in high-risk surgical patients. N Engl J Med. 2003；348：5-14.

［198］ Sangkµm L，Liu GL，Yu L，Yan H，Kaye AD，Liu H.Minimally invasive or noninvasive cardiac output measurement：an update. J Anesth. 2016；30：461-80.

［199］ Satler LF.Iatrogenic pulmonary artery rupture：the realities of management. Catheter Cardiovasc Interv. 2013；81：60-1.

［200］ Saµgel B，Bendjelid K，Critchley LA，Rex S，Scheeren TW.Journal of clinical monitoring and computing 2016 end of year sµmmary：cardiovascular and hemodynamic monitoring. J Clin Monit Comput. 2017；31：5-17.

［201］ Scheer B，Perel A，Pfeiffer UJ.Clinical review：complications and risk factors of peripheral arterial catheters used for haemodynamic monitoring in anaesthesia and intensive care medicine. Crit Care. 2002；6：199-204.

［202］ Schloglhofer T，Gilly H，Schima H.Semi-invasive measurement of cardiac output based on pulse contour：a review and analysis. Can J Anaesth. 2014；61：452-79.

［203］ Schramm R，Abµgameh A，Tscholl D，Schafers HJ.Managing pulmonary artery catheter-induced pulmonary hemorrhage by bronchial occlusion. Ann Thorac Surg. 2009；88：284-7.

［204］ Schubert S，Schmitz T，Weiss M，Nagdyman N，Huebler M，Alexi-Meskishvili V，Berger F，Stiller B.Continuous，non-invasive techniques to determine cardiac output in children after cardiac surgery：evaluation of transesophageal Doppler and electric velocimetry. J Clin Monit Comput. 2008；22：299-307.

［205］ Schwann NM，Hillel Z，Hoeft A，Barash P，Mohnle P，Miao Y，Mangano DT.Lack of effectiveness of the pulmonary artery catheter in cardiac surgery. Anesth Analg. 2011；113：994-1002.

［206］ Scolletta S，Romano SM，Biagioli B，Capannini G，Giomarelli P.Pressure recording analytical method（PRAM）for measurement of cardiac output during various haemodynamic states. Br J Anaesth. 2005；95：159-65.

［207］ Shah MR，Hasselblad V，Stevenson LW，Binanay C，O'Connor CM，Sopko G，Califf RM.Impact of the pulmonary artery catheter in critically ill patients：meta-analysis of randomized clinical trials. JAMA. 2005；294：1664-70.

［208］ Shevde K，Raab R，Lee P.Decreasing the risk of pulmonary artery rupture with a pressure relief balloon. J Cardiothorac Vasc Anesth. 1994；8：30-4.

［209］ Singer M，Clarke J，Bennett ED.Continuous hemodynamic monitoring by esophageal Doppler. Crit Care Med. 1989；17：447-52.

［210］ Siradovic A，Stoll R，Kern F，Haertel M.Optimizing puncture of the internal jµgular vein. Effects and advantages of the Valsalva maneuver in catheterization. Anaesthesist. 1988；37：387-91.

［211］ Sise MJ，Hollingsworth P，Brimm JE，Peters RM，Virgilio RW，Shackford SR.Complications of the flow-directed pulmonary artery catheter：a prospective analysis in 219 patients. Crit Care Med. 1981；9：315-8.

［212］ Stergiou GS，Parati G，Vlachopoulos C，Achimastos A，Andreadis E，Asmar R，Avolio A，Benetos A，Bilo G，Boubouchairopoulou N，Boutouyrie P，Castiglioni P，de la Sierra A，Dolan E，Head G，Imai Y，Kario K，Kollias A，Kotsis V，Manios E，McManus R，Mengden T，Mihailidou A，Myers M，Niiranen T，Ochoa JE，Ohkubo T，Omboni S，Padfield P，Palatini P，Papaioannou T，Protogerou A，Redon J，Verdecchia P，Wang J，Zanchetti A，Mancia G，O'Brien E.Methodology and technology for peripheral and central blood pressure and blood pressure variability measurement：current status and future directions—Position statement of the European Society of Hypertension Working Group on blood pressure monitoring and cardiovascular variability. J Hypertens. 2016；34：1665-77.

［213］ Stevens K，McCabe C，Jones C，Ashcroft J，Harvey S，Rowan K.The incremental cost effectiveness of withdrawing pulmonary artery catheters from routine use in critical care. Appl Health Econ Health Policy. 2005；4：257-64.

［214］ Stone PA，Hass SM，Knackstedt KS，Jagannath P.Malposition of a central venous catheter into the right internal mammary vein：review of complications of catheter misplacement. Vasc Endovasc Surg. 2012；46：187-9.

［215］ Sµmita S，Ujike Y，Namiki A，Watanabe H，Watanabe A，Satoh O.Rupture of pulmonary artery induced by balloon occlusion pulmonary angiography. Intensive Care Med. 1995；21：79-81.

［216］ Sµmmerhill EM，Baram M. Principles of pulmonary artery catheterization in the critically ill. Lung. 2005；183：209-19.

［217］ Surov A，Wienke A，Carter JM，Stoevesandt D，Behrmann C，Spielmann RP，Werdan K，Buerke M.Intravascular embolization of venous catheter—causes，clinical signs，and management：a systematic review.

JPEN J Parenter Enteral Nutr. 2009; 33: 677-85.

[218] Swan HJ. The pulmonary artery catheter in anesthesia practice. 1970. Anesthesiology. 2005; 103: 890-3.

[219] Swan HJ, Ganz W. Letter: guidelines for use of balloon-tipped catheter. Am J Cardiol. 1974; 34: 119-20.

[220] Swan HJ, Ganz W.Use of balloon flotation catheters in critically ill patients. Surg Clin North Am. 1975; 55: 501-9.

[221] Swan HJ, Ganz W.Complications with flow-directed balloon-tipped catheters. Ann Intern Med. 1979; 91: 494.

[222] Swan HJ, Ganz W, Forrester J, Marcus H, Diamond G, Chonette D.Catheterization of the heart in man with use of a flow-directed balloon-tipped catheter. N Engl J Med. 1970; 283: 447-51.

[223] Takada M, Minami K, Murata T, Inoue C, Sudani T, Suzuki A, Yamamoto T.Anesthetic management using the arterial pressure-based cardiac output monitor and a central venous oximetry catheter for tricuspid valve replacement in a patient receiving hemodialysis. Masui. 2010; 59: 1016-20.

[224] Taylor HL, Tiede K.A comparison of the estimation of the basal cardiac output from a linear formula and the cardiac index. J Clin Invest. 1952; 31: 209-16.

[225] Tesio F, De Baz H, Panarello G, Calianno G, Quaia P, Raimondi A, Schinella D.Double catheterization of the internal jµgular vein for hemodialysis: indications, techniques, and clinical results. Artif Organs. 1994; 18: 301-4.

[226] Trieschmann U, Kruessell M, Cate UT, Sreeram N.Central venous catheters in children and neonates (Part 2) — Access via the internal jµgular vein. Images Paediatr Cardiol. 2008; 10: 1-7.

[227] Trof RJ, Danad I, Reilingh MW, Breukers RM, Groeneveld AB.Cardiac filling volµmes versus pressures for predicting fluid responsiveness after cardiovascular surgery: the role of systolic cardiac function. Crit Care. 2011; 15: R73.

[228] Truijen J, van Lieshout JJ, Wesselink WA, Westerhof BE.Noninvasive continuous hemodynamic monitoring. J Clin Monit Comput. 2012; 26: 267-78.

[229] Trzebicki J, Lisik W, Blaszczyk B, Pacholczyk M, Fudalej M, Chmura A, Lazowski T.Unexpected fatal right ventricular rupture during liver transplantation: case report. Ann Transplant. 2011; 16: 70-4.

[230] Turi G, Tordiglione P, Araimo F. Anterior mediastinal central line malposition. Anesth Analg. 2012; 117(1): 123-5.

[231] Tyden H. Cannulation of the internal jµgular vein—500 cases. Acta Anaesthesiol Scand. 1982; 26: 485-8.

[232] Uchida Y, Sakamoto M, Takahashi H, Matsuo Y, Funahashi H, Sasano H, Sobue K, Takeyama H.Optimal prediction of the central venous catheter insertion depth on a routine chest x-ray. Nutrition. 2011; 27: 557-60.

[233] Unal AE, Bayar S, Arat M, Ilhan O.Malpositioning of Hickman catheters, left versus right sided attempts. Transfus Apher Sci. 2003; 28: 9-12.

[234] Urban T, Wappler F, Sakka SG.Intra-arterial ECG leads of a positive P-wave potential during central venous catheterization. Anasthesiol Intensivmed Notfallmed Schmerzther. 2011; 46: 94-7.

[235] Urbano J, Lopez J, Gonzalez R, Fernandez SN, Solana MJ, Toledo B, Carrillo A, Lopez-Herce J. Comparison between pressure-recording analytical method (PRAM) and femoral arterial thermodilution method (FATD) cardiac output monitoring in an infant animal model of cardiac arrest. Intensive Care Med Exp. 2016; 4: 13.

[236] Urschel JD, Myerowitz PD.Catheter-induced pulmonary artery rupture in the setting of cardiopulmonary bypass. Ann Thorac Surg. 1993; 56: 585-9.

[237] Uzun M, Erinc K, Kirilmaz A, Baysan O, Sag C, Kilicarslan F, Genc C, Karaeren H, Demirtas E.A novel method to estimate pulmonary artery wedge pressure using the downslope of the Doppler mitral regurgitant

velocity profile. Echocardiography. 2004; 21: 673-9.

[238] Vakily A, Parsaei H, Movahhedi MM, Sahmeddini MA.A system for continuous estimating and monitoring cardiac output via arterial waveform analysis. J Biomed Phys Eng. 2017; 7: 181-90.

[239] Valtier B, Cholley BP, Belot JP, de la Coussaye JE, Mateo J, Payen DM.Noninvasive monitoring of cardiac output in critically ill patients using transesophageal Doppler. Am J Respir Crit Care Med. 1998; 158: 77-83.

[240] van Heerden PV, Baker S, Lim SI, Weidman C, Bulsara M. Clinical evaluation of the noninvasive cardiac output (NICO) monitor in the intensive care unit. Anaesth Intensive Care. 2000; 28: 427-30.

[241] Vats HS. Complications of catheters: tunneled and nontunneled. Adv Chronic Kidney Dis. 2012; 19: 188-94.

[242] Vender JS.Pulmonary artery catheter utilization: the use, misuse, or abuse. J Cardiothorac Vasc Anesth. 2006; 20: 295-9.

[243] Vincent JL, Pinsky MR, Sprung CL, Levy M, Marini JJ, Payen D, Rhodes A, Takala J.The pulmonary artery catheter: in medio virtus. Crit Care Med. 2008; 36: 3093-6.

[244] Vincent JL, Rhodes A, Perel A, Martin GS, Della Rocca G, Vallet B, Pinsky MR, Hofer CK, Teboul JL, de Boode WP, Scolletta S, Vieillard-Baron A, De Backer D, Walley KR, Maggiorini M, Singer M.Clinical review: update on hemodynamic monitoring—a consensus of 16. Crit Care. 2011; 15: 229.

[245] Waldron NH, Miller TE, Thacker JK, Manchester AK, White WD, Nardiello J, Elgasim MA, Moon RE, Gan TJ.A prospective comparison of a noninvasive cardiac output monitor versus esophageal Doppler monitor for goal-directed fluid therapy in colorectal surgery patients. Anesth Analg. 2014; 118: 966-75.

[246] Walser EM.Venous access ports: indications, implantation technique, follow-up, and complications. Cardiovasc Intervent Radiol. 2012; 35: 751-64.

[247] Wanderer JP, Rathmell JP. Utilizing ultrasound: let us help you with that arterial line! Anesthesiology. 2017; 127: A15.

[248] Wax DB, Lin HM, Leibowitz AB.Invasive and concomitant noninvasive intraoperative blood pressure monitoring: observed differences in measurements and associated therapeutic interventions. Anesthesiology. 2011; 115: 973-8.

[249] West JB.The beginnings of cardiac catheterization and the resulting impact on pulmonary medicine. Am J Phys Lung Cell Mol Phys. 2017; 313: L651-l658.

[250] Westenskow DR, Silva FH.Device to limit inflation of a pulmonary artery catheter balloon. Crit Care Med. 1993; 21: 1365-8.

[251] Wheeler AP, Bernard GR, Thompson BT, Schoenfeld D, Wiedemann HP, deBoisblanc B, Connors AF Jr, Hite RD, Harabin AL.Pulmonary-artery versus central venous catheter to guide treatment of acute lung injury. N Engl J Med. 2006; 354: 2213-24.

[252] Wilcox TA.Catheter-related bloodstream infections. Semin Interv Radiol. 2009; 26: 139-43.

[253] Williams L, Frenneaux M.Diastolic ventricular interaction: from physiology to clinical practice. Nat Clin Pract Cardiovasc Med. 2006; 3: 368-76.

[254] Woodrow P.Central venous catheters and central venous pressure. Nurs Stand. 2002; 16: 45-51; quiz 52.

[255] Yu DT, Platt R, Lanken PN, Black E, Sands KE, Schwartz JS, Hibberd PL, Graman PS, Kahn KL, Snydman DR, Parsonnet J, Moore R, Bates DW.Relationship of pulmonary artery catheter use to mortality and resource utilization in patients with severe sepsis. Crit Care Med. 2003; 31: 2734-41.

[256] Zarshenas Z, Sparschu RA.Catheter placement and misplacement. Crit Care Clin. 1994; 10: 417-36.

[257] Zhou Q, Xiao W, An E, Zhou H, Yan M.Effects of four different positive airway pressures on right internal

jμgular vein catheterisation. Eur J Anaesthesiol. 2012；29：223-8.

［258］　Zuffi A，Biondi-Zoccai G，Colombo F.Swan-Ganz-induced pulmonary artery rupture：management with stent graft implantation. Catheter Cardiovasc Interv. 2010；76：578-81.

第 6 章

成人心脏术后中枢神经系统监测

摘 要

中枢神经系统(CNS)在包括心脏手术在内的所有医疗干预中具有最高优先级。心脏手术后对中枢神经系统的最佳监护要求进行适当的大脑监测,以确保术后护理的安全,尤其是当患者由于残留麻醉药或镇静药、镇痛药的持续作用而不能完全清醒时。

实施中枢神经系统监测包括一系列手段,从临床评估和评分系统到先进的高科技侵入性和非侵入性监测。尽管其中一些监护仪并不在所有心脏外科ICU患者中普遍使用,但在这些患者中使用更客观的CNS监护仪有增加的趋势,尤其要考虑到不断增长的高风险患者,一方面是高龄人群,另一方面是微处理器技术及其在医学中的广泛应用。

有一些心脏手术患者甚至建议使用一种以上的监测方式,即使用"多模式中枢神经系统监测"。现在有许多关于中枢神经系统监测方式的标准指南和声明可用,本章将做讨论。

关键词

Richmond镇静—躁动评分(RASS);镇静—躁动评分(SAS);Ramsay镇静评分(Ramsay);脑电图(EEG);多通道EEG或单通道EEG;脑血氧饱和度;颈静脉氧饱和度(SjvO_2);麻醉深度监测;诱发电位;体感诱发电位(SSEP);运动诱发电位(MEP);视觉诱发电位(VEP);听觉诱发电位(AEP);γ节律;β节律;α节律;θ节律;δ节律;正常和异常EEG;脑电频谱图;脑电双频指数;近红外光谱(NIRS);经颅多普勒(TCD)

6.1　中枢神经系统(CNS)监测在成人外科术后监护中的作用

中枢神经系统是健康和疾病状态中氧气需求位列首位的系统。然而,在围术期,中枢神经系统缺血的预防将取决于适当的脑部氧供,而脑供氧又直接取决于适当的心输出量、合适的脑部氧输送以及防止脑功能亢进引起的异常氧需求。

中枢神经系统监测主要是手术过程中的事项,然而,有许多患者需要更复杂的术后中枢神经系统评估,其中心脏手术患者更为需要。

在过去的 10 年中,心脏手术快速通道的概念得到了广泛关注。然而中枢神经系统监测由于其对结果预后的影响而受到越来越多的关注并起重要作用,使中枢神经系统监测的各种技术成为"麻醉兵器库"的一个重要组成部分。同时应建议应用中枢神经系统多模式监测,特别是对高危患者。这种多模式监测方法包括许多当前可用的中枢神经系统监测设备,但并不限于这些监测设备:

- 中枢神经系统状态及术后镇静作用的临床评价(ICU)
- 脑电图(EEG),包括多通道或单通道脑电图
- 监测麻醉深度
- 诱发电位(包括运动诱发电位、体感诱发电位、听觉诱发电位)
- 近红外光谱技术(NIRS)测定局部脑血氧饱和度($rScO_2$)
- 颈静脉血氧饱和度($SjvO_2$)
- 经颅多普勒(TCD)
- 评估脑血流的其他方法

在上述选项中,更常用的设备将在后面讨论。多模式中枢神经系统监测被证明可以改善患者的预后,尤其是神经系统的预后监测。

对于心脏手术患者,术后早期是一个关键时间段,因为这些患者具有以下特征:

(1)在这些患者中,有相当一部分经常出现血流动力学不稳定。

(2)术后高热是许多接受体外循环(CPB)患者的常见事件。

(3)通常,会停止使用导致意识水平下降的麻醉药,从而导致中枢神经系统活动增强和氧需求增加。

(4)术后疼痛通常未得到充分治疗,心脏手术患者也会出现这种情况,因此必须对此类患者使用镇痛药。

(5)心脏手术患者经常有许多重要的中枢神经系统合并症,如脑血管或颈动脉疾病,这些疾病要求术前和术后对中枢神经系统进行监测。

(6)主动脉手术可能会将栓子转移到由末梢动脉组成的中枢神经系统血管网,这种潜在的

缺血事件在术后会有临床表现。

（7）体外循环或手术过程引起的炎症通常在术后早期持续存在。

（8）心脏手术患者接受体外循环需给予高剂量抗凝药。同时，许多患者在术前接受抗凝治疗，这些可能导致术后出血事件，尽管术后中枢神经系统功能紊乱主要是缺血性的而不是出血性的。

（9）目前，越来越多接受心脏手术的患者接受了体外膜肺氧合（ECMO）的血流动力学支持，其中一些还接受左心室或右心室辅助装置（LVAD 或 RVAD）支持，这些患者中有些有术后中枢神经系统并发症的风险，如缺血或出血，或血流动力学不稳定间接影响中枢神经系统。所有这些状态都要求对中枢神经系统进行术后强有力的监测。

6.2　术后中枢系统状态和镇静的临床评估（尤其心外 ICU）

在重症监护室的临床工作中，引入了多种镇静评分。所有这些评分都基于对患者唤醒状态和反应性的临床评估，反应可能是来自声音刺激（简单的呼叫）到机械刺激，此外，躁动反应程度通常包含在这些评分中。有专家强烈建议要经常使用镇静评分评估"意识水平"。

2013 年美国危重病医学会出版了《重症监护病房成年患者疼痛、躁动和谵妄管理临床实践指南》。本指南结合了"循证、综合和跨学科的方法"来管理 ICU 患者的躁动、疼痛、镇静和谵妄。本指南基于"ABCDE 集束化观念"，"ABCDE 集束化观念"是下列内容的缩写：

- 觉醒（awakening）
- 呼吸（breathing）
- 协作（coordination）
- 谵妄（delirium）
- 早期活动（early mokility）

这一观念导致了"ICU 患者护理的显著改善"。

ACCM 指南评估了 10 种主观镇静评分，包括：

（1）警觉／镇静评分（OAA/S）

（2）Ramsay 镇静评分（Ramsay）

（3）新 Sheffield 镇静评分表（Sheffield）

（4）镇静重症监护评分（SEDIC）

（5）肌肉运动评分表（MAAS）

（6）适应重症监护环境评估（ATICE）

（7）明尼苏达镇静评估工具（MSAT）

（8）温哥华互动与平静评分（VICS）

（9）镇静—躁动评分（SAS）

（10）Richmond 镇静—躁动评分（RASS）

该指南宣称"RASS 和 SAS 评分的心理测验评分最高"。此外，该指南还宣布"镇静评分与脑电图或脑电活动监测之间存在中度至高度相关性"。同时，该指南强调了 RASS 的可行性。该指南还补充说，"RASS 和 SAS 对危重患者最有效和最可靠，而 ATICE、MSAT 和 VICS 则是中等有效和可靠的"。同时该指南还指出，"MAAS、SEDIC、Sheffield、Ramsay 和 OAA/S 量表的证据质量较低"。本书将简要介绍三种评分，即 RASS、SAS 和 Ramsay。感兴趣的读者可以根据需要查找其他评分。

6.2.1　Richmond 镇静—躁动评分（RASS）

该量表分为 10 级：

- 从 4 分到 1 分代表攻击性到不安状态
- 0 分代表"警觉但安静"患者
- −1 分到 −5 分代表嗜睡到无法唤醒

应用 RASS 的一个非常重要的判定点是就诊的第一步确定患者是否"警觉但安静"，评分为"0"。如果患者躁动，评分将高于 0（即 +4～+1）；如果患者镇静或嗜睡，分数将为负（即 −1～−5）。根据塞斯勒和其他人的研究，这里给出了一个完整的评分，见表 6.1。

表 6.1　RASS 评分

评分	临床术语
+4	有攻击性
+3	非常躁动
+2	躁动
+1	不安
0	警觉但安静
−1	昏昏欲睡
−2	轻度镇静
−3	中度镇静
−4	重度镇静
−5	昏迷

6.2.2　镇静—躁动评分（SAS）

SAS 比 RASS 简单可行。换句话说，它是一个 7 级的评分，没有负分。如 SAS 的"安静且配合"

的患者为 4 分。SAS 分级如表 6.2 所示。SAS 是评价重症监护病房成年患者术后镇静状态的有效、可靠的评分。

表 6.2　镇静—躁动评分

分数	临床术语
7	躁动，有攻击性
6	非常躁动
5	躁动
4	安静且配合
3	镇静
2	深度镇静
1	不可唤醒

6.2.3　Ramsay 镇静评分（Ramsay）

20 世纪 70 年代初，Ramsay 引入了一种称为 Ramsay 的镇静评分。该评分已广泛应用于 ICU。该评分由 1 ～ 6 分组成（表 6.3）。评分 2 分被定义为"合作、定向力好、安静"的患者。

表 6.3　Ramsay 镇静评分

评分	临床描述
1	患者焦虑、烦躁或不安，或两者兼而有之
2	合作、定向力好、安静
3	患者睡眠，对命令有反应
4	患者睡眠，对轻扣眉间或大声刺激反应敏捷
5	患者睡眠，对轻扣眉间或大声刺激反应迟钝
6	对任何刺激无反应

6.3　脑电图（EEG，含多通道 EEG 和单通道 EEG）

中枢神经系统的供氧包括两部分：大部分（约 60%）用于特殊的神经元活动，包括轴突和突触传递，麻醉后该部分被抑制；另外 40% 的能量供应用于维持细胞完整性。通常，麻醉药不会影响细胞完整性，而低温会抑制细胞完整性。一般情况下中枢神经系统神经元能在缺血状态下自我调节，从而能够继续维持其基本功能，即其活动部分与 40% 能量需求有关以维持基础内稳态。

使用脑电图监测中枢神经系统时，应始终将其视为一种良好的中枢神经系统监测，但不是一种完美的监测，因为：

- 脑电图电极记录头皮下神经元（即皮质神经元）的电活动，但这些电极不会记录丘脑或皮层下核的电活动。这就是为什么脑电图电极即使直接放于皮层组织上，也只记录皮层的神经活动,并不能保证预防皮层下大脑核团的缺血。

- 尽管缺血性损伤者的脑电图表现通常是相似的,但并不总是相同的,有时,缺血性神经元是具有抑制功能的神经元,其缺血性表现可能是中枢神经系统的过度活动。
- 脑电图可以显示缺血事件,然而,它作为中枢神经系统监测的作用并不是显示缺血部位、缺血的病因机制或损伤的解剖位置。
- Continent 等人认为脑电图是一种"生物节律",受诸如年龄、环境和昼夜变化等多种因素的影响。
- 传统的脑电图由于其技术上的局限性,在心脏手术中尚未得到广泛应用。

2009 年,美国神经生理监测学会(ASNM)发表了 Isley 等人编制的"使用原始和定量脑电图进行术中神经监测的指南",本指南提出的建议对于围术期行脑电图监测是直接和决定性的。

对接受心脏手术的患者,尤其是有较高中枢神经系统损伤风险的患者(包括老年患者),围术期脑电图有助于发现、监测和预防中枢神经系统相关问题。根据 Isley 和 Gμgino 等人的研究,心脏手术患者围术期脑电图最常见的用途为:

(1)任何术前基线中枢神经系统疾病的检测和记录,以及围术期(包括术后)任何可能新事件的记录。

(2)基线脑电图(即麻醉诱导前)应记录为基线数据,尤其是对中枢神经系统损伤风险增加的患者,以便与以后的结果进行比较。

(3)术中和术后脑电图监测能够记录到新发情况,并能将其与基线异常区分开;术中或术后的新发情况应仔细评估,以治疗找到的新情况。

(4)脑电图可以帮助我们在术中和术后调整麻醉药和镇静药的剂量。

(5)监测术后癫痫患者的抗惊厥治疗效果。

(6)术后快速失血(需要大量晶体液置换容量)或体外循环期间导致的急性血液稀释是心脏手术患者暴露于急性血液稀释状态的一个例子。这种血细胞比容下降需要中枢神经系统监测,以监测与微循环衰竭有关的任何可能的局部或全身性缺血损伤,特别是对有中枢神经系统损伤风险的患者。这些患者能从脑电图监测中获益。

(7)在 CPB 复温后的早期,脑神经元恢复到正常温度,而中枢神经系统灌注血管仍部分处于一定程度的抑制状态。这意味着在复温期脑氧需求将超过供氧而导致一定程度的脑缺血,而且,这种现象可以延长到术后,在这期间,脑电图监测有助于发现这些缺血时段。

(8)在围术期应用低体温作为大脑保护的一种方法时,脑电图静默可作为低温治疗有效的监测指标。

(9)术后过度换气会导致脑动脉收缩和中枢神经系统灌注减少,在积极护理的同时可以使用脑电图监测这种现象的潜在缺血效应。

6.3.1　脑电图工作原理

脑电图是中枢神经系统活动的指标,主要反映皮层尤其是皮层神经元的突触后活动。通常总的脑电活动是通过放置在头皮不同部位的标准 10/20 系统来记录的。脑电图电极记录位于头皮下方大脑皮层的皮层神经元的电活动，这些神经元像"金字塔"一样垂直于头皮，事实上，皮层神经元形状是长的，其长轴突与头皮垂直。

脑电图是皮层神经元功能的总和（兴奋和抑制功能）。换句话说，数百万个皮层神经元（称为锥体皮质细胞或 Betz 细胞）的突触后电流被总和并累积在一起，以产生脑电图波。然而，皮层的轴突活动没有在脑电图波形产生中起重要作用。

脑电图波主要具有以下电特性：

（1）频率：一个波每秒重复出现的次数，以每秒波的形式表示，即赫兹。每个脑电波通常由至少两个基本波组成，这些基本波重叠在一起，构成最后的波。组成波可以用傅里叶分析进行分析，详细说明见表 6.4。"GBATD"是表 6.4 中用于记忆脑电波的记忆符。

（2）振幅：随着年龄的增长，波形的振幅减小；脑电图的振幅在 10 ～ 100 μV 范围内，大约是心电图振幅的 1%。

（3）时间：脑电图的横轴表示时间。

（4）对称性是正常状态的一个指标。即使患者麻醉时，两个半球仍呈现对称的脑电图变化，而病理状态则会干扰对称性。

（5）电压：脑电图电极记录两个不同电极之间的"电压差"。电极间电压差在时间尺度上表现为以下模式：

- 如果第一个电极和第二个电极之间的差异为负，则会在脑电图中表现为向上波峰（即上偏转）。

- 如果第一个电极和第二个电极之间的差异为正，则会在脑电图中表现为向下波峰（即下偏转）。

脑电图电极可以是由"锡、银或金"制成的金属盘，称为"杯形"电极。此外，当像神经外科手术一样强制无菌应用脑电图电极时，也可以使用针状电极，尽管其使用应限于"强制"条件。第三种电极被称为"氯化银"电极。无论使用什么类型的电极，电极构成都应是一个恒定的类型，质量良好来防止伪影，有足够的凝胶以保证低阻抗，还应该确保电极连接良好。

另一个要点是脑电图连接电线和电缆不应接触或在其他电缆附近，以提高脑电图信号质量。此外，建议使用脑电图导联作为屏蔽导联。

通常，2 ～ 8 个通道用于术中或术后 CNS 记录，甚至有时在额叶区域使用三个电极，其中两个用于将神经元电活动记录为"电压差差分放大器"，第三个电极用作"强制参考信号"电极。

脑电图的功能被划分为"几秒"的时间间隔，这就是为什么脑电图波是在一个被称为"周期"的特定时间段内产生的。这些时间段通常为 2 ～ 4 s。在这些时间段内采集电活动波，然后由设备微处理器进行分析，表现为基于时间尺度的最终脑电图波。

头皮上的脑电图电极连接顺序称为电极"蒙太奇"。在电极的标准系统中，有四个主要的解剖标志用于头皮上不同方向的电极连接：

（1）一处位于鼻根（前）。

（2）一处位于枕骨隆突（后）。

（3）两处位于耳前点。

电极的位置根据上述解剖位置以及使用解剖、字母和数字项（即解剖和字母数字记录）的标准编码系统来命名，该标准系统有助于我们区分任何异常波的位置，并比较两个大脑半球上类似的位置：

（1）F 表示额面电极。

（2）T 表示颞侧电极。

（3）O 表示枕叶电极。

（4）P 表示顶叶电极。

（5）C 表示中心电极。

（6）A 表示耳电极。

（7）M 表示乳突电极。

（8）下标的偶数表示右半球。

（9）下标的奇数表示左半球。

（10）下标的 Z 表示中线电极（Z：0）（图 6.1）。

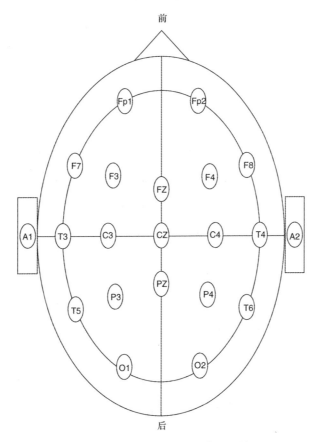

图 6.1　EEG 标准 10/20 电极系统

6.3.2　脑电波的频率和清醒、睡眠、麻醉期间的变化

清醒、睡眠和麻醉期间的脑电图节律是皮层和丘脑之间平衡的结果,取决于意识水平或麻醉阶段。然而,根据 Gμgino 等人的研究,脑电图波被划分为五个频段,不同作者划分的频率有点不同。频率分类如表 6.4 所示,并在以下段落中描述。

表 6.4　GBATD 记忆符对应的正常脑电波

波形类别	标示	频率	振幅或 / 和电压	涉及活动	临床意义
Gamma 波	γ	25.1～55 Hz	高电压和振幅	皮质丘脑感知,包括觉醒和睡眠	参与感知处理活动,感知过程
Beta 波	β	12.6～25 Hz	成人 10～20 μV	皮层神经网络	睁眼,意识活动的完全清醒
Alpha 波	α	8～12.5 Hz	相对高电压和振幅,成人 10～20 μV	主要由皮层丘脑网络的顶叶和枕叶产生的电活动组成	清醒但闭眼患者,等同于困倦
Theta 波	θ	4～8 Hz	成人 10～20 μV	常见于清醒状态下的颞叶,除外困倦和放松 皮质丘脑活动和边缘活动	等同睡眠 2 期或困倦状态,也可见年幼儿童
Delta 波	δ	1～4 Hz	高振幅 100～200 μV	皮质丘脑分离	相当于深度无梦睡眠(非快速眼动睡眠的第 3 阶段),因此有助于定义睡眠深度 另一个名字是慢波睡眠,也可在昏迷或其他脑部疾病时看到

6.3.3　正常和异常脑电图

正常脑电图脑半球对称性明显,脑电图波形符合上述类别,无任何棘波,棘波提示癫痫活动。异常脑电图可能主要是由于缺血、梗死、癫痫或肿瘤。例如,病理性脑电图中有许多众所周知的发现:

- 半球之间的不对称模式(可能是缺血或动脉阻塞的迹象)
- 棘波
- 低频率
- 低电压
- 此外,如果正常波出现在异常状态,则可能提示病理状态(如 Delta 波出现异常,可能提示脑损伤)

6.3.4　心脏手术患者脑电图应用

脑电图在心脏外科 ICU 中的作用可能包括:

- 作为一种连续监测装置和实时神经评估工具来监测中枢神经系统,就像围术期应监测的

其他主要器官系统一样。当血流动力学状态不稳定且存在中枢神经系统灌注受损的风险时,这一点尤为重要。

- 作为一种诊断工具,用于检测癫痫、缺血性或出血性中枢神经系统事件、昏迷、脑死亡和药物毒性,或排除因残余麻醉作用引起的意识水平下降与其他原因引起的意识下降。
- 作为一种治疗裁定方法、剂量滴定工具或药物调节量表,例如,作为临床批准抗惊厥药物疗效及其剂量更改、巴比妥酸盐诱导或低温诱导昏迷进行任何必要更改和监测的工具,以客观评价其疗效并确定巴比妥酸盐或低温诱发的皮质沉默。

此外,如本书其他章节所讨论的,心脏手术患者因为自身疾病发展过程和治疗方法的原因,他们的中枢神经系统有相当大的耐受作用。例如,在心脏手术患者中,术后早期常出现脑水肿和水肿导致的中枢神经系统供氧量减少。这一现象在几乎所有的心脏手术中都可以看到,尽管脑电图频率并不总是相同的,但具有以下特征:

- 心脏手术患者的脑电图表现与器质性脑综合征患者相似。
- 术后左半球的脑电图变化更为频繁。
- 这些脑电图发现在侵入性强、更复杂的手术后更为常见,因此,与瓣膜修复术或 CABG 相比,瓣膜置换术的患病率更高。
- 与非体外冠状动脉旁路移植相比,体外冠状动脉旁路移植中更常见,在非体外搭桥患者中也可见。
- 在术后中枢神经系统缺血期间,当脑血流(CBF)小于每分钟 22 mL/100 g 时,脑电波会转变为缺血图形。
- 在缺血早期,波的频率降低,而电压保持不变。
- 如果发生更严重的缺血,波的频率和电压都会降低。
- 这些变化显著表现为 β 和 α 两种波的显著减少。
- Florence 等人认为,脑电振幅下降大于 30% 或脑电变化持续时间大于 30 s 是缺血的重要指标。
- 应考虑麻醉药、镇痛药、温度变化和术后血压波动的影响。

6.3.5 脑电图的正常与异常

在正常脑电图中,两脑半球之间的对称性明显,脑电图波形按上述分类,无任何尖波。这种尖波提示癫痫。

然而,脑电图异常可能是由于缺血、梗死、癫痫或肿瘤。病理脑电图的主要表现为脑半球之间的不对称,脑电峰值、频率或电压下降。

6.3.6 脑电频谱图

脑电频谱图作为一种比较新颖的中枢神经系统评价方法,以脑电功率、振幅和频率作为脑电频谱图的三个向量,将不同麻醉药对大脑的影响描述为脑电的三维模型。在这个谱图中,功率计算为 $10 \log_{10}$（振幅）。将压缩谱阵列（CSA）的 3D 图转换成 3D 彩色图,间隔 3 s,每两个相邻谱有 0.5 s 重叠。

6.4　麻醉深度监测（包括脑电双频谱指数）

双频谱分析指数（BIS）可以帮助我们提供合适的麻醉和／或镇静水平。术后患者从转移到重症监护室到拔除气管插管的时间段内,患者的整体状态（包括血流动力学、肺部情况、血液系统和意识）尚未做好拔管准备。同时,麻醉药的残留效应在这一时间通常会消失,患者需要一定程度的镇静。此外,许多患者经常接受一些侵入性操作（如插管、吸痰、中心静脉置管和胸管更换）,或在少数情况下,需要更多时间才能完全恢复,一些患者需要延长插管和机械通气支持或血流动力学支持,这就需要额外的镇静和镇痛。应监测镇静／镇痛水平,防止过量给药的同时提供足够的镇痛药。双谱分析指数监测仪可以帮助我们提高镇静／镇痛水平。双谱分析指数对麻醉深度评分定义如表 6.5。

表 6.5　双频谱指数和临床相关状态

双频指数水平	临床相关状态
＞ 80	清醒
60 ～ 80	镇静
40 ～ 60	手术麻醉深度
＜ 40	深度麻醉

在一些研究中,双频谱分析指数被认为是"目前使用最广泛的监测镇静作用的手段",是评估危重患者镇静／镇痛作用的综合监测方法的一部分。然而一些研究未能证明 BIS 在提高成人心脏手术快速拔管中的作用。另一个重要的考虑是提供适当水平的镇静／镇痛以创造患者舒适度和过程遗忘,从而防止患者产生有害记忆。

6.5　脑诱发电位

诱发电位是用来检测中枢和周围神经系统功能完整性的监测装置,尤其是用于不同的神经回路和神经通路。尽管脑电图和诱发电位都能评估神经系统的电活动,但这两种神经系统监测方法之间存在一些差异,这些区分两者的差异体现为:
- 诱发电位的电压幅度比脑电图低。
- 诱发电位评估的是神经对刺激（感觉或运动）的反应。
- 诱发电位不仅限于神经系统的皮质区域。换句话说,诱发电位监测皮质区域、中枢神经系统、脊柱和周围神经系统的深层神经结构。

- 在脑电图平缓的时期（如治疗性低体温），诱发电位仍能工作并监测神经系统的功能完整性。

诱发电位分为三大类：

（1）体感诱发电位（SSEP）：监测从外周受体（上肢正中神经或尺神经，下肢胫后神经或腓神经）到多个脊髓段，再到对侧丘脑，最后到达皮质的上行路径的功能完整性。这种监测模式的一种亚型被称为视觉诱发电位（VEP），它将视觉刺激作为感官输入。

（2）运动诱发电位（MEP）：监测电刺激后激活的运动路径，从皮质区域到相关核和皮质脊髓束，最后到运动单元。

（3）听觉诱发电位（AEP）：客观地监测耳蜗、听觉神经（第Ⅷ对脑神经）、脑干、相关的脑神经节以及相关的皮质区域的听觉所涉及的神经通路。此项监测的第一毫秒控制所涉及听觉的脑干功能又称脑干听觉诱发反应（BAEP）。

上述模式在包括心脏外科手术在内的围术期护理中有着较为广泛的应用。它们在心脏手术患者术后的应用有助于我们收集重要的客观数据。然而，这并不是临床常规，术后强调的以下几点可作为诱发电位适应证的主要指征：

- 术后控制性（治疗性）低温期间，脑电图变得平缓，这种状态下诱发电位可以监测神经系统的功能完整性。
- 当患者血流动力学不稳定、深度镇静、意识状态改变或处于昏迷状态时，需要监测神经系统的生理完整性。其他神经系统监测方法可能无法评估这段时期患者的功能状态。

总之，诱发电位有助于临床医师利用客观的、可重复的数据评估神经系统的完整性，这是常规中枢神经系统监测之外的一个新窗口，未来它们在心脏术后患者中的应用可能将更加普遍。

6.6　脑血氧监测

脑血氧测定是一种较新的脑监测技术，虽然距该技术首次在体内应用至今已超过 35 年；它已经被用于许多手术，包括心脏手术。尽管仍存在一些争议，但先前研究已成功证明这种监护仪在动物模型和涉及心脏血管手术等高危手术的人类研究，以及潜在急性脑事件患者中的作用。

"近红外光谱"（NIRS）技术由法国 Frans Jöbsis 教授于 1977 年进行了描述。近红外光具有一种特性，即穿透各种身体组织（包括骨骼）的能力，与脉冲血氧测定法不同的是它利用光的反射现象。从身体的一小部分（如手指）透光是脉搏血氧测定中使用的技术；换言之，这项技术利用在 700～1000 nm 的近红外（NIR）光线，通过在眉毛上方的头皮上使用的自粘光偏振片通过颅骨和底层组织；部分近红外光被生色基团吸收，特别是两个主要的生色基团氧合血红蛋白（OHb）、脱氧血红蛋白（HHb）和细胞色素氧化酶，其余的光被反射；近红外光的反射部分用于数据收集、处理、计算和演示出上述每种生色基团的光吸收百分比；在此过程中，采用"修正比尔—

兰伯特定律"进行计算,最后用设备软件对这些数据进行处理,在监视器屏幕上显示局部脑氧饱和合度的数字。近红外光由"发光二极管"（LED）产生,并被硅光电二极管吸收。总之,其机制是利用皮肤和骨骼在 700 ～ 1000 nm 范围内的近红外光谱（NIRS）差分吸收。（图 6.2）

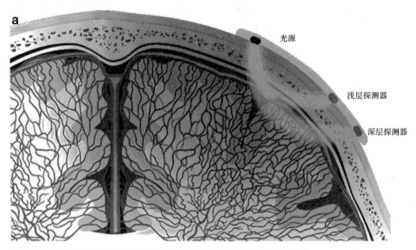

INVOS 系统使用两个深度的光穿透来减去表面数据,从而得到更深组织的区域氧合值

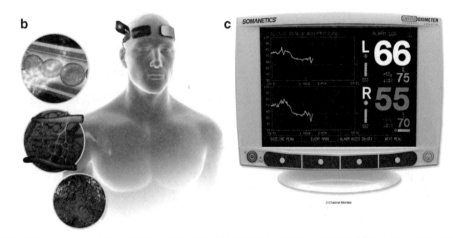

图 6.2　脑血氧饱和度。（a）脑组织近红外光谱机制示意图,（b）近红外光谱在脑血管中的作用机制示意图,（c）监测面板

　　NIRS 脑血氧测定的一个关键特征是,只有当脑组织接受足够的氧合血时,局部脑氧饱合度（rScO$_2$）数值才在适当的范围内,这不仅要求有足够的脑氧合,而且还要求大脑血流动力学、脑动脉通畅度和有效的脑静脉引流处于适当状态。可能这就是为什么接受心脏外科手术的高危患者进行局部脑血氧饱和度（rScO$_2$）监测可预防严重的皮质缺氧发作,因此,应用该监测有可能显著降低主要器官功能障碍的发生率并"改善预后"。目前还存在一些争议,也有研究质疑脑血氧饱和度应用对患者结局的作用。

　　该监测的一些实际注意事项如下:

- 监测中枢神经系统的体内状态。
- 监测是无创、实时和便携的。

- 测量中枢神经系统的氧合和灌注(即要求合适的中枢神经系统的血流动力学)。
- 不仅监测中枢神经系统的状态,还监测血流动力学状态,因为它同时监测中枢神经系统的氧合和灌注。
- 与基线相比下降超过 20% 或测量的 $rScO_2$ 绝对值下降低于 50% 被认为是脑缺氧。
- 可用于术前、术中或术后监测(整个围术期)。
- 在体外循环期间不需要像测定脉搏血氧一样的来监测脉搏血流。
- 是心脏手术"多模式中枢神经系统监测"的重要一员。
- 电极的良好连接和正确定位对于应用非常重要,不当应用可能会使测量产生偏差。
- 对于接受 ECMO 血流动力学支持的患者,脑血氧测定是一种非常有用和有前景的中枢神经系统监测方法,而且,如果患者在 ECMO 非搏动血流下,该装置比许多其他中枢神经系统监护仪更实用。
- 可作为心脏手术患者成功拔管的预测指标。
- 与其他患者相比,更推荐将其用于高危患者(如老年人和接受潜在脑血管疾病手术的患者)。
- 诸如心输出量减少、肺部问题、贫血和脑血管潜在疾病等被认为是混杂因素,可降低 $rScO_2$ 读数并产生偏倚。

如果观察到 $rScO_2$ 降低,有学者建议采取以下步骤作为找到引起脑缺血病因的有效方法:

(1)调整头部位置,如果头部旋转过大,将其转到正常位置。

(2)检查动脉或静脉插管物理效应导致动脉或静脉阻塞的可能性。

(3)监测平均动脉压(MAP),如果 MAP 低,进行治疗。

(4)监测动脉血氧饱和度(通过脉搏血氧计或血气分析),如果动脉血氧饱和度较低,排除全身去饱和的可能原因。

(5)治疗可能的过度换气,这会降低动脉二氧化碳分压,特别是低于 35 mmHg。

(6)治疗可能的贫血,使红细胞比容在 30% 以上。

(7)使用超声心动图和静脉血氧饱和度等方法评估心脏功能,减少潜在病因,包括治疗心力衰竭。

(8)监测大脑耗氧量,如果耗氧量增加,排除并治疗"抽搐"和/或"高热"。

(9)如果大脑耗氧量正常,排除叠加的"颅高压"和/或"脑水肿",为此可使用脑成像方式帮助判断。

6.7　颈静脉血氧饱和度($SjvO_2$)

监测中枢神经系统的氧合状态已经应用了 60 多年:Gibbs 等人最早在 1942 年使用,然后 Datsur 等人于 1963 年使用。颈静脉血氧饱和度($SjvO_2$)的评估是"大脑皮层整体氧合的间接替代指标",也是脑血流(CBF)和脑氧代谢率($CMRO_2$)之间平衡的指标。 $SjvO_2$ 监测可用于监控以下项目的变化趋势:

- 脑组织对氧的吸收状况(即脑动脉和静脉之间的差异等于中枢神经系统对氧的吸收)。
- 中枢神经系统血气及其相关参数的动静脉差异。
- 中枢神经系统血糖水平的动静脉差异。
- 中枢神经系统血乳酸水平的动静脉差异:中枢神经系统灌注受损导致脑氧合降低,从而激活无氧代谢,导致颈静脉球血样本中乳酸水平升高。

$SjvO_2$的正常值低于整体混合静脉血氧饱和度的正常值(通常由肺动脉导管测量)。这是因为大脑组织中的氧摄取和消耗远远高于全身的氧摄取和消耗。

6.7.1 颈静脉氧饱和度导管置入禁忌证

表6.6 颈静脉氧饱和度置入绝对和相对禁忌证

绝对禁忌证	相对禁忌证
颈椎损伤 出血倾向 局部颈部创伤 局部感染	脑静脉系统引流不良 气管造口术患者

6.7.2 $SjvO_2$的测量方法

$SjvO_2$的测量要么采用传统技术,对$SjvO_2$和其他因素进行连续测量;要么采用导管尖端带有近红外光的光纤导管。然而,这种传统的方法具有"点评估"的局限性,需要连续测量,但不能提供实时数据。另一方面,导管尖端的错位会导致读取错误,或者光纤导管的近红外光可能超出其定义范围,因此会出现误读。此外,头向两侧的旋转可影响静脉回流并干扰测量。光纤$SjvO_2$监护仪所使用的技术类似于某些类型肺动脉导管使用的血氧测定技术。

6.7.3 导管置入技术

使用以下技术,通过引入颈内静脉导管评估$SjvO_2$:
- 该技术通常通过右侧颈内静脉置管。
- 通常情况下,右侧颈内静脉是脑静脉引流的主要静脉,但左、右半球的静脉混合模式并不总是相同的。
- $SjvO_2$导管插入与中心静脉导管(CVC)插入完全相同,首选前三角入路。但是,针和导丝方向应为朝向头部(与CVC方向相比)。
- 导丝插入采用Seldinger技术。
- 导丝插入后,导管应向上插入并引导,直到感觉到阻力为止,在清醒的患者中,患者可感到颅底有压力感。多普勒超声检查或通过外部尺寸器可测量导管插入长度。
- 导管从右颈内静脉经导丝朝向头部。
- 导管头端通过"共同面静脉出口",从该处送至颈静脉球。颈静脉球为颈内静脉的扩张部分,位于颈静脉孔的远端(即颈静脉位于颅骨解剖开口的位置)。

- 在颈静脉球内,导管尖端应位于球的顶部,这是 $SjvO_2$ 测量的位置。
- 导管尖端的位置应通过侧位或前后位颈部 X 线确认,应位于乳突水平;在侧位颈部 X 线中,该位置位于第一颈椎的下缘或眶缘的下缘。此外,如果我们在两个乳突之间画一条线,导管的尖端应该正好与这条线平齐。
- 另一种方法是表面标志:颈静脉球的体表标志为乳突前下 1 cm。
- 根据制造商提供的信息,导管的测量值应在体内或体外进行校准。
- 如果导管尖端错位并附在血管壁上,或者导管尖端在距离颈静脉球部 2 cm 以上的任何一个方向(头侧或尾侧)移动,则读数会因静脉样本"污染"而有偏差,并会落在有偏差的测量范围内。
- 此外,采样速度应小于 2 mL/min,以防止脑静脉血与颅外静脉的静脉血混合,否则,这两个样本的混合将导致过度解读,使其高于实际正常值。

6.7.4　颈静脉血氧饱和度导管并发症

$SjvO_2$ 导管插入的并发症与中心静脉导管插入的并发症相似,可分为与导管插入相关的并发症(如组织或动脉损伤)和与导管存在相关的并发症(如可能增加导管感染或血栓形成的风险)。

6.7.5　颈静脉血氧监测数据收集

$SjvO_2$ 的正常值在 55% 到 85% 之间,然而,大多数研究表明 $SjvO_2$ 的正常值在 55%～75%。无论如何,大多数研究认为低于 50% 的值是异常的,并且伴随着较差的预后。

如上所述,$SjvO_2$ 是全脑灌注的间接替代指标,具有很高的特异性,但敏感性较低。换句话说,$SjvO_2$ 可以检测全脑缺血,但不能准确定位大脑半球缺血区的位置。此外,有学者提出以下因素可能会影响 $SjvO_2$ 读数的准确性:

- 血红蛋白浓度
- 全身动脉血氧饱和度
- 核心温度
- 动脉血二氧化碳水平

6.7.6　动脉—颈静脉氧梯度($AjvDO_2$)

由 $SjvO_2$ 计算出的另一个重要指标是动脉和颈静脉氧含量的梯度,简称 $AjvDO_2$。Schell 和 Cole 使用以下公式进行了计算:

$DO_2 = CBF \times CaO_2$

$CMRO_2 = CBF \times (CaO_2 - CjvO_2)$

$AjvDO_2 = CaO_2 - CjvO_2$

其中:

DO_2：脑部氧输送。

CBF：脑血流。

CaO_2：动脉氧含量。

$CMRO_2$：脑耗氧量。

$CjvO_2$：颈静脉氧含量。

$AjvDO_2$：动脉—颈静脉氧梯度。

根据上述公式，可以通过求解得：$AjvDO_2 = CMRO_2 / CBF$。

Schell 和 Cole 认为正常的 $AjvDO_2$ 值在 $4 \sim 8$ $mLO_2/100$ mL 血液。小于 4 的值表示氧气输送大于耗氧量（即过度氧气输送），而大于 8 的值表示脑组织中氧气不足，这可能是由于 $CMRO_2$ 增加或 CBF 降低（去饱和状态）。上述 $AjvDO_2$ 的范围都与如下鉴别诊断相关：

$SjvO_2 > 75\%$ 或 $AjvDO_2 < 4$（过度氧气输送）：这是由于 $CMRO_2$ 降低（如低温、服用镇静药）、CBF 增加（如高热）、动脉氧含量增加或其他因素，如脑死亡（表 6.7、6.8、6.9）。

$SjvO_2 < 50\%$ 或 $AjvDO_2 > 8$（去饱和状态）：心脏手术患者术后应考虑并排除以下原因。

- $CMRO_2$ 升高（如高热或癫痫发作）
- CBF 降低（如全身性低血压、脑动脉血管痉挛、过度换气引起的低碳酸血症）
- 颅内压升高（如脑水肿或脑静脉回流受损）
- 动脉缺氧（肺部问题或呼吸机问题导致通气受损、血红蛋白氧合受损或包括大脑在内的组织供氧受损）

根据 White 和 Baker 的研究，在心脏手术患者中，心肺转流时的全身灌注压低、红细胞压积低和快速复温是导致术中 $SjvO_2$ 水平降低的三个主要原因。

表 6.7　影响脑灌注的主要因素及 $SjVO_2$ 和 $AjvDO_2$ 的绝对值

去饱和状态（$SjvO_2 < 50\%$ 或 $AjvDO_2 > 8$）	vs	过饱和状态
降低脑灌注	vs	增加脑灌注
增加脑耗氧量	vs	降低脑耗氧量

表 6.8　$SjvO_2$ 去饱和状态的鉴别诊断

去饱和状态（$SjvO_2 < 50\%$ 或 $AjvDO_2 > 8$）
降低脑灌注
• 颅内压增高（如脑水肿 / 脑静脉回流受损）
• 头部受伤
• 动脉痉挛 / 血管收缩
• 过度通气 / 低碳酸血症
• 血栓栓塞
• 全身性低血压
• 动脉缺氧（如肺部病变后通气不足或呼吸机问题 / 由于血红蛋白氧合受损或氧向包括大脑在内的组织转移和传递受损）
增加脑耗氧量
• 脑组织代谢和需氧量增加（发热 / 高热）
• 脑电活动异常（癫痫 / 惊厥）
• 麻醉 / 镇静水平不足

表 6.9　SjvO$_2$ 过饱和状态的鉴别诊断

过饱和状态（SjvO$_2$ > 80％ 或 AjvDO$_2$ < 4）
增加脑灌注
• 充血
• 动静脉分流
降低脑耗氧量
• 降低脑功能水平的麻醉药
• 低温
• 脑死亡

6.8　经颅多普勒(TCD)

　　1982 年，Rune Aaslid 及其同事首次将经颅多普勒（TCD）应用于临床实践，以评估脑动脉中的血流速度。TCD 是一种无创监护仪，适用于手术室或重症监护病房的成人或儿童患者。TCD 通过测量脑血流速度（而不是血流速度）来评估中枢神经系统血管状态，通常使用平均血流速度（FV 平均值）来评估。该装置是利用超声多普勒信号，在低频（1 ～ 2 MHz）利用脉冲波多普勒；该装置通过计算红细胞通过脑动脉时获得的多普勒频移信号，以评估动脉中的血流速度。

　　虽然脑电图（EEG）可以评估大脑皮质区生理功能的完整性，但皮质下区通常被 EEG 忽略，这是因为认知功能主要受后者核团的影响，而 TCD 可以更有效地评估这些区域的血流。然而，这两种技术评估的是中枢神经系统完整性和功能的不同方面，因此在高危者中互补使用比竞争性比较更合理。这类高危患者在围术期同时使用这两种装置可能会对中枢神经系统的结果有益。事实上，TCD 作为一种检测脑栓塞的工具在手术中起着不可或缺的作用。换句话说，TCD 被认为是一种"大脑听诊器"。表 6.10 为 TCD 脑血流评估的主要特征：

表 6.10　经颅多普勒评估脑血流的主要特征

无创性
实时评估
价格较低
连续监测
可重复评估
来自中枢神经系统动脉的间接信息
围术期手术应用（术前，术中手术室，术后包括重症监护室）
适用于所有年龄段

6.8.1　TCD 的机制

　　采用低频（1 ～ 2 MHz）超声多普勒信号，经脉冲波形多普勒，是 TCD 的工作机制。血流速度是根据多普勒束中的"多普勒频移"来计算的。红细胞在动脉腔内的运动引起多普勒频移。TCD 探头上有压电晶体,它向组织投射多普勒波,再被反射回压电晶体。在这个过程中,内隐角是一个决定因素。心脏手术患者围术期 TCD 检测的主要指标是大脑中动脉血流速度(VMCA)。

TCD 计算不同 CNS 动脉的血流速度,包括大脑前、中、后动脉(即 ACA、MCA 和 PCA)和颈内动脉(ICA)。影响动脉血流速度的因素有很多,见表 6.11。

表 6.11 TCD 中影响血流的因素

影响动脉血流速度的因素
• 脑血流
• 固有的血管解剖
• 侧支循环解剖及其灌注比率
• 信噪比窗口和角度
• 动脉解剖直径
影响 TCD 可靠性的混杂因素
• 潜在的血流动力学状态,特别是血压(包括收缩压、舒张压和平均动脉压)
• 动脉二氧化碳分压
• 性别:女性动脉速度稍高,可能弥补比男性低的血细胞比容
• 年龄(出生后脑血流速度最低,即 25 cm/s,4~6 岁达到峰值,即 100 cm/s,然后以稳定的速度逐渐下降,至 70 岁时达到 40 cm/s)
• 血压和中枢神经系统灌注的日间模式(上午 11 点时血流速度保持最低)
• 患者姿势(即患者坐姿时动脉血流与仰卧位不同)
• 颅内压(ICP)
• 意识水平,包括服用或停用镇痛药

TCD 主要用于心脏手术患者术中发现并预防主动脉阻断以及操作引起的血栓脱落事件、微栓子和大栓塞;如果有严重的主动脉粥样硬化,应采用预防性手术方式,以防止卒中的高风险;它甚至可能导致手术策略的重大改变,以防止不必要的术后中枢神经系统损伤。TCD 在成人心脏病患者术后监护中的主要应用见表 6.12。

表 6.12 术后监护中 TCD 的应用

充足的脑灌注和动脉血流通过脑动脉
评估中枢神经系统动脉通畅性(例如排除脑动脉血管痉挛)
颅内压(ICP)的无创监测
脑死亡评估
中枢神经系统自我调节反应的评估(如中枢神经系统—心血管对一系列刺激的反应,如高碳酸血症或血压变化)
对有潜在颈动脉狭窄的心脏手术(有或无心肺转流术)患者术后中枢神经系统灌注的评估
评估抗血栓治疗降低输送至中枢神经系统的血小板栓塞负荷的疗效
有效下游压力的测量

6.8.2 TCD 的应用声窗

为了获得多普勒数据,我们需要合适的声学(或信噪比)窗口。该窗口通常是一个解剖区域,该区域应颅骨板薄或颅骨中有一个正常的解剖窗口。以下位置是颅骨中主要适用于进行 TCD 的声学（或信噪比）窗口：

（1）颞窗（颞骨上颧骨部分）通常用于评估大脑前、中、后动脉（ACA、MCA、PCA），在 TCD 中最常用到，见图 6.3。

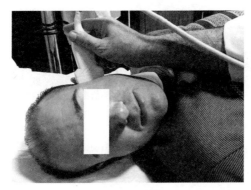

图 6.3　颞窗

（2）眼窗（通过眼球）通常用于评估眼动脉和颈内动脉的一些海绵窦部分（即颈动脉虹吸段），见图 6.4。

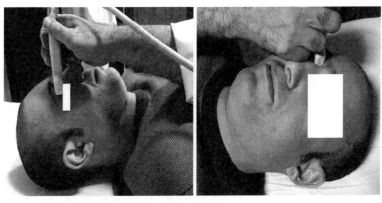

图 6.4　眼窗

（3）枕下窗用于评价大脑后循环，主要用于大脑前动脉"ACA"和大脑后动脉"PCA"的基底动脉和椎动脉，见图 6.5。

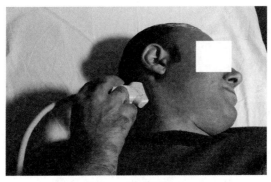

图 6.5　枕下窗

（4）下颌后窗主要用于评价颈动脉颈段，见图6.6。

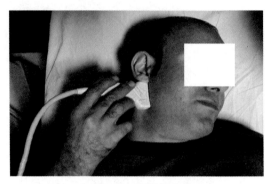

图6.6　下颌后窗

但是，此设备的应用需要以下事项作为使用的先决条件：

- 有适当的培训和使用经验。尽管不断尝试，仍有5%～10%的患者因使用不当导致"较差声窗"。
- 评估主要的脑灌注动脉。
- 具有合适的多普勒窗口。
- 评估过程中，探头应固定位置。应在手术室或重症监护病房内为患者准备稳定的临床条件，包括恒定血压和其他血流动力学监测，以及稳定的镇静或麻醉。（图6.7）

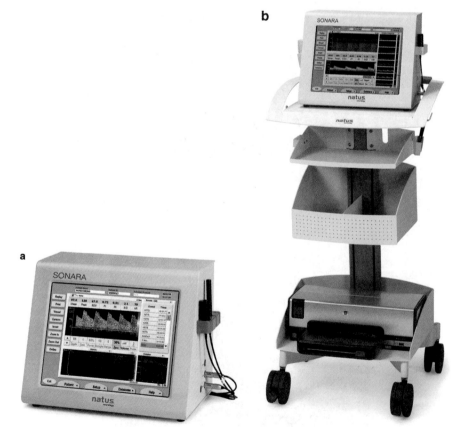

图6.7　（a）SONARA TCD显示屏，（b）围术期应用的便携式TCD

6.9　其他评估脑血流的方法

正电子发射断层扫描(PET)是基于核医学技术的最新成像技术之一,其原理是正电子发射放射性核素用以评估它们在正常和异常组织中代谢的结局。PET 可以向我们展示许多中枢神经系统变量,如脑血流(CBF)和脑氧摄取($CMRO_2$)。然而,PET 的主要缺点是它具有侵入性。

动态 CT 扫描是一种基于氙气吸入清除率或核素内对比度进行测量局部脑血流(rCBF)的成像方法。

磁共振血管造影(MRA)最早于 1986 年问世,具有无创性,在脑血管疾病如狭窄、闭塞或动脉瘤的检测中有着广泛的应用。有人认为,在有外周血管疾病或既往有心脏手术的脑疾病史的患者中,术前使用 MRA 评估颅动脉对预防术后不必要的脑事件具有有效作用。

功能磁共振成像(fMRI):这项技术基于脑血流和皮质活动水平是平行现象的事实;这项技术是无创的,是研究和临床上一种非常有效的 CBF 评估方法。

激光多普勒血流测量在临床上用于评估"微血管血流",在大脑中用于评估"脑血流"。这项技术是连续和实时的。然而这项技术有许多局限性,包括频谱的选择、患者运动伪影、探头的校准、激光的类型及侵入性。此外,它只监测大脑组织的一小部分样本,并不是心脏术后护理的常规监护设备。

热扩散流量法是根据脑组织的热导率来测量脑血流的,但这种方法具有侵入性,在心脏外科 ICU 中几乎没有应用。

颅内压(ICP)监测是一种通常用于神经外科重症监护的侵入性技术,很少用于心脏外科 ICU。

参考文献

[1] Aaslid R，Markwalder TM，Nornes H.Noninvasive transcranial Doppler ultrasound recording of flow velocity in basal cerebral arteries. J Neurosurg. 1982；57：769-74.

[2] Abraham T，Feng J.Evolution of brain imaging instrumentation. Semin Nucl Med. 2011；41：202-19.

[3] Akeju O，Brown EN.Neural oscillations demonstrate that general anesthesia and sedative states are neurophysiologically distinct from sleep. Curr Opin Neurobiol. 2017；44：178-85.

[4] Alexandrov AV，Sloan MA，Tegeler CH，Newell DN，Lumsden A，Garami Z，Levy CR，Wong LK，Douville C，Kaps M，Tsivgoulis G.Practice standards for transcranial Doppler（TCD）ultrasound. Part II.Clinical indications and expected outcomes. J Neuroimaging. 2012；22：215-24.

[5] Alten J，Mariscalco MM.Critical appraisal of Perez etal：jugular venous oxygen saturation or arteriovenous difference of lactate content and outcome in children with severe traumatic brain injury. Pediatr Crit Care Med. 2005；6：480-2.

[6] Alvarez del Castillo M.Monitoring neurologic patients in intensive care. Curr Opin Crit Care. 2001；7：49-60.

[7] Andritsos M，Singh N，Patel P，Sinha A，Fassl J，Wyckoff T，Riha H，Roscher C，Subramaniam B，Ramakrishna H，Augoustides JG.The year in cardiothoracic and vascular anesthesia：selected highlights from 2010. J Cardiothorac Vasc Anesth. 2011；25：6-15.

[8] Barr J，Fraser GL，Puntillo K，Ely EW，Gelinas C，Dasta JF，Davidson JE，Devlin JW，Kress JP，Joffe AM，Coursin DB，Herr DL，Tung A，Robinson BR，Fontaine DK，Ramsay MA，Riker RR，Sessler CN，Pun B，Skrobik Y，Jaeschke R.Clinical practice guidelines for the management of pain，agitation，and delirium in adult patients in the intensive care unit. Crit Care Med. 2013a；41：263-306.

[9] Barr J，Kishman CP Jr，Jaeschke R.The methodological approach used to develop the 2013 pain，agitation，and delirium clinical practice guidelines for adult ICU patients. Crit Care Med. 2013b；41：S1-15.

[10] Barr J，Pandharipande PP.The pain，agitation，and delirium care bundle：synergistic benefits of implementing the 2013 pain，agitation，and delirium guidelines in an integrated and interdisciplinary fashion. Crit Care Med. 2013；41：S99-115.

[11] Benitez-Rosario MA，Castillo-Padros M，Garrido-Bernet B，Gonzalez-Guillermo T，MartinezCastillo LP，Gonzalez A. Appropriateness and reliability testing of the modified richmond agitation-sedation scale in spanish patients with advanced cancer. J Pain Symptom Manag. 2013；45：1112-9.

[12] Brady KM，Mytar JO，Kibler KK，Hogue CW Jr，Lee JK，Czosnyka M，Smielewski P，Easley RB.Noninvasive autoregulation monitoring with and without intracranial pressure in the naive piglet brain. Anesth Analg. 2010；111：191-5.

[13] Brandl KM，Langley KA，Riker RR，Dork LA，Quails CR，Levy H.Confirming the reliability of the sedation-agitation scale administered by ICU nurses without experience in its use. Pharmacotherapy. 2001；21：431-6.

[14] Brocas E，Dupont H，Paugam-Burtz C，Servin F，Mantz J，Desmonts JM.Bispectral index variations during tracheal suction in mechanically ventilated critically ill patients：effect of an alfentanil bolus. Intensive Care Med. 2002；28：211-3.

[15] Brogan TV，Thiagarajan RR，Rycus PT，Bartlett RH，Bratton SL.Extracorporeal membrane oxygenation in adults with severe respiratory failure：a multi-center database. Intensive Care Med. 2009；35：2105-14.

[16] Bronicki RA，Chang AC.Management of the postoperative pediatric cardiac surgical patient. Crit Care Med. 2011；39：1974-84.

[17] Brown EN，Lydic R，Schiff ND. General anesthesia，sleep，and coma. N Engl J Med. 2010；363：2638-50.

[18] Brush DR，Kress JP.Sedation and analgesia for the mechanically ventilated patient. Clin Chest Med. 2009；30：131-41，ix.

[19] Burk RS，Grap MJ，Munro CL，Schubert CM，Sessler CN.Agitation onset，frequency，and associated temporal factors in critically ill adults. Am J Crit Care. 2014a；23：296-304.

[20] Burk RS，Grap MJ，Munro CL，Schubert CM，Sessler CN.Predictors of agitation in critically ill adults. Am J Crit Care. 2014b；23：414-23.

[21] Carrasco G.Instruments for monitoring intensive care unit sedation. Crit Care. 2000；4：217-25.

[22] Carrothers KM，Barr J，Spurlock B，Ridgely MS，Damberg CL，Ely EW.Contextual issues influencing implementation and outcomes associated with an integrated approach to managing pain，agitation，and delirium in adult ICUs. Crit Care Med. 2013；41：S128-35.

[23] Carter LP.Thermal diffusion flowmetry. Neurosurg Clin N Am. 1996；7：749-54.

[24] Casati A，Fanelli G，Pietropaoli P，Proietti R，Tufano R，Danelli G，Fierro G，De Cosmo G，Servillo G.Continuous monitoring of cerebral oxygen saturation in elderly patients undergoing major abdominal surgery minimizes brain exposure to potential hypoxia. Anesth Analg. 2005；101：740-7，table of contents.

[25] Casati A，Spreafico E，Putzu M，Fanelli G.New technology for noninvasive brain monitoring：continuous cerebral oximetry. Minerva Anestesiol. 2006；72：605-25.

[26] Cengiz P，Seidel K，Rycus PT，Brogan TV，Roberts JS. Central nervous system complications during pediatric extracorporeal life support：incidence and risk factors. Crit Care Med. 2005；33：2817-24.

[27] Chabot RJ，Gugino LD，Aglio LS，Maddi R，Cote W.QEEG and neuropsychological profiles of patients after undergoing cardiopulmonary bypass surgical procedures. Clin Electroencephalogr. 1997；28：98-105.

[28] Chabot RJ，Gugino VD.Quantitative electroencephalographic monitoring during cardiopulmonary bypass. Anesthesiology. 1993；78：209-11.

[29] Chakravarthy M，Holla S，Jawali V. Index of consciousness and bispectral index values are interchangeable during normotension and hypotension but not during non pulsatile flow state during cardiac surgical procedures：a prospective study. J Clin Monit Comput. 2010；24：83-91.

[30] Chiarelli AM，Zappasodi F，Di Pompeo F，Merla A.Simultaneous functional near-infrared spectroscopy and electroencephalography for monitoring of human brain activity and oxygenation：a review. Neurophotonics. 2017；4：041411.

[31] Chieregato A，Calzolari F，Trasforini G，Targa L，Latronico N.Normal jugular bulb oxygen saturation. J Neurol Neurosurg Psychiatry. 2003；74：784-6.

[32] Cogan J.Pain management after cardiac surgery. Semin Cardiothorac Vasc Anesth. 2010；14：201-4.

[33] Constant I，Sabourdin N. The EEG signal：a window on the cortical brain activity. Paediatr Anaesth. 2012；22：539-52.

[34] Costin M，Rampersad A，Solomon RA，Connolly ES，Heyer EJ.Cerebral injury predicted by transcranial Doppler ultrasonography but not electroencephalography during carotid endarterectomy. J Neurosurg Anesthesiol. 2002；14：287-92.

[35] Courtman SP，Wardurgh A，Petros AJ. Comparison of the bispectral index monitor with the comfort score in assessing level of sedation of critically ill children. Intensive Care Med. 2003；29：2239-46.

[36] Croughwell ND，White WD，Smith LR，Davis RD，Glower DD Jr，Reves JG，Newman MF.Jugular bulb saturation and mixed venous saturation during cardiopulmonary bypass. J Card Surg. 1995；10：503-8.

[37] Cyrous A，O'Neal B，Freeman WD.New approaches to bedside monitoring in stroke. Expert Rev Neurother. 2012；12：915-28.

[38] D'Andrea A，Conte M，Cavallaro M，Scarafile R，Riegler L，Cocchia R，Pezzullo E，Carbone A，Natale F，Santoro G，Caso P，Russo MG，Bossone E，Calabro R.Transcranial Doppler ultrasonography：from methodology to major clinical applications. World J Cardiol. 2016a；8：383-400.

[39] D'Andrea A，Conte M，Scarafile R，Riegler L，Cocchia R，Pezzullo E，Cavallaro M，Carbone A，Natale F，Russo MG，Gregorio G，Calabro R.Transcranial Doppler ultrasound：physical principles and principal applications in neurocritical care unit. J Cardiovasc Echogr. 2016b；26：28-41.

[40] Dabbagh A.Postoperative CNS care. In：Dabbagh A，Esmailian F，Aranki S，editors. Postoperative critical care for cardiac surgical patients. 1st ed. NewYork：Springer；2014a. p.245-56.

[41] Dabbagh A.Postoperative central nervous system monitoring. In：Dabbagh A，Esmailian F，Aranki S，editors. Postoperative critical care for cardiac surgical patients. 1st ed. NewYork：Springer；2014b. p.129-59.

[42] Dabbagh A，Ramsay MAE.Postoperative central nervous system management in patients with congenital heart disease. In：Dabbagh A，Conte AH，Lubin L，editors. Congenital heart disease in pediatric and adult patients：anesthetic and perioperative management. 1st ed. NewYork：Springer；2017a. p.829-50.

[43] Dabbagh A，Ramsay MAE.Central nervous system monitoring in pediatric cardiac surgery. In：Dabbagh A，Conte AH，Lubin L，editors. Congenital heart disease in pediatric and adult patients：anesthetic and perioperative management. 1st ed. NewYork：Springer；2017b. p.279-316.

[44] Dalton HJ，Rycus PT，Conrad SA.Update on extracorporeal life support 2004. Semin Perinatol. 2005；29：24-33.

[45] De Georgia MA，Deogaonkar A.Multimodal monitoring in the neurological intensive care unit. Neurologist. 2005；11：45-54.

[46] De Jonghe B，Cook D，Appere-De-Vecchi C，Guyatt G，Meade M，Outin H.Using and understanding sedation scoring systems：a systematic review. Intensive Care Med. 2000；26：275-85.

[47] Dearden NM，Midgley S.Technical considerations in continuous jugular venous oxygen saturation measurement. Acta Neurochir Suppl（Wien）. 1993；59：91-7.

[48] Deogaonkar A，Gupta R，DeGeorgia M，Sabharwal V，Gopakumaran B，Schubert A，Provencio JJ.Bispectral index monitoring correlates with sedation scales in brain-injured patients. Crit Care Med. 2004；32：2403-6.

[49] Drummond JC.Monitoring depth of anesthesia：with emphasis on the application of the bispectral index and the middle latency auditory evoked response to the prevention of recall. Anesthesiology. 2000；93：876-82.

[50] Edmonds HL Jr，Isley MR，Sloan TB，Alexandrov AV，Razumovsky AY. American Society of Neurophysiologic Monitoring and American Society of Neuroimaging joint guidelines for transcranial doppler ultrasonic monitoring. J Neuroimaging. 2011；21：177-83.

[51] Enninful-Eghan H，Moore RH，Ichord R，Smith-Whitley K，Kwiatkowski JL.Transcranial Doppler ultrasonography and prophylactic transfusion program is effective in preventing overt stroke in children with sickle cell disease. J Pediatr. 2010；157：479-84.

[52] Erickson KM，Cole DJ. Carotid artery disease：stenting vs endarterectomy. Br J Anaesth. 2010；105（Suppl 1）：i34-49.

[53] Faritous Z，Barzanji A，Azarfarin R，Ghadrdoost B，Ziyaeifard M，Aghdaei N，Alavi M.Comparison of bispectral index monitoring with the critical-care pain observation tool in the pain assessment of intubated adult patients after cardiac surgery. Anesth Pain Med. 2016；6：e38334.

[54] Fearn SJ，Pole R，Wesnes K，Faragher EB，Hooper TL，McCollum CN.Cerebral injury during cardiopulmonary

bypass: emboli impair memory. J Thorac Cardiovasc Surg. 2001; 121: 1150-60.

[55] Fedorow C, Grocott HP.Cerebral monitoring to optimize outcomes after cardiac surgery. Curr Opin Anaesthesiol. 2010; 23: 89-94.

[56] Fischer GW, Torrillo TM, Weiner MM, Rosenblatt MA.The use of cerebral oximetry as a monitor of the adequacy of cerebral perfusion in a patient undergoing shoulder surgery in the beach chair position. Pain Pract. 2009; 9: 304-7.

[57] Florence G, Guerit JM, Gueguen B.Electroencephalography (EEG) and somatosensory evoked potentials (SEP) to prevent cerebral ischaemia in the operating room. Neurophysiol Clin. 2004; 34: 17-32.

[58] Fraser GL, Riker RR.Bispectral index monitoring in the intensive care unit provides more signal than noise. Pharmacotherapy. 2005; 25: 19S-27S.

[59] Frenzel D, Greim CA, Sommer C, Bauerle K, Roewer N.Is the bispectral index appropriate for monitoring the sedation level of mechanically ventilated surgical ICU patients Intensive Care Med. 2002; 28: 178-83.

[60] Futier E, Chanques G, Cayot Constantin S, Vernis L, Barres A, Guerin R, Chartier C, Perbet S, Petit A, Jabaudon M, Bazin JE, Constantin JM.Influence of opioid choice on mechanical ventilation duration and ICU length of stay. Minerva Anestesiol. 2012; 78: 46-53.

[61] Ghosh A, Elwell C, Smith M.Review article: cerebral near-infrared spectroscopy in adults: a work in progress. Anesth Analg. 2012; 115: 1373-83.

[62] Golukhova EZ, Polunina AG, Lefterova NP, Begachev AV. Electroencephalography as a tool for assessment of brain ischemic alterations after open heart operations. Stroke Res Treat. 2011; 2011: 980873.

[63] Golukhova EZ, Polunina AG, Zhuravleva SV, Lefterova NP, Begachev AV.Size of left cardiac chambers correlates with cerebral microembolic load in open heart operations. Cardiol Res Pract. 2010; 2010: 143679.

[64] Grap MJ, Munro CL, Wetzel PA, Ketchμm JM, Ketchμm JS 3rd, Anderson WL, Best AM, Hamilton VA, Arief NY, Burk R, Bottoms T, Sessler CN.Stimulation of critically ill patients: relationship to sedation. Am J Crit Care. 2016; 25: e48-55.

[65] Green D, Paklet L.Latest developments in peri-operative monitoring of the high-risk major surgery patient. Int J Surg. 2010; 8: 90-9.

[66] Grimm M, Zimpfer D, Czerny M, Kilo J, Kasimir MT, Kramer L, Krokovay A, Wolner E. Neurocognitive deficit following mitral valve surgery. Eur J Cardiothorac Surg. 2003; 23: 265-71.

[67] Gμgino LD, Aglio LS, Yli-Hankala A.Monitoring the electroencephalogram during bypass procedures. Semin Cardiothorac Vasc Anesth. 2004; 8: 61-83.

[68] Gμgino LD, Chabot RJ, Aglio LS, Aranki S, Dekkers R, Maddi R.QEEG changes during cardiopulmonary bypass: relationship to postoperative neuropsychological function. Clin Electroencephalogr. 1999; 30: 53-63.

[69] Gμgino LD, Chabot RJ, Prichep LS, John ER, Formanek V, Aglio LS.Quantitative EEG changes associated with loss and return of consciousness in healthy adult volunteers anaesthetized with propofol or sevoflurane. Br J Anaesth. 2001; 87: 421-8.

[70] Gupta AK, Hutchinson PJ, Al-Rawi P, Gupta S, Swart M, Kirkpatrick PJ, Menon DK, Datta AK.Measuring brain tissue oxygenation compared with jμgular venous oxygen saturation for monitoring cerebral oxygenation after traμmatic brain injury. Anesth Analg. 1999; 88: 549-53.

[71] Halpern SD, Becker D, Curtis JR, Fowler R, Hyzy R, Kaplan LJ, Rawat N, Sessler CN, Wunsch H, Kahn JM.An official American Thoracic Society/American Association of Critical-Care Nurses/American College of Chest Physicians/Society of Critical Care Medicine policy statement: the choosing wisely(R) top 5 list in critical

care medicine. Am J Respir Crit Care Med. 2014; 190: 818-26.

［72］ Hampton DA，Schreiber MA.Near infrared spectroscopy: clinical and research uses. Transfusion. 2013; 53 (Suppl 1): 52S-8S.

［73］ Hankey GJ. Anticoagulant therapy for patients with ischaemic stroke. Nat Rev Neurol. 2012; 8: 319-28.

［74］ Hasegawa T，Okita Y.Intraoperative monitoring of the brain and spinal cord ischemia during thoracic aortic surgery. Kyobu Geka. 2009; 62: 655-60.

［75］ Hatiboglu MT，Anil A.Structural variations in the jugular foramen of the human skull. J Anat. 1992; 180(Pt 1): 191-6.

［76］ Hauser E，Seidl R，Rohrbach D，Hartl I，Marx M，Wimmer M.Quantitative EEG before and after open heart surgery in children. A significant decrease in the beta and alpha 2 bands postoperatively. Electroencephalogr Clin Neurophysiol. 1993; 87: 284-90.

［77］ Hernandez-Gancedo C，Pestana D，Pena N，Royo C，Perez-Chrzanowska H，Criado A.Monitoring sedation in critically ill patients: bispectral index, Ramsay and observer scales. Eur J Anaesthesiol. 2006; 23: 649-53.

［78］ Hervey-Jumper SL，Annich GM，Yancon AR，Garton HJ，Muraszko KM，Maher CO.Neurological complications of extracorporeal membrane oxygenation in children. J Neurosurg Pediatr. 2011; 7: 338-44.

［79］ Hochberg AR，Young GS.Cerebral perfusion imaging. Semin Neurol. 2012; 32: 454-65.

［80］ Horsfield MA，Jara JL，Saeed NP，Panerai RB，Robinson TG.Regional differences in dynamic cerebral autoregulation in the healthy brain assessed by magnetic resonance imaging. PLoS One. 2013; 8: e62588.

［81］ Hoshi Y.Functional near-infrared spectroscopy: current status and future prospects. J Biomed Opt. 2007; 12: 062106.

［82］ Hoshi Y.Towards the next generation of near-infrared spectroscopy. Philos Transact A Math Phys Eng Sci. 2011; 369: 4425-39.

［83］ Hu Z，Xu L，Zhu Z，Seal R，McQuillan PM. Effects of hypothermic cardiopulmonary bypass on internal jugular bulb venous oxygen saturation, cerebral oxygen saturation, and bispectral index in pediatric patients undergoing cardiac surgery: a prospective study. Medicine. 2016; 95: e2483.

［84］ Hudetz AG，Mashour GA.Disconnecting consciousness: is there a common anesthetic end point Anesth Analg. 2016; 123: 1228-40.

［85］ Huppert TJ，Diamond SG，Franceschini MA，Boas DA.HomER: a review of time-series analysis methods for near-infrared spectroscopy of the brain. Appl Opt. 2009; 48: D280-98.

［86］ Ip-Yam PC，Thomas SD，Jackson M，Rashid A，Behl S.Effects of temperature strategy during cardiopulmonary bypass on cerebral oxygen balance. J Cardiovasc Surg. 2000; 41: 1-6.

［87］ Isley MR，Edmonds HL Jr，Stecker M.Guidelines for intraoperative neuromonitoring using raw (analog or digital waveforms) and quantitative electroencephalography: a position statement by the American Society of Neurophysiological Monitoring. J Clin Monit Comput. 2009; 23: 369-90.

［88］ Jacobson S，Jerrier H.EEG in delirium. Semin Clin Neuropsychiatry. 2000; 5: 86-92.

［89］ Jameson LC，Sloan TB.Using EEG to monitor anesthesia drug effects during surgery. J Clin Monit Comput. 2006; 20: 445-72.

［90］ Johansen JW，Sebel PS.Development and clinical application of electroencephalographic bispectrum monitoring. Anesthesiology. 2000; 93: 1336-44.

［91］ Kadoi Y，Fujita N.Increasing mean arterial pressure improves jugular venous oxygen saturation in patients with and without preexisting stroke during normothermic cardiopulmonary bypass. J Clin Anesth. 2003; 15: 339-44.

［92］ Kadoi Y，Saito S，Goto F，Fujita N.Slow rewarming has no effects on the decrease in jμgular venous oxygen hemoglobin saturation and long-term cognitive outcome in diabetic patients. Anesth Analg. 2002；94：1395-401，table of contents.

［93］ Kaposzta Z，Young E，Bath PM，Markus HS.Clinical application of asymptomatic embolic signal detection in acute stroke：a prospective study. Stroke. 1999；30：1814-8.

［94］ Kawahara F，Kadoi Y，Saito S，Goto F，Fujita N.Slow rewarming improves jμgular venous oxygen saturation during rewarming. Acta Anaesthesiol Scand. 2003；47：419-24.

［95］ Kertai MD，Whitlock EL，Avidan MS. Brain monitoring with electroencephalography and the electroencephalogram-derived bispectral index during cardiac surgery. Anesth Analg. 2012；114：533-46.

［96］ Kral MC，Brown RT，Nietert PJ，Abboud MR，Jackson SM，Hynd GW.Transcranial Doppler ultrasonography and neurocognitive functioning in children with sickle cell disease. Pediatrics. 2003；112：324-31.

［97］ Kμmral E，Balkir K，Yagdi T，Kara E，Evyapan D，Bilkay O.Microembolic signals in patients undergoing coronary artery bypass grafting. Effect of aortic atherosclerosis. Tex Heart Inst J. 2001；28：16-20.

［98］ La Monaca M，David A，Gaeta R，Lentini S.Near infrared spectroscopy for cerebral monitoring during cardiovascular surgery. Clin Ter. 2010；161：549-53.

［99］ Lamas A，Lopez-Herce J. Monitoring sedation in the critically ill child. Anaesthesia. 2010；65：516-24.

［100］ Lampe JW，Becker LB.State of the art in therapeutic hypothermia. Annu Rev Med. 2011；62：79-93.

［101］ Le Roux P，Menon DK，Citerio G，Vespa P，Bader MK，Brophy G，Diringer MN，Stocchetti N，Videtta W，Armonda R，Badjatia N，Bosel J，Chesnut R，Chou S，Claassen J，Czosnyka M，De Georgia M，Figaji A，Fμgate J，Helbok R，Horowitz D，Hutchinson P，Kμmar M，McNett M，Miller C，Naidech A，Oddo M，Olson D，O'Phelan K，Provencio JJ，Puppo C，Riker R，Roberson C，Schmidt M，Taccone F.The international multidisciplinary consensus conference on multimodality monitoring in Neurocritical care：a list of recommendations and additional conclusions：a statement for healthcare professionals from the Neurocritical care society and the European Society of Intensive Care Medicine. Neurocrit Care. 2014；21（Suppl 2）：S282-96.

［102］ Leahy MJ，de Mul FF，Nilsson GE，Maniewski R.Principles and practice of the laser-Doppler perfusion technique. Technol Health Care. 1999；7：143-62.

［103］ Li J. Systemic oxygen transport derived by using continuous measured oxygen consμmption after the Norwood procedure-an interim review. Interact Cardiovasc Thorac Surg. 2012；15：93-101.

［104］ Lima A，van Bommel J，Sikorska K，van Genderen M，Klijn E，Lesaffre E，Ince C，Bakker J.The relation of near-infrared spectroscopy with changes in peripheral circulation in critically ill patients. Crit Care Med. 2011；39：1649-54.

［105］ Markowitz SD，Ichord RN，Wernovsky G，Gaynor JW，Nicolson SC.Surrogate markers for neurological outcome in children after deep hypothermic circulatory arrest. Semin Cardiothorac Vasc Anesth. 2007；11：59-65.

［106］ Markus HS.Transcranial Doppler ultrasound. J Neurol Neurosurg Psychiatry. 1999；67：135-7.

［107］ Markus HS，Reid G.Frequency filtering improves ultrasonic embolic signal detection. Ultrasound Med Biol. 1999；25：857-60.

［108］ McDonnell MN，Berry NM，Cutting MA，Keage HA，Buckley JD，Howe PR.Transcranial Doppler ultrasound to assess cerebrovascular reactivity：reliability，reproducibility and effect of posture. PeerJ. 2013；1：e65.

［109］ Mills JN，Mehta V，Russin J，Amar AP，Rajamohan A，Mack WJ.Advanced imaging modalities in the detection of cerebral vasospasm. Neurol Res Int. 2013；2013：415960.

［110］ Mok V，Ding D，Fu J，Xiong Y，Chu WW，Wang D，Abrigo JM，Yang J，Wong A，Zhao Q，Guo Q，Hong

Z，Wong KS.Transcranial Doppler ultrasound for screening cerebral small vessel disease: a community study. Stroke. 2012；43：2791-3.

[111] Moppett IK，Mahajan RP.Transcranial Doppler ultrasonography in anaesthesia and intensive care. Br J Anaesth. 2004；93：710-24.

[112] Murkin JM，Adams SJ，Novick RJ，Quantz M，Bainbridge D，Iglesias I，Cleland A，Schaefer B，Irwin B，Fox S.Monitoring brain oxygen saturation during coronary bypass surgery: a randomized，prospective study. Anesth Analg. 2007；104：51-8.

[113] Nandate K，Vuylsteke A，Ratsep I，Messahel S，Oduro-Dominah A，Menon DK，Matta BF.Effects of isoflurane，sevoflurane and propofol anaesthesia on jugular venous oxygen saturation in patients undergoing coronary artery bypass surgery. Br J Anaesth. 2000；84：631-3.

[114] Nelson DP，Andropoulos DB，Fraser CD Jr. Perioperative neuroprotective strategies. Semin Thorac Cardiovasc Surg Pediatr Card Surg Annu. 2008：49-56.

[115] Newburger JW，Jonas RA，Wernovsky G，Wypij D，Hickey PR，Kuban KC，Farrell DM，Holmes GL，Helmers SL，Constantinou J，etal. A comparison of the perioperative neurologic effects of hypothermic circulatory arrest versus low-flow cardiopulmonary bypass in infant heart surgery. N Engl J Med. 1993；329：1057-64.

[116] Nuwer M. Assessment of digital EEG，quantitative EEG，and EEG brain mapping: report of the American Academy of Neurology and the American Clinical Neurophysiology Society. Neurology. 1997；49：277-92.

[117] O'Connor JP，Tofts PS，Miles KA，Parkes LM，Thompson G，Jackson A. Dynamic contrastenhanced imaging techniques: CT and MRI.Br J Radiol. 2011；84(2)：S112-20.

[118] Obeid AN，Barnett NJ，Dougherty G，Ward G.A critical review of laser Doppler flowmetry. J Med Eng Technol. 1990；14：178-81.

[119] Oh YJ，Kim SH，Shinn HK，Lee CS，Hong YW，Kwak YL.Effects of milrinone on jugular bulb oxygen saturation and cerebrovascular carbon dioxide reactivity in patients undergoing coronary artery bypass graft surgery. Br J Anaesth. 2004；93：634-8.

[120] Olson DM，Thoyre SM，Auyong DB.Perspectives on sedation assessment in critical care. AACN Adv Crit Care. 2007；18：380-95.

[121] Ouellette DR，Patel S，Girard TD，Morris PE，Schmidt GA，Truwit JD，Alhazzani W，Burns SM，Epstein SK，Esteban A，Fan E，Ferrer M，Fraser GL，Gong MN，Hough CL，Mehta S，Nanchal R，Pawlik AJ，Schweickert WD，Sessler CN，Strom T，Kress JP.Liberation from mechanical ventilation in critically ill adults: an official American College of Chest Physicians/American Thoracic Society clinical practice guideline: inspiratory pressure augmentation during spontaneous breathing trials，protocols minimizing sedation，and noninvasive ventilation immediately after Extubation. Chest. 2017；151：166-80.

[122] Palanca BJ，Mashour GA，Avidan MS.Processed electroencephalogram in depth of anesthesia monitoring. Curr Opin Anaesthesiol. 2009；22：553-9.

[123] Palombo G，Stella N，Faraglia V，Taurino M. Aortic arch catheterization during transfemoral carotid artery stenting: an underestimated source of cerebral emboli. Acta Chir Belg. 2010；110：165-8.

[124] Patel N，Minhas JS，Chung EM.Intraoperative embolization and cognitive decline after cardiac surgery: a systematic review. Semin Cardiothorac Vasc Anesth. 2016；20：225-31.

[125] Payen JF，Chanques G，Mantz J，Hercule C，Auriant I，Leguillou JL，Binhas M，Genty C，Rolland C，Bosson JL.Current practices in sedation and analgesia for mechanically ventilated critically ill patients: a prospective

multicenter patient-based study. Anesthesiology. 2007；106：687-95；quiz 891-682.

[126] Perez A，Minces PG，Schnitzler EJ，Agosta GE，Medina SA，Ciraolo CA.Jμgular venous oxygen saturation or arteriovenous difference of lactate content and outcome in children with severe traμmatic brain injury. Pediatr Crit Care Med. 2003；4：33-8.

[127] Poe GR，Walsh CM，Bjorness TE.Cognitive neuroscience of sleep. Prog Brain Res. 2010；185：1-19.

[128] Portnow LH，Vaillancourt DE，Okun MS.The history of cerebral PET scanning：from physiology to cutting-edge technology. Neurology. 2013；80：952-6.

[129] Pua HL，Bissonnette B.Cerebral physiology in paediatric cardiopulmonary bypass. Can J Anaesth. 1998；45：960-78.

[130] Purdon PL，Pierce ET，Mukamel EA，Prerau MJ，Walsh JL，Wong KF，Salazar-Gomez AF，Harrell PG，Sampson AL，Cimenser A，Ching S，Kopell NJ，Tavares-Stoeckel C，Habeeb K，Merhar R，Brown EN.Electroencephalogram signatures of loss and recovery of consciousness from propofol. Proc Natl Acad Sci U S A. 2013；110：E1142-51.

[131] Purdon PL，Sampson A，Pavone KJ，Brown EN.Clinical electroencephalography for anesthesiologists：Part I：background and basic signatures. Anesthesiology. 2015；123：937-60.

[132] Radovanovic D，Radovanovic Z.Awareness during general anaesthesia—implications of explicit intraoperative recall. Eur Rev Med Pharmacol Sci. 2011；15：1085-9.

[133] Radvany MG，Wholey M. Expanding use of embolic protection devices. Semin Interv Radiol. 2008；25：27-36.

[134] Ramsay MA，Savege TM，Simpson BR，Goodwin R. Controlled sedation with alphaxalonealphadolone. Br Med J. 1974；2：656-9.

[135] Rao GS，Durga P.Changing trends in monitoring brain ischemia：from intracranial pressure to cerebral oximetry. Curr Opin Anaesthesiol. 2011；24：487-94.

[136] Rasmussen LS，Sperling B，Abildstrom HH，Moller JT. Neuron loss after coronary artery bypass detected by SPECT estimation of benzodiazepine receptors. Ann Thorac Surg. 2002；74：1576-80.

[137] Rasulo FA，De Peri E，Lavinio A.Transcranial Doppler ultrasonography in intensive care. Eur J Anaesthesiol Suppl. 2008；42：167-73.

[138] Riker RR，Fraser GL，Simmons LE，Wilkins ML.Validating the sedation-agitation scale with the bispectral index and visual analog scale in adult ICU patients after cardiac surgery. Intensive Care Med. 2001；27：853-8.

[139] Riker RR，Picard JT，Fraser GL.Prospective evaluation of the sedation-agitation scale for adult critically ill patients. Crit Care Med. 1999；27：1325-9.

[140] Robba C，Cardim D，Sekhon M，Budohoski K，Czosnyka M.Transcranial Doppler：a stethoscope for the brain-neurocritical care use. J Neurosci Res. 2017.https：//doi.org/10.1002/jnr.24148.

[141] Roggenbach J，Rauch H. Type a dissection. Principles of anesthesiological management. Anaesthesist. 2011；60：139-51.

[142] Rohlwink UK，Figaji AA. Methods of monitoring brain oxygenation. Childs Nerv Syst. 2010；26：453-64.

[143] Rolfe P.In vivo near-infrared spectroscopy. Annu Rev Biomed Eng. 2000；2：715-54.

[144] Rollins MD，Hubbard A，Zabrocki L，Barnhart DC，Bratton SL.Extracorporeal membrane oxygenation cannulation trends for pediatric respiratory failure and central nervous system injury. J Pediatr Surg. 2012；47：68-75.

[145] Sarrafzadeh AS，Kiening KL，Unterberg AW.Neuromonitoring：brain oxygenation and microdialysis. Curr Neurol Neurosci Rep. 2003；3：517-23.

[146] Scheeren TW, Schober P, Schwarte LA. Monitoring tissue oxygenation by near infrared spectroscopy (NIRS): background and current applications. J Clin Monit Comput. 2012; 26: 279-87.

[147] Schell RM, Cole DJ.Cerebral monitoring: jugular venous oximetry. Anesth Analg. 2000; 90: 559-66.

[148] Schmidt B, Klingelhofer J, Schwarze JJ, Sander D, Wittich I.Noninvasive prediction of intracranial pressure curves using transcranial Doppler ultrasonography and blood pressure curves. Stroke. 1997; 28: 2465-72.

[149] Sebel PS.Central nervous system monitoring during open heart surgery: an update. J Cardiothorac Vasc Anesth. 1998; 12: 3-8.

[150] Sellmann T, Winterhalter M, Herold U, Kienbaum P.Implantation of cardioverter-defibrillators. How much anesthesia is necessary Anaesthesist. 2010; 59: 507-18.

[151] Sessler CN, Gosnell MS, Grap MJ, Brophy GM, O'Neal PV, Keane KA, Tesoro EP, Elswick RK.The Richmond agitation-sedation scale: validity and reliability in adult intensive care unit patients. Am J Respir Crit Care Med. 2002; 166: 1338-44.

[152] Sessler CN, Grap MJ, Ramsay MA.Evaluating and monitoring analgesia and sedation in the intensive care unit. Crit Care. 2008; 12 (Suppl 3): S2.

[153] Seule M, Muroi C, Sikorski C, Keller E.Monitoring of cerebral hemodynamics and oxygenation to detect delayed ischemic neurological deficit after aneurysmal subarachnoid hemorrhage. Acta Neurochir Suppl. 2013; 115: 57-61.

[154] Shaaban Ali M, Harmer M, Latto I.Jugular bulb oximetry during cardiac surgery. Anaesthesia. 2001; 56: 24-37.

[155] Sheinberg M, Kanter MJ, Robertson CS, Contant CF, Narayan RK, Grossman RG.Continuous monitoring of jugular venous oxygen saturation in head-injured patients. J Neurosurg. 1992; 76: 212-7.

[156] Shimizu N, Gilder F, Bissonnette B, Coles J, Bohn D, Miyasaka K.Brain tissue oxygenation index measured by near infrared spatially resolved spectroscopy agreed with jugular bulb oxygen saturation in normal pediatric brain: a pilot study. Childs Nerv Syst. 2005; 21: 181-4.

[157] Simmons LE, Riker RR, Prato BS, Fraser GL. Assessing sedation during intensive care unit mechanical ventilation with the Bispectral index and the sedation-agitation scale. Crit Care Med. 1999; 27: 1499-504.

[158] Slater JP, Guarino T, Stack J, Vinod K, Bustami RT, Brown JM 3rd, Rodriguez AL, Magovern CJ, Zaubler T, Freundlich K, Parr GV.Cerebral oxygen desaturation predicts cognitive decline and longer hospital stay after cardiac surgery. Ann Thorac Surg. 2009; 87: 36-44; discussion 44-35.

[159] Smith M.Shedding light on the adult brain: a review of the clinical applications of near-infrared spectroscopy. Philos Transact A Math Phys Eng Sci. 2011; 369: 4452-69.

[160] Smythe PR, Samra SK. Monitors of cerebral oxygenation. Anesthesiol Clin North Am. 2002; 20: 293-313.

[161] Soustiel JF, Bruk B, Shik B, Hadani M, Feinsod M.Transcranial Doppler in vertebrobasilar vasospasm after subarachnoid hemorrhage. Neurosurgery. 1998; 43: 282-91; discussion 291-283.

[162] Stern E, Silbersweig DA. Advances in functional neuroimaging methodology for the study of brain systems underlying human neuropsychological function and dysfunction. J Clin Exp Neuropsychol. 2001; 23: 3-18.

[163] Stevens WJ. Multimodal monitoring: head injury management using $SjvO_2$ and LICOX. J Neurosci Nurs. 2004; 36: 332-9.

[164] Stocchetti N, Canavesi K, Magnoni S, Valeriani V, Conte V, Rossi S, Longhi L, Zanier ER, Colombo A.Arterio-jugular difference of oxygen content and outcome after head injury. Anesth Analg. 2004; 99: 230-4.

[165] Sturzenegger M, Mattle HP, Rivoir A, Baumgartner RW.Ultrasound findings in carotid artery dissection: analysis of 43 patients. Neurology. 1995; 45: 691-8.

［166］ Svyatets M，Tolani K，Zhang M，Tulman G，Charchaflieh J.Perioperative management of deep hypothermic circulatory arrest. J Cardiothorac Vasc Anesth. 2010；24：644-55.

［167］ Thuong M. Sedation and analgesia assessment tools in ICU patients. Ann Fr Anesth Reanim. 2008；27：581-95.

［168］ Tsygan NV.The algorithm of the comprehensive assessment of the brain during cardiac surgery with cardiopulmonary bypass. Voen Med Zh. 2012；333：42-6.

［169］ Uehara T，Tabuchi M，Kozawa S，Mori E.MR angiographic evaluation of carotid and intracranial arteries in Japanese patients scheduled for coronary artery bypass grafting. Cerebrovasc Dis. 2001；11：341-5.

［170］ Vajkoczy P，Horn P，Thome C，Munch E，Schmiedek P.Regional cerebral blood flow monitoring in the diagnosis of delayed ischemia following aneurysmal subarachnoid hemorrhage. J Neurosurg. 2003；98：1227-34.

［171］ Vance JL，Shanks AM，Woodrμm DT. Intraoperative bispectral index monitoring and time to extubation after cardiac surgery：secondary analysis of a randomized controlled trial. BMC Anesthesiol. 2014；14：79.

［172］ Veel T，Bμgge JF，Kirkeboen KA，Pleym H.Anaesthesia for open-heart surgery in adults. Tidsskr Nor Laegeforen. 2010；130：618-22.

［173］ Vohra HA，Modi A，Ohri SK. Does use of intra-operative cerebral regional oxygen saturation monitoring during cardiac surgery lead to improved clinical outcomes Interact Cardiovasc Thorac Surg. 2009；9：318-22.

［174］ von Knobelsdorff G，Hanel F，Werner C，Schulte am Esch J.Jμgular bulb oxygen saturation and middle cerebral blood flow velocity during cardiopulmonary bypass. J Neurosurg Anesthesiol. 1997；9：128-33.

［175］ Watson BD，Kane-Gill SL.Sedation assessment in critically ill adults：2001-2004 update. Ann Pharmacother. 2004；38：1898-906.

［176］ Weigl W，Milej D，Janusek D，Wojtkiewicz S，Sawosz P，Kacprzak M，Gerega A，Maniewski R，Liebert A.Application of optical methods in the monitoring of traμmatic brain injury：a review. J Cereb Blood Flow Metab. 2016；36：1825-43.

［177］ White H，Baker A.Continuous jμgular venous oximetry in the neurointensive care unit—a brief review. Can J Anaesth. 2002；49：623-9.

［178］ Williams GD，Ramamoorthy C.Brain monitoring and protection during pediatric cardiac surgery. Semin Cardiothorac Vasc Anesth. 2007；11：23-33.

［179］ Wolf M，Ferrari M，Quaresima V.Progress of near-infrared spectroscopy and topography for brain and muscle clinical applications. J Biomed Opt. 2007；12：062104.

［180］ Wright WL. Multimodal monitoring in the ICU：when could it be useful J Neurol Sci. 2007；261：10-5.

［181］ Young CC，Prielipp RC.Benzodiazepines in the intensive care unit. Crit Care Clin. 2001；17：843-62.

［182］ Zeitlhofer J，Saletu B，Anderer P，Asenbaμm S，Spiss C，Mohl W，Kasall H，Wolner E，Deecke L.Topographic brain mapping of EEG before and after open-heart surgery. Neuropsychobiology. 1988；20：51-6.

［183］ Zimpfer D，Czerny M，Kilo J，Kasimir MT，Madl C，Kramer L，Wieselthaler GM，Wolner E，Grimm M.Cognitive deficit after aortic valve replacement. Ann Thorac Surg. 2002；74：407-12；discussion 412.

［184］ Zurynski YA，Dorsch NW，Fearnside MR.Incidence and effects of increased cerebral blood flow velocity after severe head injury：a transcranial Doppler ultrasound study II.Effect of vasospasm and hyperemia on outcome. J Neurol Sci. 1995；134：41-6.

第 7 章

---○○

术后出凝血：
成人心脏术后血液学管理和监测

摘 要 ▶

在体内，血栓和抗血栓因子之间存在着一种永无休止的生理平衡。这种平衡改变是心脏手术中的一个重大挑战，它是造成术后心脏监护的潜在难题：什么是这类患者术后出血和止血管理的理想目标，尤其是当考虑术前、术中、术后因素对血栓形成和凝血级联的重要性？

成人心脏手术患者术后凝血的处理遵循医学规律，特别注重药物治疗史、所有共存疾病或合并症，包括但不限于凝血系统中的既往事件。术后监测尤其是实时监测在诊断基础疾病方面具有重要作用，TEG® 和 ROTEM® 是这些测试的一部分。治疗包括药物治疗、血液成分治疗和外科治疗，每种治疗都有特定的好处、优点和潜在的缺点，本章将对此进行详细讨论。

关键词 ▶

凝血与出血生理学；口服抗凝血药 / 抗血小板药；肠外抗凝血药 / 抗血小板药；凝血酶原时间（PT）；国际标准化比值（INR）；部分凝血活酶时间（PTT）；血小板计数；纤维蛋白原水平；血栓弹力图（TEG）；旋转血栓弹力图（ROTEM）；肝素诱导的血小板减少（HIT）；抗纤维蛋白溶解药；冷沉淀；纤维蛋白原；人凝血酶原复合物（PCC）；活化重组因子 7（rF Ⅶ a）；Ⅷ因子抑制剂旁路活性（FEIBA）；出血的外科处理

7.1　成人心脏术后出血概况

心脏手术对术后出血的存在和处理提出了特别的挑战。心脏外科术后患者的处理常因获得性止血紊乱而复杂化，而获得性止血紊乱主要是体外循环（CPB）的使用引起的。这些止血途径的改变来源于多种因素,包括血液稀释、纤溶、获得性血小板功能障碍和凝血因子的丢失。大多数出血和血液使用发生在术前可确定为高危的患者身上。对术前风险进行详细评估至关重要,影响因素包括高龄、术前贫血、身材矮小、急诊手术、择期非冠状动脉旁路移植手术、术前抗血栓药物、获得性或先天性凝血异常以及多个合并症。当今大多数接受心脏手术的患者至少有一个以上这样的因素,即使在患者风险较低的情况下,术后出血的可能性也总是存在的。了解止血过程、这一过程的紊乱、如何评估这些紊乱以及为纠正这些紊乱而采取的干预措施,是在这一人群中取得良好结果的关键。这一章将对心脏手术后患者的这些要素进行概述。

7.1.1　出凝血生理

人体凝血的生理过程是非常复杂的,超出了本章的范围。不过下面将简要介绍基本要素。

凝血级联涉及多个因子,作为凝血激活和抑制力量的组合,在正常生理学状态下,在需要时迅速止血,同时保持其他地方的正常血流。促凝血系统分为两部分,内源性和外源性途径,两种途径最终形成交联纤维蛋白。在正常生理学中,外源性途径占主导地位,这里的诱发事件是创伤导致血液暴露于组织因子(TF)(该途径也称为组织因子途径)。随后 TF 暴露于循环因子Ⅶ,在 TF-Ⅶ a 复合物中转化为Ⅶ a。该复合物是因子Ⅸ和 X 的一种非常有效的激活剂,而因子Ⅸ和 X 又具有下游效应,导致凝血酶原转化为凝血酶。凝血酶能迅速将纤维蛋白原转化为活性纤维蛋白,并激活其他因子,导致血栓形成(图 7.1)。

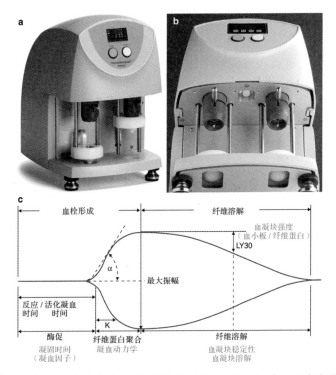

图 7.1　(a) 从左前方看 TEG 前部,(b) TEG 特写,(c) TEG 解析图

内源性途径在正常生理学中似乎不太重要,但当血液暴露于异物时,如在体外循环期间或在

使用心室辅助装置的患者中，内源性途径变得更重要。起始步骤涉及血液中异物和暴露的胶原蛋白的相互作用，激活因子XII并导致其他因子的下游激活。这些因子随着因子X的激活而达到高潮，引发下游效应，这些效应与上述因子X激活后的外源途径相同。因子X激活后的途径被称为共同途径，因为两者都有共同的途径。在人体内，这两种途径相互协调作用，这种对不同"途径"的命名有点不妥。然而这一命名在医学文献中是标准的，有助于区分两种途径。

在上面提到的每一步中，纤溶系统都在平衡凝血级联反应的起始和进展，包括组织纤溶酶原激活剂（tPA、降解纤维蛋白）、肝素样糖胺聚糖（可使凝血酶失活的晚期抗凝血酶）、组织因子途径抑制物（TFPI、抑制因子Xa和TF-Ⅶa复合物）和血栓调节蛋白（激活蛋白C）在内的多个因子可抑制凝血。

在正常情况下，这些多因素协同作用维持正常的生理凝血和纤溶系统。该系统受体外循环的影响很大，会出现紊乱，导致术后凝血障碍和出血。

7.2 术前药物相关危险因素

与术前药物有关的患者凝血系统的改变是术中和术后出血的重要因素。关于可能有助于治疗的常见药物的简要讨论如下。

7.2.1 口服抗凝药物/抗血小板药物

患者经常在家口服抗凝药物或抗血小板药物。这些药物可能是导致出血的一个重要原因，并且可能存在问题，因为停药后药物作用持续时间往往是可变的。必须特别考虑肾或肝功能受损的患者。一些常用药物的建议如下。

1. 华法林

华法林是世界上使用最广泛的抗凝血药之一，也是心脏患者群术前常用的药物。它通过抑制肝脏中维生素K依赖凝血因子的产生而起作用，导致因子Ⅱ、Ⅶ、Ⅸ和X减少，蛋白质C和S的减少，以及INR的显著升高。华法林在手术前至少需要停药4天，使以上因子得到补充。如果是急诊手术，可以给予维生素K，以加速因子或因子的自然替代，或直接用新鲜冰冻血浆替代。

2. 阿司匹林

阿司匹林是世界上最常见的抗血小板药物。它不可逆地结合和抑制血栓素A2、限制血小板聚集和血小板功能。血小板功能不全时出血风险可能会轻微增加，但阿司匹林通常会持续到手术前，因为在GABG手术中，阿司匹林的持续使用可以提高存活率。如果要停药，至少应在手术前3～4天停药，原因是不可逆的血小板功能抑制（解决血小板抑制需要产生新的血小板）。更快速的逆转需要输注血小板。为了评价阿司匹林的疗效,应该进行血栓弹力图试验,因为血小板计数不是一个有效的指标。

3. 氯吡格雷

氯吡格雷是一种不可逆的血小板抑制剂,通过抑制 P2Y12 ADP 受体发挥作用。由于药物的不可逆作用,目前的 STS 指南指出,应至少在手术前 3 天停药(一类推荐),大多数外科医生允许在手术前 5 ～ 7 天停药。因不可逆作用,如果需要手术干预,可能需要输注血小板。

4. 利伐沙班和阿哌沙班

利伐沙班和阿哌沙班是高度选择性的因子 Xa 抑制剂,由于剂量不需要实验室的常规监测而广受欢迎。利伐沙班和阿哌沙班的半衰期分别为 5 ～ 9 h 和 9 ～ 14 h,停药时间应在计划手术前至少 24 h 和 48 h。凝血酶原复合物可实现更紧急的逆转,然而这种策略在利伐沙班中似乎比阿哌沙班更有效。

5. 达比加群

达比加群是一种直接凝血酶抑制剂,与上面提到的直接 Xa 抑制剂一样,可以在没有常规监测的情况下服用。药物活性可通过 PTT（部分凝血酶原激活时间)进行评估。应在计划手术前至少 2 ～ 3 天停止。在需要紧急逆转的情况下,逆转剂 [伊达鲁齐单抗(普拉克宾)] 可用且有效。

7.2.2 肠外抗凝药物 / 抗血小板药物

1. 肝素

普通肝素(UFH)和低分子肝素(LMWH)都能增强抗凝血酶Ⅲ的活性,从而使凝血酶、Xa 因子和其他蛋白酶失活。PTT 测定肝素效果仅对普通肝素有效。UFH 的半衰期很短,通常不需要逆转,但需要时用鱼精蛋白紧急逆转是有效的。如有可能,术前 24 h 停用低分子肝素,鱼精蛋白逆转效果较差,但有可能逆转。

2. 依替巴肽和替罗非班

依替巴肽和替罗非班都是短效的、可逆的血小板抑制剂,通过抑制糖蛋白Ⅱb/Ⅲa 发挥作用。这些药物是不能停用抗血小板药物的患者桥接氯吡格雷的一个很好的选择。目前的建议是,术前至少 4 h 停止给药,就足以恢复 80% 左右的血小板功能。

3. 阿昔单抗

阿昔单抗也以可逆的方式抑制Ⅱb/Ⅲa。它的半衰期比依替巴肽或替罗非班长得多,约 12 h。

手术应延迟至少 12 小时，理想情况下是 24 小时，以减少出血的风险。更紧急的手术需要输注血小板。

4. 阿加曲班

阿加曲班是一种短效的直接凝血酶抑制剂，半衰期小于 1 h。由于快速消除，术前 3 ～ 4 h 可停止用药。没有特定的逆转剂。

7.2.3　补剂

营养补品的使用呈上升趋势，在美国多达 20%～ 30% 的患者使用某种形式的补剂，通常没有任何医生的监督。这些补剂通常在质量和物质方面不受管制，是药物诱导凝血病的潜在来源。已知具有抗凝作用的常见补剂包括山金车、大蒜、人参、海带提取物和甘草（致血小板功能障碍）等。由于影响是多种多样的，我们的做法是让患者在手术前至少一周停用所有补剂。

7.3　监测

到达重症监护病房后，患者应接受对其出血状况的评估，包括监测胸引量、血流动力学和实验室检测。对重症监护室患者的初步评估应在手术组和重症监护室小组在场的情况下进行，以便于全面移交监护。在 ICU 时，应每隔一段时间（至少每小时）对胸引量进行监测，该评估应包括液体量和性状（血性、浆液性等），还应经常检查导管是否通畅，以确保没有血栓阻塞管腔。引流量的突然变化应立即引起外科团队的注意，并注意患者在翻身或第一次下床时可能从胸管"涌出"，这种液体可能只是随着时间的推移在胸腔的积液，而不是新的出血。

应连续获得实验室检测值，下面简要说明评估该人群凝血障碍的最常用检查。

7.3.1　凝血酶原时间(PT) / 国际标准化比值(INR)

本试验评估外源性凝血级联［因子 I（纤维蛋白原）、因子 II（凝血酶原）、因子 V、因子 VII、因子 X］，原始 PT 值与机构标准化并报告为 INR。体外循环后，由于各种因子的消耗，INR 通常升高，出血时的升高可以用 FFP 纠正。无持续出血迹象的轻度至中度 INR 升高不需要 FFP 纠正。

7.3.2　部分凝血活酶时间(PTT)

PTT 评估凝血级联的内源性途径（因子 I、II、V、VIII、IX、X、XI、XII）。它明显受到肝素的影响，而 INR 则没有。术后患者出血时 PTT 升高与肝素持续作用有关，可通过给予额外的鱼精蛋白剂量来解决（见下文）。

7.3.3　血小板计数

CPB 的使用会导致血小板计数的减少以及某种程度的血小板功能障碍，这是可逆的。我们的做法是当血小板水平在出血患者中下降到低于 100 000 μL 时进行输注，但在那些没有出血证据的患者中，除非血小板水平下降到 50 000 μL 以下，否则应简单监测该值。重要的是要记住许多药物都会导致血小板功能障碍（阿司匹林和氯吡格雷是最常见的药物），而且在持续出血的情况下，即使血小板计数正常，也常常需要在出现功能障碍时给予血小板。血小板功能的评估需要另外测试（见下面的 TEG）。

7.3.4　纤维蛋白原

纤维蛋白原（也称为因子Ⅰ）有助于血小板聚集和血小板结合。循环中的纤维蛋白原在 CPB 后降低，当血液中纤维蛋白原水平下降到 100 以下并持续出血时，通常需要进行干预。冷沉淀有高含量的纤维蛋白原（以及因子Ⅷ和ⅩⅢ），并在需要时用作替代物。

7.3.5　血栓弹力图和旋转式血栓弹力图

血栓弹力图（TEG）和旋转式血栓弹力图（ROTEM）是两种用活化血液测定多种不同凝血参数的全血凝固试验。与标准的实验室检测值（如 PT/PTT）相比，它们有一些优势，但测试本身更难进行，需要特殊的血液处理，而且并非所有中心都在使用。这些项目的优势在于对整个凝血级联反应进行更全面的分析，包括特定因素的影响以及血栓形成和纤溶作用。目前应用的 TEG 和 ROTEM 是计算机控制的，通常会产生一组数值，与单项检测的预期正常范围并列。下面简要讨论了它们的机制和由此产生的值，见图 7.1、7.2、7.3、7.4 和 7.5。

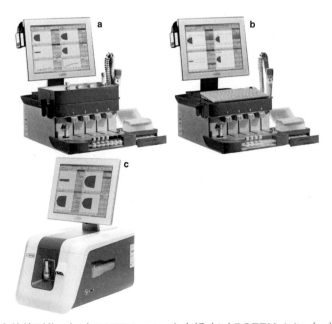

图 7.2　不同版本的检测仪。（a）ROTEM delta 血小板，（b）ROTEM delta，（c）ROTEM sigma

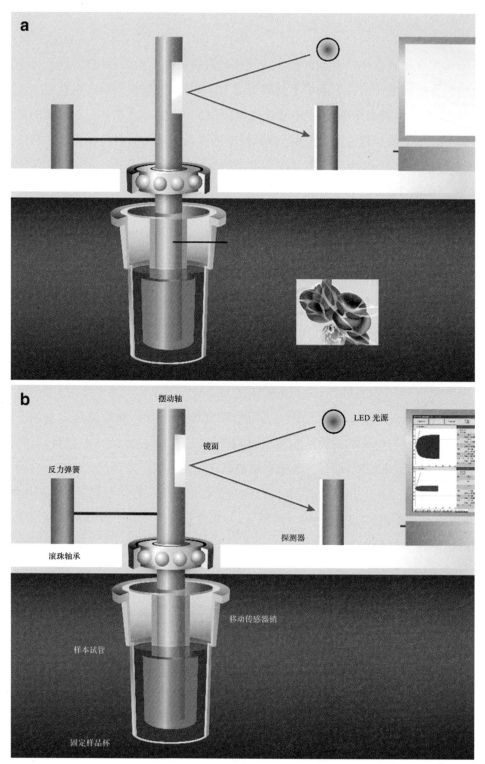

图 7.3　ROTEM 的作用机制和测量原理。试管用于采集全血。将圆柱形销子插入并放好血样。小试管和装满血样的销子之间有 1 mm 的间隙。销子左右连续转动。只要血液的黏度允许，这种左右旋转的运动就会继续。然而每当血液凝结时，就会有越来越多的障碍阻碍运动，直到运动完全停止。这一过程经过简化，由内部计算机及其软件程序转换成演示图和凝血指标

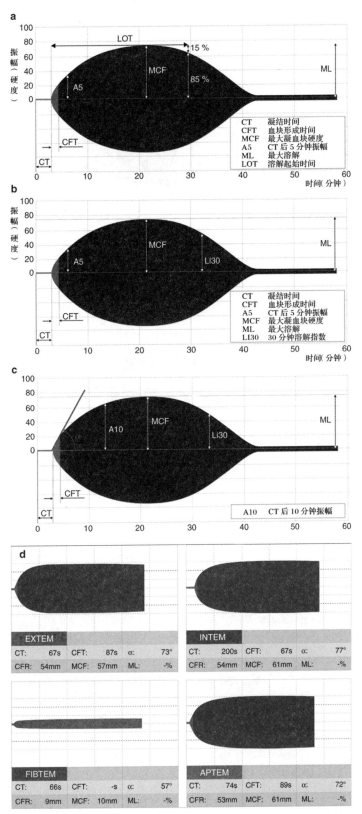

图 7.4　ROTEM 正常图形解释。(a) 溶解起始时间 (LOT),(b) 凝结时间 5 分钟振幅,(c) 凝块开始的 α 角,(d) 正常图形样本,演示 EXTEM、INTEM、FIBTEM 和 APTEM

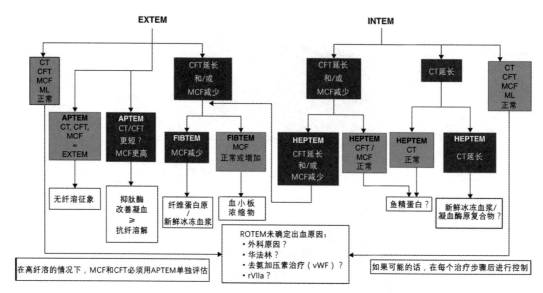

图7.5　基于 ROTEM 结果的凝血障碍鉴别诊断。找到两个不同的路径,指出作为 INTEM、EXTEM 与它们的结果算法

这两种设备的工作原理是相似的:设备中使用的血液样本的黏度及其在转变为聚合纤维蛋白时随时间的变化是两种设备操作的基础。表7.1总结了操作上的差异。

表7.1　TEG 和 ROTEM 的参数和操作差异

TEG 参数名称	ROTEM 参数名称	时间间隔定义	变量组成位于图的部分	测量的变量结果	影响该参数的因素
R 时间（反应时间）	CT（凝血时间）	从测量开始到血栓形成开始的时间（秒）	从图的开始直到图以秒为单位达到 2 mm 的振幅	纤维蛋白形成的速度	血浆中的凝血因子 血液中的抗凝血药
α角	CFT（凝血块形成时间）	凝血后的一段时间,直到许多因素相互作用形成血栓,称为血栓动力学（K）	图形宽度以秒为单位从 2～20 mm 增加的一部分	受许多变量影响,所以它是一个非特定参数	抗凝药 凝血因子 纤维蛋白聚合 血栓的稳定性（血小板、纤维蛋白和 F XIII）
MA（最大振幅）	MCF: 最大凝血块硬度	以毫米为单位的图形测量,以显示图形的最大坚硬度	正常图形中最厚的部分	在纤维蛋白聚合过程中,纤维蛋白、血小板和 F XIII 之间的聚合增加被翻译为该参数,因此,它表明"最大的血块硬度",是最重要的参数之一	所有凝血参数的累积结果产生了血栓最坚固的部分

- TEG®:托盘从右向左纵向旋转 ±4.75°,销钉不动;当托盘的运动范围减小时,销钉进行检查,使其根据运动趋势做出图形。
- ROTEM®:销子旋转,托盘固定不动;当纤维蛋白生产开始时,针的运动被托盘限制、感知和跟踪,从而产生电子图形。

7.3.6 TEG 的参数定义

R 时间:在加入白陶土的样品中启动凝血级联的激活,从而诱导内源性途径。R 时间是初始纤维蛋白形成的反应时间。这是内源性途径功能的一种表现。

TEG-ACT(快速 TEG):TEG-ACT 是传统 TEG 的一个变种,它是在凝块形成活化剂(白陶土)中补充组织因子(TF)。这种增加激活了内源性和外源性途径。由此产生的激活时间类似于 R 时间,具有较短的正常激活时间(80 ～ 140 s)和代表内源性和外源性途径功能的值。

K 时间:动力学时间(K 时间)表示纤维蛋白交联达到一定强度所需的时间。该值依赖于纤维蛋白原和血小板计数。

α 角:X 轴与血块形成曲线的基线和曲线之间绘制线之间的角度。描述纤维蛋白原和血小板计数的影响。

最大振幅(MA):它是凝块形成图上最宽的点,描述血小板功能和计数的影响。

A30 或 LY30:表示 30 分钟时的纤溶率。这里的高值表明纤溶过度。

对 TEG 值紊乱的干预通常采用 FFP 治疗 R 时间或 TEG-ACT 时间的升高、单独冷沉淀治疗 K 时间的升高、在狭窄 α 角下采用有或无血小板的冷沉淀、单独血小板治疗低 MA、血栓素治疗快速纤溶(A30/LY30 升高)。

7.3.7 ROTEM 的参数定义

ROTEM® 有四个通道可供选择:EXTEM 和 INTEM 是第一个要进行的检测,其他测试包括 FIBTEM、HEPTEM、APTEM 和 NATEM,它们用于与前两个检测进行比较(表 7.2)。

表 7.2 ROTEM 的 6 个不同检测

ROTEM 具体检测	定义	评估因素
EXTEM	体外半定量测定 使用枸橼酸血 监测凝血过程,从凝血途径开始直到形成血栓,然后是纤溶	因子Ⅶ、Ⅹ、Ⅴ、Ⅱ、Ⅰ 血小板 纤溶系统
INTEM	体外半定量测定 使用枸橼酸血 从凝血途径开始到血栓形成,最后是纤溶的测量	因子Ⅻ、Ⅺ、Ⅸ、Ⅶ、Ⅹ、Ⅴ、Ⅱ、Ⅰ 血小板 纤溶系统
FIBTEM	纤维蛋白原的体外特异性测定 与 EXTEM 相似,但可使血小板失活 当血小板从血块中排除时,纤维蛋白原的测量是最终的测量结果,因此我们将 EXTEM 与 FIBTEM 进行比较,以进行最终的测量	纤维蛋白原的特异性测定
HEPTEM	与 INTEM 相似,但反应物中含有肝素酶;比较 HEPTEM 和 INTEM,我们可以得出剩余肝素的作用,因此,用鱼精蛋白纠正它	肝素残留
APTEM	与 EXTEM 相似,除了在试剂中含有抑肽酶外,在体外可以使纤溶失活;EXTEM 和 APTEM 的最终比较表明,基于这一比较,是否可以改善出血	纤溶在持续出血中起作用

ROTEM 具体检测	定义	评估因素
NATEM	体外半定量测量 使用枸橼酸血 未使用凝血激活剂;但接触在托盘和插针之间启动测试	与传统凝血试验相比没有显著优势

7.4　术后因素

术后多种因素可能最终影响心脏手术患者的出血。充分了解这些因素对心脏手术患者出血的评估和处理至关重要。

7.4.1　药物

在围术期和术后期间使用多种药物会对出血产生影响。最显著的效应来自引起直接效应的药物,如药物引起的血小板减少症或残余肝素的效应,但也应考虑药物相互作用,如华法林与胺碘酮同时给药的增强作用。药房工作人员应经常对所给药物进行仔细审查,以避免出现并发症。

肝素:心脏手术需要大剂量的肝素,在手术结束时用鱼精蛋白中和。这种中和可以通过ACT和肝素水平来评估,通常在手术结束时在手术室获得。虽然最初的逆转可能是有效的,但"肝素反跳"效应通常被视为残余肝素的再分配,并且在高达50%的患者中可能是显著的。这种反跳的原因可能是在最初的鱼精蛋白给药后,先前结合的肝素释放回循环中。增加鱼精蛋白剂量(通常为初始剂量的1/5 ~ 1/4)可以减少这种反跳效应。

阿司匹林:目前的建议强烈推荐在CABG术后患者即刻应用阿司匹林可以改善预后(1A级)。阿司匹林的相关抗血小板作用通常不会引起出血问题,但是在存在潜在血小板减少症的患者中,应减少或维持阿司匹林剂量,以避免出血风险增加。

药物引起的血小板减少:通常在心脏重症监护病房使用的多种药物可导致血小板减少。这些药物包括多种抗生素、雷尼替丁、胺碘酮和几种抗精神病药物。此外,肝素诱导的血小板减少是血小板计数显著紊乱的潜在来源(见下文)。

7.4.2　肝素诱导的血小板减少(HIT)

肝素诱导的血小板减少是肝素治疗罕见但潜在致命的血栓并发症之一。通常使用普通肝素或低分子肝素,通过下述免疫机制介导。

静脉注射高剂量肝素是HIT的主要危险因素之一,HIT是所有心脏手术患者常见的危险因素。此外,由于体外循环的影响,心脏手术患者血小板计数较低的情况并不少见。一般情况下,心脏手术后非HIT相关的血小板计数下降持续1 ~ 2天,这是HIT与非HIT之间血小板计数下降的一个显著特征。根据一个以前的命名,HIT有两种类型:

Ⅰ型：肝素给药后 2 天内血小板计数轻度下降，病程良性。

Ⅱ型：血小板计数显著下降（超过 50%），通常发生在大剂量使用肝素后 4 ～ 10 天，诊断依据包括血小板计数、临床症状和特定实验室检查在内的许多标准。

通常的临床表现包括 5 ～ 10 天前（如心脏手术后）暴露于大剂量肝素的患者发病、血液中"PF4/ 肝素 / 抗体"复合物水平升高、血小板减少 50% 以上，以及血栓前状态。这种临床表现的结合导致 20% ～ 30% 的潜在致命并发症，包括肢体血管血栓形成。

HIT 机制描述简化为表 7.3。该机制的一个关键组成部分是血小板因子 4（PF4），这里将简要讨论：

- PF4 是活化血小板 α 颗粒释放的因子。
- PF4 对肝素和其他带负电荷的蛋白多糖（包括肝素样分子）具有非常高的亲和力，并起中和作用。
- PF4 通过与抗凝血酶Ⅲ结合促进凝血。

表 7.3　HIT 的发生机制

1. 血小板在与肝素接触后被激活
2. 活化血小板释放血小板因子 4（PF4），PF4 是血小板表面的一种小的细胞因子
3. 免疫复合物引起免疫反应，免疫球蛋白与肝素 /PF4 复合物结合
4. IgG 抗体是 HIT 中最常见的抗体，也有其他可能的血小板抗体，包括 IgG、IgM 和 IgA
5. "肝素—PF4—IgG"复合物与位于血小板、单核细胞和其他细胞表面的 FcY 受体Ⅱa 结合
6. 肝素—PF4—IgG 与 FcY 受体Ⅱa 的结合导致血小板的活化
7. 血小板活化的结果是血小板和单核细胞释放出促凝微粒，这些微粒提供带负电荷的磷脂表面
8. 负电荷磷脂表面增强促凝血活性和凝血酶生成
9. 除了凝血酶的产生外，组织因子释放附着在因子Ⅶa 上，随后激活凝血级联反应，导致因子Ⅸ和Ⅹ的激活
10. 凝血酶与抗凝血酶相连，形成凝血酶—抗凝血酶（TAT）复合物
11. TAT 和 D- 二聚体水平的增加，是高凝状态的标志
12. 进一步释放 PF4 增强肝素抗凝活性的中和作用

临床表现：尽管相当多的心脏手术患者产生了抗 PF4/ 肝素复合物的抗体，但临床意义上的疾病发生率却要低得多。抗体滴度和 PF4 复合物的分子大小都影响临床发病率。常见的 HIT 临床表现包括心肌梗死、卒中等血栓性中枢神经系统并发症、主动脉或髂股动脉血栓形成引起的肢体栓塞、深静脉血栓形成（DVT）和肺栓塞（PE）、肾上腺出血或梗死、皮肤损伤（从红斑斑块到坏死）和肝素再给药后可能出现的一系列一般症状和体征，包括呼吸困难、心动过速、高血压、发热和寒战，很少出现心脏停搏。

临床诊断：HIT 的诊断是基于许多临床和实验室的发现。为了早期发现和积极治疗这种疾病，Warkentin 和他的同事在麦克马斯特大学汉密尔顿健康科学研究所开发了一种称为 4T 的算法和评分系统，在表 7.4 中进行了简要讨论。这个评分系统已经被广泛使用了十多年。由于诊断的临床病理因素，早期怀疑即要求特定的实验室检查，包括 ELISA 和 5- 羟色胺释放试验（SRA），以尽快检测 PF4 并开始治疗。

酶联免疫吸附试验（ELISA）对 PF4 是一种高度敏感的，但不是特异性的检测方法，它检测的是 PF4/ 肝素 / 抗体复合物。这包括 IgG、IgM 和 IgA 抗体，然而只有 IgG 结果与 HIT 相关，因此有很高的假阳性率。因此 ELISA 对 HIT 的作用主要是作为早期筛查工具。

SRA 特异性检测 HIT 中涉及的 PF4 复合物，因此阳性结果是决定性的，应当开始治疗。

表 7.4　评价 HIT 的 4T 预测评分系统

4T 参数	评分		
	2 分	1 分	0 分
血小板减少	下降 > 50 % 和下降 ≥ 20000/μL，前 3 天内无手术	下降30%～50%或下降10000～19000/μL	下降 < 30 % 或下降 < 10000/μL
血小板下降时间	使用肝素 5 ～ 10 天或 ≤ 1 天（过去 30 天内曾使用肝素）	使用 10 天以上或不清楚，或 ≤ 1 天（过去 31 ～ 100 天曾使用肝素）	使用 < 4 天（最近无肝素使用史）
血栓形成	皮肤坏死或新发动静脉血栓（心梗、VTE、休克）	进展、再发的血栓 隐匿性血栓 注射部位红斑	无
其他血小板减少原因	无证据	可能有证据	证据确凿
解读：四个参数各得总分（最高8分）。HIT 得分：6 ～ 8，高概率（20 % ～ 100 %）；4 ～ 5，中等（10 % ～ 30 %）；0 ～ 3，低概率（2 %）			

治疗包括以下一般原则：

- 立即停止所有形式的肝素。
- 避免应用华法林。
- 开始静脉注射直接凝血酶抑制剂（DTIs）替代抗凝药，如阿加曲班、达那肝素、磺达肝素、水蛭素或比伐卢定。
- 如果 ELISA 试验为阳性，SRA 为阴性，则应制定后续方案，因为这可能需要重复 SRA 试验。
- 肢体缺血或其他器官特别是主要器官缺血 / 血栓形成等并发症的处理。

7.5　出血处理

心脏术后患者出血的初步处理为药物治疗，前提是没有紧急手术干预的指征（见下面的手术处理）。对于现代心脏外科患者，有一个广泛的"工具箱"进行出血的非手术处理，详述如下。通过适当的干预，这些患者中的大多数将得到成功的处理，而不需要再次手术。尽管药物治疗在大多数情况下取得了预期的成功，但应经常对临床情况进行重新评估，以评估可能需要手术干预的变数。任何时候似乎仅接受了药物治疗的患者都可能进入手术止血的归途，所以及时的干预是必要的。

7.5.1 抗纤溶药物

1. 去氨加压素

去氨加压素（DDAVP，1- 去氨基 -8-d- 精氨酸加压素）是抗利尿激素的类似物，可促进血管性血友病因子（vWF）从 Weibel-Palade 体（内皮细胞中的储存颗粒）的释放。由于这一主要影响，因子Ⅷ也因 vWF 水平的增加而增加。最终的效果是增强血小板黏附、增强血小板的定量功能、改善损伤部位的凝血。常规剂量为 0.3 μg/kg 静脉注射。然而去氨加压素的作用可快速被抑制，因为它能增加 vWF 的释放，但不会改变该因子的产生率。不建议在心脏手术患者中常规使用去氨加压素来控制出血，但是，以下选择的患者可能受益于去氨加压素的使用：

- 遗传性血小板病患者
- 术前 7 天内服用阿司匹林的患者
- 体外循环时间超过 140 分钟的患者
- TEG 分析或血小板功能测定显示血小板功能异常的患者（MA 值 < 50 mm）

2. 氨甲环酸和 ε- 氨基己酸（EACA）

目前有两种可用的抗纤溶药：

- 氨甲环酸
- ε- 氨基己酸（EACA）

为了减少围术期的出血、胸管引流和输血需求，这两种抗纤溶药都推荐用于儿童和成人心脏病患者。两者都是人工合成的赖氨酸类似物，其作用机制主要是与纤溶酶原赖氨酸结合部位的竞争性结合，防止血浆与纤维蛋白结合，从而抑制纤维蛋白溶解。氨甲环酸的效价是 EACA 的 10 倍，半衰期明显延长。此外一些研究建议在心包内局部应用经生理盐水稀释的氨甲环酸，以减少心脏手术后的胸管引流。有人担心氨甲环酸的不良反应，包括癫痫发作或其他影响神经系统的风险和血栓栓塞事件的风险，尽管这些还没有证实。在个体患者存在问题的情况下，"低剂量方案"可能是合适的。简要描述见表 7.5。

表 7.5 抗纤溶药物剂量：氨甲环酸和 ε - 氨基己酸预防成人心脏手术围术期出血

药物	给药方案	清除途径	血浆半衰期
氨甲环酸	负荷剂量：10 ～ 30 mg/kg 经静脉途径，CPB 时增加 1 ～ 2 mg/kg 泵注剂量：10 ～ 15 mg/（kg·h）	肾	3 h
ε- 氨基己酸	第一小时：100 mg/kg 或 3 g/m² 体表面积 随后输液：33.3 mg/h 或 1 g/（m²·h） 总剂量上限：18 g（m²·d）	肾	2 h

3. 因子浓缩药物

冷沉淀给药的一般适应证为：

（1）低纤维蛋白原血症或无纤维蛋白原血症，与出血事件有关，包括侵入性手术。

（2）术前有下列情况之一：对去氧加压素无反应的 von Willebrand 病、纤维蛋白原异常血症或血友病 A。

（3）因子Ⅷ缺乏症的出血患者。

（4）尿毒症患者其他方式无效时。

给药剂量和围术期注意事项见表 7.6。

纤维蛋白原是凝血级联反应中的关键蛋白，活化后形成纤维蛋白团块，转化为不溶性纤维蛋白并黏附在血小板上。纤维蛋白原是冷沉淀的替代物。心脏手术后，尤其是搭桥术后患者凝血功能受损的一个常见因素是循环纤维蛋白原水平较低，这种缺乏往往需要补充。正常的血浆纤维蛋白原水平在 150～400 g/dL，在出血情况下当纤维蛋白原水平下降到 150～200 g/dL 以下时，通常需要补充纤维蛋白原。值得注意的是，尽管纤维蛋白原是凝血级联反应的基石之一，但在许多危重病监护机构中，纤维蛋白原通常不被常规监测。在心脏手术患者中，三个因素是纤维蛋白原水平下降的主要原因：

- 消耗增加
- 与容量复苏相关的血液稀释
- 与酸中毒相关的纤维蛋白原分解增加

给予纤维蛋白原有三种来源：

- 新鲜冰冻血浆（FFP）：具有低浓度的纤维蛋白原，因此需要大剂量输注以使纤维蛋白原以达到可接受的血浆水平，这就有容量过负荷的风险。存在感染风险和 ABO 不匹配风险。
- 冷沉淀：每单位冷沉淀中纤维蛋白原的含量是可变的，但高于 FFP。该产品需要解冻，同时也存在病原体感染和 ABO 不匹配的风险。
- 纤维蛋白原浓缩物：以冻干纤维蛋白原的形式存在，不会造成病原体污染或 ABO 不匹配的风险，并提供已知量的纤维蛋白原，不会造成容量过负荷的风险。

如果血浆纤维蛋白原水平低于 150～200 g/dL，且患者有活动性出血，则表明需要补充纤维蛋白原，初始剂量为 30～60 mg/kg。应根据纤维蛋白原水平测量（CLAUS 法）或 TEG/ROTEM 参数（特别是 FIBTEM 中基于纤维蛋白的最大凝块振幅的评估）调整额外剂量。在一些研究中，纤维蛋白原浓缩物可以减少甚至完全避免输血，并且应用时是一种很好的辅助物。一个好的经验法则是，对于一个标准的 70kg 成人，3 g 冻干的纤维蛋白原可以增加血浆纤维蛋白原水平 100 mg/dL。研究表明，同时给予纤维蛋白原和氨甲环酸可导致胸管引流减少和输血需求减少。简要描述见表 7.6。

人凝血酶原复合物（PCC）是从人血浆中分离出来的，包括维生素 K 依赖性凝血因子：因子Ⅸ，具有不同剂量的因子Ⅱ、Ⅶ和Ⅹ。根据凝血因子Ⅶ的浓度，PCC 可作为两种不同的制剂提供，包括：

- Ⅲ因子 PCC 制剂
- Ⅳ因子 PCC 制剂

某些形式的 PCC 还可能含有蛋白质 C 和 S、肝素和抗凝血酶 III。后者的数量取决于 PCC 的配方。PCC 的推荐剂量为 20 ～ 40 IU/kg，根据 INR 进行调整，并取决于患者潜在的凝血情况。在出血无法控制的患者中，选择性的凝血因子替代会快速直接替代缺乏的因子。2005 ～ 2013 年对 3454 例心脏手术患者进行的一项观察研究表明，PCC 可使术后出血减少和红细胞输注减少，但也可能增加术后急性肾损伤的风险。实时测试（尤其是 TEG/ROTEM）可减少不必要的并发症，包括使用 PCC 时发生血栓栓塞。简要描述见表 7.6。

活化重组因子 7（rFⅦa）已被引入作为主要通过激活凝血级联中的外源性途径来控制难治性出血的措施。该药有许多明确的适应证，但是用于术后出血的控制并没有得到 FDA 的批准，从技术上讲是一种"适应证外"使用。在心胸外科（成人和儿童）中，rFⅦa 可显著减少输血，并可控制难治性出血，然而它的使用应保留给那些难治性出血的患者。在给予 rFⅦa 之前，应优化以下几点：

- 纤维蛋白原浓度
- 血小板计数
- 体温
- pH
- 高纤溶状态

在使用 rFⅦa 的患者中，有大约 1/10 的动脉与静脉血栓形成和血栓栓塞事件（包括卒中和心肌梗死）的风险。通常情况下单次静脉注射 40 μg/kg rFⅦa 就足够了，然而据报道更高的剂量为 60 ～ 80 μg/kg 至 90 ～ 120 μg/kg。简要描述见表 7.6。

Ⅷ因子旁路活性抑制剂（FEIBA）含有除凝血酶原和 Xa 因子外的所有 PCC 因子，作为冻干粉末制备在一次性小瓶中，每小瓶可提供 500、1000 或 2500 U 剂量。研究表明在术后出血中，使用 FEIBA 可减少血制品的使用，减少胸管引流，特别是在术后有对其他药物不敏感并且持续出血的患者。在这种情况下，FEIBA 的常规剂量为 50 ～ 100 IU/kg，可根据需要每 6 ～ 12 小时重复一次。FEIBA 有潜在的血栓栓塞事件、过敏反应和病原体传播的潜在风险。值得注意的是，许多临床研究已经证明 rFⅦa 和 FEIBA 对心脏外科患者术后出血有相似的疗效和不良事件。简要描述见表 7.6。

表 7.6　外源性凝血因子

产品	剂量和给药考虑	注意事项
冷沉淀包括： 15 ～ 30 mL 血浆 Ⅷ因子（80 ～ 150 U） 血管性血友病因子（100 ～ 150 U） XIII因子（50 ～ 75 U） 纤维蛋白原（150 ～ 250 mg） 纤维连接蛋白	成人的初始剂量是"1 U 全血来源的冷沉淀"/5 ～ 10 kg，因此在标准成人中，推荐的冷沉淀剂量是 10 单位全血来源的冷沉淀或 5 单位的单采红细胞 作为纤维蛋白原的替代，1 U/5 kg 冷沉淀通常会使纤维蛋白原浓度增加 100 mg/dL（以 100 mg/dL 的纤维蛋白原浓度为目标） 所需剂量应每 12 小时重复一次或根据凝血试验	潜在的病原体传播的风险 容量过多小于 FFP 但大于纤维蛋白原 需要 ABO 匹配 各单位的因子剂量各不相同 给药前需要解冻 有冷沉淀凝结的可能，因此输注时应使用标准的血液过滤器

续表

产品	剂量和给药考虑	注意事项
纤维蛋白原浓缩物	初始剂量为 30～60 mg/kg 下一剂量应根据纤维蛋白原水平测定（Clauss 法）或 TEG/ROTEM 参数（特别是 FIBTEM 法）	无病原体传播、容量过多或 ABO 不匹配的风险 给药前无须解冻
人凝血酶原复合物	含有因子Ⅸ和不同剂量的其他凝血因子（Ⅱ、Ⅶ和Ⅹ）；某些形式的 PCC 也可能含有蛋白 C 和 S、肝素和抗凝血酶 根据 INR 和实即时检验（包括 TEG/ROTEM），PCC 剂量为 20～40 IU/kg	当出血无法控制时，选择性的凝血因子替代会快速直接替代缺乏的因子 有报道血栓栓塞事件和急性肾损伤的潜在风险
活化重组因子Ⅶ（VFVLLa）	40～80 μg/kg（心脏病患者"适应证外"剂量），如果是顽固性出血 动静脉血栓和血栓栓塞事件的风险约为 10%	半衰期约 3 小时 提供 1 mg、2 mg、5 mg 和 8 mg 剂量小瓶
FEIBA：Ⅷ因子旁路活性抑制剂	FEIBA 包含除凝血酶原和 Xa 因子外的所有 PCC 因子 作为冻干粉生产（一次性小瓶） 每瓶可供应 500、1000 或 2500 U 可以使血液制品使用减少和胸管引流减少，特别是在难治性术后出血中 常规剂量为 50～100 IU/kg 每 6～12 小时重复一次	潜在的病原体传播的风险 存在过敏反应和血栓栓塞事件的潜在风险 一些研究表明 rFⅦa 和 FEIBA 在控制心脏外科患者术后出血方面有相似的疗效和不良事件

7.6　血液制品

　　血液制品，包括红细胞、新鲜冰冻血浆、血小板和冷沉淀的使用在心脏手术患者中很常见，其中大约 50% 的患者接受血液制品。在这一人群中血液制品的高使用率反映在一个事实上：在美国消耗的所有血液制品中，高达 10%～15% 用于心脏手术患者，这是由于心脏外科手术的复杂性增加而使用比例不断增加。虽然在大多数情况下，血液制品的使用是必不可少的，但数据表明血液制品的使用与更糟糕的短期和长期结果之间存在着联系。为了帮助指导心脏外科患者血液制品的使用，胸外科医师协会和心血管麻醉师协会制定了一份共识性的指南声明，该声明应作为该人群血液制品使用和保存的数据驱动指南，并应被视为所有看护这个群体的人必要的阅读材料。这些指南表明，尽管浓缩红细胞输注（PRBC）触发因素因患者而异，但输血至血红蛋白浓度 > 10 g/dL 不会改善氧输送，因此不推荐（Ⅲ级，C 级）。如果术后患者血红蛋白水平低于 7 g/dL，输血是合理的，虽然没有高水平证据证明这一点（Ⅱ A 级，C 级）。虽然在 7～10 g/dL 水平之间输血仍有争议，但最近的一项随机试验评估了限制性与非限制性 PRBC 输血（Hb < 9 dL*vs* Hb < 7.5 dL），结果显示限制组的全因死亡率略有增加。因此当血红蛋白水平低于 8～9 g/dL 但不超过 10 g/dL 时，我们的做法是给患者输血。这个狭窄的窗口在术后即刻保持得更为积极，低水平的患者在其他方面表现良好。

　　使用其他血液制品（FFP、血小板或冷沉淀）可以纠正出血患者的个体缺陷（包括血小板抑制情况下的功能缺陷）。在持续出血的情况下，当 INR 高于 1.4 ～ 1.6 时，通常给予 FFP。对于无出血或凝血正常的患者（Ⅲ级，A 级）不需要使用 FFP，尽管将 FFP 加入大量输血方案是合理的（Ⅱ b 级，B 级）。血小板输注通常是指在出血情况下，血小板水平低于 100 000/μL，或已知有明显抑制作用且出血持续的情况下使用。1 U 通常会使血小板计数增加 7 ～ 10 000/μL，在出现严重功能紊乱的情况下，通常需要使用 2 U。冷沉淀的使用通常是为持续出血的患者保留的，这些患者的纤维蛋白原水平较低。

值得注意的是，输血率是胸外科学会公共报告数据的一个跟踪指标。该数据库跟踪单独 CABG、单独主动脉瓣置换（AVR）和 AVR+CABG 的结果，并可公开搜索以评估各个中心。虽然人们通常会对这里所述的结果给予高度关注，但重要的是要记住对患者个体的数据驱动监护才是真正重要的。

7.7　出血的外科处理

如前所述，决策体系中最重要的一个分支点是对心脏手术后患者出血的处理，这是外科干预的需要。术后出血可以是外科原因、内科原因（由于凝血病或血小板功能障碍），也可以是两者的结合。用药物手段不能充分处理的出血、正在迅速变化的出血或与血流动力学障碍有关，都需要紧急手术干预。在某些情况下，干预的紧迫性再夸大也不为过，当血流动力学发生障碍时，外科团队应随时准备在 ICU 的床边重新开胸。在安全的情况下，患者应该被转移到手术室，在无菌的环境下进行再次探查，这在早期发现血流动力学不稳定的迹象时是更好的选择。

7.7.1　再出血的危险因素

在接受心脏手术的成年患者中，有许多因素会增加术后出血的风险（表 7.7）。

表 7.7　增加术后出血风险的危险因素

血小板状态
• 术前服用抗血小板药物
• 体外循环时间延长
• 血小板数量异常（术前血小板计数低，体外循环后血小板计数减少，术后早期血小板计数低）
• 血小板质量异常（血小板功能异常）
凝血因子谱的变化
体外循环增加纤溶活性
手术对血管的损伤
• 插管部位出血
• 乳内动脉床及其吻合不受控
• 隐静脉移植物侧支出血
• 动脉吻合口出血
• 胸骨钢丝部位出血
• 再次手术的创面出血

患者因素

- 高龄
- 左心室功能不全
- 低体重指数（BMI）
- 急诊手术：非择期
- 5 个或更多远端吻合口
- 慢性肾功能衰竭

7.7.2　再出血的临床处理

很难确定严格的标准来决定是否需要对患者进行再次探查，而且大多数都需要对患者进行个体化的评估。一些一般经验法则总结在表 7.8 中。

表 7.8　心脏术后出血返回手术室的主要指征

胸管连续引流量

（1）术后 1 h ＞ 500 mL

（2）术后 2 h ＞ 400 mL/h

（3）术后 3 h ＞ 300 mL/h

（4）术后 4 h ＞ 1000 mL（总出血量）

术后任何时间突然大出血

引起血流动力学改变的影像学证据（通过床边的胸部 X 光或超声心动图）显示有大量心包或胸腔积液

心脏压塞的任何证据包括

- 中心静脉压（CVP）升高
- 尿量减少
- 低血压
- 胸部 X 线显示纵隔扩大伴胸管引流骤减
- 终末器官灌注不良
- 心输出量减少
- 有无压迫性的未引出的心包积液

在压塞的情况下，早期识别是关键，将一个稳定的患者送回手术室进行非常早期的压塞检查，比在重症监护室紧急对一个血流动力学不稳定患者进行紧急开胸要好得多。因此如果存在明显的担忧，等待床边超声心动图确认诊断是不必要的，并且可能是灾难性的。

再次开胸所需的手术步骤相当简单，包括重新打开皮肤和皮下组织，然后移除胸骨钢丝，外科医生用手指轻轻地牵开胸骨。然后放置一个牵开器，去除凝血块。应该对出血源进行彻底探查，但在许多情况下可能没有可识别的单一来源。所有的手术部位和插管部位都应该仔细检查。超过一半返回手术室的患者，手术团队可以找到明显的出血部位。然而有相当多的患者只要清除血凝块和相关的纤维蛋白分解产物，再加上额外的血制品和凝血因子，就足以改善多灶性小出血灶。如果遇到其他更严重的出血部位，必须通过手术治疗。在再次探查完成后，根据情况需要可以用临时敷料封闭或开放胸腔。

7.7.3　临床结果

与同龄人相比，因出血需要再次手术的患者的发病率和死亡率明显增加，尽管明显存在一定程度的选择偏差（病情较重或需要更广泛手术的患者通常会有更多出血问题）。但大多数研究表明由于出血而再次手术的患者发病率和死亡率明显增加。成人心脏手术后再次手术的发生率为 2%～9%。在这些患者中，预后的主要预测因素是手术和再次手术之间的时间间隔。如果再次手术开始前的时间间隔超过 12 小时，则会增加发生其他不必要并发症的风险，包括但不限于：

- 非心脏并发症，如胸骨伤口感染、术后肾功能衰竭、中枢神经系统并发症（包括卒中）
- 输血需求增加
- 长时间机械通气
- 增加使用辅助装置如主动脉内球囊泵的概率

参考文献

［1］ National Clinical Guideline Centre（UK）. Blood transfusion. London：National Institute for Health and Care Excellence（UK）；2015a. NICE Guideline, No. 24. 16, Cryoprecipitate：thresholds and targets. https：//www.ncbi. nlm.nih.gov/books/NBK338779/.

［2］ National Clinical Guideline Centre（UK）. Blood transfusion. London：National Institute for Health and Care Excellence（UK）；2015b. NICE Guideline, No. 24. 17, Cryoprecipitate：doses. https：//www.ncbi.nlm.nih.gov/ books/NBK338787/.

［3］ Abrishami A，Chung F，Wong J.Topical application of antifibrinolytic drµgs for on-pµmp cardiac surgery：a systematic review and meta-analysis. Can J Anaesth. 2009；56：202-12.

［4］ Alfredsson J，Neely B，Neely ML，Bhatt DL，Goodman SG，Tricoci P，Mahaffey KW，Cornel JH，White HD，Fox KA，Prabhakaran D，Winters KJ，Armstrong PW，Ohman EM，Roe MT.Predicting the risk of bleeding during dual antiplatelet therapy after acute coronary syndromes. Heart. 2017；103：1168-76.

［5］ Bakchoul T，Zollner H，Greinacher A.Current insights into the laboratory diagnosis of HIT.Int J Lab Hemaol. 2014；36：296-305.

［6］ Balsam LB，Timek TA，Pelletier MP.Factor eight inhibitor bypassing activity（FEIBA）for refractory bleeding in cardiac surgery：review of clinical outcomes. J Card Surg. 2008；23：614-21.

［7］ Biancari F，Tauriainen T，Perrotti A，Dalen M，Faggian G，Franzese I，Chocron S，Rµggieri VG，Bounader K，Gulbins H，Reichart D，Svenarud P，Santarpino G，Fischlein T，Puski T，Maselli D，Dominici C，Nardella S，Mariscalco G，Gherli R，Musµmeci F，Rubino AS，Mignosa C，De Feo M，Bancone C，Gatti G，Maschietto L，Santini F，Salsano A，Nicolini F，Gherli T，Zanobini M，Saccocci M，D'Errigo P，Kinnunen EM，Onorati F.Bleeding，transfusion and the risk of stroke after coronary surgery：a prospective cohort study of 2357 patients. Int J Surg. 2016；32：50-7.

［8］ Bignami E，Cattaneo M，Crescenzi G，Ranucci M，Guarracino F，Cariello C，Baldassarri R，Isgro G，Baryshnikova E，Fano G，Franco A，Gerli C，Crivellari M，Zangrillo A，Landoni G.Desmopressin after cardiac surgery in bleeding patients. A multicenter randomized trial. Acta Anaesthesiol Scand. 2016；60：892-900.

［9］ Bojko B，Vuckovic D，Mirnaghi F，Cudjoe E，Wasowicz M，Jerath A，Pawliszyn J.Therapeutic monitoring of tranexamic acid concentration：high-throµghput analysis with solid-phase microextraction. Ther Drµg Monit. 2012；34：31-7.

［10］ Brascia D，Reichart D，Onorati F，Perrotti A，Rµggieri VG，Bounader K，Verhoye JP，Santarpino G，Fischlein T，Maselli D，Dominici C，Mariscalco G，Gherli R，Rubino AS，De Feo M，Bancone C，Gatti G，Santini F，Dalen M，Saccocci M，Faggian G，Tauriainen T，Kinnunen EM，Nicolini F，Gherli T，Rosato S，Biancari F. Validation of bleeding classifications in coronary artery bypass grafting. Am J Cardiol. 2017；119：727-33.

［11］ Cappabianca G，Mariscalco G，Biancari F，Maselli D，Papesso F，Cottini M，Crosta S，Banescu S，Ahmed AB，Beghi C.Safety and efficacy of prothrombin complex concentrate as first-line treatment in bleeding after cardiac surgery. Crit Care. 2016；20：5.

［12］ Carvalho M，Rodrigues A，Gomes M，Carrilho A，Nunes AR，Orfao R，Alves A，Aguiar J，Campos M. Interventional algorithms for the control of coagulopathic bleeding in surgical，traµma，and postpartµm settings：recommendations from the share network group. Clin Appl Thromb Hemost. 2016；22：121-37.

［13］ Charalambous CP，Zipitis CS，Keenan DJ. Chest reexploration in the intensive care unit after cardiac surgery：a safe alternative to returning to the operating theater. Ann Thorac Surg. 2006；81：191-4.

［14］ Colson PH，Gaudard P，Fellahi JL，Bertet H，Faucanie M，Amour J，Blanloeil Y，Lanquetot H，Ouattara A，Picot MC.Active bleeding after cardiac surgery：a prospective observational multicenter study. PLoS One. 2016；11：e0162396.Cooper JD，Ritchey AK.Response to treatment and adverse events associated with use of recombinant activated factor VII in children：a retrospective cohort study. Ther Adv Drug Saf. 2017；8：51-9.

［15］ Crowther M，Cook D，Guyatt G，Zytaruk N，McDonald E，Williamson D，Albert M，Dodek P，Finfer S，Vallance S，Heels-Ansdell D，McIntyre L，Mehta S，Lamontagne F，Muscedere J，Jacka M，Lesur O，Kutsiogiannis J，Friedrich J，Klinger JR，Qushmaq I，Burry L，Khwaja K，Sheppard JA，Warkentin TE.Heparin-induced thrombocytopenia in the critically ill：interpreting the 4Ts test in a randomized trial. J Crit Care. 2014；29：470.e477-15.e477.

［16］ Cuker A，Gimotty PA，Crowther MA，Warkentin TE. Predictive value of the 4Ts scoring system for heparin-induced thrombocytopenia：a systematic review and meta-analysis. Blood. 2012；120：4160-7.

［17］ Curley GF，Shehata N，Mazer CD，Hare GM，Friedrich JO.Transfusion triggers for guiding RBC transfusion for cardiovascular surgery：a systematic review and meta-analysis*. Crit Care Med. 2014；42：2611-24.

［18］ Dacey LJ，Munoz JJ，Johnson ER，Leavitt BJ，Maloney CT，Morton JR，Olmstead EM，Birkmeyer JD，O'Connor GT.Effect of preoperative aspirin use on mortality in coronary artery bypass grafting patients. Ann Thorac Surg. 2000；70：1986-90.

［19］ Desborough MJ，Oakland K，Brierley C，Bennett S，Doree C，Trivella M，Hopewell S，Stanworth SJ，Estcourt LJ.Desmopressin use for minimising perioperative blood transfusion. Cochrane Database Syst Rev. 2017a；7：Cd001884.

［20］ Desborough MJ，Oakland KA，Landoni G，Crivellari M，Doree C，Estcourt LJ，Stanworth SJ. Desmopressin for treatment of platelet dysfunction and reversal of antiplatelet agents：a systematic review and meta-analysis of randomized controlled trials. J Thromb Haemost. 2017b；15：263-72.

［21］ Dietrich W，Faraoni D，von Heymann C，Bolliger D，Ranucci M，Sander M，Rosseel P. ESA guidelines on the management of severe perioperative bleeding：comments on behalf of the subcommittee on transfusion and Haemostasis of the European Association of Cardiothoracic Anaesthesiologists. Eur J Anaesthesiol. 2014；31：239-41.

［22］ Dotsch TM，Dirkmann D，Bezinover D，Hartmann M，Treckmann JW，Paul A，Saner FH.Assessment of standard laboratory tests and rotational thromboelastometry for the prediction of postoperative bleeding in liver transplantation. Br J Anaesth. 2017；119：402-10.

［23］ Durandy Y.Use of blood products in pediatric cardiac surgery. Artif Organs. 2015；39：21-7.

［24］ Eaton MP. Antifibrinolytic therapy in surgery for congenital heart disease. Anesth Analg. 2008；106：1087-100.

［25］ Eerenberg ES，Kamphuisen PW，Sijpkens MK，Meijers JC，Buller HR，Levi M. Reversal of rivaroxaban and dabigatran by prothrombin complex concentrate：a randomized，placebocontrolled，crossover study in healthy subjects. Circulation. 2011；124：1573-9.

［26］ Engoren MC，Habib RH，Zacharias A，Schwann TA，Riordan CJ，Durham SJ. Effect of blood transfusion on long-term survival after cardiac operation. Ann Thorac Surg. 2002；74：1180-6.

［27］ Faraoni D，Goobie SM.The efficacy of antifibrinolytic drugs in children undergoing noncardiac surgery：a systematic review of the literature. Anesth Analg. 2014；118：628-36.

［28］ Farm M，Bakchoul T，Frisk T，Althaus K，Odenrick A，Norberg EM，Berndtsson M，Antovic JP.Evaluation of a diagnostic algorithm for heparin-induced thrombocytopenia. Thromb Res. 2017；152：77-81.

［29］ Favaloro EJ，McCaughan G，Pasalic L. Clinical and laboratory diagnosis of heparin induced thrombocytopenia：

an update. Pathology. 2017；49：346-55.

[30] Ferraris VA，Brown JR，Despotis GJ，Hammon JW，Reece TB，Saha SP，Song HK，Clough ER，Shore-Lesserson LJ，Goodnough LT，Mazer CD，Shander A，Stafford-Smith M，Waters J，Baker RA，Dickinson TA，Fitz Gerald DJ，Likosky DS，Shann KG. 2011 update to the Society of Thoracic Surgeons and the Society of Cardiovascular Anesthesiologists blood conservation clinical practice guidelines. Ann Thorac Surg. 2011；91：944-82.

[31] Ferraris VA，Ferraris SP，Saha SP，Hessel EA 2nd，Haan CK，Royston BD，Bridges CR，Higgins RS，Despotis G，Brown JR，Spiess BD，Shore-Lesserson L，Stafford-Smith M，Mazer CD，Bennett-Guerrero E，Hill SE，Body S. Perioperative blood transfusion and blood conservation in cardiac surgery：the Society of Thoracic Surgeons and the Society of Cardiovascular Anesthesiologists clinical practice guideline. Ann Thorac Surg. 2007；83：S27-86.

[32] Ghadimi K，Levy JH，Welsby IJ.Prothrombin complex concentrates for bleeding in the perioperative setting. Anesth Analg. 2016；122：1287-300.

[33] Greinacher A. Clinical practice. Heparin-induced thrombocytopenia. N Engl J Med. 2015；373：252-61.

[34] Groom RC，Akl BF，Albus R，Lefrak EA.Pediatric cardiopulmonary bypass：a review of current practice. Int Anesthesiol Clin. 1996；34：141-63.

[35] Guzzetta NA，Russell IA，Williams GD.Review of the off-label use of recombinant activated factor VII in pediatric cardiac surgery patients. Anesth Analg. 2012；115：364-78.

[36] Jobes DR，Sesok-Pizzini D，Friedman D.Reduced transfusion requirement with use of fresh whole blood in pediatric cardiac surgical procedures. Ann Thorac Surg. 2015；99：1706-11.

[37] Karthik S，Grayson AD，McCarron EE，Pullan DM，Desmond MJ.Reexploration for bleeding after coronary artery bypass surgery：risk factors，outcomes，and the effect of time delay. Ann Thorac Surg. 2004；78：527-34；discussion 534.

[38] Kincaid EH，Monroe ML，Saliba DL，Kon ND，Byerly WG，Reichert MG.Effects of preoperative enoxaparin versus unfractionated heparin on bleeding indices in patients undergoing coronary artery bypass grafting. Ann Thorac Surg. 2003；76：124-8；discussion 128.

[39] Kinnunen EM，De Feo M，Reichart D，Tauriainen T，Gatti G，Onorati F，Maschietto L，Bancone C，Fiorentino F，Chocron S，Bounader K，Dalen M，Svenarud P，Faggian G，Franzese I，Santarpino G，Fischlein T，Maselli D，Dominici C，Nardella S，Gherli R，Musumeci F，Rubino AS，Mignosa C，Mariscalco G，Serraino FG，Santini F，Salsano A，Nicolini F，Gherli T，Zanobini M，Saccocci M，Ruggieri VG，Philippe Verhoye J，Perrotti A，Biancari F.Incidence and prognostic impact of bleeding and transfusion after coronary surgery in low-risk patients. Transfusion. 2017；57：178-86.

[40] Koch A，Pernow M，Barthuber C，Mersmann J，Zacharowski K，Grotemeyer D.Systemic inflammation after aortic cross clamping is influenced by toll-like receptor 2 preconditioning and deficiency. J Surg Res. 2012；178（2）．https：//doi.org/10.1016/j.jss.2012.04.052.

[41] Koch CG，Li L，Sessler DI，Figueroa P，Hoeltge GA，Mihaljevic T，Blackstone EH.Duration of red-cell storage and complications after cardiac surgery. N Engl J Med. 2008；358：1229-39.

[42] Koster A，Faraoni D，Levy JH. Antifibrinolytic therapy for cardiac surgery：an update. Anesthesiology. 2015；123：214-21.

[43] Lee GC，Kicza AM，Liu KY，Nyman CB，Kaufman RM，Body SC. Does rotational thromboelastometry（ROTEM）improve prediction of bleeding after cardiac surgery Anesth Analg. 2012；115：499-506.

［44］ Lee GM，Arepally GM. Diagnosis and management of heparin-induced thrombocytopenia. Hematol Oncol Clin North Am. 2013；27：541-63.

［45］ Lei C，Xiong LZ.Perioperative red blood cell transfusion：what we do not know. Chin Med J. 2015；128：2383-6.

［46］ Levy JH，Welsby I，Goodnough LT.Fibrinogen as a therapeutic target for bleeding：a review of critical levels and replacement therapy. Transfusion. 2014；54：1389-405；quiz 1388.

［47］ Lo GK，Juhl D，Warkentin TE，Sigouin CS，Eichler P，Greinacher A.Evaluation of pretest clinical score（4 T's）for the diagnosis of heparin-induced thrombocytopenia in two clinical settings. J Thromb Haemost. 2006；4：759-65.

［48］ McQuilten ZK，Crighton G，Brunskill S，Morison JK，Richter TH，Waters N，Murphy MF，Wood EM.Optimal dose，timing and ratio of blood products in massive transfusion：results from a systematic review. Transfus Med Rev. 2018；32（1）：6-15.

［49］ Mehta RH，Sheng S，O'Brien SM，Grover FL，Gammie JS，Ferguson TB，Peterson ED.Reoperation for bleeding in patients undergoing coronary artery bypass surgery：incidence，risk factors，time trends，and outcomes. Circ Cardiovasc Qual Outcomes. 2009；2：583-90.

［50］ Mirmansoori A，Farzi F，Sedighinejad A，Imantalab V，Mohammadzadeh A，Atrkar Roushan Z，Ghazanfar Tehran S，Nemati M，Dehghan A. The effect of desmopressin on the amount of bleeding in patients undergoing coronary artery bypass graft surgery with a cardiopulmonary bypass pump after taking anti-platelet medicine. Anesth Pain Med. 2016；6：e39226.

［51］ Momeni M，Carlier C，Baele P，Watremez C，Van Dyck M，Matta A，Kahn D，Rennotte MT，Glineur D，de Kerchove L，Jacquet LM，Thiry D，Gregoire A，Eeckhoudt S，Hermans C.Fibrinogen concentration significantly decreases after on-pump versus off-pump coronary artery bypass surgery：a systematic point-of-care ROTEM analysis. J Cardiothorac Vasc Anesth. 2013；27：5-11.

［52］ Moulton MJ，Creswell LL，Mackey ME，Cox JL，Rosenbloom M. Reexploration for bleeding is a risk factor for adverse outcomes after cardiac operations. J Thorac Cardiovasc Surg. 1996；111：1037-46.

［53］ Murphy GJ，Pike K，Rogers CA，Wordsworth S，Stokes EA，Angelini GD，Reeves BC.Liberal or restrictive transfusion after cardiac surgery. N Engl J Med. 2015；372：997-1008.

［54］ Nalysnyk L，Fahrbach K，Reynolds MW，Zhao SZ，Ross S.Adverse events in coronary artery bypass graft （CABG）trials：a systematic review and analysis. Heart. 2003；89：767-72.

［55］ Ng W，Jerath A，Wasowicz M.Tranexamic acid：a clinical review. Anaesthesiol Intensive Ther. 2015；47：339-50.

［56］ Omar HR，Enten G，Karlnoski R，Ching YH，Mangar D，Camporesi EM.Recombinant activated factor VII significantly reduces transfusion requirements in cardiothoracic surgery. Drug R&D. 2015；15：187-94.

［57］ Orsini S，Noris P，Bury L，Heller PG，Santoro C，Kadir RA，Butta NC，Falcinelli E，Cid AR，Fabris F，Fouassier M，Miyazaki K，Lozano ML，Zuniga P，Flaujac C，Podda GM，Bermejo N，Favier R，Henskens Y，De Maistre E，De Candia E，Mumford AD，Ozdemir GN，Eker I，Nurden P，Bayart S，Lambert MP，Bussel J，Zieger B，Tosetto A，Melazzini F，Glembotsky AC，Pecci A，Cattaneo M，Schlegel N，Gresele P.Bleeding risk of surgery and its prevention in patients with inherited platelet disorders. Haematologica. 2017；102：1192-203.

［58］ Patrono C，Bachmann F，Baigent C，Bode C，De Caterina R，Charbonnier B，Fitzgerald D，Hirsh J，Husted S，Kvasnicka J，Montalescot G，Garcia Rodriguez LA，Verheugt F，Vermylen J，Wallentin L，Priori SG，Alonso Garcia MA，Blanc JJ，Budaj A，Cowie M，Dean V，Deckers J，Fernandez Burgos E，Lekakis J，Lindahl B，Mazzotta G，Morais J，Oto A，Smiseth OA，Morais J，Deckers J，Ferreira R，Mazzotta G，Steg PG，Teixeira F，Wilcox R.Expert consensus document on the use of antiplatelet agents. The task force on the use of antiplatelet agents in patients with atherosclerotic cardiovascular disease of the European society of cardiology. Eur Heart J. 2004；25：166-81.

[59] Payani N，Foroμghi M，Bagheri A，Rajaei S，Dabbagh A.Effect of local fibrinogen administration on postoperative bleeding in coronary artery bypass graft patients. J Cell Mol Anesth. 2016；1：23-7.

[60] Payani N，Foroμghi M，Dabbagh A.The effect of intravenous administration of active recombinant factor VII on postoperative bleeding in cardiac valve reoperations：a randomized clinical trial. Anesth Pain Med. 2015；5：e22846.

[61] Pifarre R，Babka R，Sullivan HJ，Montoya A，Bakhos M，El-Etr A. Management of postoperative heparin rebound following cardiopulmonary bypass. J Thorac Cardiovasc Surg. 1981；81：378-81.

[62] Pompilio G，Filippini S，Agrifoglio M，Merati E，Lauri G，Salis S，Alamanni F，Parolari A.Determinants of pericardial drainage for cardiac tamponade following cardiac surgery. Eur J Cardiothorac Surg. 2011；39：e107-13.

[63] Pouplard C，Gueret P，Fouassier M，Ternisien C，Trossaert M，Regina S，Gruel Y.Prospective evaluation of the ' 4Ts' score and particle gel immunoassay specific to heparin/PF4 for the diagnosis of heparin-induced thrombocytopenia. J Thromb Haemost. 2007；5：1373-9.

[64] Prat NJ，Meyer AD，Ingalls NK，Trichereau J，DuBose JJ，Cap AP.Rotational thromboelastometry significantly optimizes transfusion practices for damage control resuscitation in combat casualties. J Traμma Acute Care Surg. 2017a；83：373-80.

[65] Prat NJ，Meyer AD，Ingalls NK，Trichereau J，DuBose JJ，Cap AP.ROTEM significantly optimizes transfusion practices for damage control resuscitation in combat casualties. J Traμma Acute Care Surg. 2017b. https：//doi. org/10.1097/TA.0000000000001568.

[66] Prechel MM，Walenga JM.Complexes of platelet factor 4 and heparin activate toll-like receptor 4. J Thromb Haemost. 2015；13：665-70.

[67] Ranucci M，Isgro G，Soro G，Conti D，De Toffol B.Efficacy and safety of recombinant activated factor vii in major surgical procedures：systematic review and meta-analysis of randomized clinical trials. Arch Surg. 2008；143：296-304；discussion 304.

[68] Rao VK，Lobato RL，Bartlett B，Klanjac M，Mora-Mangano CT，Soran PD，Oakes DA，Hill CC，van der Starre PJ.Factor VIII inhibitor bypass activity and recombinant activated factor VII in cardiac surgery. J Cardiothorac Vasc Anesth. 2014；28：1221-6.

[69] Remy KE，Natanson C，Klein HG.The influence of the storage lesion(s) on pediatric red cell transfusion. Curr Opin Pediatr. 2015；27：277-85.

[70] Salter BS，Weiner MM，Trinh MA，Heller J，Evans AS，Adams DH，Fischer GW.Heparin-induced thrombocytopenia：a comprehensive clinical review. J Am Coll Cardiol. 2016；67：2519-32.

[71] Sandset PM. CXCL4-platelet factor 4，heparin-induced thrombocytopenia and cancer. Thromb Res. 2012；129(Suppl 1)：S97-100.

[72] Schmidt DE，Halmin M，Wikman A，Ostlund A，Agren A.Relative effects of plasma，fibrinogen concentrate，and factor XIII on ROTEM coagulation profiles in an invitro model of massive transfusion in traμma. Scand J Clin Lab Invest. 2017；77：397-405.

[73] Schouten ES，van de Pol AC，Schouten AN，Turner NM，Jansen NJ，Bollen CW.The effect of aprotinin，tranexamic acid，and aminocaproic acid on blood loss and use of blood products in major pediatric surgery：a meta-analysis. Pediatr Crit Care Med. 2009；10：182-90.

[74] Sharma V，Fan J，Jerath A，Pang KS，Bojko B，Pawliszyn J，Karski JM，Yau T，McCluskey S，Wasowicz

M.Pharmacokinetics of tranexamic acid in patients undergoing cardiac surgery with use of cardiopulmonary bypass*. Anaesthesia. 2012; 67: 1242-50.

[75] Solomon C, Pichlmaier U, Schoechl H, Hagl C, Raymondos K, Scheinichen D, Koppert W, RaheMeyer N.Recovery of fibrinogen after administration of fibrinogen concentrate to patients with severe bleeding after cardiopulmonary bypass surgery. Br J Anaesth. 2010; 104: 555-62.

[76] Song HK, Tibayan FA, Kahl EA, Sera VA, Slater MS, Deloughery TG, Scanlan MM.Safety and efficacy of prothrombin complex concentrates for the treatment of coagulopathy after cardiac surgery. J Thorac Cardiovasc Surg. 2014; 147: 1036-40.

[77] Sorensen B, Bevan D.A critical evaluation of cryoprecipitate for replacement of fibrinogen. Br J Haematol. 2010; 149: 834-43.

[78] Stone GW, Clayton TC, Mehran R, Dangas G, Parise H, Fahy M, Pocock SJ.Impact of major bleeding and blood transfusions after cardiac surgery: analysis from the acute catheterization and urgent intervention triage strategY (ACUITY) trial. Am Heart J. 2012; 163: 522-9.

[79] Tanaka KA, Mazzeffi M, Durila M.Role of prothrombin complex concentrate in perioperative coagulation therapy. J Intensive Care. 2014; 2: 60.

[80] Teoh KH, Young E, Blackall MH, Roberts RS, Hirsh J. Can extra protamine eliminate heparin rebound following cardiopulmonary bypass surgery J Thorac Cardiovasc Surg. 2004; 128: 211-9.

[81] Tettey M, Aniteye E, Sereboe L, Edwin F, Kotei D, Tamatey M, Entsuamensah K, Amuzu V, Frimpong-Boateng K.Predictors of post operative bleeding and blood transfusion in cardiac surgery. Ghana Med J. 2009; 43: 71-6.

[82] Theusinger OM, Baulig W, Seifert B, Emmert MY, Spahn DR, Asmis LM.Relative concentrations of haemostatic factors and cytokines in solvent/detergent-treated and fresh-frozen plasma. Br J Anaesth. 2011; 106: 505-11.

[83] Tokushige A, Shiomi H, Morimoto T, Ono K, Furukawa Y, Nakagawa Y, Kadota K, Ando K, Shizuta S, Tada T, Tazaki J, Kato Y, Hayano M, Abe M, Hamasaki S, Ohishi M, Nakashima H,

[84] Mitsudo K, Nobuyoshi M, Kita T, Imoto Y, Sakata R, Okabayashi H, Hanyu M, Shimamoto M, Nishiwaki N, Komiya T, Kimura T.Incidence and outcome of surgical procedures after coronary artery bypass grafting compared with those after percutaneous coronary intervention: a report from the coronary revascularization demonstrating outcome study in Kyoto PCI/CABG registry Cohort-2. Circ Cardiovasc Interv. 2014; 7: 482-91.

[85] Turecek PL, Varadi K, Gritsch H, Schwarz HP. FEIBA: mode of action. Haemophilia. 2004; 10 (Suppl 2): 3-9.

[86] Vivacqua A, Koch CG, Yousuf AM, Nowicki ER, Houghtaling PL, Blackstone EH, Sabik JF 3rd. Morbidity of bleeding after cardiac surgery: is it blood transfusion, reoperation for bleeding, or both Ann Thorac Surg. 2011; 91: 1780-90.

[87] Wademan BH, Galvin SD. Desmopressin for reducing postoperative blood loss and transfusion requirements following cardiac surgery in adults. Interact Cardiovasc Thorac Surg. 2014; 18: 360-70.

[88] Warmuth M, Mad P, Wild C.Systematic review of the efficacy and safety of fibrinogen concentrate substitution in adults. Acta Anaesthesiol Scand. 2012; 56: 539-48.

[89] Wikkelso A, Wetterslev J, Moller AM, Afshari A.Thromboelastography (TEG) or thromboelastometry (ROTEM) to monitor haemostatic treatment versus usual care in adults or children with bleeding. Cochrane Database Syst Rev. 2016; 8: Cd007871.

[90] Wikkelso A, Wetterslev J, Moller AM, Afshari A. Thromboelastography (TEG) or rotational thromboelastometry

（ROTEM）to monitor haemostatic treatment in bleeding patients: a systematic review with meta-analysis and trial sequential analysis. Anaesthesia. 2017; 72: 519-31.

[91] Yang L, Stanworth S, Baglin T. Cryoprecipitate: an outmoded treatment Transfus Med. 2012; 22: 315-20.

[92] Yank V, Tuohy CV, Logan AC, Bravata DM, Staudenmayer K, Eisenhut R, Sundaram V, McMahon D, Olkin I, McDonald KM, Owens DK, Stafford RS.Systematic review: benefits and harms of in-hospital use of recombinant factor VIIa for off-label indications. Ann Intern Med. 2011; 154: 529-40.

[93] Zhu JF, Cai L, Zhang XW, Wen YS, Su XD, Rong TH, Zhang LJ.High plasma fibrinogen concentration and platelet count unfavorably impact survival in non-small cell lung cancer patients with brain metastases. Chin J Cancer. 2014; 33: 96-104.

第8章

成人心脏术后心血管并发症及处理

摘要

在过去的几十年中,随着心脏手术的日益复杂化,心脏手术患者的风险状况和严重程度指数都有所增加。进入 21 世纪,心脏外科患者年龄偏大,疾病负担加重,生理储备下降,包括心室功能下降。这些患者中有许多已经接受过心脏干预,需要额外的、更复杂的外科手术,因此这些患者有可能发生严重的术后并发症。对这些并发症的认识和处理对心脏麻醉师和重症医师至关重要。

全球的心脏中心正在开发风险计算器,将心脏手术术前患者进行分层。大型数据库(如胸科医师协会)和风险评价工具(如 EuroSCORE、STS 评分)的使用专注于预测心脏手术后的并发症。EuroSCORE 模型(标准和逻辑)已被用于预测住院死亡率、3 个月死亡率、住院时间的延长(12 天)和术后主要并发症(术中卒中、24 小时以上卒中、术后心肌梗死、胸骨深部伤口感染、出血再次探查、脓毒症和 / 或心内膜炎、胃肠道并发症、术后肾功能衰竭和呼吸衰竭)。

术后并发症的识别是通过持续的有创和无创监测来完成的:连续心电图(ECG),通过动脉置管测量动脉血压,频繁的动脉血气采样,通过中心静脉导管测量中心静脉压(CVP)、脉搏血氧饱和度,并评估胸管引流量。此外,可以使用肺动脉导管和混合静脉血氧饱和度。胸部 X 线片用于评估胸腔积液。经胸和经食道超声心动图可诊断心脏压塞,阐明术后结构异常,并评估术后左、右心室功能。

需要心脏手术的患者通常承受的主要损害与心肌收缩不足有关,伴有低心排血量,可能损害中枢和外周系统指标。舒张功能差与不能撤除 CPB 有关。不能脱离体外循环的患者在脱离体外循环后可能需要其他的体外支持手段。循环支持设备的创新技术已经开发出来,更新的、更先进的便携式设备继续成为现代心脏临床实践的主流。最初主动脉内球囊反搏泵(IABPs)和离心泵得到了发展,而现在迅速发展的技术变革产生了新的和改进的气动、电动内部辅助装置,这些装置体积更小,能够提供侵入性更小的置入方式。这些设备正被越来越多地用于为一个或两个心室提供支持性帮助，从而提高安全性和耐久性。此外，对于在心脏手术或终末期心脏病期间遭受永久性心肌损伤的患者，可利用多种体外支持装置作为移植的桥梁或目的性治疗。

尽管在处理心脏手术患者时尽了最大的努力和照看，但在术后不久仍可能会发生多种并发症。本章将讨论可能出现的主要并发症以及心脏麻醉师、心脏外科医生和重症监护医生可能采用的各种治疗措施。

关键词

常用正性肌力药物的心血管效应；心脏并发症；术后心肌梗死；术后血流动力学不稳定；低心排血量；心源性休克；心律失常；血管麻痹综合征；术后心脏压塞；心肺复苏术；循环辅助装置

8.1　心脏监测

到达 ICU 后，心脏术后患者需要密切而持续的血流动力学监测，监测手段包括：持续心电图、通过动脉置管持续监测动脉血压、频繁的动脉血气分析、中心静脉压（CVP）测量、脉氧饱和度、胸管引流情况等。肺动脉导管可以用于以下情况：肺动脉高压、严重的低心排，以及鉴别左心衰和右心衰，但其使用也有多种风险，不恰当的应用可增加死亡率和发病率。

心脏外科术后监护的主要目的是维持最优的血流动力学和终末器官灌注，心脏手术后的患者常表现为持续性的低血容量。CBP 后，炎症系统上调，导致毛细血管通透性增加，液体迅速向血管外分布。中心静脉压被认为是前负荷的近似指标。推荐通过补充血容量维持中心静脉压 > 10 mmHg。中心静脉压 > 20 mmHg 提示需要利尿。在实施补液之前，可通过被动抬腿试验来评估血流动力学对增加前负荷的反应。

心脏术后心功能减低可归咎于瓣膜修复不充分、再血管化不充分、缺血再灌注损伤、心肌水肿、前负荷不足以及后负荷增加。术后 ICU 衡量心功能状态可以通过以下指标：心指数、动脉血气分析、足背动脉搏动、皮肤温度、混合静脉血氧饱和度、尿量和代谢性酸中毒。

心功能不全可表现为：

- 平均动脉压 < 60 mmHg
- 血清乳酸 > 2 mmol/L
- 尿量 < 0.5 mL/h
- 混合静脉氧饱和度 < 60%，同时动脉血氧饱和度 > 95%

中心混合静脉氧饱和度（SvO_2）是衡量组织灌注的准确指标，它反映了氧供（由心输出量决定）与氧需（代谢状态）的关系。然而 SvO_2 只能通过使用肺动脉导管（PA）获得。

心脏术后低心排的一些原因可通过心电图、胸部 X 线、血流动力学指标、经 PA 导管获得的心脏指数和 / 或经食道 / 经胸超声心动图（TEE/TTE）进行评估。心电图可提示心肌缺血或心肌梗死,通过胸部 X 线检查可以发现大量的胸管引流、血液积聚或心脏压塞迹象,超声心动图可发现新发的室壁运动异常、射血分数降低、新发或残余的瓣膜异常。

8.1.1　常用正性肌力药的心血管效应

低心排状态主要治疗方法为药物干预。根据低心排血量状态的原因选择特定的药物种类。儿茶酚胺通常被用作一线治疗药物,通过 α、β_1、β_2 和多巴胺受体发挥其心血管效应。α 受体激活导致动脉血管平滑肌收缩和全身血管阻力(SVR)增高。心肌 β_1 受体激活可增加心肌收缩力和传导速度。β_2 受体激活使血管平滑肌松弛、SVR 降低。肾脏和内脏循环的多巴胺受体激活可导致血管舒张。小剂量肾上腺素主要作用于 β_1 受体,大剂量时主要作用于 α 受体。去甲肾上腺素是潜在的 α 受体激动剂,通过收缩血管增加 SVR。去氧肾上腺素作为一种 α 受体激动剂,给予负荷量可用于纠正低血压。

低心输出量患者的药物支持可能是术后必需的,在开始使用正性肌力药物 / 血管收缩药物以前,应首先考虑改善前负荷、后负荷,降低外周阻力。因为心输出量是由心肌收缩力和前负荷、后负荷共同决定的。此外,正性肌力药物和血管加压药治疗可能会产生额外的不良反应,这可能会损害心脏手术后患者的最佳状态。

8.2　心脏并发症

8.2.1　术后心肌缺血(PMI)

鉴于相当数量的心血管外科手术是为改善冠脉血供而实施的冠状动脉旁路移植术,术后心肌缺血(PMI)以及相关的围术期心肌梗死(MI)仍然是术后严重的并发症。

胸外科医师协会(STS)国家(美国)数据库成立于 1989 年,目的是提升心胸外科医师医疗的质量和患者安全。STS 的临床数据库包含了每一台实施的胸心外科手术的信息。STS 定义围术期心肌缺血事件至少出现以下标记之一:(1)与缺血一致的心电图变化;(2)血清标志物如肌钙蛋白升高;(3)射血分数降低。最近的 STS 数据库回顾显示,PMI 的发生率为 1%。

1. 诊断

PMI 的诊断基于 STS 指南。评估 PMI 最常用的实验室检查为肌钙蛋白 I 和肌钙蛋白 C。术前肌钙蛋白升高的患者未必发生术后心肌缺血。使用体外循环的冠状动脉旁路移植术(CABG)的患者,相对于"非体外"的患者更容易出现肌钙蛋白升高。非体外循环下搭桥患者的肌钙蛋白更易保持在正常范围。肌酸激酶同工酶(MB)水平升高也可用于提示术后心肌缺血。由于大部分术后心肌缺血发生在患者气管插管期间,心绞痛相关症状很难识别,因此心电图以及相应的实验室检查尤为重要。

心脏外科手术的术式可帮助临床医生评估术后心肌缺血的病因。冠脉搭桥的患者，容易出现手术新移植血管的堵塞，以及继发于术中心肌保护不良导致的残存心肌损伤。经历瓣膜修复或置换，尤其是主动脉瓣置换或者主动脉根部手术的患者更容易在解剖结构上影响起源于主动脉窦部的冠脉血流。诊断可能需要超声心动图评估左、右冠状动脉开口或进行确定性的有创心导管检查，以排除冠状动脉开口或其分支再次闭塞或新发闭塞。

2. 处理

术后心肌缺血的治疗目标是：改善和增加冠脉灌注，从而增加心肌灌注。在没有动脉低血压的情况下，静脉血管舒张剂（如硝酸甘油）和动脉血管舒张剂（如硝普钠）可能会产生显著的改善。钙通道阻滞剂（尼非地平、尼卡地平）可能改善心脏动脉血管的痉挛。为了增加氧输送能力，必要时可输注红细胞。对动脉舒张压恢复无反应的患者首选使用血管收缩剂和／或扩张剂可能需要心导管或肺动脉导管的侵入性评估。应尽快采取适当的治疗干预措施。

8.2.2 血流动力学不稳定

心脏外科手术患者经历了以下巨大的变化：体温、循环血容量、体外循环、使用心脏停搏液进行心肌保护、全身循环停止。上述因素导致患者非常容易在抵达 ICU 后出现血流动力学波动。

1. 低心排血量

后负荷、前负荷、心肌收缩力是心脏功能表现的主要决定性因素。心肌收缩力不能独立于血管系统，对前负荷与后负荷的管理对于优化心功能是必须的。复习 Starling 曲线有助于理解这种关系。低心排是心脏术后最严重的并发症。对于临床医生来说，确定一个特定患者的 Starling 曲线状态是很重要的。

低心排是心脏术后最严重的并发症。它的定义为：在降低后负荷维持最佳前负荷、纠正电解质和血气指标的前提下，为了达到心输出量大于 2.2 L/（m²•min），同时收缩压大于 90 mmHg 的目标，需要正性肌力药物持续泵入支持（大于 30 min）或者需要主动脉内球囊反搏，甚至二者齐上。低心排在心脏术后死亡率和发病率中起着重要作用。

一些低心排综合征的原因包括：心肌再血管化不完全、主动脉阻断期间心肌保护不充分、再灌注损伤、全身炎症反应。在主动脉阻断期间，心肌灌注被打断，无灌流区可能出现潜在的心肌缺血。使用心脏停搏液使心跳暂停并尽量减少心肌的缺血性损伤。尽管在心脏停搏液的种类、时间、温度、给药途径和用量、心脏停搏液容积等方面未达成共识，但很多研究已经证实术中不充分的心肌保护可导致术后的低心排。因此心肌保护方法的改进可使心肌损伤最小化。

心排血量低（即术后左室射血分数 ＜ 40%）与住院时间延长有关，并伴有更高的发病率和死亡率。此外医疗资源的利用率也在提高以管理这部分患者。研究表明主动脉瓣和二尖瓣置换术

后有多个独立的可导致低心排的预测因素,包括:

- 术前肾功能不全
- 年龄增长和虚弱
- 女性
- 再次手术和主动脉瓣较小
- 急诊手术和体外循环时间延长

CABG 术后低心排最重要的预测因子为:术前左心功能不全和 EF < 20%。左心衰竭导致的低心输出量的治疗包括增加收缩力、降低后负荷和限制前负荷。对于右心衰竭,除了使用正性肌力药物,也要维持足量的前负荷以及降低肺血管阻力。低心排状态对于正性肌力药物和主动脉内球囊反搏均无效时,建议使用心室辅助装置作为心脏恢复和心脏移植的过渡。

2. 诊断

对于接受了心脏外科手术的患者,重症监护团队应准确并充分地回顾患者术前和术中的血流动力学状态,注意到可能偏离心胸外科患者常规管理的重要事件。

诊断应包括:收缩压与舒张压趋势的评估、灌注压和外周阻力的计算、心输出量、心指数的评估。术中心律和心率的的变化也应重视。可根据胸管引流量和尿量评估有效循环血量的丢失。

3. 处理

血管活性药、血管舒张剂、正性肌力药物的应用应该基于特定的血流动力学异常。然而必须对潜在的病因进行有针对性的治疗(如低血容量导致的低血压)。上述药物治疗已充分的情况下仍持续的低血压可能需要进一步的支持,例如类固醇激素或血液制品。高血压可能是镇痛不充分或缺乏足够的镇静引起的,需要阿片类药物和镇静剂治疗。经食道超声可以协助明确特定的心源性病因。

应根据使用肺动脉导管或超声心动图描述的更具体的发现来指导正性肌力药物的使用。继发于每搏量减少的低心排状态可通过补液和药物(例如肾上腺素、去甲肾上腺素、多巴胺、多巴酚丁胺、米力农)来改善。使用临时起搏可改善因心率不足而引起的低心输出量。因此起搏应被视为一种额外的干预手段。置入主动脉内球囊反搏仅在血流动力学不稳定并对药物支持无反应时方可采用。

8.2.3　心律失常

心脏术后患者心脏节律的异常会使病情恶化。心脏电活动异常可继发于术中对心脏直接操作的影响、心脏停跳液的效应、电传导通路的解剖 / 机械异常和 / 或心脏灌注受损而导致心肌缺血。

1. 诊断

节律异常可通过至少两个导联的持续心电监护进行准确评估。然而更复杂的心律失常可能需要 12 导联心电图。心律失常可能包括但不限于：缓慢型心律失常、快速性心律失常、恶性快速性心律失常、多重心脏传导阻滞。

术后恢复早期和晚期最常见的心律失常是房颤。STS 数据库近期一项研究显示：术后平均 20% 的患者出现房颤，多发生于术后 3 天，术后当日直至 21 天均可发生。多项研究表明，10% ～ 40% 的患者在心脏手术后发生房颤。尽管肾上腺素能阻滞剂预防性治疗可减少术后房颤的发生率，但这种心律失常仍是心脏手术后住院时间和费用增加的重要原因。

住院期间房颤的预测因素为：年龄大于 65 岁、阵发性房颤病史、心房起搏和慢性阻塞性肺疾病。出院后房颤预测因素为：住院期间房颤、瓣膜手术和肺动脉高压。房颤患者的住院死亡率为非房颤患者的 2 倍。

2. 处理

窦性心律是保证心室充盈和心脏活动的最佳节律。电转复和药物治疗可用于建立和维持正常的窦性心律。心动过缓可通过心外膜或心内膜起搏器和／或抗胆碱药物和儿茶酚胺治疗。阿托品（10 ～ 40 mcg/kg）和格隆溴铵（10 ～ 20 mcg/kg）是两个有效的抗胆碱药物，但术后患者往往效果不佳。每搏量足够的窦性心律可能对抗胆碱药物有反应，但心室功能抑制的心动过缓患者更应该接受更充分的儿茶酚胺类药物（如肾上腺素）的治疗。更严重的心动过缓（如心室逸搏或室性自主节律）需要更积极的治疗。

围术期的快速性心律失常对电转复和药物治疗反应较好。电转复后起搏也有助于控制节律障碍。排除电解质紊乱后，新发的房扑或房颤适合再同步化电转复。β受体阻滞剂（如美托洛尔和普萘洛尔）、钙通道阻滞剂（如维拉帕米和地尔硫草），以及地高辛也有助于控制节律。室性心动过速的治疗包括：硫酸镁、利多卡因、溴苄胺、普鲁卡因胺、直流电复律。室颤的治疗为立即非同步电除颤。

通常在最初的纠正节律的措施之后，常常很有必要继续使用静脉药物，例如利多卡因（1 ～ 3 mg/kg）、普鲁卡因胺 [250 ～ 500 mg 负荷量，随后 15 ～ 60 mcg/(kg•min)]、溴苄胺（5 ～ 10 mg/kg）、胺碘酮（1 ～ 5 mg/kg），以抑制进一步的节律异常。β受体阻滞剂、血管紧张转换酶抑制剂、充分补钾，或非甾体类抗炎药常可减少房颤的发生，这些药物可在术前开始使用，并在手术期间持续使用。但任何这些药物的应用都不是完全有效的，不过它们确实有助于降低房颤的发生率。

8.3 血管麻痹综合征

血管麻痹是一种血管扩张性休克，是心脏手术中或术后常见的并发症。围术期血管麻痹或血管麻痹综合征可在体外循环（CPB）期间或之后发生，发生率为 5% ～ 25%。血管麻痹综合征的特征是显著的低血压、高或正常的心输出量、低外周血管阻力（SVR），以及 CPB 期间或之后对液体和血管加压药的需求增加。

血管阻力下降的具体机制尚有争议，但有推断认为体外循环中血管内皮功能异常导致的炎症反应可能扮演重要角色。血管麻痹综合征是一种多因素综合征，一方面是多种血管舒张机制的病理激活，另一方面是对血管加压药的抵抗。这些通路是动态的，二者之间的相互作用是常见的。在血管平滑肌的质膜中激活三磷酸腺苷敏感钾通道（K_{ATP} 通道）、诱导型一氧化氮（NO）合酶的激活，以及血管加压素的缺乏是导致血管张力降低的首要原因。已知的发生血管麻痹的危险因素包括：术前某些药物的使用（如 β 受体阻滞剂、血管紧张素转换酶抑制剂、钙通道阻滞剂和胺碘酮）、瓣膜手术、体外循环之前血流动力学不稳定、体外循环时间、体外循环前需要使用血管加压药、体外循环中的核心温度、术中使用抑肽酶。

独立于患者的危险因素是手术的类型。与冠状动脉旁路移植术相比，瓣膜手术和专门用于治疗心力衰竭的手术与血管麻痹的风险增加相关。然而主动脉手术和再次手术对血管麻痹综合征的发生具有保护作用。这两者的保护机制仍然是推测性的。此外，更高的 Euroscore 评分也与更高的血管麻痹综合征发病率相关。

血管麻痹综合征预后不良。具体来说，去甲肾上腺素难治性血管麻痹与发病率和死亡率的增加有关。持续超过 36 ～ 48 小时的儿茶酚胺难治性血管麻痹综合征的死亡率可能高达 25%。在发生体外循环术后血管麻痹的患者中，57.4% 的患者预后不良（定义为死亡或住院时间 > 10 天），而非血管麻痹患者的预后不良发生率仅为 22.9%。

8.3.1　治疗

血管麻痹通常对扩容无反应。去甲肾上腺素、去氧肾上腺素、大剂量多巴胺、血管收缩药物可增加外周血管阻力，维持体外循环后的灌注压。当对血管收缩剂无反应时，建议使用亚甲蓝。常用的药物、剂量和作用部位见表 8.1。与单用去甲肾上腺素相比，更大剂量的血管加压素 > 0.04 U/min 并没有显示出有益的作用，很可能是因为微循环灌注不良。到目前为止，大多数已经发表的文献，描述了体外循环术后使用亚甲蓝作为逆转血管麻痹的最后的治疗干预手段。

表 8.1　血管加压药和正性肌力药物总结

药物	作用机制	剂量	生理效应
苯肾上腺素	α_1 受体	40 ～ 100 μg 静推 0.5 ～ 10 μg/min 输注	外周血管收缩 无正性肌力作用
去甲肾上腺素	α_1、α_2 和 β_1 受体	4 ～ 10 μg 静推 10 ～ 300 ng/（kg·min）	潜在肠缺血可能的强效血管收缩剂，增加肺血管阻力，心律失常
血管加压素	V1（独立于肾上腺素受体）	1 ～ 6 U/h 输注	剂量 > 6 U/h 可能引发肠系膜缺血
亚甲蓝	抑制鸟苷酸环化酶	2 mg/kg 静推 0.5 mg/（kg·h）输注 6 h	葡萄糖 -6- 磷酸脱氢酶（G6PD）缺乏症患者的溶血性贫血，尿和皮肤呈蓝绿色

8.4　术后心脏压塞（POCT）

术后心脏压塞（POCT）是心脏术后心包内血液或液体积聚压迫右心室（有时是左心室）而导致的一种特殊类型的循环衰竭。心脏外科术后发生率为1%～8%。液体积聚导致了心包腔内压力增高、静脉回流减少。然而，临床上不明显的心包积液在心脏直视手术后很常见。POCT可继发于外科出血（例如缝线、插管部位、乳内动脉分支）或体外循环相关的凝血异常。POCT患者的特征和预后尚不清楚。

心脏压塞的诊断基于临床表现，中心静脉压监测、胸部X线平片、超声心动图可以提供最准确的诊断信息。在大量胸管引流的情况下，任何循环不稳定（例如中心静脉压增高、全身血压下降、尿量减少），同时正性肌力药物的需要量增加的患者，都应怀疑心包填塞的存在。超声可能提示右房（和右心室）舒张期塌陷以及下腔静脉吸气相塌陷的缺失。左心室舒张期塌陷可发生于局部孤立的液体积聚的情况。

POCT的独立危险因素的手术类型为：主动脉瘤手术、心脏移植、瓣膜手术（与单纯CABG相比），此外，还与女性、术前PTT升高、肾衰竭、体外循环时间延长、肺动脉栓塞和较大的体表面积有关。POCT尤其常见于瓣膜手术后，因为通常术前长期口服抗凝药。术后抗凝也是心内直视术后心包积液和POCT发生的重要因素。心内直视手术后心包积液的部位和量可能与手术类型有关，然而导致POCT的心包积液往往位于心脏后方或周围，通常为中量或大量心包积液。

一些研究显示：心脏外科术中心包后壁切开可预防左室后壁的血液积聚。再次开胸探查，移除血凝块，寻找可能的出血点是心脏术后POCT唯一有效的治疗方法。心脏术后也可能发生晚发的心包积液和迟发的心包填塞，此时诊断可能较困难。在这种情况下由于心包粘连，积液通常局限于心脏的后部。经食道超声可发现局限性积液是否存在、积液的量、位置，以及指导引流方案。

8.5　术后心脏骤停和心肺复苏（CPR）

术后心脏骤停发生率小于3%。由于病因可逆，且为通常目击的骤停，预后比其他原因的心跳骤停更好。术后心跳骤停最常见的原因是：室颤、大出血和心包填塞。在ICU内，只要被识别就能得到及时的治疗。多种血流动力学参数（动脉血压、脉搏血氧饱和度、心电图监测、中心静脉压）在ICU内均可持续监测，以确保迅速识别严重事件，并快速做出反应。由于更好的预后和生存率，ICU工作人员必须接受充分的训练以应对心跳骤停。

在导致心脏骤停的诱发因素中，心肌梗死的预后最差。因此心脏术后CPR流程指南与其他情况下的心脏骤停有所不同。最新的心脏术后复苏指南是2009年推出的，可用于所有的ICU内开胸手术的患者。其梗概如下：

（1）心跳骤停诊断。

- 由于 ICU 内插管患者全面的监护，监护仪上任何"直线"均应通过检查中心脉搏搏动情况（股动脉，颈动脉）达 10 秒来核实。
- 心电监护导联位置不佳时，不会看上去像室颤或心搏停止，而是表现为"直线"，同时有压力波形。

（2）除颤。

- 室颤或室速开始 10 秒内应心前区扣击，但不能代替除颤。一旦识别到了室颤，推荐给予连续 3 次双相除颤电击（150 ～ 360 J）以恢复心输出量。在此期间必须进行持续且不间断的 CPR。在开始胸外按压前，强调其时间顺序。
- 如果除颤失败，推荐静脉注射负荷量胺碘酮（300 mg）。若无效，可给予 1 mg/kg 利多卡因。
- 若患者有严重的心动过缓或心跳停止，不能进行电复律，可使用单剂 3 mg 阿托品治疗，设置心外膜起搏 90 次 / 分。
- 如果达不到足够的心输出量，应开始心肺复苏。无脉性电活动时，必须关闭起搏器以排除室颤。

（3）胸外按压的时机。

- 室速 / 室颤时，如果除颤不能进行或者不成功（3 次尝试失败后），必须开始胸外按压。应在胸骨中段实施按压，100 次 / 分，深度 4 ～ 5 cm。按压的效果可通过监护仪上的动脉波形观测，收缩压应大于 60 mmHg。
- 如果有球囊扩张型的瓣膜支架（如 TAVR），胸外按压时有损伤瓣膜的风险。

（4）气道管理。

- 第二个加入抢救的人应负责呼吸情况。对于插管患者，呼吸机氧浓度应调至 100％，减 PEEP。未插管的患者应使用简易呼吸器（球囊面罩）给予 100％氧气，每 30 次按压给 2 次呼吸。应检查双侧肺均匀的膨胀情况。
- 二氧化碳浓度监测图可确认气管插管位置和心肺复苏的质量。评估肺顺应性的粗略方法是断开呼吸机，使用简易呼吸器通气。若通气量足够，重新连上呼吸机。
- 当肺膨胀困难时，必须排除气管内插管阻塞或错位。这时，应拔除气管插管，使用简易呼吸器通气。
- 一旦怀疑张力性气胸，应立即于锁骨中线第二肋间置入胸管引流。

（5）紧急开胸。

- 在除颤或起搏器治疗失败时，在 ICU 内再次开胸被证明是有益的。如果按压产生的压力还不够，骤停的原因可能为大量出血、心包填塞、张力性气胸，需尽快紧急再次开胸手术。外科医师有如下共识：如果初期复苏无效，就应再次开胸。
- 直接（胸内）心脏按摩时应注意乳内动脉和其他移植物的位置。
- 心跳骤停最常见的原因（张力性气胸、心包填塞、低体温、低 / 高钾血症）均应考虑是否需要再次开胸。相比于胸外按压，直接的心脏按摩可双倍改善冠脉和脑灌注压，增加自主循环的恢复。

(6)药物处理。

- CPR 期间应停止所有非必需药物输注。尽管可能导致严重高血压和大出血,但是当排除可逆性心脏骤停的原因前,仍建议使用肾上腺素。对于室速/室颤的再次电复律失败之后,以及心搏停止和无脉性电活动时,应予 1 mg 肾上腺素静注。
- 条件允许时,所有药物均应由中心静脉通路给药。

(7)IABP 时的心跳骤停。

- 起搏心律时,可通过动脉压力波形变化、脉搏血氧饱和度识别心跳骤停。胸外按压时,应该选择压力触发,1:1 反搏,以增加按压效果。不按压时,必须设置内置固定触发。

(8)心跳骤停后的机械循环支持。

- 当直视下心脏按摩仍不能恢复自主循环时,机械循环支持(CPB、ECMO)可能是有效的。

8.6 循环辅助装置

8.6.1 主动脉内球囊反搏(IABP)

自 19 世纪 60 年代晚期投入使用以来,IABP 是心脏手术中最常用的机械循环辅助装置,它用于心脏术后、冠脉成形术、心肌梗死、低心排状态、心源性休克的初始治疗。IABP 通过舒张期充气膨胀来增加冠状动脉灌注压(进而改善氧供),以及通过收缩期放气减轻后负荷以降低心脏的氧消耗。驱动机制为气动(氦气)。在心动周期中可使心输出量增加 20%,但不能提供完全的机械支持。

当术中有足够的前负荷和后负荷以及正性肌力药物支持,血流动力学仍不稳定时,IABP 可协助体外循环脱机。IABP 为 ICU 早期恶化的血流动力学状态提供了一种保护手段。共识认为术前使用 IABP 的患者预后优于术中或术后使用的患者。有研究显示预防性使用 IABP(而不是心血管不稳定的挽救性治疗的患者)可能降低发病率和死亡率,改善一些高危心脏外科手术患者的预后,这些患者具有至少以下两种情况:出现不稳定心绞痛、再次手术、充分药物治疗不能改善的充血性心力衰竭、EF 小于 30%、左主干狭窄大于 75%。

在高危患者中,左西孟旦是否与 IABP 一样有效尚有争议。左西孟旦是唯一一种能够增加心肌收缩蛋白钙的敏感性(其他药物通过增加细胞内钙浓度)的正性肌力药物。它可在降低心肌氧耗和后负荷的同时增加心输出量。

IABP 的置管技术为经皮或直视下外科切开股动脉(逆行入路)途径。当股动脉不可用时(由于动脉堵塞或既往手术),建议经主动脉弓、颈动脉、锁骨下、髂动脉入路置入(顺行入路)。IABP 并发症发生率很低,但是远端血栓事件和/或肢体缺血是最为常见的并发症。球囊导管的型号、女性、外周动脉疾病、IABP 使用时长是 IABP 相关并发症的预测因素。IABP 使用的局限性因素为体型小、右心室功能衰竭、严重的心力衰竭、快速性心律失常。

8.6.2 心室辅助装置（VAD）

尽管 IABP 在血流动力学不稳定时颇为有效，但它仅能增加 10%～20% 的心输出量。因此，对于严重的失代偿心衰的最终治疗依赖于心室辅助装置（VAD）。循环辅助装置通过提供前向血流被设计和应用于心脏支持、等待病情恢复的桥梁、心脏移植前的过渡支持以及永久替代治疗，它被证明能够提高生活质量，改善预后。VAD 可在不移除原有心脏的情况下，用于长期或短期的支持。VAD 通常分为 LVAD（左心室辅助装置）、RVAD（右心室辅助装置）、BiVAD（双心室辅助装置）和 TAH（全人工心脏）。VAD 可以通过心脏内或心脏外（例如腹壁或腹膜内）置入。需要正中开胸和体外循环以置入从心脏到装置的流入管，以及从装置到主动脉的流出管。装置的动力来源可为电动或气动，前向血流可为搏动性或持续性。VAD 需要长期抗凝，但患者活动几乎不受限。新一代的辅助装置更小，外科置入技术更简单，更少的血液—表面接触以及更长的使用时间。

心脏手术中，VAD 用于可逆的心室功能不全。有研究显示有电动辅助设备支持的患者，比紧急情况下临时置入的患者预后要好。在那些有严重的终末期合并症（例如肝衰竭、呼吸衰竭、持续性透析）、感染性休克、恶性肿瘤的患者中，不推荐使用 VAD。最常见的并发症是出血、感染和血栓栓塞。

8.6.3 体外膜肺氧合（ECMO）

ECMO 可替代传统的体外循环，用于治疗对常规治疗（例如优化前负荷、使用正性肌力药物、呼吸机支持）无效的、可逆的呼吸和心脏衰竭。ECMO 的最大优势在于紧急情况的应用（床旁或手术室），以及同时对心脏（左心和右心）和肺脏的可逆的、急性、严重的功能衰竭提供满意的支持。

心脏外科术后不足 1% 的患者去使用大剂量正性肌力药物、缩血管药物以及 IABP 后，仍不能脱离体外循环。急诊手术、再次手术、严重的左心衰竭、肾功能衰竭、低龄均为心脏术后泵衰竭而需要 ECMO 支持的危险因素。低心排综合征的原因可能是体外循环过程中全身性炎性反应、心肌缺血和／或再灌注损伤。使用 ECMO 的其他适应证包括：可纠正病因的心源性休克、心脏移植的过渡、心肌炎、产后心肌病和心脏骤停。ECMO 不建议用于：感染性休克、多器官衰竭、严重的神经系统损害，禁忌证为活动性出血，以及任何潜在的疾病导致心功能不能恢复的情况。

ECMO 回路的组成为：一个血泵装置（滚压泵或离心泵）、流入和流出管道、膜式氧合器、血滤器、肝素涂层的循环管道、热交换器。插管方式有两种：外周和中心（经胸）插管。外周动脉和静脉插管可经皮置入（Seldinger 法）、切开或二者同时进行。中心插管需切开胸骨。肺功能障碍但循环状态正常时，可考虑静脉—静脉 ECMO（V-V）。推荐静脉—动脉 ECMO（V-A）用于心力衰竭或心肺同时衰竭的情况。灌注是否充分，可通过血乳酸水平、混合静脉血氧饱和度、动脉血碱剩余来监测。

ECMO 期间，活化凝血时间（ACT）需维持在 180～200 s，以防止血栓形成和出血事件。其他并发症和ECMO住院期间的死因包括：远端肢体缺血、器官功能障碍（肺、肾、神经系统）、感染性休克、弥散性血管内凝血、心衰、氧和衰竭。静脉管道的血管并发症比动脉管道少。开放的血管暴露、使用顺行导管增加远端肢体灌注、快速的临床诊断、及时移除管道、更换血管通路可以减少缺血事件。本书的第20章将ECMO作为一个单独的章节，为感兴趣的读者提供更多细节。

参考文献

［1］ Afilalo J，Mottillo S，Eisenberg MJ，Alexander KP，Noiseux N，Perrault LP，Morin J-F，Langlois Y，Ohayon SM，Monette J. Addition of frailty and disability to cardiac surgery risk scores identifies elderly patients at high risk of mortality or major morbidity. Circ Cardiovasc Qual Outcomes. 2012；5：222-8.

［2］ Atoui R，Ma F，Langlois Y，Morin JF.Risk factors for prolonged stay in the intensive care unit and on the ward after cardiac surgery. J Card Surg. 2008；23：99-106.Camm AJ，Kirchhof P，Lip GY，Schotten U，Savelieva I，Ernst S，Van Gelder IC，Al-Attar N，Hindricks G，Prendergast B. Guidelines for the management of atrial fibrillation：the Task Force for the Management of Atrial Fibrillation of the European Society of Cardiology（ESC）. Eur Heart J. 2010；31：2369-429.

［3］ Fischer GW，Levin MA.Vasoplegia during cardiac surgery：current concepts and management. Semin Thorac Cardiovasc Surg. 2010；22：140-4.

［4］ Kuvin JT，Harati NA，Pandian NG，Bojar RM，Khabbaz KR.Postoperative cardiac tamponade in the modern surgical era. Ann Thorac Surg. 2002；74：1148-53.

［5］ Mathew JP，Fontes ML，Tudor IC，James Ramsay J，Duke P，Mazer CD，Barash PG，Hsu PH，Mangano DT，Investigators of the Ischemia Research and Education Foundation；Multicenter Study of Perioperative Ischemia Research Group. A multicenter risk index for atrial fibrillation after cardiac surgery. JAMA. 2004；291：1720-9.

［6］ O'Neill WW，Kleiman NS，Moses J，Henriques JP，Dixon S，Massaro J，Palacios I，Maini B，Mulukutla S，Davík V.A prospective randomized clinical trial of hemodynamic support with Impella 2.5 TM versus intra-aortic balloon pµmp in patients undergoing high-risk percutaneous coronary intervention：the PROTECT II study. Circulation. 2012；126（14）：1717-27.

［7］ Parolari A，Pesce LL，Trezzi M，Cavallotti L，Kassem S，Loardi C，Pacini D，Tremoli E，Alamanni F.EuroSCORE performance in valve surgery：a meta-analysis. Ann Thorac Surg. 2010；89：787-93，793.e1-2.

［8］ Toµmpoulis IK，Anagnostopoulos CE，Swistel DG，DeRose JJ Jr. Does EuroSCORE predict length of stay and specific postoperative complications after cardiac surgery Eur J Cardiothorac Surg. 2005；27：128-33.

［9］ Winkelmayer WC，Levin R，Avorn J.Chronic kidney disease as a risk factor for bleeding complications after coronary artery bypass surgery. Am J Kidney Dis. 2003；41：84-9.

第 9 章

成人心脏术后胃肠道并发症及处理

摘要

心脏外科术后的胃肠道并发症(GICs)常很危重,并可导致死亡。由于其症状和体征是细微和不典型的,GICs 的诊断非常困难,常导致诊断和治疗的延误。采取预防性措施,以及早期识别和积极处理,是此类并发症处理的临床基础。总而言之,推荐对于心脏术后患者出现任何非常规的相关临床征象都要有高度的警惕性,早期发现和调查,进行明确清晰的处理。所有参与心脏术后患者监护的临床人员都应该熟悉 GICs 的疾病谱的各种表现及其治疗措施,这一点至关重要。

关键词

胃肠道并发症;危险因素;病理生理学;流行病学;肠梗阻;结肠假性梗阻;腹泻;胃炎;食管炎;消化道出血;急性胆囊炎;急性肠系膜缺血;肝功能不全;胰腺炎;机械辅助设备相关的胃肠道并发症

9.1 简介

心脏外科术后胃肠道并发症(GICs)包括一组不同表现的病理学改变,从简单的暂时性麻痹性肠梗阻到更严重甚至威胁生命的情况,例如消化道出血、胆囊炎、急性胰腺炎、肝衰竭和肠系膜缺血。这些并发症虽然不常见，但往往很严重，可导致住院时间延长、费用增加和死亡率增高。尽管心脏手术患者的围术期治疗进步明显，但术后 GICs 的发生率及其相关的死亡率基本与最早的报道没有显著变化。最近外科技术和围术期进步带来的益处可能被更加高龄和体弱的手术患者以及手术复杂程度的增加所抵消了。

由于受到多种因素的影响，GICs 的临床诊断常很困难。这些影响因素包括与非心脏手术患者相比，该类患者具有不典型的临床症状和体征，药物的应用妨碍了病情的评估（如镇静剂、神经肌肉阻滞剂、镇痛剂），以及这些患者潜在的合并症。由于对 GICs 致死可能的严重度评估不足，以及与心脏手术主要的靶器官的"可观察到的联系"更弱，GICs 的诊断可能被进一步延误和忽视。

GICs 的病因学很复杂，尚未完全被理解，常为多因素共同作用。GICs 的危险因素能被识别，可能有助于其预防，早期进行相关检查并在围术期鉴别并发症。一旦对这些并发症的诊断识别延迟，将导致患病率和死亡率的增加，因此及时的诊断和治疗很有必要。本章将阐述其流行病学、临床特征，以及心脏术后罹患 GICs 患者的治疗策略。

9.2　流行病学

9.2.1　发生率

心外科手术后患者胃肠道并发症的发生率从小于 1% 到 5.5%，死亡率 14%～61%。其中最常见的包括肠梗阻、消化道出血、肠缺血和胰腺炎，其次为十二指肠溃疡穿孔、肝功能衰竭和胆囊炎。胃肠道并发症之所以在患者中表现如此多样，是由于患者种类、外科技术及报道的差异。既往相关并发症的报道主要基于 CABG 患者群体，而不是更广泛的心脏外科手术人群。随着经皮冠脉造影技术更广泛的应用，在层次较高的医学中心，所谓心脏外科手术患者的概念已经扩展到更复杂的手术过程，例如联合换瓣加搭桥手术、多个瓣膜置换以及主动脉手术。此外，当今患者更为高龄，术前有严重的合并症，包括动脉粥样硬化疾病，这些因素都增加了腹部器官低灌注和血栓事件发生的可能性，而组织低灌注和血栓形成是缺血性并发症的重要病理机制。这些患者较高的死亡率主要归咎于诊断和治疗的延误，并常常是多脏器功能衰竭的先兆。然而这些患者也经常合并其他严重的临床问题和其他脏器功能储备不足，使得他们从一次缺血、休克或者出血事件中存活下来的概率变得更小。在过去的十年中，心脏手术患者的围术期管理在各方面都取得了长足的进步，可能对 GICs 产生有利的影响。这些手术人群特征的变化和管理手段的进步也对 GICs 发生率和危险因素的评估提出了新的问题。

发生率的差异也可以由不同研究对于相关并发症定义的不同来解释。例如 Mangl 等人进行的一项涉及 8709 例心脏手术患者的回顾性研究报道的 GICs 发生率为 0.5%，他们仅报道了需要普外科会诊的消化系统并发症。用这个概念来说，只有最严重的患者才算得上，尤其是对于肠道缺血性疾病的患者。他们的研究没有报道那些接受药物治疗或内镜治疗的 GICs 患者。与上述研究相反,一项国家级的多中心的包括了 250 多万例 CABG 患者的研究报道消化系统并发症的发生率为 4.1%。在此项研究中,许多罕见的 GICs 如腹腔脓肿、艰难梭菌感染、食道溃疡和憩室炎症均被包含在内,这可以解释为什么在本研究中 GICs 的发生率更高。有些文章提示缺血性尤其是出血性 GICs 的发生率有所降低。这一发现的具体解释尚未阐明,有人认为与系统地应用预防措施以及术中管理手段的进步有关。

9.2.2 危险因素

多种危险因素被报道与心脏术后消化系统并发症有关。一般来讲,术前合并症多的患者以及术后恢复时间长或病情复杂的患者更容易出现消化系统并发症。尽管每个并发症都有自己的危险因素,综合来讲,这些危险因素导致外周血运和组织氧合减少,显著增加了发病率。一些已经确定的因素广泛出现在多个不同研究中,另一些在某些研究中单独出现。大致分为术前、术中或术后危险因素(见表 9.1)。较广泛引用的术前危险因素包括:高龄、慢性肾功能不全、肝功能不全、外周血管病变、糖尿病、COPD、既往胃肠道疾病、充血性心力衰竭、既往心肌梗死、低心排状态、血管活性药物的应用,以及 IABP 的应用。术中危险因素包括:CPB 时间延长、瓣膜手术、急诊手术、输血量大、IABP 的应用和存在心律失常。术后危险因素包括:机械通气时间延长、急性肾损伤、胸骨切口深部感染、持续低心排状态。

基于已确定的危险因素,已经制定了危险分层评分,以评估心脏术后患者消化系统并发症发生的可能性。基于这些危险分层评分可能有助于术中采取措施或者术后异常情况发生时医师的早期判断。最后,GICs 危险分层评分可能为潜在高危的患者提供相关的临床信息,从而使他们更能获益于侵入性治疗如开腹探查术,同时提供治疗的框架,并让这些患者及其家属对于相关并发症有现实的预期。

表 9.1　心脏术后胃肠道并发症的危险因素

术前	术中	术后
高龄	瓣膜或联合 CABG/ 瓣膜手术	机械通气时间延长
左室射血分数降低(＜40％)	急诊手术	需要再次手术(再次胸廓打开)
外周血管疾病	体外循环时间延长	卒中
消化性溃疡疾病	输血量增加	术后感染或脓毒症(包括胸骨伤口感染)
慢性肾病	出现心律失常	急性肾损伤
糖尿病		术后需要缩血管药物或 IABP
COPD		
术前正性肌力药物支持或 IABP		

9.3　病理生理学

在正常循环状态下,内脏循环接受 20％的心输出量,占全身总耗氧量的 20％。血液经过腹腔干动脉流入胃、肝、胰腺和十二指肠。十二指肠、胰腺、回肠、空肠、升结肠和横结肠由肠系膜上动脉供血。降结肠和乙状结肠由肠系膜下动脉供血。以上动脉均由腹主动脉发出。内脏循环的意义不仅在于腹腔脏器的灌注,同时可作为储血的容器,对低血容量、使用儿茶酚胺、低心输出量做出反应,可以提供约 800 mL 的代偿性输血到中央循环。内脏血供通常通过阻力小动脉自动调节。当 MAP 下降或代谢产物堆积时,阻力血管舒张。但是在一些极端的血压或血流状态下,内脏循环失去了自动调节的功能,例如体外循环、出血、低血容量或心律失常。

内脏低灌注和低氧诱导的缺血被认为是心脏术后消化系统并发症最主要的原因。低灌注可能由以下因素引起:低心排、局部血流受损、MAP 太低。当存在以下因素时,损伤会进一步加重:全身炎症反应甚至全身炎性反应综合征(SIRS)、炎性介质释放、非搏动性血流、低体温、药物因素,以及机械性因素。

SIRS 作为外科应激反应的结果,可继发于 CPB、机械通气,而缺血本身以及随后的再灌注损伤会进一步激发 SIRS 进程。炎性因子和补体级联反应释放各种介质,导致血管收缩效应和细胞因子激活,与血管内皮功能障碍和损伤有关。上述所有因素均导致血流再分配和黏膜氧输送失调。

CPB 通过分泌血管紧张素 II（一种强效血管收缩剂）,导致肾素释放和肾素—血管紧张素—醛固酮轴的激活。围术期常用的血管活性药物,如去甲肾上腺素和血管加压素,也与内脏低灌注有关。此外 CPB 时的低温与血管收缩和改变区域血流分布有关。

可能导致胃肠道缺血的机械因素包括由空气、动脉粥样硬化、血栓或碎片造成的微栓子和大栓子,以及与静脉插管有关的肝脏和胃肠道充血。机械通气尤其是需要高呼气末正压通气（PEEP）可导致低血压和心输出量受损,引起内脏血管收缩和低灌注。这些因素结合在一起导致血液从胃肠道系统分流出去,导致器官缺血和损伤。

非缺血性机制也可能促进心脏手术后 GICs 的发展,包括细菌移位（由黏膜屏障和血流改变引起）、药物不良反应（如过度抗凝、胺碘酮诱导的肝毒性）和医源性器官损伤（如手术引流位置异常）。

9.4　诊断注意事项

心脏手术患者的 GICs 早期诊断常常具有挑战性。临床表现因病理改变而异,没有单一的诊断试验能够可靠地诊断或排除所有的腹腔内病变,应根据患者的病史和临床表现进行排查。在适当的临床环境下,患者的腹痛通常是胃肠道病理最敏感的指标。其他应该促进 GICs 早期识别的临床指标包括腹胀、持续性肠梗阻、脓毒症或消化道出血。多器官功能衰竭、代谢紊乱和心血管不稳定是非特异性的,通常是并发症的晚期症状。总的来说,对于那些术后病情不典型的患者,建议采用较低的排查阈值。除了回顾危险因素和体格检查外,初步的实验室检测应包括血清乳酸、葡萄糖、肝功能（转氨酶、胆红素、碱性磷酸酶和 γ- 谷氨酰胺转肽酶）、凝血参数以及包括白细胞计数和分类的全血细胞计数。随后,可进行腹部 X 线摄影,超声或计算机断层扫描,上、下内窥镜，以及诊断性腹腔镜或开腹手术。

9.5 治疗注意事项

由于心脏手术后GICs的早期诊断是困难的，而且患者在发现并发症时往往已处于危重期，因此，处理这些严重的、往往危及生命的问题是具有挑战性的。最初的治疗通常是保守的，但当治疗失败时，及时的外科干预是必要的。对于难治性腹部并发症如大出血或脓毒症导致的严重血流动力学障碍的患者，及时的手术或干预可能挽救他们的生命。患者"最近做过心血管手术"不应该成为是否积极干预病情的障碍。对于接受腹部手术的心脏手术后患者来说，有必要考虑一些特殊因素，应保护胸骨伤口下端不与腹部切口接触，防止感染，降低胸骨感染和纵隔炎的风险。应积极预防细菌性心内膜炎的发生，尤其是有人工血管或瓣膜的患者。最后，抗凝的患者需要在腹部手术前逆转抗凝并于术后重新进行抗凝。

9.6 具体情形

具体情况的临床表现、建议的诊断试验和处理的注意事项后面章节中描述，并在表9.2中总结。

表 9.2 胃肠道并发症总结、常见临床表现和排查建议

并发症	临床表现	诊断	处理
肠梗阻	腹胀 疼痛 恶心／呕吐	腹部平片	栓剂、灌肠剂、促动力药 减少类阿片药物使用 纠正电解质异常 鼻胃管减压
结肠假性梗阻	腹胀 疼痛	腹部平片结肠扩张与液平面	新斯的明与结肠镜减压术
吞咽困难	吞咽痛 声音嘶哑 吞咽时咳嗽或呕吐	视频透视下吞咽研究或纤维内镜下吞咽评估	吞咽功能的改善 鼻肠管或肠外喂养
胃炎和食管炎	钝痛或灼痛／腹痛 恶心或呕吐	幽门螺杆菌内镜检查	开始肠内喂养 H_2受体阻滞剂或质子泵抑制剂
上消化道出血：十二指肠或胃溃疡 下消化道出血：憩室炎，动静脉畸形	血便／黑便 便血 血流动力学不稳定	血红蛋白 乳酸脱氢酶 内镜检查（发现出血的证据或部位并可能得到治疗）	静脉液体复苏 纠正凝血紊乱 质子泵抑制剂 内镜下血管夹闭或硬化治疗 血管造影，手术（如果下消化道出血伴动静脉畸形或憩室炎）

并发症	临床表现	诊断	处理
肠系膜缺血闭塞:栓塞或血栓 非闭塞性肠系膜缺血(NOMI): 低灌注	休克 腹痛及腹胀 不耐受肠内营养 消化道出血	全血细胞计数(白细胞增多) 乳酸 腹部平片(肠胀、肠增厚、肠梗阻) 计算机断层扫描 肠系膜血管造影(全身灌注损伤) 结肠镜检查(肠缺血) 开腹手术(肠缺血)	静脉液体复苏 循环支持(正性肌力药物或缩血管药) 抗生素治疗 血栓切除术和动脉内膜切除术以及血管内技术,如球囊血管成形术、经皮支架植入术和溶栓术 如果穿孔,开腹手术和肠切除术
消化性溃疡穿孔	腹痛 腹胀 腹膜炎	腹部平片(腹腔积气) 腹部计算机断层扫描(腹腔积气)	静脉液体复苏 大剂量质子泵抑制剂 开腹迷走神经切断术及溃疡缝合或切除术 肠道休息和鼻胃管引流
胰腺炎	休克 上腹部和背部疼痛 恶心呕吐 腹胀	淀粉酶 脂肪酶 腹部计算机断层扫描(胰腺炎症、游离液体、坏死)	静脉液体复苏 幽门后喂养或静脉营养 支持疗法 镇痛 经皮穿刺引流或外科治疗
结石性或非结石性胆囊炎	常见于术后 10～15 天 右上腹痛 发热 白细胞增多 SIRS/ 休克	肝功能(升高) 腹腔超声(胆囊、胆总管增厚、± 胆结石) 腹部 CT 扫描	胆囊切除术(结石) 抗生素 ± 经皮引流(非结石性)
肝功能障碍	可能无症状 黄疸	肝功能指标(最常见的是高胆红素血症、转氨酶) 腹部超声(排除梗阻、血栓形成、积液) 肝炎血清学筛查(排除病因)	停用潜在的肝毒性药物

9.7　肠梗阻

肠梗阻是一种常见的 GICs,几乎影响到所有接受心脏手术的患者。围术期禁食、麻醉药物、阿片类药物的作用、患者活动能力的下降均可导致肠功能障碍,绝大多数病例在术后早期自行缓解。在一小部分患者中,肠梗阻在术后第 4 天仍持续存在,需要使用栓剂、灌肠剂和促进胃肠道动力药(如甲氧氯普胺、红霉素)或甲基纳曲酮,以促进临床缓解。密切的临床监测、患者动员、尽量减少术后阿片类药物的使用以及纠正血清电解质异常通常能成功地恢复或改善肠道功能。对于仍然没有反应的病例,通常采用鼻胃管减压治疗,应该一直持续到肠功能恢复。尤其需要认识到临床上新出现的严重的肠梗阻，尤其是伴有严重腹痛时，可能预示着更严重的潜在问题，如肠系膜缺血或胰腺炎。

9.8　结肠假性梗阻

结肠假性梗阻是一种没有任何机械性梗阻的、结肠的急性扩张，在接受心脏或胸外科手术的患者中发生率高达 3.5%。它也可能发生在非心脏手术或全身疾病之后。它的特点是腹部 X 线检查提示大量的结肠扩张和液平面的存在。虽然病理生理学尚未完全阐明，这种情况似乎与结肠的自主神经支配障碍有关。如果不治疗，结肠假性梗阻可导致盲肠过度扩张和继发穿孔。如果盲肠直径超过 10～12cm，则更容易发生穿孔。单纯或联合使用新斯的明和结肠镜减压是结肠假性梗阻的两种常见的处理方式。对于顽固性疾病的手术治疗包括盲肠减压术（即盲肠造口术）和结肠切除造口术。

9.9　吞咽困难

吞咽困难是心脏手术后常见的症状。术后吞咽困难的病因往往是多因素的，包括胃食管反流、手术局部组织损伤和炎症、气管插管、术中经食管超声心动图和其他潜在因素如喉返 / 喉上神经损伤。受影响的患者出现其并发症如误吸和肺炎的风险增加。心脏手术后吞咽困难的危险因素包括男性、低体重指数、慢性肺病、脑血管疾病、放置心室辅助装置或心脏移植、低温停循环、术后机械通气时间延长。术后早期语言病理学家的会诊对于诊断患者术后早期吞咽困难至关重要。治疗包括改变进食行为和吞咽技术，在一些严重的情况下，还包括肠内营养或肠外营养。

9.10　胃炎和食管炎

胃炎和食管炎是心脏手术患者中较常见的两种并发症。其病因是多因素的，包括黏膜灌注不足、既往有胃或食管黏膜的病史，以及非甾体类抗炎药物的使用。食管炎常与胃—食管反流相关，由于可能发生肺误吸，应尤其关注术后患者的这一问题。围术期食管炎和胃炎的处理包括避免低血压、避免延迟肠内营养、积极使用 H2 受体阻滞剂或质子泵抑制剂。食管炎和胃炎的诊断通常基于病史和临床症状，内镜是最常用的诊断方式。对于有胃食管返流和误吸高风险的术后患者，保持床头抬高是一项重要的预防措施。

9.11　消化道出血

消化道出血（GIB）是心脏外科手术后最常见的 GICs 之一。总的来说，上消化道出血比下消化道出血更常见，Treitz 韧带近端出血最常见（＞ 90％）。十二指肠溃疡和胃黏膜损伤是心脏手术患者出现上消化道出血最常见的两种病因。心脏手术后的胃和十二指肠溃疡可能继发于全身灌注不足，继而发展为黏膜缺血和糜烂。影响因素包括术前禁食、凝血功能障碍、胃溃疡或十二指肠溃疡病史、机械通气时间延长。诊断 GIB 的第一步是插入鼻胃管和洗胃，这有助于确定消化道出血是否在 Treitz 韧带近端。首先尝试药物治疗，包括使用质子泵抑制剂、输注红细胞和纠正凝血障碍。如果药物治疗失败，消化道内镜检查是评估和治疗潜在出血来源的下一步处理。内镜干预的目的是通过烧灼、注射血管收缩药或两者并用来止血。目前认为血管内栓塞是治疗内镜下难以处理的大量上消化道出血的一线治疗方法。如果患者经内镜和血管内治疗失败，则需要手术干预。一般来说，持续的血流动力学不稳定和预先设定的输血阈值（例如，大于 4 ～ 6 单位的红细胞）被用来作为手术的"触发点"。

与上消化道出血一样，心脏外科手术后下消化道出血的处理始于血流动力学复苏和凝血参数的正常化。如果出血没有停止，下一步是通过内镜或影像检查（如血管造影）确定出血的来源。在许多情况下，出血可以通过内镜或血管内栓塞来控制。手术是为非手术治疗的失败而保留的方法。值得注意的是，有报道称使用心室辅助装置的心脏病患者消化道出血的发生率增加，与使用搏动性装置的患者相比，使用非搏动性装置的患者的出血率更高。

非搏动性心室辅助装置的数量远远超过搏动性心室辅助装置，因此在可预见的未来，消化道出血仍将是该患者群体中的一个重要问题。

9.12　急性胆囊炎

心脏手术后急性胆囊炎很少见，但死亡率很高。许多急性胆囊炎病例是多种因素引起的，包括全身灌注不足、SIRS、长期禁食和使用阿片类药物。急性胆囊炎的典型症状包括右上腹疼痛和压痛。然而由于机械通气和镇静的存在，心脏手术后患者的诊断常常延迟。对于急性胆囊炎患者，诊断最常通过右上腹部超声或 CT 扫描来确诊。48 小时仍无临床改善的患者则转为手术治疗。急性胆囊炎的最终治疗方法是对那些能够耐受手术的患者进行胆囊切除术。对于不适合手术的患者，经皮胆囊造口术可以作为桥接治疗，直到其准备好接受胆囊切除术。

9.13　急性肠系膜缺血

急性肠系膜缺血是心脏手术的一种潜在的危及生命的并发症，可在术后数小时至数天内发生,可影响小肠或大肠的任何部分,并导致毁灭性的并发症,包括黏膜脱落、肠壁坏疽性改变和穿孔。在最近的研究中,其死亡率超过了40%。急性肠系膜缺血的常见原因包括肠系膜上动脉栓塞、以前部分闭塞的动脉粥样硬化斑块的急性血栓形成、内脏血管收缩导致的低流量和局部缺血(称为非闭塞性肠系膜缺血)和肠系膜静脉血栓形成。心脏手术后最常见的原因是非闭塞性肠系膜缺血,它与内脏血流量减少有关,而内脏血流量减少可能是由于低心排血量,而心血管支持(如血管加压药)和动脉粥样硬化病变的存在则会加重急性肠系膜缺血。急性肠系膜缺血的典型症状是腹痛,与体格检查结果不相称,然而许多心脏手术后肠缺血的患者存在模糊和非特异性的症状。其他症状也不是一致的,可能包括恶心、呕吐和腹泻。体格检查通常是不显著的,除非已发展至腹膜炎。在急性肠系膜缺血的晚期,可能会出现腹膨隆、肌卫,以及全身的并发症。

急性肠系膜缺血患者最常见的实验室检查异常是不明原因的乳酸酸中毒、血液浓缩和白细胞增多。但即使在开腹手术中证实肠系膜缺血时,血清乳酸水平也可能没有升高。腹部 X 线片对肠系膜缺血的诊断帮助不大。肠袢扩张的存在是非特异性的,肠袢增厚或黏膜下水肿或出血引起的“指纹征”并不一致。多普勒超声对诊断慢性肠系膜动脉闭塞性疾病有一定价值,但在急性肠系膜缺血中作用有限。在临床高度怀疑的情况下,乙状结肠镜或结肠镜检查有助于结肠缺血的诊断。计算机断层血管成像可提供直接可视化的肠系膜血管、肠管以及肠系膜影像,能够快速和准确地做出诊断。血管造影是诊断急性肠系膜动脉闭塞的金标准,既提供了血管的解剖可视化,又提供了治疗方案(如血管内给予血管扩张药和溶栓药)。

急性肠系膜缺血治疗包括容量复苏、广谱抗生素、血管扩张剂和治疗剂量的肝素静脉注射,并应立即开始。尽管外科血运重建已成为恢复内脏血流的标准处理方法,但栓塞切除术、血栓切除术、动脉内膜切除术以及血管内技术如球囊血管成形术、经皮支架植入术、溶栓和血栓抽除术均已取得良好的效果。经血管造影证实,在选择性动脉内置管后,血管内输注托唑啉、罂粟碱或前列腺素 E2 可治疗非闭塞性肠系膜缺血。如果患者在治疗期间出现肠坏死的症状,如腹膜炎、脓毒症恶化或代谢性酸中毒,则需要开腹手术。

9.14　肝功能异常

心脏手术后,多达 10% 的患者出现肝功能不全,严重程度可从轻度肝酶升高到暴发性肝衰竭。严重肝衰竭的后果包括经肝脏代谢药物的清除功能受损、凝血障碍和肝性脑病。术后肝功能障碍的危险因素包括既往存在肝脏疾病、CPB 时间延长、需要使用正性肌力药物和 / 或 IABP、心排血量低、输血量、CABG 和瓣膜联合的手术。麻醉药物的副作用以及低位下腔静脉插管的机械压力也会导致术后肝功能不全。需进行支持性治疗包括控制液体和电解质,补充营养和凝血因子。脑病加重、黄疸、腹水是肝功能失代偿的重要临床标志。在常规术后应继续监测凝血状态并保持对术后出血迹象的警惕。当不再需要血管内导管时,应尽快将其移除,因为在肝损伤患者中,导管相关性脓毒症的风险会增加。

9.15　胰腺炎

急性胰腺炎是心脏手术后比较少见的并发症,严重程度从亚临床淀粉酶和脂肪酶升高到严重的出血性坏死性胰腺炎。体外循环低灌注、围术期出血、SIRS、微栓塞、既往存在胰腺或胆石疾病史是增加急性胰腺炎风险的因素。具有临床意义的胰腺炎通常发生在心脏手术后,稍晚于其他 GICs,如出血或肠系膜缺血。患者的典型症状为上腹部和左上腹疼痛、恶心、呕吐和 / 或腹胀。实验室检查通常包括淀粉酶和脂肪酶升高。然而由于高淀粉酶血症在心脏手术患者中发生率很高(超过 33％),所以在确诊胰腺炎之前需要进行临床相关性分析。心脏手术后急性胰腺炎的处理与非心脏手术患者相同。

9.16　与机械辅助装置相关的 GICs

心脏机械辅助技术的广泛应用包括心室辅助装置(VAD)、主动脉内球囊泵(IABP)和体外膜肺氧合装置(ECMO),它们与有临床意义的 GICs 相关。放置 VAD 的患者存在许多潜在的 GICs 风险,包括腹腔感染、肠损伤、无菌性胆囊炎、胰腺炎、各种疝、胃出口梗阻、腹水和肠系膜缺血。IABP 长期以来被用于低心排血量患者的围术期循环支持。尽管改善了冠状动脉灌注并减少了左心室后负荷,但 IABP 的使用是胃肠道并发症的已知危险因素,包括消化道出血、肠缺血和胰腺炎。此外 IABP 球囊的位置不当已被确定为导致内脏血流受损的主要因素。ECMO 与体循环的栓塞现象、终末器官缺血、消化道出血和腹腔间隔室综合征有关。

9.17　预防

目前已提出了一些预防心脏术后 GICs 的策略:

术前准备:

- 术前风险分层模型的使用使得在术前和术中可以采用预防策略,并促进术后并发症的早期排查、诊断和处理。

- 建议使用 H$_2$ 受体阻滞剂或质子泵抑制剂预防性抑制胃酸,以减少消化溃疡、十二指肠溃疡和消化道出血的风险。预防性抑酸治疗与住院患者肺炎和其他并发症的发生率增加有关,因此一个可行的方法是在围术期即开始治疗,一旦恢复正常的口服摄入量就停止治疗。

- 术前进行血流动力学优化、纠正低血容量和贫血、心输出量支持(如正性肌力药物治疗或 IABP 支持),可能有利于维持胃肠道器官的灌注,从而减少 GICs。然而目前还没有大规模的临床试验来验证这种方法。目前关于术前输血的使用仍存在相当大的争议,至今仍未确定最低的术前血红蛋白阈值。

术中预防:

- 术中保持足够的心输出量和氧合是很重要的,然而并没有准确的血流动力学参数的标准可以确保充分的心输出量和氧输送,可能在不同的患者之间有所不同。

- 已经描述了几种监测胃肠道灌注的方法,包括测量胃的 pH、肝或肠系膜血管血流的超声和测量肠道运输功能,但目前还没有在临床上使用。

- 术后 48 小时内服用阿司匹林可降低 CABG 术后 GICs 的发生率和死亡率。

- CABG 患者输注米力农可以减少胃黏膜酸中毒,降低炎症标志物和内毒素水平。然而,其他的正性肌力药物和血管活性药物,如肾上腺素、多巴胺、多巴酚丁胺和血管加压素,尽管可以使 MAP 和全身血流量增加,却与内脏循环的血流量减少有关。这些有害影响可能至少部分归因于肠系膜小动脉的收缩,这种收缩是对全身血管收缩的反应,并超过了正常的自我调节。如果需要对 MAP 目标的支持,建议通过使用正性肌力药物来尽量减少使用纯血管收缩剂。

- 有人提出并研究了将改进 CPB 作为减少 GICs 的预防策略,但很少有策略能明显有效地降低严重 GICs 的发生率(表 9.3)。

表 9.3　改进体外循环以减少胃肠道并发症

尽量减少气态微栓子和动脉粥样硬化栓子(通过使用主动脉外扫描进行插管位置选择,避免主动脉操作过多,仔细排气)
输血,避免贫血
具有生物相容性表面的 CPB 管路的使用
减少血—气界面
减小 CPB 管路的表面积和体积
使用搏动性 CPB 血流
非体外循环 CABG
乳内动脉移植物的应用
使用近端吻合装置以避免主动脉阻断
快通道拔管路径和 / 或尽可能减少镇静,以便早期识别 GICs

总结

心脏外科手术后发生的 GICs 显著增加患者的发病率和死亡率。GICs 的诊断仍然是困难的,因为症状和体征往往是微妙的或非特异性的,这通常导致最终诊断和治疗的延迟。采用预防策略,加上早期的认识和积极的管理,为处理这些并发症的一般临床方法提供了基础。总的来说,对于心脏手术后出现非常规临床进程的患者,应保持较高的临床敏感性并积极地治疗。因此所有管理心脏术后患者的临床医生必须熟悉该患者群体中潜在的 GICs 的疾病谱,以及这一系列并发症的一般治疗方法。

参考文献

［1］ Acosta S，Sonesson B，Resch T. Endovascular therapeutic approaches for acute superior mesenteric artery occlusion. Cardiovasc Intervent Radiol. 2009；32（5）：896-905.

［2］ Allen SJ. Gastrointestinal complications and cardiac surgery. J Extra Corpor Technol. 2014；46：142-9.

［3］ Ashfaq A，Johnson DJ，Chapital AB，Lanza LA，DeValeria PA，Arabia FA.Changing trends in abdominal surgical complications following cardiac surgery in an era of advanced procedures. A retrospective cohort study. Int J Surg. 2015；15：124-8.

［4］ Cheng A，Williamitis CA，Slaµghter MS. Comparison of continuous-flow and pulsatile-flow left ventricular assist devices：is there an advantage to pulsatility Ann Cardiothorac Surg. 2014；3：573-81.

［5］ De Giorgio R，Knowles CH.Acute colonic pseudo-obstruction. Br J Surg. 2009；96：229-39.

［6］ Díaz-Gómez JL，Nutter B，Xu M，Sessler DI，Koch CG，Sabik J，Bashour CA.The effect of postoperative gastrointestinal complications in patients undergoing coronary artery bypass surgery. Ann Thorac Surg. 2010；90：109-15.

［7］ Dong G，Liu C，Xu B，Jing H，Li D，Wu H.Postoperative abdominal complications after cardiopulmonary bypass. J Cardiothorac Surg. 2012；7：108.

［8］ Eris C，Yavuz S，Yalcinkaya S，Gucu A，Toktas F，Yµmun G，Erdolu B，Ozyazicioglu A.Acute mesenteric ischemia after cardiac surgery：an analysis of 52 patients. ScientificWorldJournal. 2013；2013：631534.

［9］ Fernandez-del Castillo C，Harringer W，Warshaw AL，Vlahakes GJ，Koski G，Zaslavsky AM，Rattner DW.Risk factors for pancreatic cellular injury after cardiopulmonary bypass. N Engl J Med. 1991；325：382-7.

［10］ Filsoufi F，Rahmanian PB，Castillo JG，Scurlock C，Legnani PE，Adams DH. Predictors and outcome of gastrointestinal complications in patients undergoing cardiac surgery. Ann Surg. 2007；246（2）：323-9.

［11］ Grimm JC，Magruder JT，Ohkµma R，Dungan SP，Hayes A，Vose AK，Orlando M，Sussman MS，Cameron DE，Whitman GJ.A novel risk score to predict dysphagia after cardiac surgery procedures. Ann Thorac Surg. 2015；100：568-74.

［12］ Gulkarov I，Trocciola SM，Yokoyama CC，Girardi LN，Krieger KK，Isom OW，Salemi A. Gastrointestinal complications after mitral valve surgery. Ann Thorac Cardiovasc Surg. 2014；20（4）：292-8.

［13］ Guler A，Sahin MA，Atilgan K，Kurkluoglu M，Demirkilic U.A rare complication after coronary artery bypass graft surgery：Ogilvie's syndrome. Cardiovasc J Afr. 2011；22：335-7.

［14］ Hessel EA 2nd. Abdominal organ injury after cardiac surgery. Semin Cardiothorac Vasc Anesth. 2004；8：243-63.

［15］ Karangelis D，Oikonomou K，Koufakis T，Tagarakis GI.Gastrointestinal complications following heart surgery：an updated review. Eur J Cardiovasc Med. 2011；1：34-7.

［16］ Loffroy R，Favelier S，Pottecher P，Estivalet L，Genson PY，Gehin S，Cercueil JP，Krause D.Transcatheter arterial embolization for acute nonvariceal upper gastrointestinal bleeding：indications，techniques and outcomes. Diagn Interv Imaging. 2015；96：731-44.

［17］ Mangano DT. Aspirin and mortality from coronary bypass surgery. N Engl J Med. 2002；347：1309-17.

［18］ Mangi AA，Christison-Lagay ER，Torchiana DF，Warshaw AL，Berger DL.Gastrointestinal complications in patients undergoing heart operation：an analysis of 8709 consecutive cardiac surgical patients. Ann Surg. 2005；241：895-901；discussion 901-894.

［19］ Mollhoff T，Loick HM，Van Aken H，Schmidt C，Rolf N，Tjan TD，Asfour B，Berendes E.Milrinone modulates endotoxemia，systemic inflammation，and subsequent acute phase response after cardiopulmonary bypass（CPB）.

Anesthesiology. 1999; 90: 72-80.

[20] Moneta GL, Misbach GA, Ivey TD.Hypoperfusion as a possible factor in the development of gastrointestinal complications after cardiac surgery. Am J Surg. 1985; 149: 648-50.

[21] Ohri SK, Velissaris T. Gastrointestinal dysfunction following cardiac surgery. Perfusion. 2006; 21: 215-23.

[22] Passage J, Joshi P, Mullany DV. Acute cholecystitis complicating cardiac surgery: case series involving more than 16,000 patients. Ann Thorac Surg. 2007; 83: 1096-101.

[23] Patel AJ, Som R. What is the optimμm prophylaxis against gastrointestinal haemorrhage for patients undergoing adult cardiac surgery: histamine receptor antagonists, or proton-pμmp inhibitors Interact Cardiovasc Thorac Surg. 2013; 16: 356-60.

[24] Rastan AJ, Tillmann E, Subramanian S, Lehmkuhl L, Funkat AK, Leontyev S, Doenst T, Walther T, Gutberlet M, Mohr FW.Visceral arterial compromise during intra-aortic balloon counterpulsation therapy. Circulation. 2010; 122: S92-9.

[25] Rodriguez F, Nguyen TC, Galanko JA, Morton J.Gastrointestinal complications after coronary artery bypass grafting: a national study of morbidity and mortality predictors. J Am Coll Surg. 2007; 205: 741-7.

[26] Sabzi F, Faraji R.Liver function tests following open cardiac surgery. J Cardiovasc Thorac Res. 2015; 7: 49-54.

[27] Slater JM, Orszulak TA, Cook DJ.Distribution and hierarchy of regional blood flow during hypothermic cardiopulmonary bypass. Ann Thorac Surg. 2001; 72: 542-7.

[28] Vassiliou I, Papadakis E, Arkadopoulos N, Theodoraki K, Marinis A, Theodosopoulos T, Palatianos G, Smyrniotis V.Gastrointestinal emergencies in cardiac surgery. A retrospective analysis of 3,724 consecutive patients from a single center. Cardiology. 2008; 111 (2): 94-101.

[29] Viana FF, Chen Y, Almeida AA, Baxter HD, Cochrane AD, Smith JA.Gastrointestinal complications after cardiac surgery: 10-year experience of a single Australian centre. ANZ J Surg. 2013; 83: 651-6.

[30] Yilmaz AT, Arslan M, Demirkilc U, Ozal E, Kuralay E, Bingol H, Oz BS, Tatar H, Ozturk OY. Gastrointestinal complications after cardiac surgery. Eur J Cardiothorac Surg. 1996; 10: 763-7.

[31] Zhang G, Wu N, Liu H, Lv H, Yao Z, Li J.Case control study of gastrointestinal complications after cardiopulmonary bypass heart surgery. Perfusion. 2009; 24: 173-8.

第 10 章

成人心脏术后肾脏并发症及处理

摘 要

急性肾损伤(Acute kidney injury, AKI)是心脏手术后的严重并发症。尽管需要临时肾替代治疗的 AKI 的发病率较低,但它仍然与高发病率和死亡率相关,因此预防与心脏手术相关的 AKI 可显著改善这些患者的预后。AKI 的发病机制是多因素的,许多预防或治疗肾损伤的尝试都收效甚微。本章将讨论心脏手术相关 AKI 的发生率和危险因素,包括病理生理学、损伤的潜在生物标志物和治疗方式。

关键词

流行病学;定义和分期;病理生理学;肾毒性物质;缺血和缺血再灌注损伤;动脉粥样硬化栓塞;暴露于 CPB;危险因素和生物标记物;CSA-AKI(心脏手术相关急性肾损伤)时的肾保护策略和管理策略;肾保护策略;CSA-AKI 时的 CPB 管理;肾脏替代治疗

10.1　流行病学

心脏手术后的急性肾损伤是肾功能不全的主要原因之一。根据潜在的基线特征和手术类型,其发病率高达 39%,1%～6.5% 的患者需要肾脏替代治疗(RRT)。AKI 与较高的死亡率(严重时高达 60%)和发生慢性肾病(CKD)的风险增加近 8 倍独立相关。尽管肾脏功能障碍的不同定义使得比较流行病学和结果研究变得困难,但在大量的队列研究中有明确的证据表明,死亡风险与肾脏损伤的严重程度成正比。随着体外循环(CPB)技术和 ICU 监护的进步,尽管 AKI 的发病率增加,但死亡率却降低了。对有 AKI 风险的患者进行识别和早期预防可以降低心脏手术患者的发病率和死亡率。

10.2　定义和分期

2008 年,美国急性透析质量倡议(ADQI)将 CSA-AKI 定义为"心脏手术后肾脏功能突然恶化,且有肾小球滤过率(GFR)降低的证据"。该小组建议使用急性肾损伤网络(AKIN)对 AKI 定义,这在当时是对 AKI 的风险、损伤、衰竭、丧失功能和终末期肾病(RIFLE)定义的更新修订。2012 年,改善全球肾脏疾病预后(KDIGO)共识小组发表了这些定义的最新版本,该定义和分级系统是基于功能生物标志物血清肌酐(SCr)和尿量,并定义了 AKI 的三个严重级别(表 10.1)。KDIGO 指南将 AKI 定义:在 48 小时内 SCr 增加大于等于 0.3 mg/dL,或在 7 天内已知或假设发生的 SCr 增加大于等于基线的 1.5 倍,或在 6 小时内尿量 < 0.5 mL/(kg·h)。尽管大多数 CSA-AKI 与心脏手术直接相关,并将在心脏手术后立即发生,但在 CSA-AKI 的病因、发生时间和持续时间方面仍可能存在很大差异。因此 KDIGO 指南在心脏外科围术期患者中的实施需要注意以下几点。首先,SCr 的增加必须大于基线的 1.5 倍,而该基线 SCr 必须反映处于稳定状态的患者在 AKI 发生前 7 天内的肾功能。对于择期心脏手术患者,一般是指术前值。然而当患者病情不稳定时,这个术前值不能用作基线。在这些患者中,前 3 个月的代表值可以作为基线值。这需要临床判断,因为有时同时有好几个 SCr 值是可用的。其次,如果在 48 小时内 SCr 绝对增加 0.3 mg/dL 或更高,患者也可能符合诊断标准。需要注意的是,对于每一个新的样本,参考值也在时间上向前移动,需满足 48 小时时间窗。最后,当以连续 6 小时排尿少于 0.5 mL/(kg·h)作为诊断标准时,需在 6 小时内每小时严格定时测量尿量。

表 10.1　急性肾损伤的 KDIGO 诊断和分级系统

(a)AKI 的定义是血清肌酐升高或少尿		
48 h 内血清肌酐升高≥ 0.3 mg/dL		
血清肌酐增加≥基线水平的 1.5 倍,已知或假设在 7 天内发生		
尿量< 0.5 mL/(kg·h)持续 6 h		
(b)AKI 的严重程度由 SCr 改变或少尿的最严重程度分级		
分级	血清肌酐	尿量
1	≥ 1.5～1.9 倍基线或>增加 0.3 mg/dL	< 0.5 mL/(kg·h),持续 6～12 h
2	≥基线的 2.0～2.9 倍	< 0.5 mL/(kg·h),≥ 12 h
3	≥ 3 倍基线的或>增加 4.0 mg/dL 或 RRT 或在小于 18 岁的患者中,eGFR 下降到< 35 mL/min	< 0.3 mL/(kg·h),≥ 12 h 或无尿≥ 12 h

eFGR:估算的肾小球滤过率

10.3　病理生理学

心脏手术中 AKI 的发病机制复杂,目前尚未完全了解。它被认为是肾毒性物质、缺血、炎症和动脉粥样硬化栓塞机制共同作用的结果。

10.3.1　肾毒性物质

肾毒性物质暴露经常发生在心脏手术之前和之后。β- 内酰胺、万古霉素或氨基糖苷类抗生素可引起急性间质性肾炎或直接损伤。一般情况下,患者在术前服用血管紧张素转换酶抑制剂(ACEI),以抑制肾出球小动脉血管收缩。术后患者可能会接触到潜在的肾毒性药物,如利尿剂和抗生素。游离血红蛋白是另一种可能导致心脏手术后 AKI 潜在的肾毒性物质。较长时间的 CPB 和较低的 CPB 血流与 AKI 的发生有关,可能与溶血和游离血红蛋白的释放有关。

10.3.2　缺血和缺血再灌注损伤

保持心脏手术患者围术期肾灌注是预防 AKI 的关键。即使患者术前未出现肾功能障碍,麻醉和暴露于 CPB 的影响也会导致自身调节功能的丧失,这可能是围术期缺血再灌注损伤的机制之一。肾脏低灌注常是心脏手术相关 AKI 的初始损伤,这会导致需要高代谢的肾髓质的血流减少。急性冠状动脉事件或有严重的伴有心室功能受损的、心脏瓣膜疾病的患者可能有心输出量减少和肾灌注受损。在 2017 年的一项观察性研究中,Lannemyr 等评估了 18 例心脏直视手术患者常温 CPB 对肾功能的影响:他的主要发现是虽然在 CPB 期间的全身灌注流量增加了 33%,但是出现了肾脏的氧供需不匹配。这很可能是由于肾血管收缩,再加上 CPB 期间的血液稀释,使肾脏氧输送减少了 20%。这种肾脏氧合障碍伴随着肾小管损伤标记物(NAG)的释放,并且在 CPB 停止后进一步加重。

10.3.3　动脉粥样硬化栓塞

术中来自升主动脉的肾动脉粥样硬化栓塞也被认为是造成术后 AKI 的原因之一。微小和较大的栓子可能在主动脉插管时、阻断时、体外循环时释放。这一点得到了研究的支持,研究表明在 CABG 手术中,多普勒检测到的栓子数量与术后肾功能障碍的风险相关。尽管已经采取了避免主动脉阻断和减少主动脉操作装置的措施,但迄今为止还没有一种方法被证明能有效预防术后 AKI。

10.3.4　体外循环暴露及炎症通路激活

众所周知,体外循环泵的使用会导致全身炎症反应综合征(SIRS),并且与非体外循环相比,体外循环泵的使用会导致促炎细胞因子水平升高,这表明体外循环泵是心脏手术中炎症激活的罪魁祸首。由于外科团队经验的差异,在对 AKI 的共识定义之前进行的初步研究,在结果方面遇到了困难。尽管有大量的随机和非随机试验,这个问题仍然存在争议。2012 年,CORONARY 试验对 4752 例患者进行随机分组以比较,接受体外循环与非体外循环 CABG 患者的短期和长期预后,两组 30 天后的主要结果(死亡、卒中、心肌梗死或需要 RRT 的 AKI)并无差异。然而非体外循环 CABG 与更少的输血和因出血再次手术、更少的 AKI、更少的呼系统感染或衰竭以及更早的再血管化相关。进一步的 5 年随访和分析正在进行,以检测这些益处是否能够长期保持。尽管对非体外循环不停跳冠状动脉搭桥术(OPCAB)的支持尚不明确,但有一些证据表明,一组既往存在肾功能障碍的患者在使用 OPCAB 期间发生 AKI 的风险较低。

10.4　危险因素和生物标记物

为了防止围术期肾损伤,很重要的一点是识别那些有发生 AKI 风险的患者。流行病学研究的证据确定了发生 CSA-AKI 的主要危险因素(表 10.2)。这些研究表明,在所有确定的 AKI 危险因素中,既往慢性肾病的严重程度是预测术后透析需求的最佳指标。术前基线 SCr 在 2～4 mg/dL 之间升高的患者中,有 10%～20% 的患者在术后需要进行 RRT。对于术前 SCr > 4.0 mg/dL 的患者,25%～28% 需要 RRT。

尽管对 CSA-AKI 的病理生理学的理解有了重大进展,但是预防和治疗的选择仍然很少。一个经常被提到的原因是通常主要依赖 SCr 作为 AKI 的主要诊断指标,导致从出现损伤到诊断有固有延迟。血清肌酐可以很好地估计慢性肾病患者的 GFR。然而在肾功能不全的急性期,肌酐并不能很好地衡量肾脏损伤。SCr 浓度升高往往滞后于肾损伤 48～72 小时。肌酐和 GFR 之间的关系不是线性的,因此在 SCr 发生显著变化之前,GFR 已经下降了 50% 以上。此外 SCr 浓度受许多与肾脏无关的因素影响,包括性别、年龄、种族、肌肉质量、昼夜变化、代谢、分布体积、药物和蛋白质摄入量。

理想情况下,预防 AKI 或早期采取针对 AKI 的干预措施最好在实际损伤后不久即可诊断 AKI 的一个或一组生物标志物进行指导,就像肌钙蛋白升高和 ST 段改变提示心肌损伤那么及时。已经研究了超过 50 个候选的生物标志物作为肾脏损伤的指标。其中胰岛素样生长因子结合蛋白 7（IGFBP7）和组织金属蛋白酶抑制剂 2（TIMP-2）在预测 CSA-AKI 方面显示出良好的效果,并在最近的随机对照临床试验中被用于识别高危患者。

表 10.2　心脏外科急性肾损伤的危险因素分析

术前
• 女性
• 左心室功能减低或充血性心力衰竭
• 既往心脏手术
• 近期术前冠状动脉造影
• 急诊手术
• 合并症（糖尿病、COPD）
• 术前使用 IABP
• 应用血管紧张素转化酶抑制剂,血管紧张素受体抑制剂
• 肾毒性药物:氨基糖苷类、万古霉素、非甾体类抗炎药
术中
• CPB 时长
• 阻断时间
• 心脏手术类型（如瓣膜手术,而不是单纯 GABG）
• 围术期红细胞输注
• 肾毒性物质
• 血液稀释:血细胞比容 < 25%
• 平均动脉压降低
术后
• 术后失血
• 术后输血
• 心肌梗死
• 肾毒性药物
• 急诊再手术
• 尿路梗阻
• 脓毒症 /SIRS

10.5　CSA-AKI 时的肾脏保护策略和管理策略

10.5.1　一般原则

与心脏手术相关的 AKI 与所有形式的 AKI 具有相同的处理原则,这些原则与下面描述的 "KDIGO 集束化管理" 提出的预防干预措施有相当多的重叠。CSA-AKI 没有特定的治疗方法,但是需要细致的临床护理来支持患者,直到 AKI 得以解决。肾脏具有非凡的自我修复能力,即使是严重的需要透析的 AKI。在心脏重症监护病房处理 AKI 的关键是充分认识到肾脏损伤和功能障碍的因素。遵循 KDIGO 指南,AKI 第一阶段的处理主要集中于评估和治疗病因、去除和避免损伤、优化血流动力学、处理并发症。如果 AKI 发展到 2 ～ 3 期,则检查肾脏药物的剂量、评估肾脏替代治疗。

10.5.2　KDIGO 集束化管理

2012 KDIGO 指南提出了 CSA-AKI 预防策略：停用一切肾毒性药物并尽可能尽量采用造影剂的替代品、保证容量状态和灌注压力、功能性血流动力学监测、密切监测血清肌酐水平和尿量，以及避免高血糖。在 2017 年一项随机对照试验中，Meersch 等研究了"KDIGO 集束化管理"对接受心脏手术的 AKI 高危患者的影响。通过评估术后尿中 IGFBP7 和 TIMP-2 的水平来确定高危患者。研究人员发现，接受集束化管理干预的患者的 AKI 发病率明显低于接受标准监护的患者，干预措施包括：保持平均动脉压 > 65 mmHg 和中心静脉压 8 ～ 10 mmHg（55.1% vs 71.7%，绝对风险降低 16.6%，95% CI 5.5% ～ 27.9%，$P = 0.004$）。此外，与对照组相比，集束化管理可以显著改善血流动力学、减少高血糖、减少 ACEI 或血管紧张 II 受体阻滞剂（ARBs）的使用。本研究首次证明了干预措施对预防易感人群 AKI 的有效性。

10.5.3　容量和液体管理

一般来说，首选使用平衡盐溶液进行基于晶体的复苏。AKI 少尿或无尿时的高血容量可因急性肺水肿而危及生命，特别是在心脏外科手术人群中。最基本的方法应该是保持正常血容量，避免静脉充血和液体超负荷。这对接受静脉造影剂的患者尤其重要。既往认为胶体液比晶体溶液能够有效地扩张血浆容量，尽管如此，胶体还没有被证明优于晶体，虽然从理论上讲，胶体液可能比晶体液能更长时间地维持血管内容积，但这在心脏手术人群中尚未被证明是有利的。此外，最近的一项回顾性研究表明，在接受心脏手术的患者中，白蛋白的应用与 AKI 发生率的增加之间存在相关性。根据现有文献，对于心脏手术患者应谨慎使用胶体，应优先应用平衡晶体溶液。

10.5.4　功能性血流动力学监测与管理

一旦液体状态得到优化，就应集中精力维持肾脏血流、氧合和肾脏灌注压力。在低心输出量状态下，正性肌力药物可用于改善肾灌注，血管收缩药物可用于血管舒张状态。既往对于低血压状态下应用去甲肾上腺素有顾虑，然而，没有证据表明它损害了已经充分液体复苏患者的肾血流。已经有研究证明：对于在血管舒张状态下的患者，去甲肾上腺素可以显著增加肾血流量、改善尿量、提高肌酐清除率。血管加压素也可用于儿茶酚胺抵抗的血管舒张性休克。临床实践的目标是保持全身平均动脉压在 65 ～ 75 mmHg。血压的目标值应根据患者通常的基线血压进行个体化设定，尤其是对于既往有高血压或肾脏损伤的患者。

血流动力学管理的第二个组成部分是存在心室功能障碍和瓣膜疾病，这些疾病本身可能导致肾功能障碍，并可能同时使 AKI 恶化。静脉充血时（以 CVP 可以升高为表现），可通过肾脏包膜下的压力升高进而导致 GFR 降低。识别那些通过增加容量提高每搏量的患者，对于优化心输出量和最大程度地减少液体过负荷是很重要的。在机械通气患者中，应使用基于超声和心肺交互作用的动态容量反应试验，如脉压变异度、每搏量变异度和被动抬腿。准确预测和评估容量反应是优化前向血流、避免体液负荷、静脉高压和肾脏充血的关键技能。这对于心脏手术后右心室功能受损的患者尤为重要。及时发现右心室功能不全是非常重要的,因此液体管理会变得具有挑战性,很有可能发生严重的静脉淤血,而右心室功能不全的快速治疗就成为减少充血性肾功能衰竭和肾功能恢复的首要任务。

急性右心室功能不全的处理也是一个难点,因为左心室的前负荷也可能由于心室间的相互依赖而受到损害。相反,在液体超负荷和利尿剂反应不佳的情况下,可能需要及时通过持续肾脏替代治疗缓慢和控制性地减轻容量负荷。

有必要对血管活性药物和正性肌力药物的作用进行详细的了解,但这超出了本章的范围(见之前的论述)。儿茶酚胺(去甲肾上腺素、肾上腺素、多巴酚丁胺)可改善右心室功能,具有直接的正性肌力作用,也可通过增加主动脉收缩压来改善右心室心肌灌注。使用磷酸二酯酶抑制剂和肺血管扩张剂来降低右心室的后负荷,改善右心室与肺循环的心肺交互作用,但是该类药物本身可能引起全身低血压和冠状动脉灌注减少,损害心肌功能。在这种情况下,联合使用去甲肾上腺素和米力农是一种常见的有效组合。

10.6　药物干预

尽管对预防或治疗已确诊的 AKI 的药物干预进行了广泛的研究,但还没证明任何药物可以明确地改善临床结果。

10.6.1　利尿剂

利尿剂可以通过几种不同的机制减少肾小管重吸收来增加尿量。虽然利尿剂可能会增加一些患者的尿量,但并没有确凿的证据表明袢利尿剂可以预防 AKI 或改善临床结果。此外利尿剂可能对肾脏有害,有研究表明呋塞米可增加心脏手术患者围术期血清肌酐浓度,原因可能是通过减少血管内容量。一项对随机对照试验的荟萃分析表明:袢利尿剂与较短的 RRT 时间和较多的尿量有关,但无助于改善死亡率和脱离 RRT 的概率。目前指南建议仅将利尿剂用于处理容量超负荷管理以促进利尿,从而促进对液体、酸碱和电解质的控制。

10.6.2　多巴胺

多巴胺作用于几个增加肾脏血流和灌注压的受体。多巴胺能受体介导的肾血管扩张可增加肾血流量,β 肾上腺素受体激活可增加心输出量,而 α 肾上腺素受体刺激可以增加肾灌注。低剂量多巴胺 [$1 \sim 3\ \mu g / (kg \cdot min)$] 及其对 AKI 的影响已经得到了广泛的研究。虽然多巴胺已被证实的确能增加术后尿量,但是许多大型 RCT 研究证明:多巴胺并不能预防 AKI 和 RRT 的需求,而与房颤的发病率增加有关,也并不能减少入住 ICU 的发生早期急性肾功能不全的重症患者的死亡率。

10.6.3 非诺多泮

非诺多泮是一种选择性多巴胺 -1 受体激动剂,能够增加 AKI 患者的尿量。初步研究表明:非诺多泮对造影剂肾病有一定的保护作用。Gillies 等人对非诺多泮与安慰剂对预防大手术后 AKI 的随机对照试验进行了系统回顾和荟萃分析。在本分析中,非诺多泮的围术期治疗可显著降低术后 AKI,但对肾脏替代治疗或住院死亡率没有影响。

10.6.4 N- 乙酰半胱氨酸

N- 乙酰半胱氨酸(NAC)是一种增强内源性谷胱甘肽清除系统的抗氧化剂,并通过造影剂肾病而显示出其作为肾保护剂的潜力。目前的证据还不能支持在心脏手术中使用 NAC 来预防 AKI。围术期和 ICU 的试验中并未显示出 N- 乙酰半胱氨酸对于高危心脏手术患者有肾保护作用。已经有一些荟萃分析评估 N- 乙酰半胱氨酸在心脏手术中的肾保护作用,目前并没有证据显示对术后肌酐增高和肾损伤需要 RRT 有改善作用。

10.7 肾脏替代治疗

启动 RRT 的指征为:治疗对利尿剂无反应的液体超负荷、尿毒症体征和症状、严重代谢性酸中毒,以及高钾血症。RRT 去除溶质,改变细胞外液中的电解质浓度,并清除细胞外液。目前存在多种 RRT 模式,包括间歇性血液透析、持续肾脏替代疗法和混合疗法,如持续低效率透析(SLED)。KDIGO 指南建议对血流动力学不稳定的患者使用连续 RRT,而不是标准的间歇性 RRT。在心脏外科和 ICU 中,RRT 仍是 AKI 的主要支持治疗方法。

RRT 在体外循环中的作用尚不清楚。初步的探索性研究表明血液滤过可减少炎症标志物,但并不能改善发病率或死亡率。尽管如此,对于 AKI 或慢性疾病的患者,血液滤过可以通过液体管理和治疗肾功能不全的影响而起到好的效果。

启动 RRT 的最佳时机尚不清楚。早期开始 RRT(例如还没有出现危机生命的并发症的时候)被认为能够更好地控制酸碱状态、电解质失衡、细胞外容量状态和全身炎症反应。一项小型单中心研究评估了 44 例术前 SCr 浓度大于 2.5 mg/dL 但不需要透析的 CABG 手术患者,接受术前透析组的死亡率和术后需透析的 AKI 的发生率均降低。尽管如此,没有足够的证据支持让心脏手术高危患者接受常规预防性 RRT 治疗。

然而早期的 RRT 也可能导致不必要的血管通路风险、费用和并发症,其证据主要来自一些中心的观察性研究。

结 论

CSA-AKI 与明显的发病率和死亡率相关。尽管有许多前景不错的研究正在进行，目前仍没有针对 CSA-AKI 保护的具体药物。更好地理解心脏手术中 AKI 的病理生理学可以优化这些患者的围术期和术后护理。通过生物标志物早期识别有 AKI 风险的患者可能会改善预后。患者选择、风险分层、对预防的细致关注、积极的早期干预和有针对性的血流动力学管理，仍然是最好的措施。

参考文献

［1］ Hoste EA，Bagshaw SM，Bellomo R，Cely CM，Colman R，Cruz DN，etal. Epidemiology of acute kidney injury in critically ill patients：the multinational AKI-EPI study. Intensive Care Med. 2015；41：1411-23.

［2］ Mangano CM，Diamondstone LS，Ramsay JG，Aggarwal A，Herskowitz A，Mangano DT.Renal dysfunction after myocardial revascularization：risk factors，adverse outcomes，and hospital resource utilization. The Multicenter Study of Perioperative Ischemia Research Group. Ann Intern Med. 2009；128：194-203.

［3］ Cooper WA，O'Brien SM，Thourani VH，etal. Impact of renal dysfunction on outcomes of coronary artery bypass surgery：results from the Society of Thoracic Surgeons National Adult Cardiac Database. Circulation. 2006；113：1063-70.

［4］ Kidney disease：Improving Global Outcomes（KDIGO）Acute Kidney Injury Work Group. KDIGO clinical practice guideline for acute kidney injury. Kidney Int. 2012；2：1-138.

［5］ Stafford-Smith M.Evidence-based renal protection in cardiac surgery. Semin Cardiothorac Vasc Anesth. 2005；9：65-76.

［6］ Fischer Mm，Weissenberger WK，Warters RD，etal. Impact of cardiopulmonary bypass management on postcardiac surgery renal function. Perfusion. 2002；17：401-6.

［7］ Lannemyr L，Bragadottir G，Krumbholz V，Redfors B，Sellgren J，Ricksten S-E.Effects of cardiopulmonary bypass on renal perfusion，filtration，and oxygenation in patients undergoing cardiac surgery. Anesthesiology. 2017；126：205-13.

［8］ Nakamoto S，Kaneda T，Inoue T，etal. Disseminated cholesterol embolism after coronary artery bypass grafting. J Card Surg. 2001；16：410-3.

［9］ Lamy A，Devereaux PJ，Prabhakaran D，etal. Off-pump or on-pump coronary-artery bypass grafting at 30 days. NEJM. 2012；366：1489-97.

［10］ Chertow GM，Lazarus JM，Christiansen CL，etal. Preoperative renal risk stratification. Circulation. 2012；95：878-84.

［11］ Kellum JA，Sileanu FE，Murugan R，etal. Classifying AKI by urine output versus serum creatinine level. J Am Soc Nephrol. 2015；26：2231-8.

［12］ McIlroy DR，Wagener G，Lee HT. Biomarkers of acute kidney injury：an evolving domain. Anesthesiology. 2010；112：998-1004.

［13］ Meersch M，Schmidt C，Van Aken H，Martens S，Rossaint J，etal. Urinary TIMP-2 and IGFBP7 as early biomarkers of acute kidney injury and renal recovery following cardiac surgery. PLoS One. 2014；9（3）：e93460. https：//doi.org/10.1371/journal.pone.0093460.

［14］ Meersch M，Schmidt C，Hoffmeier A，Van Aken H，Wempe C，Gerss J，Zarbock A.Prevention of cardiac surgery-associated AKI by implementing the KDIGO guidelines in high risk patients identified by biomarkers：the PrevAKI randomized controlled trial. Intensive Care Med. 2017；43（11）：1551-61. https：//doi.org/10.1007/s00134-016-4670-3.

［15］ Kellum JA. AKI：the myth of inevitability is finally shattered. Nat Rev Nephrol. 2017 Mar；13（3）：140-1.

［16］ Romagnoli S，Rizza A，Ricci Z.Fluid status assessment and management during the perioperative phase in adult cardiac surgery patients. J Cardiothorac Vasc Anesth. 2016；30：1076-84.

［17］ Frenette AJ，Bouchard J，Bernier P，etal. Albumin administration is associated with acute kidney injury in cardiac surgery：a propensity score analysis. Crit Care. 2014；18：602.

［18］ Redfors B，Bragadottir G，Sellgren J，Sward K，Ricksten SE.Effects of norepinephrine on renal perfusion，filtration and oxygenation in vasodilatory shock and acute kidney injury. Instensive Care Med. 2011；37：60-7.

［19］ Damman K，van Deursen VM，Navis G，etal. Increased central venous pressure is associated with impaired renal function and mortality in a broad spectrµm of patients with cardiovascular disease. J Am Coll Cardiol. 2009；53：582-8.

［20］ Marik PE.Fluid responsiveness and the six guiding principles of fluid resuscitation. Crit Care Med. 2016；44：1920-2.

［21］ Aya HD，Cecconi M，Hamilton M，etal. Goal-directed therapy in cardiac surgery：a systematic review and meta-analysis. Br J Anaesth. 2013；110：510-5.

［22］ Bagshaw SM，Delaney A，Haase M，Ghali WA，Bellomo R.Loop diuretics in the management of acute renal failure：a systematic review and meta-analysis. Crit Care Resusc. 2007；9：60-8.

［23］ Friedrich JO，Adhikari N，herridge MS，Beyene J.Meta-analysis：low-dose dopamine increases urine output but does not prevent renal dysfunction or death. Ann Intern Med. 2005；142：510-24.

［24］ Gillies MA，Kakar V，Parker RJ，Honore PM，Ostermann M.Fenoldopam to prevent acute kidney injury after major surgery：a systematic review and meta-analysis. Crit Care. 2015；19：449.

［25］ Naµghton F，Wijeysundera D，Karkouti K，Tait G，Beattie WS. N-acetylcysteine to reduce renal failure after cardiac surgery：a systematic review and meta-analysis. Can J Anaesth. 2008；55：827-35.

［26］ Gaudry S，Hajage D，Schortgen F，etal. Initiation strategies for renal-replacement therapy in the intensive care unit. NEJM. 2016；375：122-33.

［27］ Durmaz I，Yagdi T，Calkavur T，et al. Prophylactic dialysis in patients with renal dysfunction undergoing on-pµmp coronary artery bypass surgery. Ann Thorac Surg.2003；75：859-64.

［28］ Mehta RL. Renal-replacement therapy in the critically ill：does timing matter NEJM. 2016；375：175-6.

第 11 章

成人心脏术后呼吸系统并发症及处理

摘要

呼吸系统的主要功能是氧气和二氧化碳的交换,是新陈代谢的一部分。这是将血液和空气通过心脏和肺驱动作用输送到肺泡中实现的。心脏和肺的物理特性决定了呼吸系统的功能和病理状态下的功能障碍。这些原则为机械通气的循证策略和治疗心脏手术后常见的呼吸系统并发症提供了依据。

关键词

呼吸生理学和病理生理学;呼吸力学;气体交换;通气/灌注;心肺交互作用;全身麻醉和心脏手术;术后呼吸衰竭的危险因素;机械通气;机械通气的适应证;机械通气的并发症;直接影响;间接影响;减少术后呼吸衰竭;术前风险分层;术中管理以减少呼吸衰竭;术后策略以减少呼吸衰竭;通气模式;容量控制通气;压力控制通气;压力支持;替代模式;无创通气;呼气末正压;内源性 PEEP;氧合和通气目标;机械通气条件下的呼吸功;机械通气的撤除;自主呼吸试验(SBT)的准备;自主呼吸试验的实施;高流量吸氧;特殊情况下的机械通气;急性呼吸窘迫综合征(ARDS);ARDS 时 VV-ECMO 期间的机械通气;围术期特定疾病状态的处理策略;胸腔积液;气胸/血胸;肺水肿;阻塞性肺疾病;肺炎和呼吸机相关性事件;肺动脉高压

11.1　呼吸生理学和病理生理学

11.1.1　呼吸机制

呼吸系统由肺和胸壁两部分组成。胸壁包括胸廓、腹部和膈肌。肺和胸壁的物理性质决定了呼吸的方式。吸气是主要由膈肌驱动的主动的过程。肋间外肌作为"提手"可增强吸气,将肋骨向上和向前拉,从而在侧方和前后方向扩展胸腔。辅助呼吸肌包括斜角肌和胸锁乳突肌,在用力吸气时参与呼吸。

在正常的呼吸过程中,呼气主要是一个被动的过程,由胸壁和肺的弹性特性控制,这些特性与吸气时的主动扩张相反。在某些情况下,例如运动时,呼气可以成为一个主动的过程,包括腹压的增加、膈肌上抬以及肋间肌使肋骨向内向下运动。辅助肌群包括胸锁乳突肌、胸大肌和斜方肌,可能有助于高需求条件下的通气。

正常情况下,脏层胸膜和壁层胸膜紧密相邻,这两层之间潜在的空间存在轻度负压。正常情况下,两层胸膜的移动是一致的,气体或液体对胸膜腔的破坏对呼吸力学有显著的负面影响。

要了解呼吸生理学,了解肺和胸壁的压力变化显得非常重要。跨肺压(也称跨壁压)是指肺内(肺泡)和肺外(胸膜腔)的压力差。自主呼吸时通过扩张胸壁或机械通气时引入正压导致跨肺压增加时,产生气流,使呼吸系统的容积增大。升高的跨肺压被认为是肺损伤的驱动力。临床医生只能依靠不精确的替代指标(Vt/kg、驱动压、平台压)来评估跨肺压,进而推断呼吸机设置是否有害。图 11.1 和图 11.2 显示了气道压和跨肺压之间的变化关系。

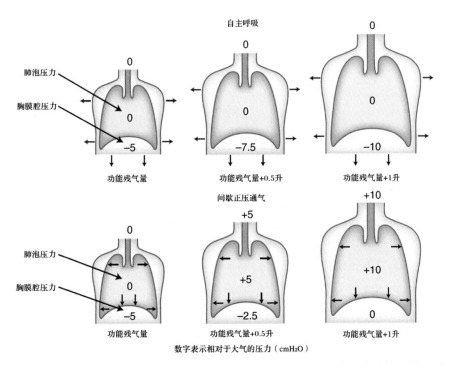

图 11.1　在自主呼吸和间歇正压通气的健康人中,气道压、肺泡压与跨肺压(肺泡压减胸内压)之间存在变化关系

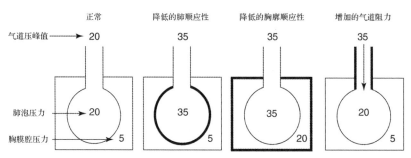

图 11.2　机械通气时不同病理状态下跨肺压梯度的变化。在这些疾病状态下，虽然气道峰值压力的升高可能相同，但经跨肺压可能会明显不同

　　肺和胸壁各都有独特的弹性，但是它们的平衡位置不同，如图 11.3 所示。在放松的状态下，离体胸壁约占肺总量的 3/4，而离体肺占比低于肺总量的 1/4。整个呼吸系统（肺和胸壁结合为一个功能单元）的松弛状态是系统内跨壁压为零的气体体积，常与功能残气量（FRC）同义。严格地说，FRC 的定义是呼气末肺内气体的体积。在某些条件下，松弛状态下呼吸系统的容积和 FRC 可能不同。由于在呼气末保留气体对防止肺泡塌陷很重要，因此 FRC 很有临床意义。

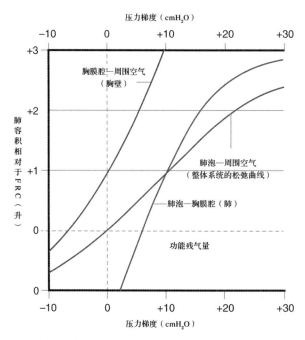

图 11.3　机械通气和自主呼吸时不同胸内压和肺容积与跨壁压的图表

　　单位体积压强的变化叫做顺应性，通常表示为压力—容积曲线的斜率。离体的正常肺很容易扩张，顺应性约为 200 mL/cmH$_2$O。而较硬的胸壁顺应性相对差，整个呼吸系统的顺应性在 50 ～ 80 mL/cmH$_2$O。但由于病理过程可能使胸壁更僵硬（如肥胖或硬皮病），或使肺更僵硬（如肺水肿、急性呼吸窘迫综合征），或两者兼有，进而使呼吸系统顺应性进一步降低。鉴别顺应性降低的病因（胸壁与肺）需要测量正常的胸膜腔内的压力，常用食道压力来代替。

11.1.2　气体交换

　　肺通过被动弥散在肺泡—血液界面实现气体交换。控制弥散的关键变量有：肺泡有效面积、界面两侧气体分压、界面厚度。由于 CO_2 的溶解度比 O_2 的大，所以其弥散速率是 O_2 的 20 倍。由于这个原因，O_2 的扩散限制比 CO_2 更常见。氧和二氧化碳在正常肺内的转运很大程度上是灌注受限的。在疾病状态下，肺泡膜增厚（如肺水肿）、面积减少（如 COPD），或毛细血管 / 肺泡膜弥散特性异常（如肺动脉高压），也可使弥散受限。

11.1.3　通气和灌注

　　呼吸系统通过血液和空气的接触来实现气体交换。一般来说，大多数肺泡单位与肺毛细血管紧密联系，但也可能有其他状况，包括纯分流状态，即肺毛细血管灌注区域存在无功能或不存在肺泡，以及纯无效腔，即有功能肺泡存在但不靠近肺毛细血管或这些毛细血管没有功能，见图 11.4。

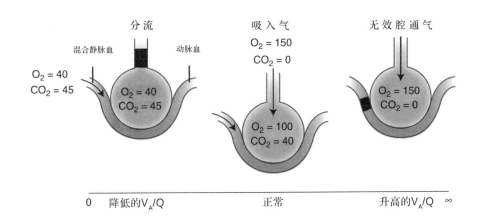

图 11.4　不同 V/Q 比值的效应

　　分流主要影响氧合以及增大肺泡动脉氧分压梯度，无效腔会使呼气末二氧化碳分压梯度增加。

　　在自主呼吸的受试者中，由于重力依赖区肺泡处在压力—容积曲线的一个顺应性好的部分，所以依赖区域的通气和灌注都是最大的。由于血液密度比肺的密度大，因此 V/Q 的比值在肺的非重力依赖区最高，而在依赖区最低。除了这种 V/Q 关系的垂直异质性外，在胸部中心有更多的通气和灌注，而肺血管树分枝的周边部分更少。

11.1.4　心肺交互作用

　　脏层和壁层胸膜所受到的压力也会传递到心包和大血管，从而影响心脏和血管生理学。这些解剖关系意味着呼吸生理学的变化对心脏功能有高度相关的影响。因此在危重患者中尤其是那些接受机械通气的患者必须考虑到这一点。在心功能受损的患者中心肺相互作用的影响常被夸大。

　　正压通气时胸内压升高，导致右心房静脉回流减少，自主呼吸时则相反。右心室后负荷在肺容积低和高时均会增加,因此在肺容积低时肺泡外血管阻力增加,而在肺容积高时肺泡血管受压(图 11.5)。

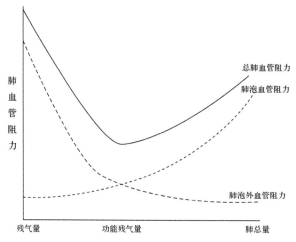

图 11.5　肺容积和肺血管阻力的关系以及肺泡血管和肺泡外血管的影响

正压通气导致右心前负荷降低和肺血管阻力增加,进而导致左心前负荷降低。如果肺阻力明显升高,则室间隔压力梯度可能逆转,右心室可能向左心室倾斜,进一步减少其充盈。

胸内压增加可降低左心室后负荷。这被认为是由于胸内压的增加传递到胸腔内主动脉而不是胸腔外主动脉,从而增加了血液从胸腔内主动脉到胸腔外部分的正向流动。这使得左心室向胸腔内相对体积减少的主动脉排出血液。

11.1.5　肺对全身麻醉和心脏手术的反应

全身麻醉对呼吸系统有负面影响,有些影响可持续 24 小时。包括对于高碳酸血症和低氧血症的调节功能受损、自主呼吸的潮气量减少、功能残气量减少、肺不张、肺顺应性减低、呼吸功增加、分流和无效腔增加、V/Q 匹配失衡、缺氧性肺血管收缩被抑制、容易阻塞、肺泡表面活性物质功能改变。

外科手术由于组织损伤、失血、输血和体温过低而引起炎症反应。再加上体外循环(CPB)导致的炎症反应,其对呼吸系统有严重的影响。CPB 可引起毛细血管通透性增加、补体激活、白细胞活化和细胞因子释放,目前认为上述作用源于免疫系统的血液成分暴露于体外循环的外来物质。此外在主动脉阻断钳移除后,包括心脏、肺、肾脏、肝脏和大脑在内的几个主要器官出现缺血再灌注损伤,随后免疫系统被激活。最后 CPB 后的内毒素血症也被认为在炎症级联反应中起作用,尽管内毒素水平升高的病因仍有待研究。

心脏手术的强烈炎症反应可能导致全身炎症反应综合征(SIRS),可能与心肌抑制、肾功能衰竭、急性肺损伤和多器官功能障碍综合征(MODS)相关。体外循环后的 MODS 发生率为 11%,死亡率为 41%。

5% ~ 25% 的患者在心脏手术后出现呼吸功能障碍。研究还表明呼吸衰竭患者的死亡率升高，高达 25%。2008 年，一项对 6000 名患者的研究发现呼吸衰竭总体发病率为 9%，在多个瓣膜手术中的发病率高达 17%，在主动脉手术中的发病率为 22%。现代心脏外科手术的特点是异质性更强，程序更复杂，这就可能使患者面临更大的呼吸并发症风险。

心脏手术后，肺部会出现明显的炎症反应。虽然全麻会导致大多数患者肺不张，但与其他主要的体外循环手术相比，心脏手术对肺的损伤更大。炎症可能是与体外循环回路中的外来物质接触、体外循环后重新变为自身的搏动性血流，以及肺的塌陷和再扩张而造成的缺血—再灌注损伤有关。尽管非体外循环 CABG 患者较体外循环 CABG 患者的全身炎症轻，但术后气体交换或呼吸衰竭的发生率并无明显差异。很明显，在心脏手术中还有其他导致呼吸衰竭的炎症来源，但具体原因尚不清楚。除了 CPB 引起的炎症外，接受心脏手术的患者发生急性肺损伤（ALI）的风险很高，主要归咎于肺的塌陷和再扩张、胸膜腔的破裂、再灌注损伤和输血。

呼吸也会受到机械作用的影响，开胸和胸骨切开术会导致胸廓顺应性改变。胸外科手术与肺容积的减少有一定的相关性（FEV_1 和 FVC 均成比例减少），对肺活量的影响最多可达 1 周。功能残气量也降低了 30%。这些影响可能是胸廓和胸骨的相对位置改变、术后疼痛、胸带包裹和膈肌功能受影响的综合影响。多达 70% 的患者在心脏手术后出现肺不张。在移植物数量较多、手术和体外循环时间较长、操作累及胸膜腔时，肺不张更为严重。当肺在手术后重新膨胀张开时，一些肺泡可能充满了液体，在液体重新分布之前，肺可能不能正常工作。同时潮气量减少和不敢深大呼吸（由于疼痛）都会加剧肺不张。粗大的胸管也会引起疼痛。开胸手术切口会导致更严重的疼痛，如微创直视 CABG。胸腔积液在术后很常见，通常在左侧，如果量足够多，会损害呼吸系统。

11.1.6　术后呼吸衰竭的危险因素

与呼吸衰竭相关的危险因素包括高龄、EF 降低和肾功能衰竭。其他危险因素包括：CPB 时间、心内膜炎引起的败血症、消化道出血、肾功能衰竭、胸骨伤口感染、新发卒中和因出血需要再次手术（表 11.1）。

表 11.1　术后呼吸衰竭的常见危险因素

术前危险因素	术中危险因素	术后危险因素
吸烟	再次手术，CPB 时间超过 4～6 小时	纵隔出血需要探查
年龄 > 70	术中大量补液	新发神经系统事件
COPD，尤其合并更严重的疾病	需要正性肌力药物和 / 或机械辅助以撤除体外循环	血流动力学恶化
影响呼吸肌的神经肌肉疾病	主动脉病变和 / 或需要停循环	胃肠道出血
糖尿病	急诊手术	肾衰竭
不能爬楼梯		胸骨切口感染
肾功能衰竭		脓毒症和心内膜炎
术前心源性休克		
低射血分数		

11.2　机械通气

11.2.1　机械通气指征

围术期插管和机械通气的建立可视为计划事件和非计划事件。机械通气作为全身麻醉的一个组成部分，对手术本身显然是必要的。心脏外科手术与其他主要外科手术的不同之处在于，它在手术结束时保留患者的插管。绝大多数患者术后即刻需要机械通气（MV）。由于其日常使用方便护理，MV 管理可以遵循共同的常规路径。相较于计划外机械通气，大部分患者不会出现叠加的呼吸衰竭，MV 持续时间较短。

在心脏外科重症监护病房（CSICU），由于非肺脏的器官衰竭、围术期并发症、呼吸衰竭或需要气道保护，可能需要延长通气时间和计划外再插管。需要长时间通气的非肺脏器官衰竭的例子包括严重心源性休克、肾功能衰竭和右心室容量超负荷，以及心内膜炎或其他来源的败血症。围术期并发症，如纵隔出血，移植物衰竭需要心导管介入手术，严重的血管麻痹需要高剂量血管升压药，膈神经损伤也可以延长机械通气。以下患者可能需要气道保护：发生急性神经系统事件（如卒中或癫痫发作）、气道损伤（如严重的鼻出血）和需要诊断检查（如食道超声、内窥镜检查）的患者。

因呼吸衰竭进行非计划性再插管有时是必要的。虽然经常分为低氧血症（氧合衰竭）和高碳酸血症（通气衰竭），但呼吸衰竭通常是两者同时存在的。延长插管或非计划再插管的呼吸机管理在本质上更为复杂。相对于遵循一个典型的方案，它需要诊断呼吸衰竭的病因，针对病因进行适当的呼吸机管理，需要在脱机前解决诱发事件，并应用适当的脱机策略。

11.2.2　机械通气并发症

1. 直接影响

（1）呼吸机相关性肺炎：由于患者仍需插管，发生 VAP 的风险每天都在增加。

（2）口咽及气管损伤：口咽黏膜损伤、声门水肿、声带损伤、气管内插管气囊致气管黏膜缺血性损伤、长时间插管导致的声门反射（吞咽、分泌物清除、气道保护）丧失。

（3）由呼吸机引起的膈肌功能障碍：延长的机械通气时间，尤其是在患者努力程度最小的情况下（最小的膈肌收缩：长期使用镇静剂或在没有患者触发的呼吸情况下的过度支持引起），可导致膈肌萎缩。

2. 间接影响

重症患者的神经肌肉疾病：神经病变和肌肉病变均可导致严重的虚弱，并与卧床时间延长和神经肌肉阻滞后活动能力下降有关。

谵妄:ICU 谵妄可因使用苯二氮䓬类药物、长时间制动、睡眠剥夺和(因插管)无法沟通而引起或加重(表 11.2)。

表 11.2　呼吸机相关并发症

机械通气并发症	描述	表现
气压伤	高平均气道压和高跨肺压	气胸
		纵隔气肿
容积伤	高潮气量	急性肺损伤
	肺泡周期性开闭	亚器官损伤
氧中毒	高浓度吸氧	急性肺损伤
呼吸机不同步	患者需求与机器设置不匹配	呼吸功增加
		气体交换变差
		混合血氧饱和度降低
内源性 PPEP	动态性过度充气	血流动力学不稳定

11.2.3　减少术后呼吸衰竭

术前危险分层

在美国国家手术质量改善计划数据库中,超过 450 000 例患者术后由 COPD 引起的肺部并发症的发生率为 2.36%。COPD 是术后肺炎、不能脱离机械通气和再次插管的独立预测因素。

对于术前是否必须进行肺功能检查仍有争议,但可能有助于确定高风险患者,手术应取消或推迟。也就是说没有明确的肺功能检查阈值可以认为是高风险,实际上许多肺功能检查结果差的患者仅从临床角度就已经会被认定为高风险。如果存在肺功能障碍,一般认为 FEV_1 和 FVC 的预测值低于 70%、比值小于 65% 预示并发症的风险增加。合理的假设是 FEV_1 越差,患者咳嗽效果越差,发展为肺不张、肺炎和呼吸衰竭的风险就越高。对具有临床特征的肺功能检查结果的研究往往表明,临床特征比肺功能检查更具有预测性。

虽然常规的术前动脉血气不是必要的,但对严重的 COPD 患者有很大帮助。了解既往的二氧化碳潴留和患者的基线 $PaCO_2$,有助于滴定呼吸机的设置,应以患者的 $PaCO_2$ 基线为目标,因为其略微呈酸性,pH 基线通常较低,至 7.3 左右,而不应以正常的二氧化碳作为目标,因为这会导致碳酸氢盐排出,随后在脱机时加重酸中毒,延长机械通气时间。

有潜在肺部疾病的患者应尽可能优化术前准备。对于慢性支气管炎急性加重的患者,术前使用支气管扩张剂、抗生素和类固醇是必要的。当然如果患者有严重哮喘或 COPD 急性加重或间质性肺病发作,则应推迟择期心脏手术。

术中管理以减少呼吸衰竭

如上所述,CPB 和心脏手术将患者置于急性肺损伤的危险中。肺保护性通气(LPV)的特点是潮气量小于或等于 6 cm³/kg,使用呼气末正压(PEEP),这在肺损伤管理中很重要。但 LPV 也被一些研究认为可作为一种预防策略。在全肺切除术中发现,较高的术中潮气量与术后发生呼吸衰竭有相关性。在大型腹部手术中,术中 LPV 已被证明可以减少术后呼吸衰竭。在两项接受 CABG 患者的小型临床试验中,高潮气量和低 PEEP 与接受低潮气量和高 PEEP 策略的患者相比,经支气管镜取样的炎症标志物水平较高。一项单中心试验将 150 名心脏手术患者随机分为 6 cm³/kg 潮气量组和 10 cm³/kg 潮气量组,结果发现,较低潮气量组在术后 6 小时拔管的患者比例较高,且再次插管率较低。另一项试验发现,心脏手术后机械通气患者的潮气量大于或等于 10 cm³/kg 是单器官和多器官衰竭及延长 ICU 监护时间的重要危险因素。我们建议术中和术后立即使用 6～8 cm³/kg 的潮气量,如果有肺损伤的证据,使用 PEEP 进行肺复张。

此外,术中减少神经肌肉阻滞药物用量、避免肌肉抑制,以及适当使用逆转剂可能有助于减少术后呼吸肌无力。神经肌肉阻滞的残余效应可降低呼吸肌的力量、削弱声门反射、延长通气需要。临床医生应该注意到,神经肌肉阻滞剂的残留效应可能很难被检测到,但在临床效应上是相关的,尤其是对于基线呼吸功能处于边缘状态的患者。

术后策略以减少呼吸衰竭

快通道拔管:心脏手术后早期拔管已被广泛接受。早期拔管有公认的好处,包括减少呼吸并发症和改善早期活动。所谓的"快通道"方案一般指手术后 6 小时内拔管。术后使用短效镇静剂和限制手术期间使用阿片类药物和苯二氮䓬类药物有助于快速康复。CABG 术后早期拔管可降低成本和医疗资源,并且不导致围术期发病率的任何增加。早期拔管与较少的肺不张和更好的肺功能相关。在一项队列研究中,快通道患者发展为肺炎的可能性较低。早期物理治疗和职业疗法很重要,与更快的出院和减少谵妄有关。目前一致认为,一旦患者体温稳定,出血停止,血流动力学稳定,就应该拔除气管内插管。只要没有血流动力学恶化的明显趋势或血流灌注不足的迹象,血管活性药物和正性肌力药物的使用也不是禁忌。一旦这些标准被满足,应停止镇静,患者可被唤醒后,可进行自主呼吸试验。

机械通气期间的限制镇静:对于需要延长通气时间或因呼吸衰竭重新插管的心脏手术患者,应采取积极的策略来限制镇静,以早期撤机。机械通气患者易发生呼吸机相关肺炎、上消化道出血、菌血症、气压伤、静脉血栓栓塞、鼻窦炎和胆汁淤积。呼吸机相关性肺炎可以说是长期机械通气最严重的并发症之一,其累积风险随时间逐渐增加,相关的死亡率非常高。确保患者插管时间不超过绝对必要时间,可以减少这些并发症。每日镇静中断可减少插管时间和上述相关并发症的发生。一个里程碑式的试验表明,在 ICU 患者中执行每日唤醒计划,会使拔管时间提前和住院时间缩短。日常的镇静中断似乎没有任何不利的精神影响,事实上可能会减少创伤后应激障碍的症状。一项试验将 336 名患者随机分为每日苏醒试验结合自主呼吸试验组和日常护理镇静试验组,结果发现每日自主呼吸组患者插管时间减少、ICU 住院时间缩短、生存率提高。无镇静治疗方案(仅用阿片类药物控制疼痛)导致机械通气天数更短、ICU 住院时间缩短。总之,有大量证据支持在危重症护理中限制甚至消除镇静,以减少机械通气时间及其许多相关并发症。

11.2.4 通气模式

与流行的观点相反,没有证据表明任何一种特定的呼吸机模式优于其他模式或提供任何结果优势。然而某些特定模式的特征对于特定情况的管理是有用的。所有模式需要设置 FiO_2、PEEP 和触发(压力或流量)。

容量控制通气

在 AC/VC 模式下,呼吸是强制性的,每一次呼吸,呼吸机送入一个设定的潮气量。送入潮气量完毕时,进入呼气相。这是大多数临床情况的首选模式。呼吸可以由呼吸机或患者触发。无论强制呼吸还是辅助呼吸(患者触发),潮气量都是固定不变的。一旦潮气量注气达到完毕,呼吸机"转换"到呼气。气道压力依赖于设置的潮气量和患者的肺顺应性。流量(潮气量输送的速度)可以调整。危重患者倾向于较快的流速。高流量允许在较短的时间内送入较多的潮气量,留下更多的时间用于呼气和避免过度膨胀。流量增加的后果是气道峰值压力升高,但这通常比呼吸机不同步或空气滞留更可取。

在 AC/VC 模式下,患者可以完全镇静甚至肌松,以保证一定的分钟通气量。潮气量可以严格控制,这在需要肺保护通气(如 ARDS)时很有优势。

压力控制通气

在 AC/PC 模式下,压力是固定的,潮气量的变化取决于肺顺应性、患者努力程度和呼吸周期的时间。与 VC 模式中调整流量不同,PC 模式可以调节吸气时间或吸气 / 呼气比(I/E)。因此时间决定了从吸气到呼气的循环,并将影响潮气量。一些危重患者可能在压力控制模式下更同步,但需要在床边观察随时调整。如果需要严格限制气道压力,则该模式优势明显。在 VV-ECMO 通气过程中,使用 AC/PC 模式有一个实际的优势,它不但可以控制驱动压力,而且可以作为患者病情改善的晴雨表,随着肺顺应性的改善,潮气量将上升。

压力支持模式(PS)

与 AC/PC 类似,PS 是压力目标模式。然而容量、周期和呼吸频率都不是由临床医生决定的,而是与患者与呼吸机的相互作用有关。患者有能力进行或大或小的呼吸,并决定自己的呼吸频率。呼吸周期进入呼气相的时机取决于流量递减情况,当患者吸气接近尾声时,流量下降,呼吸周期进入呼气相。该设置在最大限度地提高呼吸机的同步性方面具有天然的优势。清醒的患者和自主呼吸有力的患者通常对这种模式反应良好。说患者在 PS 上"得到的支持较少"并不恰当,因为可以通过增加吸气压力来使患者获得和其他模式一样高的支持。较低的压力支持也是一种常用的呼吸机脱机方式。

同步间歇指令通气(SIMV)模式在许多外科 ICU 中仍然流行,可理解为控制模式和压力支持的混合。一般来说,潮气量和呼吸频率的设置类似于容量控制,但对于超过设定的呼吸频率的呼吸,呼吸机提供压力支持呼吸。如果呼吸频率过低或压力支持过小,该模式可导致人机不同步和 / 或支持不足。SIMV 模式可能会导致延迟脱机,尽管人们普遍认为它有助于更早撤机。

替代模式

一些中心更喜欢对 ARDS 患者使用气道压力释放通气模式(APRV)。它在概念上与压力控制通气相似,但在高气道压力下有较长的吸气间隔和较短的"释放"呼吸,以促进通气。APRV有各种各样的专利改进,但它们的共同点在于维持持续的高气道压力,以改善氧合和维持气道通畅。尽管一些临床试验已经证明使用 APRV 可以改善 ARDS 的氧合,但均未在临床结果方面显示出有意义的改善。高频振荡通气也被用于 ARDS 并依赖于持续的气道高压。尽管在改善肺氧合和减少肺损伤方面具有理论性的优势,但一项大型随机对照试验发现 ARDS 时,高频振荡通气与标准通气相比并无优势。

无创通气(NIVV)

NIVV 对于心脏术后继发的两种形式呼吸衰竭(即 COPD 加重和急性肺水肿)尤其适用。NIVV 可以减少 COPD 患者的呼吸功、改善分钟通气量、改善氧合、减少动态气道塌闭。在急性肺水肿的情况下,正压通气的生理学有利作用包括:心脏前负荷的减少、后负荷降低和肺容积的重新分配。NIVV 最适用于呼吸衰竭可逆转的患者,例如急性高血压伴肺水肿患者可通过血管扩张剂和利尿剂逆转为合适的人选,而术后心源性休克和肺水肿的患者可能需要 VA-ECMO,并不适合使用 NIVV。

两项重要的随机对照试验研究了 NIVV 作为拔管失败患者的抢救性通气,发现接受 NIVV 患者的再插管率、延迟再插管情况以及不良预后方面没有差异。在脱机试验失败后,NIVV 不仅延迟了不可避免的再次插管,而且 NIVV 支持期对患者可能有害。接受 NIVV 治疗的病情恶化的患者将需要越来越多的支持。NIVV 的吸入氧浓度和压力设置越高,再次插管风险越大。

呼气末正压

所有模式需要设置呼气末正压(PEEP)。PEEP 代表肺在呼气末被允许的情况下下降到最低的气道压力,常被误解为在呼气时将空气推回肺部,而实际上它更类似于为气道压力下降提供一个最低限度。PEEP 使更多的肺泡在呼吸结束时保持开放状态。随着时间的推移,PEEP 的应用将导致肺泡恢复正常和氧合的改善。PEEP 在存在分流的病理状态下效果最佳,例如肺泡塌陷或者水肿(如肺炎、ARDS、肺水肿和肺不张)。虽然吸气时增加气道峰压和潮气量可使肺充盈,但呼气时肺又会再次复原。肺泡的周期性开启和关闭被认为是呼吸机诱导肺损伤的关键机制。PEEP 可以维持肺泡复张,也是促进肺复张损伤较小的手段,即使是肺部健康的患者也能从少量的 PEEP 中获益,以防带管期间发生肺塌陷。5 个 PEEP 是普遍适用的。PEEP 也可以造成不利后果,特别是水平过高时,可导致血流动力学障碍。过高的肺泡压力可导致肺泡压力超过毛细血管压力、局部血流量下降、无效腔通气增加。高 PEEP 可通过同样的机制导致肺血管阻力的全面升高,加重右心功能障碍。PEEP 也可以引起正常肺泡节段的过度膨胀和损伤,特别是毗邻不可吸收的肺实变区域的正常肺组织。

内源性 PEEP (i-PEEP)

危重症医生要认识到呼吸机设置的 PEEP 可能比患者的总 PEEP 少。测量的"外来的"PEEP 并未考虑"自身的"也被称为"内源性 PPEP"。i-PEEP 与下一次吸气前肺泡排空不完全而导致肺泡内残余气体量有关。患有阻塞性呼吸道疾病和空气潴留的患者,以及呼吸过快且潮气量大的患者,都有发生 i-PEEP 的危险。代谢性酸中毒和较大的无效腔分数(休克患者常见)也可导致 i-PEEP。鉴别 i-PEEP 的最佳诊断工具是呼吸机图形上的呼气流量曲线。呼吸机图形通常显示吸气为正相波,呼气为负相波。x 轴表示零流动状态。如果呼气流量在随后的呼吸之前没有回到 x 轴,提示存在 i-PEEP,其血流动力学后果可能很严重。i-PEEP 可增加近心端右房压,减少静脉回流。对静脉回流的影响在低血容量状态会更明显。心包填塞、右心室衰竭、肺动脉高压和出血的血流动力学影响都会因 i-PEEP 的存在而加重。在这种情况下,暂时将患者与呼吸机断开以便减压,血压可立即得到明显改善。

氧合和通气目标

机械通气的目标是实现可接受的氧合和通气以支持患者的生理功能。所谓"正常"的 PO_2 和 $PaCO_2$ 不如"足够"的 PO_2 和 $PaCO_2$ 重要。高氧已被证明在许多不同的危重疾病中是有害的。高氧可导致吸收性肺塌陷、肺不张和氧化损伤,可能归咎于再灌注损伤加重。心脏骤停后的高氧状态与较差的生存率和较差的神经系统结局相关。有害的 FiO_2 向下调定可作为在 ARDS 中应用 i-PEEP 的部分策略,VV-ECMO 也被认为可以避免损伤肺泡腔的有毒性 FiO_2。经验表明,在 ARDS 和允许性高碳酸血症(允许低潮气量)期间,SaO_2 下降到 88%,pH 在 7.2 范围内是安全的。对于大多数常规心脏手术后患者,92% 或以上的 SaO_2 目标已足够。由于缺氧 / 高碳酸血症和酸中毒可增加肺循环阻力,严重肺动脉高压和 / 或右心室衰竭患者可受益于保持正常范围内的气体交换。颅内高压患者对 CO_2 清除也很敏感,需要更严格的调定。

机械通气条件下的呼吸功

MV 的主要目的之一是减少呼吸功,这是机械通气中需要注意的一个重要概念。临床医生更容易识别 MV 是否成功地改善了气体交换。但是有一个普遍的误解,只要用了呼吸机,就会减少呼吸做功。除深度镇静或肌松外,膈肌在机械通气时仍然继续收缩。患者的肌肉和机器共同分担工作量。必须确保正确设置呼吸机,否则甚会增加呼吸功。影响呼吸做功的因素包括:肺和胸壁的顺应性、气道阻力、i-PEEP、气管内管径,以及分钟通气量。

呼吸机不同步的例子:

(1)无效触发(患者尝试呼吸,但其努力不足以触发呼吸机)。

(2)患者在呼吸机从吸气相转到呼气相之前,已经开始进行呼气用力。

(3)尽管呼吸机已到呼气相,但患者渴望要更大的呼吸并有持续的吸气努力。

呼吸机不同步会导致呼吸功增加,应首先通过调整呼吸机来解决,而不是诉诸于更深的镇静(图 11.6)。

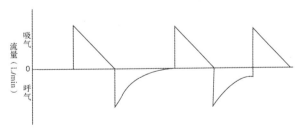

图 11.6　这是一个流量时间曲线,可用于所有现代呼吸机。在第一次呼吸时,呼气流量回到零,没有内源性 PEEP。第二次呼气不完全,第三次呼吸前仍有呼气流。这可能以周期性的方式发生,导致动态的过度膨胀和可能的血流动力学损害

11.2.5 机械通气的撤除

"脱机"（weaning）一词通常是指 MV 的中断，但这个词具有误导性，它暗示了一种错误的观念，即脱离 MV 最好是通过慢慢降低支持水平来实现的。事实上，确定患者是否仍然需要呼吸机的最有效方法是每天进行一次呼吸机支持撤除试验（自主呼吸试验，SBT），同时监测患者是否可以不使用呼吸机。

自主呼吸试验的准备：长期以来，临床医生一直致力于开发可靠的标准来评估患者接受自主呼吸试验的准备情况，对各种准备标准（包括吸气负压、氧合状况和内源性 PEEP 水平、分钟通气量）进行了大量研究。大多数标准没有提出相应的配套处理措施，可能是因为即使 SBT 失败了也不危险，而且如果实施 SBT，通过 SBT 的患者会更多。会议共识已经得出结论，没有必要在实施 SBT 之前进行脱机预测。当患者临床症状改善、呼吸衰竭的潜在原因逆转、有充分的氧合以及存在自主呼吸努力时，就应该接受 SBT。常规术后患者应在复温和血流动力学稳定，并且足够清醒时，就进行 SBT。

实施自主呼吸试验（SBT）：在一项具有里程碑意义的试验中，546 名患者被随机分配到四种脱机方法的小组，分别是压力支持模式逐步降低吸气化、SIMV 模式逐渐减少呼吸频率、以及为一次或间歇（至少一天两次）的无呼吸支持、仅使用 T 管脱机组。其结果为：一日一次或一日多次的自主呼吸试验都不能最快地脱机。而脱机最慢的是 SIMV 模式。

SBT 的最佳实现方式是使用低水平的压力支持或 T 管，虽然对于二者的随机对照试验并没有证明这两种方法的优越性。在某些情况下使用 T 管更合理，T 管试验为患者拔管后的生理状态提供了最佳的表征。如前所述，正压可减少前负荷和后负荷，并可抑制肺水肿。对于严重左心室或右心室功能障碍、肺水肿和高血压患者强烈建议在拔管前进行 T 管试验以确定患者已经准备好。压力支持试验提供了理论上的优势，温和地帮助患者克服气管导管阻力，并且可以在呼吸机控制台上直观地监测潮气量和呼吸频率，而 T 管试验则更多地依赖于患者的主观及身体外观表现。因此临床医生必须注意，在压力支持下 SBT 不要应用高水平的吸气压力对患者进行过度支持，使患者得不到足够严格的测试。我们建议 SBT 时压力支持不高于 5/5。准备拔管应满足如下条件：呼吸频率 < 30 次 / 分、$FiO_2 \leqslant 40\%$ 即可保证充分的氧合、i-PEEP $\leqslant$ 5、试验期间无明显呼吸窘迫或血流动力学恶化，以及较低的浅快呼吸指数（RSBI）[（呼吸频率除以潮气量（L）]。在条件允许进行 T 管试验时，浅快呼吸指数大于 105 与随后成功的 SBT 相关，许多人将这一指标外推到 SBT 上，包括 PS 法。咳嗽有力，能配合指令性动作和尽可能少的分泌物是需要的，但不是绝对必要的。

11.2.6 高流量吸氧

高流量氧在重症低氧性呼吸衰竭患者的护理中起着重要作用。该设备能够提供非常高的流量，比其他非侵入性方法提供更有效的氧气输送、加湿效果和较低的 i-PEEP。最近的一项对于呼吸衰竭患者的重要的随机对照试验发现：与 100% NRB（无重复呼吸）面罩和无创通气相比，经鼻高流量吸氧有生存获益，但不包括心源性肺水肿和血流动力学不稳定的患者。与 NIVV 相比，高流量吸氧可能有利于清除咳嗽和分泌物、吸入气体的加湿以及减少由呼吸机引起的肺损伤，它可能是解决术后无肺水肿或休克患者的低氧性呼吸衰竭的重要工具。

11.2.7　特殊情况下的机械通气

双侧肺浸润合并氧合指数（P/F）< 200 符合急性呼吸窘迫综合征 ARDS 的诊断标准。1996 年的一项研究调查了 3848 例心脏手术后患者，发现 ARDS 发生率为 1%，其死亡率为 68%。从那时起，体外循环技术的进步和 ARDS 管理水平的提高降低了 ARDS 的发生率和死亡率。

在这种情况下，呼吸机引起的肺损伤是导致死亡的主要因素，因此要非常重视呼吸机的设置。具有里程碑意义的 ARMA 试验巩固了以理想体重 6 cm^3/kg 的潮气量为目标的肺保护通气（LPV）策略。要使用理想体重而不是实际体重，否则可能导致错误的高潮气量目标。在 ARMA 试验中，维持平台压力 < 30 mmHg 也是重要的目标。最近的一项重要试验发现，驱动压力（平台压与 i-PEEP 之间的差值）与 ARDS 的生存有着独立而强烈的相关性。Vt 的减少或 i-PEEP 的增加只有与驱动压降低相关时，患者才能获益。虽然驱动压的作用还需要更多的试验来进一步验证，但它肯定是 ARDS 中应该关注的关键变量。

经验表明了允许性高碳酸血症，氧饱和度低至 88%，PaO_2 55 ～ 60 的安全性，以便使用低潮气量以及减少氧中毒。

适当使用 i-PEEP 对 ARDS 尤其有益，因为它可以改善氧合、降低 FiO_2、减少呼吸机相关性肺损伤。并没有一个普遍接受的方法来调整 ARDS 的 i-PEEP。在 ARMA 试验中，证明了 ARDS 时低潮气量通气策略的死亡率获益，i-PEEP 水平是根据预先设定的每个 FiO_2 水平来选择的。一项独立的研究将高 i-PEEP 和低 i-PEEP 不加区分地应用于 ARDS，并没有导致结果的改善。一项通过食管球囊测量个性化滴空 i-PEEP 使跨肺压为正的试验，显示了气体交换的改善。i-PEEP 应该根据个体情况进行设置，但并没有研究确定了最佳的方法。

以下是优化 i-PEEP 的方法：

（1）调定至最大肺顺应性。

（2）调定至最佳呼气末二氧化碳（反映最大通气量和避免过度膨胀 / 无效腔通气）。

（3）调定至最佳血流动力学方案（使用漂浮导管或超声评估）。

（4）调定至床旁超声显示肺复张。

（5）调定到适宜的跨肺压。

总之，目前还没有调整 i-PEEP 的最优方法。i-PEEP 应该因人而异。有共识认为 i-PEEP 过低会导致肺不张 / 气体交换受损 / 肺塌陷，过高则会导致气压伤 / 血流动力学不良 / 气体交换受损。

俯卧位通气可以改善重症 ARDS 患者（P/F < 150）的死亡率。有试验显示：早期神经肌肉

阻断可改善死亡率,有助于保证肺保护性通气。一氧化氮常被用于改善重症 ARDS 患者的氧合,但尚未被证明能改善死亡率。VV-ECMO 越来越多地用于治疗在 LPV 和 i-PEEP 条件下仍存在难治性气体交换异常或无法达到 LPV 的 ARDS 患者。一项试验表明,转移到 ECMO 中心的患者的死亡率有所改善,尽管最终只有 75% 的患者接受了 ECMO 治疗。关于严重 ARDS 患者应用 ECMO 的大型 RCT 正在进行中。

ARDS 患者 VV-ECMO 期间的机械通气:VV-ECMO 的主要优点之一是允许持续的肺保护性通气。所有患者的潮气量应 < 6 cm³/kg,一项目前实践的大型调查显示,大多数中心的目标潮气量为 4 ~ 6 cm³/kg。肺保护性通气(潮气量降至 6 cm³/kg 以下)在理论上可以提供更多的肺保护,目前引起了极大的兴趣。在最近对 49 例 VV-ECMO 患者和大约 2000 例患者的研究中,平台压 < 25 和潮气量 < 4 cm³/kg(而不是 4 ~ 6 cm³/kg)与死亡率的改善相关。对 VV-ECMO 支持出现 ARDS 的 H1N1 患者的分析发现:低驱动压和平台压力 < 25 与 ARDS 的死亡率相关。另一项试验表明,在 VV-ECMO 期间,驱动压 < 10 是生存的主要决定因素。我们建议潮气量控制在 4 ~ 6 cm³/kg;驱动压控制在 10 以内;尽可能限制呼吸机的 FiO_2,最好降到 21%;将 i-PEEP 设置为 10,仅在导致驱动压降低时才增加 i-PEEP。

11.3　围术期特定疾病状态的处理策略

11.3.1　胸腔积液

近一半接受心脏手术的患者会出现胸腔积液。一般来说,这些是手术创伤的直接结果,不需要积极的治疗或引流。然而一小部分患者可能需要进一步的检查和治疗。如下变量可能有助于确定临床病程:发病时间、积液的大小 / 体积、进展情况以及相关的心肺症状。

非特异性胸腔积液在冠状动脉旁路移植术和心脏移植术后尤其常见,在瓣膜手术后较少见。非特异性渗出可出现在早期(术后 30 天以内)或晚期(术后 30 天以上)。常见原因包括:纵隔淋巴系统受损、胸膜切开术、局部心脏低温、心包切开术后综合征(PPCS)和心包炎。

有症状的积液可能需要进一步的评估,包括:胸部 X 线、胸部 CT、超声心动图,或胸腔超声,最终引流置引流管。其他更复杂的病例可能由乳糜胸、纵隔感染、心力衰竭、肺栓塞、脓胸、肺炎和导管侵蚀胸膜腔引起。

11.3.2　急性呼吸窘迫综合征

急性呼吸窘迫综合征(Acute respiratory distress syndrome,ARDS)是由急性低氧性呼吸衰竭和弥漫性肺浸润症状组成的危重病理情况。2012 年,柏林对 ARDS 的定义将其分为轻度、中度和重度,纳入标准为一周内非心力衰竭 / 容量过负荷、胸腔积液或肺不张导致的双侧肺浸润。严

重程度根据氧分压 PaO_2 与吸入氧浓度 FiO_2 的比值分为：在至少 5 个 PEEP 的支持下，轻度（200 mmHg $<$ PaO_2/FiO_2 $\leqslant$ 300 mmHg）、中度（100 mmHg $<$ PaO_2/FiO_2 $\leqslant$ 200 mmHg）和重度（PaO_2/FiO_2 $\leqslant$ 100 mmHg）。

多达 20％ 的心脏手术患者可能发展为 ARDS，死亡率高达 80％，几乎是普通人群的两倍。ARDS 与长期住院和长期的生理心理疾病相关。导致风险增加的变量包括但不限于：体外循环、异体血制品输入、吸入性肺炎、呼吸机相关的肺损伤、深低温停循环、肺挫伤、缺血再灌注和药物毒性作用。

识别危险因素和并将其控制到最小化是降低心脏手术后 ARDS 发生率的重要措施。诊断之后治疗的重点仍然是支持治疗，目的是尽量减少对受损肺的进一步损伤。这包括低容量通气策略、精细的液体管理、避免血制品输入、肌松、俯卧位通气，以及最严重的情况下的 ECMO 治疗。

11.3.3　气胸、血胸

胸膜腔内的空气或者气胸可归咎于以下机制：
- 胸膜腔与大气相通
- 胸膜腔与肺泡相通
- 存在产气的微生物

在没有诊断出肺部疾病的患者中，这些可以被认为是原发的自发性气胸。那些有肺气肿、ARDS 和囊性纤维化等病史的患者被认为是继发的自发性气胸。医源性气胸是指在心肺手术、胸腔穿刺术、放置中心静脉导管或正压通气过程中，由于手术或操作过程中侵犯了胸膜腔而导致的气胸。在自主呼吸的患者中，临床体征和症状可能包括：急性呼吸窘迫、低氧血症、高碳酸血症、胸痛、单侧呼吸音消失、低血压和心动过速。如果发生张力性气胸，插管患者可能会出现气道压力升高、血流动力学恶化和气管偏移。

除临床征象外，诊断气胸的主要依据是影像学。胸片显示为远端肺组织正常征象的缺失。CT 仍然是获得关于面积大小和位置的精确信息的金标准。由于高灵敏度、易于操作和低成本，超声最近成为首选的诊断方式。

心脏手术后患者常出现纵隔出血，可通过开放的胸膜腔形成血胸。体征和症状可能与气胸相似，但可能伴有贫血和低血容量性休克相关的血流动力学不稳定。气胸和血胸的治疗都包括通过胸管引流空气／血液，以促进肺的复张和壁层、脏层胸膜之间的空间的闭合。然而当存在紧急性的张力性气胸时，必须立即置管或针刺抽吸减压，可先于任何诊断性影像学检查。

11.3.4　肺水肿

术后肺水肿是心脏外科重症监护病房患者常见的并发症，其病因可为心源性或非心源性。心源性肺水肿是肺血增多导致肺静脉压升高、肺毛细血管楔压（PCWP）增加，当 PCWP 超过血浆胶体渗透压（通常在 28 mmHg），血管内液体将渗出到血管外。随着这一过程的进展，间质内难以继续容纳液体的积聚，液体开始进一步在肺泡内聚集。临床表现为呼吸窘迫、高碳酸血症、缺氧、爆裂音、喘鸣音、湿啰音，此外还有颈静脉压升高、出现新的心脏杂音和 S3/S4 心音。进一步的诊断证据可以通过胸片、肌钙蛋白、BNP 和心电图来发现。超声心动图和 PCWP 测量（使用肺动脉导管）可以评估左心室并确认是否功能减低。在心源性肺水肿中，我们的目标是通过使用利尿剂减少肺内液体，同时使用正性肌力药物和／或血管扩张剂（减少前／后负荷）优化左心室功能，从而解决潜在的病理学问题。

非心源性肺水肿可发生在体外循环反应、输血、脓毒症、神经源性损伤、肺切除术后、胸腔穿刺术或肺移植术后造成的再复张而引起的全身炎症反应。在这些病例中，管理的重点是治疗潜在的病因和全面地支持患者。无论什么原因，严重的水肿可能都需要正压通气，正压通气可以减少呼吸功、减少分流率、改善氧合。

11.3.5 阻塞性肺疾病

心脏外科患者术前的检查重点在于阻塞性肺疾病的诊断。哮喘和慢性阻塞性肺病（COPD）是该人群中最常见的疾病。这两种情况下，潜在的机制包括气流阻力和炎症，但其中只有在哮喘中空气是可逆的。COPD 可分为肺气肿、慢性支气管炎，或两者都有。此外，患者可能同时患有哮喘和 COPD，术后发生支气管痉挛的风险显著增高。

临床上，支气管痉挛表现为呼吸功增加、辅助呼吸肌活动、奇脉和喘息。机械通气患者可出现急性吸气峰值压力升高、呼气相二氧化碳描记图波形改变和 i-PEEP。治疗主要集中于吸入的 β2 受体激动剂和无创正压通气（NPPV），有人已经证明了 NPPV 可通过增加潮气量来改善气体交换，降低呼吸频率和症状。

尽管 COPD 存在不可逆的气流阻塞，但使用吸入型支气管扩张剂可以减轻症状。β$_2$ 肾上腺素能激动剂（通过增加细胞内 cAMP 增加平滑肌松弛）和吸入胆碱能拮抗剂（减少细胞内 cGMP）均可使用。然而，长效 β$_2$ 激动剂（沙美特罗）和磷酸二酯酶抑制剂（氨茶碱）在急性加重和支气管痉挛期间均未显示出任何益处。在传统疗法难以奏效的情况下，消旋肾上腺素可以作为抢救药物。严重哮喘加重时也可采取类似的治疗方法，因为支气管扩张剂、氧疗和全身应用肾上腺素都已被证明可以改善氧合。此外可考虑静脉注射类固醇。当常规治疗不能改善氧合时，可能需要插管和机械通气，充分肌松。

在任何患有阻塞性肺疾病的患者中，呼吸治疗师和床边护士必须积极主动地通过频繁的吸痰来清除分泌物，确保湿化充分，使用黏液溶解剂，提供雾化气流，并进行胸部物理治疗。当需要机械通气时，肺部潜在的阻塞性改变增加了"动态肺过度充气"的风险，可引起 i-PEEP，进而严重损害血流动力学乃至心脏骤停。临床医生应及早发现并避免 i-PEEP。通气策略除了增加流速外，还应包括降低呼吸速率和／或潮气量，以延长呼气时间。在严重的支气管痉挛和空气潴留（严重哮喘）的情况下，可能需要充分的肌松来避免自主呼吸。由此产生的高碳酸血症，通常比 i-PEEP 对血流动力学的不利影响更容易耐受。

11.3.6　肺炎和呼吸机相关事件

心脏手术后肺炎的发生率可高达 2%～ 10%，死亡率为 20%～ 30%。有学者证明了其独立的危险因素，包括 CPB 时间、年龄、COPD 病史、术中输血和左心室射血分数。感染的主要元凶是流感嗜血杆菌和链球菌，一些罕见但复杂的病例是由耐甲氧西林金黄色葡萄球菌（MRSA）引起，以及粘质沙雷菌、肺炎克雷伯菌和肠杆菌。感染机制可归因于术前细菌定植，药物治疗或危重症导致的宿主免疫功能受损，以及吸入受污染的液体，这些都可能受到术前住院治疗的影响。如果患者在插管和机械通气 48 小时后诊断为肺炎，则定义为呼吸机相关性肺炎（VAP）。VAP 与高发病率和死亡率相关——在一项研究中高达 50%。然而很难知道 VAP 是否单独导致了较高的死亡率，还是说是因为 VAP 在病情较重的患者中发病率更高。

肺炎的诊断对术后患者来说是一个挑战。许多典型的感染症状，包括心动过速、白细胞增多和发热，也存在于术后细胞因子释放和炎症反应状态下的患者中。术后胸部 X 线常见异常，包括非对称肺水肿、胸腔积液、肺挫伤和局部肺不张，很难与肺炎鉴别。临床医生仅从临床角度诊断 VAP 的能力欠佳，漏诊率和过度诊断率都很高。我们推荐通过经支气管镜获取物的定量培养来诊断。虽然在一般 ICU 人群中的研究并没有最终发现侵入性诊断与临床诊断的区别，但是许多人发现侵入性方法可以提高诊断准确性，减少不适当的抗菌治疗，在某些情况下能改善结果。

肺炎的治疗应包括广谱抗生素，这些抗生素应对本机构内感染率高的微生物提供抗菌活性。一旦确定了培养结果和病原体的种类，则应该缩小抗生素覆盖范围。易受多重药耐药感染的患者除了覆盖 MRSA（万古霉素、利奈唑胺）外，还应根据经验开始联合治疗，包括抗铜绿假单胞菌的头孢菌素（头孢吡肟、头孢他啶）或碳青霉烯类（亚胺培南、美罗培南）或哌拉西林—他唑巴坦。免疫抑制人群应考虑使用抗真菌药物。

由于缺乏足够的针对 VAP 的流行病学数据，美国疾病控制中心（CDC）在 2014 年引用术语"呼吸机相关事件（VAE）"。这一术语涵盖了更广泛的患者，包括那些在初始稳定而后氧合恶化的患者，其 FiO_2 增加了 20%，i-PEEP 增加了 3 cmH_2O。为了进一步区分 VAEs（感染性和非感染性），CDC 提出了以下分级：

第 1 级：呼吸机相关性条件（VAC）——持续 2 天以上的低氧血症，病因不明。

第 2 级：与感染相关的呼吸机相关并发症（IVAC）——持续低氧血症，感染的体征 / 症状（体温 > 38 ℃或 WBC > 12 000 或 < 4 000），以及新的抗菌治疗 > 4 天。

第 3 级：疑似或可能的呼吸机相关性肺炎（VAP）——气管内插管抽吸物、痰液、支气管灌洗物、肺组织或支气管保护性毛刷取样和 / 或脓性分泌物（> 25 中性粒细胞和 < 10 鳞状上皮 / 低倍镜视野），并排除 VAP 中不常见的病原体：肠球菌、凝固酶阴性葡萄球菌和念珠菌。

11.3.7　肺动脉高压

在非心脏和心脏手术中，肺动脉高压（pH）的诊断与术后发病率和死亡率的增加相关。根据共识，当肺动脉平均压（PAP）在休息时 ≥ 25 mmHg，或运动时 ≥ 30 mmHg，考虑 pH。

pH 根据病因的位置进行分类：毛细血管前、毛细血管、毛细血管后。2013 年，世界卫生组织将 pH 分为五类：

（1）肺动脉高压（遗传性 pH、特发性 pH、结缔组织疾病和 HIV 引起的 pH），由平滑肌／内皮细胞增殖导致的肺血管阻塞引起。

（2）继发于左心疾病（左心压力升高）的 pH，包括收缩性／舒张性心衰和二尖瓣／主动脉瓣的瓣膜病变（返流／狭窄）或两者都有。

（3）继发于肺疾病和／或持续性低氧血症（间质性肺疾病、COPD、阻塞性睡眠呼吸暂停）导致的动脉平滑肌肥大。

（4）由栓塞／血栓导致肺血管血流阻塞引起的 pH。

（5）病因不明和通常的多因素机制（糖原储存疾病、结节病、溶血性贫血）引起。

在接受心脏手术的患者中，pH 的来源通常是毛细血管后，即第二类。术后并发症风险的增加可能源于右心缺血和肺心病。从生理学角度看，这一现象的背后有多种机制：

（1）pH 增加右心室后负荷，导致氧耗需求增加。

（2）代偿性右心室肥大（pH 增加后负荷）增加需要氧合的心肌组织数量。

（3）当 PAP（右心室收缩压）接近全身血压时，心肌不再是收缩期和舒张期灌注。

（4）右心室对压力增高的顺应性较低，同时 RV 舒张末压升高，使 RV 缺血加重。

（5）右心衰竭和右心扩张导致左心室结构改变，进而导致心输出量减少。

此外，有许多围术期变量可以导致 pH 加重。临床医生管理长期药物治疗的 pH 患者时，必须强调术前坚持用药的重要性。术前服用止痛和抗焦虑药物（阿片类药物／苯二氮䓬类药物）可导致呼吸功能下降、缺氧、高碳酸血症和呼吸性酸中毒，进而导致 PAP 增高。包括手术刺激和疼痛在内的有害刺激也会提高 PAP。与特定手术相关的因素包括：在骨科手术中骨质／骨水泥造成的肺动脉栓塞，肺切除术时切除肺血管，心脏手术中 CPB 和 SIRS 的影响，腹腹腔镜手术期间二氧化碳充气，以及大手术中经常发生的大量液体转移。

在处理术后 pH 和右心室衰竭的患者时，临床医生必须格外警惕并熟悉复杂多样的病因。治疗的主要方法是准确诊断和逆转潜在的主要病因，根据 pH 的类型，仔细考虑所有的血流动力学参数。尽管吸入前列腺素常影响全身血压，但一氧化氮可通过气管内导管吸入给药迅速改善血流动力学。静脉血管扩张剂如钙通道阻滞剂、硝酸甘油和硝普钠与米力农一起使用是有益的。对于较长期的治疗，已经证明 PDE-5 抑制剂（他达拉非、西地那非）可以改善血流动力学。

为了成功地治疗和管理术后患者的 pH，临床医生必须充分了解各种类型 pH 背后复杂的生理机制。有了这些知识和对血流动力学的掌握，才能使患者从各种类型的手术中安全、成功地恢复。

关键术语和定义

急性呼吸衰竭：急性出现的不能维持正常的血液氧气和／或二氧化碳分压。急性呼吸衰竭是由于通气失败（未能维持正常肺泡气体分压）或静脉混合不充分（一系列通气和灌注不匹配的情况)造成的。

急性呼吸窘迫综合征(Acute respiratory distress syndrome，ARDS)：以 PaO_2/FiO_2 比值量化的不同程度的低氧血症为特征的多病因肺损伤综合征。该综合征发生于已知的临床损害后 1 周内，出现新的或恶化的呼吸系统症状，但不能用容量过负荷或心力衰竭来解释。目前的定义为不能完全用渗液、肺叶塌陷或结节来解释的双肺浸润。

顺应性：给予特定压力变化引起的容积变化的量化值。在机械通气患者中，在气流存在时测量"动态顺应性"，可计算为 $Cdyn = Vt/(Ppeak - i\text{-}PEEP)$。静态顺应性 $[Cstat = Vt/(Pplateau - i\text{-}PEEP]$ 在吸气结束气流时终止测量。动态顺应性随气流阻力的增大而减小，而静态顺应性不受影响。

无效腔：指肺内纯无效腔(V/Q = 无限大，即无灌注通气)，以及高 V/Q 比区域。

呼气末正压(PEEP)：呼气末肺泡内高于大气压的压力。外源性 PEEP 由呼吸机送出，在未插管患者中按惯例称为持续正压通气(CPAP)。内源性或"自发"PEEP 的发生是由于肺脏阻塞性病理改变和"气体陷闭"导致的呼气不完全。

肺血管阻力(PVR)：右心室必须克服的阻力，在肺血管中驱动向前血流。平均 PA 压与 LAP 之差除心输出量得出 PVR。

分流：指肺内 V/Q = 0(即 V/Q = 0)的纯分流区(有灌注而无通气)，以及低 V/Q 比值的区域。

自主唤醒试验(SAT)：这是停用镇静剂但麻醉作用仍存在时，准备呼吸机撤除的起始第一步，其目标是确定患者是否可以进行自主呼吸试验。通常需要患者对于言语刺激能够睁眼，可以耐受一段时间停用镇静且不至于表现出焦虑烦躁、呼吸急促、氧饱和度下降、呼吸节律障碍或呼吸窘迫的征象。

自主呼吸试验(SBT)：在成功的自主唤醒试验后进行的一项自主通气试验，目的是评估患者对脱离呼吸机的适宜性。重症监护医师应评估气体交换、呼吸力学和血流动力学稳定性是否足够。此外拔管前应充分考虑患者舒适程度、预测拔管后患者的气道保护能力以及需要再次拔管时气道的难度。插管患者应每天进行一次 SBT。

跨肺压：横跨肺实质的压力(也称为跨壁压力)，定义为肺泡压(即肺内的压力)减胸腔内压。在机械通气期间，特定容量变化所需的胸膜压力变化主要由胸壁力学控制，在肺膨胀期间为正值。与胸膜腔压力不同，在自主呼吸和机械通气过程中，特定容量变化所需的跨肺压变化是相同的。

参考文献

［1］ Adhikari NK，Burns KE，Friedrich JO，Granton JT，Cook DJ，Meade MO.Effect of nitric oxide on oxygenation and mortality in acute lung injury：systematic review and meta-analysis. BMJ. 2007；334：779.

［2］ Akoµmianaki E，Maggiore SM，Valenza F，Bellani G，Jubran A，Loring SH，Pelosi P，Talmor D，Grasso S，Chiµmello D，Guerin C，Patroniti N，Ranieri VM，Gattinoni L，Nava S，Terragni PP，Pesenti A，Tobin M，Mancebo J，Brochard L，PLMg Working Group（Acute Respiratory Failure Section of the European Society of Intensive Care Medicine）. The application of esophageal pressure measurement in patients with respiratory failure. Am J Respir Crit Care Med. 2014；189：520-31.

［3］ Allou N，Bronchard R，Gµglielminotti J，Dilly MP，Provenchere S，Lucet JC，Laouenan C，Montravers P.Risk factors for postoperative pneµmonia after cardiac surgery and development of a preoperative risk score*. Crit Care Med. 2014；42：1150-6.

［4］ Amato MB，Barbas CS，Medeiros DM，Magaldi RB，Schettino GP，Lorenzi-Filho G，Kairalla RA，Deheinzelin D，Munoz C，Oliveira R，Takagaki TY，Carvalho CR.Effect of a protectiveventilation strategy on mortality in the acute respiratory distress syndrome. N Engl J Med. 1998；338：347-54.

［5］ Amato MB，Meade MO，Slutsky AS，Brochard L，Costa EL，Schoenfeld DA，Stewart TE，Briel M，Talmor D，Mercat A，Richard JC，Carvalho CR，Brower RG.Driving pressure and survival in the acute respiratory distress syndrome. N Engl J Med. 2015；372：747-55.

［6］ Arozullah AM，Daley J，Henderson WG，Khuri SF.Multifactorial risk index for predicting postoperative respiratory failure in men after major noncardiac surgery. The National Veterans Administration Surgical Quality Improvement Program. Ann Surg. 2000；232：242-53.

［7］ Bailey ML，Richter SM，Mullany DV，Tesar PJ，Fraser JF.Risk factors and survival in patients with respiratory failure after cardiac operations. Ann Thorac Surg. 2011；92：1573-9.

［8］ Berlin D.Hemodynamic consequences of auto-PEEP.J Intensive Care Med. 2014；29：81-6.

［9］ Berrizbeitia LD，Tessler S，Jacobowitz IJ，Kaplan P，Budzilowicz L，Cunningham JN.Effect of sternotomy and coronary bypass surgery on postoperative pulmonary mechanics. Comparison of internal mammary and saphenous vein bypass grafts. Chest. 1989；96：873-6.

［10］ Bevan DR.Recovery from neuromuscular block and its assessment. Anesth Analg. 2000；90：S7-13.

［11］ Boles JM，Bion J，Connors A，Herridge M，Marsh B，Melot C，Pearl R，Silverman H，Stanchina M，Vieillard-Baron A，Welte T. Weaning from mechanical ventilation. Eur Respir J. 2007；29：1033-56.

［12］ Bonten MJ，Bergmans DC，Stobberingh EE，van der Geest S，De Leeuw PW，van Tiel FH，Gaillard CA. Implementation of bronchoscopic techniques in the diagnosis of ventilator-associated pneµmonia to reduce antibiotic use. Am J Respir Crit Care Med. 1997；156：1820-4.

［14］ Braun SR，Birnbaµm ML，Chopra PS.Pre- and postoperative pulmonary function abnormalities in coronary artery revascularization surgery. Chest. 1978；73：316-20.

［15］ Briel M，Meade M，Mercat A，Brower RG，Talmor D，Walter SD，Slutsky AS，Pullenayegµm E，Zhou Q，Cook D，Brochard L，Richard JC，Lamontagne F，Bhatnagar N，Stewart TE，Guyatt G.Higher vs lower positive end-expiratory pressure in patients with acute lung injury and acute respiratory distress syndrome：systematic review and meta-analysis. JAMA. 2010；303：865-73.

［16］ Brochard L，Isabey D，Piquet J，Amaro P，Mancebo J，Messadi AA，Brun-Buisson C，Rauss A，Lemaire F，Harf A. Reversal of acute exacerbations of chronic obstructive lung disease by inspiratory assistance with a face mask. N Engl J Med. 1990；323：1523-30.

[17] Bronicki RA，Anas NG.Cardiopulmonary interaction. Pediatr Crit Care Med. 2009；10（3）p316.https：//journals. lww.com/pccmjournal/Abstract/2009/05000/Cardiopulmonary_interaction.6.aspx.

[18] Buckley D，Gillham M.Invasive respiratory support. In：Cardiothoracic critical care. Philadelphia：Butterworth Heinemann Elsevier；2007，p. 420.

[19] Canver CC，Chanda J.Intraoperative and postoperative risk factors for respiratory failure after coronary bypass. Ann Thorac Surg. 2003；75：853-7；discussion 857-858.

[20] Chastre J，Fagon JY. Ventilator-associated pneumonia. Am J Respir Crit Care Med. 2002；165：867-903.

[21] Cheng DC，Karski J，Peniston C，Asokumar B，Raveendran G，Carroll J，Nierenberg H，Roger S，Mickle D，Tong J，Zelovitsky J，David T，Sandler A.Morbidity outcome in early versus conventional tracheal extubation after coronary artery bypass grafting：a prospective randomized controlled trial. J Thorac Cardiovasc Surg. 1996a；112：755-64.

[22] Cheng DC，Karski J，Peniston C，Raveendran G，Asokumar B，Carroll J，David T，Sandler A. Early tracheal extubation after coronary artery bypass graft surgery reduces costs and improves resource use. A prospective，randomized，controlled trial. Anesthesiology. 1996b；85：1300-10.

[23] Christenson JT，Aeberhard JM，Badel P，Pepcak F，Maurice J，Simonet F，Velebit V，Schmuziger M.Adult respiratory distress syndrome after cardiac surgery. Cardiovasc Surg. 1996；4：15-21.

[24] Cook DJ，Walter SD，Cook RJ，Griffith LE，Guyatt GH，Leasa D，Jaeschke RZ，Brun-Buisson C.Incidence of and risk factors for ventilator-associated pneumonia in critically ill patients. Ann Intern Med. 1998；129：433-40.

[25] Epstein SK.Weaning from ventilatory support. Curr Opin Crit Care. 2009；15：36-43.

[26] Esteban A，Frutos-Vivar F，Ferguson ND，Arabi Y，Apezteguia C，Gonzalez M，Epstein SK，Hill NS，Nava S，Soares MA，D'Empaire G，Alia I，Anzueto A.Noninvasive positive-pressure ventilation for respiratory failure after extubation. N Engl J Med. 2004；350：2452-60.

[27] Esteban A，Frutos F，Tobin MJ，Alia I，Solsona JF，Valverdu I，Fernandez R，de la Cal MA，Benito S，Tomas R，etal. A comparison of four methods of weaning patients from mechanical ventilation. Spanish Lung Failure Collaborative Group. N Engl J Med. 1995；332：345-50.

[28] Fagon JY，Chastre J，Hance AJ，Domart Y，Trouillet JL，Gibert C.Evaluation of clinical judgment in the identification and treatment of nosocomial pneumonia in ventilated patients. Chest. 1993；103：547-53.

[29] Fagon JY，Chastre J，Wolff M，Gervais C，Parer-Aubas S，Stephan F，Similowski T，Mercat A，Diehl JL，Sollet JP，Tenaillon A.Invasive and noninvasive strategies for management of suspected ventilator-associated pneumonia. A randomized trial. Ann Intern Med. 2000；132：621-30.

[30] Farias JA，Retta A，Alia I，Olazarri F，Esteban A，GolubickiA，Allende D，Maliarchuk O，Peltzer C，Ratto ME，Zalazar R，Garea M，Moreno EG.A comparison of two methods to perform a breathing trial before extubation in pediatric intensive care patients. Intensive Care Med. 2001；27：1649-54.

[31] Ferguson ND，Slutsky AS，Meade MO. High-frequency oscillation for ARDS. N Engl J Med. 2013；368：2233-4.

[32] Fernandez-Perez ER，Keegan MT，Brown DR，Hubmayr RD，Gajic O.Intraoperative tidal volume as a risk factor for respiratory failure after pneumonectomy. Anesthesiology. 2006；105：14-8.Filsoufi F，Rahmanian PB，Castillo JG，Chikwe J，Adams DH.Predictors and early and late outcomes of respiratory failure in contemporary cardiac surgery. Chest. 2008；133：713-21.

[33] Force ADT，Ranieri VM，Rubenfeld GD，Thompson BT，Ferguson ND，Caldwell E，Fan E，Camporota L，Slutsky AS.Acute respiratory distress syndrome：the Berlin Definition. JAMA. 2012；307：2526-33.

［34］ Ford GT，Whitelaw WA，Rosenal TW，Cruse PJ，Guenter CA.Diaphragm function after upper abdominal surgery in humans. Am Rev Respir Dis. 1983；127：431-6.

［35］ Frat JP，Thille AW，Mercat A，Girault C，Ragot S，Perbet S，Prat G，Boulain T，Morawiec E，Cottereau A，Devaquet J，Nseir S，Razazi K，Mira JP，Argaud L，Chakarian JC，Ricard JD，Wittebole X，Chevalier S，Herbland A，Fartoukh M，Constantin JM，Tonnelier JM，Pierrot M，Mathonnet A，Beduneau G，Deletage-Metreau C，Richard JC，Brochard L，Robert R，for the FLORALI Study Group and the REVA Network. High-flow oxygen through nasal cannula in acute hypoxemic respiratory failure. N Engl J Med. 2015；372：2185-96.

［36］ Friedrich A.Management of common complications following thoracic surgery. In：Hartigan PM，editor. Practical handbook of thoracic anesthesia. NewYork：Springer；2012. p.291-310.

［37］ Futier E，Constantin JM，Paugam-Burtz C，Pascal J，Eurin M，Neuschwander A，Marret E，Beaussier M，Gutton C，Lefrant JY，Allaouchiche B，Verzilli D，Leone M，De Jong A，Bazin JE，Pereira B，Jaber S，IMPROVE Study Group. A trial of intraoperative low-tidal-volume ventilation in abdominal surgery. N Engl J Med. 2013；369：428-37.

［38］ Gass GD，Olsen GN.Preoperative pulmonary function testing to predict postoperative morbidity and mortality. Chest. 1986；89：127-35.

［39］ Gattinoni L，Tognoni G，Pesenti A，Taccone P，Mascheroni D，Labarta V，Malacrida R，Di Giulio P，Fumagalli R，Pelosi P，Brazzi L，Latini R，Prone-Supine Study Group. Effect of prone positioning on the survival of patients with acute respiratory failure. N Engl J Med. 2001；345：568-73.

［40］ Girard TD，Kress JP，Fuchs BD，Thomason JW，Schweickert WD，Pun BT，Taichman DB，Dunn JG，Pohlman AS，Kinniry PA，Jackson JC，Canonico AE，Light RW，Shintani AK，Thompson JL，Gordon SM，Hall JB，Dittus RS，Bernard GR，Ely EW.Efficacy and safety of a paired sedation and ventilator weaning protocol for mechanically ventilated patients in intensive care（Awakening and Breathing Controlled trial）：a randomised controlled trial. Lancet. 2008；371：126-34.

［41］ Gladwin MT，Pierson DJ.Mechanical ventilation of the patient with severe chronic obstructive pulmonary disease. Intensive Care Med. 1998；24：898-910.

［42］ Glenny RW，Lamm WJ，Bernard SL，An D，Chornuk M，Pool SL，Wagner WW Jr，Hlastala MP，Robertson HT.Selected contribution：redistribution of pulmonary perfusion during weightlessness and increased gravity. J Appl Physiol（1985）. 2000；89：1239-48.

［43］ Guerin C，Reignier J，Richard JC，Beuret P，Gacouin A，Boulain T，Mercier E，Badet M，Mercat A，Baudin O，Clavel M，Chatellier D，Jaber S，Rosselli S，Mancebo J，Sirodot M，Hilbert G，Bengler C，Richecoeur J，Gainnier M，Bayle F，Bourdin G，Leray V，Girard R，Baboi L，Ayzac L，PROSEVA Study Group. Prone positioning in severe acute respiratory distress syndrome. N Engl J Med. 2013；368：2159-68.

［44］ Gupta H，Ramanan B，Gupta PK，Fang X，Polich A，Modrykamien A，Schuller D，Morrow LE. Impact of COPD on postoperative outcomes：results from a national database. Chest. 2013；143：1599-606.

［45］ Haddad F，Couture P，Tousignant C，Denault AY.The right ventricle in cardiac surgery，a perioperative perspective：II.Pathophysiology，clinical importance，and management. Anesth Analg. 2009；108：422-33.

［46］ Hakim TS，Lisbona R，Dean GW. Gravity-independent inequality in pulmonary blood flow in humans. J Appl Physiol（1985）. 1987；63：1114-21.

［47］ Haynes D，Baumann MH. Management of pneumothorax. Semin Respir Crit Care Med. 2010；31：769-80.

［48］ Heidecker J，Sahn SA.The spectrum of pleural effusions after coronary artery bypass grafting surgery. Clin Chest Med. 2006；27：267-83.

［49］ Henderson WR，Griesdale DE，Walley KR，Sheel AW.Clinical review：Guyton—the role of mean circulatory filling pressure and right atrial pressure in controlling cardiac output. Crit Care. 2010；14：243.

［50］ Heyland DK，Cook DJ，Griffith L，Keenan SP，Brun-Buisson C.The attributable morbidity and mortality of ventilator-associated pneumonia in the critically ill patient. The Canadian Critical Trials Group. Am J Respir Crit Care Med. 1999；159：1249-56.

［51］ Hill NS，Farber HW. 2008. Pulmonary hypertension. In：Hargett CW TV，editor. Contemporary cardiology. Totowa，NJ：Humana Press. p1 online resource（xv，444 p.）.

［52］ Hill NS，Roberts KR，Preston IR.Postoperative pulmonary hypertension：etiology and treatment of a dangerous complication. Respir Care. 2009；54：958-68.

［53］ Hortal J，Giannella M，Perez MJ，Barrio JM，Desco M，Bouza E，Munoz P.Incidence and risk factors for ventilator-associated pneumonia after major heart surgery. Intensive Care Med. 2009；35：1518-25.

［54］ Inouye SK，Bogardus ST Jr，Charpentier PA，Leo-Summers L，Acampora D，Holford TR，Cooney LM Jr. A multicomponent intervention to prevent delirium in hospitalized older patients. N Engl J Med. 1999；340：669-76.

［55］ Jaeger JM，Blank RS.Essential anatomy and physiology of the respiratory system and the pulmonary circulation. In：Slinger PD，editor. Principles and practice of anesthesia for thoracic surgery. NewYork：Springer；2011. p.51-69.

［56］ Jain U，Rao TL，Kumar P，Kleinman BS，Belusko RJ，Kanuri DP，Blakeman BM，Bakhos M，Wallis DE.Radiographic pulmonary abnormalities after different types of cardiac surgery. J Cardiothorac Vasc Anesth. 1991；5：592-5.

［57］ Jeremias A，Brown DL.Cardiac intensive care. 2nd ed. Philadelphia，PA：Saunders/Elsevier；2010.

［58］ Johnson D，Thomson D，Mycyk T，Burbridge B，Mayers I.Respiratory outcomes with early extubation after coronary artery bypass surgery. J Cardiothorac Vasc Anesth. 1997；11：474-80.

［59］ Jones DP，Byrne P，Morgan C，Fraser I，Hyland R.Positive end-expiratory pressure vs T-piece. Extubation after mechanical ventilation. Chest. 1991；100：1655-9.

［60］ Karthik S，Grayson AD，McCarron EE，Pullan DM，Desmond MJ.Reexploration for bleeding after coronary artery bypass surgery：risk factors，outcomes，and the effect of time delay. Ann Thorac Surg. 2004；78：527-34；discussion 534.

［61］ Keenan SP，Powers C，McCormack DG，Block G.Noninvasive positive-pressure ventilation for postextubation respiratory distress：a randomized controlled trial. JAMA. 2002；287：3238-44.

［62］ Kelly AM，Weldon D，Tsang AY，Graham CA.Comparison between two methods for estimating pneumothorax size from chest X-rays. Respir Med. 2006；100：1356-9.

［63］ Kilgannon JH，Jones AE，Parrillo JE，Dellinger RP，Milcarek B，Hunter K，Shapiro NI，Trzeciak S，Emergency Medicine Shock Research Network（EMShockNet）Investigators. Relationship between supranormal oxygen tension and outcome after resuscitation from cardiac arrest. Circulation. 2011；123：2717-22.

［64］ Kilgannon JH，Jones AE，Shapiro NI，Angelos MG，Milcarek B，Hunter K，Parrillo JE，Trzeciak S，Emergency Medicine Shock Research Network（EMShockNet）Investigators. Association between arterial hyperoxia following resuscitation from cardiac arrest and in-hospital mortality. JAMA. 2010；303：2165-71.

［65］ Kollef MH.The prevention of ventilator-associated pneumonia. N Engl J Med. 1999；340：627-34.

［66］ Kopman AF，Yee PS，Neuman GG.Relationship of the train-of-four fade ratio to clinical signs and symptoms of residual paralysis in awake volunteers. Anesthesiology. 1997；86：765-71.

［67］ Kress JP，Gehlbach B，Lacy M，Pliskin N，Pohlman AS，Hall JB.The long-term psychological effects of daily sedative interruption on critically ill patients. Am J Respir Crit Care Med. 2003; 168: 1457-61.

[68] Kress JP, Pohlman AS, O'Connor MF, Hall JB.Daily interruption of sedative infusions in critically ill patients undergoing mechanical ventilation. N Engl J Med. 2000; 342: 1471-7.

[69] Kroenke K, Lawrence VA, Theroux JF, Tuley MR, Hilsenbeck S.Postoperative complications after thoracic and major abdominal surgery in patients with and without obstructive lung disease. Chest. 1993; 104: 1445-51.

[70] Laffey JG, Boylan JF, Cheng DC.The systemic inflammatory response to cardiac surgery: implications for the anesthesiologist. Anesthesiology. 2002; 97: 215-52.

[71] Lellouche F, Dionne S, Simard S, Bussieres J, Dagenais F. High tidal volµmes in mechanically ventilated patients increase organ dysfunction after cardiac surgery. Anesthesiology. 2012; 116: 1072-82.

[72] Leung P, Jubran A, Tobin MJ. Comparison of assisted ventilator modes on triggering, patient effort, and dyspnea. Am J Respir Crit Care Med. 1997; 155: 1940-8.

[73] Light RW.Clinical practice. Pleural effusion. N Engl J Med. 2002; 346: 1971-7.

[74] Lightowler JV, Wedzicha JA, Elliott MW, Ram FS.Non-invasive positive pressure ventilation to treat respiratory failure resulting from exacerbations of chronic obstructive pulmonary disease: cochrane systematic review and meta-analysis. BMJ. 2003; 326: 185.

[75] London MJ, Shroyer AL, Jernigan V, Fullerton DA, Wilcox D, Baltz J, Brown JM, MaWhinney S, Hammermeister KE, Grover FL.Fast-track cardiac surgery in a Department of Veterans Affairs patient population. Ann Thorac Surg. 1997; 64: 134-41.

[76] MacIntyre NR, Cook DJ, Ely EW Jr, Epstein SK, Fink JB, Heffner JE, Hess D, Hubmayer RD, Scheinhorn DJ, American College of Chest Physicians; American Association for Respiratory Care; American College of Critical Care Medicine. Evidence-based guidelines for weaning and discontinuing ventilatory support: a collective task force facilitated by the American College of Chest Physicians; the American Association for Respiratory Care; and the American College of Critical Care Medicine. Chest. 2001; 120: 375S-95S.

[77] Marhong JD, Munshi L, Detsky M, Telesnicki T, Fan E.Mechanical ventilation during extracorporeal life support (ECLS): a systematic review. Intensive Care Med. 2015; 41: 994-1003.

[78] Marhong JD, Telesnicki T, Munshi L, Del Sorbo L, Detsky M, Fan E. Mechanical ventilation during extracorporeal membrane oxygenation. An international survey. Ann Am Thorac Soc. 2014; 11: 956-61.

[79] Marini JJ, Capps JS, Culver BH.The inspiratory work of breathing during assisted mechanical ventilation. Chest. 1985; 87: 612-8.

[80] Martin DS, Grocott MP.Oxygen therapy in critical illness: precise control of arterial oxygenation and permissive hypoxemia. Crit Care Med. 2013; 41: 423-32.

[81] Meade M, Guyatt G, Cook D, Griffith L, Sinuff T, Kergl C, Mancebo J, Esteban A, Epstein S.Predicting success in weaning from mechanical ventilation. Chest. 2001; 120: 400S-24S.

[82] Meyer T, Krishnamani R. "Acute heart failure and pulmonary edema" in cardiac intensive care. 2nd ed. Philadelphia, PA: Saunders/Elsevier; 2010.

[83] Mikkelsen ME, Christie JD, Lanken PN, Biester RC, Thompson BT, Bellamy SL, Localio AR, Demissie E, Hopkins RO, Angus DC.The adult respiratory distress syndrome cognitive outcomes study: long-term neuropsychological function in survivors of acute lung injury. Am J Respir Crit Care Med. 2012; 185: 1307-15.

[84] Murphy GS, Szokol JW, Marymont JH, Franklin M, Avram MJ, Vender JS.Residual paralysis at the time of tracheal extubation. Anesth Analg. 2005; 100: 1840-5.

[85] Myles PS, McIlroy D.Fast-track cardiac anesthesia: choice of anesthetic agents and techniques. Semin

Cardiothorac Vasc Anesth. 2005；9：5-16.

［86］ Neto AS，Schmidt M，Azevedo L，Bein T，Brochard L，Beutel G，Combes A，Costa E，Hodgson C，Lindskov C，Lubnow M，Lueck C，Michaels A，Paiva JA，Park M，Pesenti A，Pham T，Quintel M，Marco Ranieri V，Ried M，Roncon-Albuquerque R，Slutsky A，Takeda S，Terragni P，Vejen M，Weber-Carstens S，Welte T，Gama de Abreu M，Pelosi P，Schultz M，Network RR，Investigators PN. Associations between ventilator settings during extracorporeal membrane oxygenation for refractory hypoxemia and outcome in patients with acute respiratory distress syndrome：a pooled individual patient data analysis. Intensive Care Med. 2016；42：1672-84.

［87］ Ng CS，Wan S，Yim AP，Arifi AA. Pulmonary dysfunction after cardiac surgery. Chest. 2002；121：1269-77.

［88］ Noppen M，De Keukeleire T.Pneµmothorax. Respiration. 2008；76：121-7.

［89］ Nurok M，Topulos GP. Practical Handbook of Thoracic Anesthesia by Philip M. Hartigan（ed）. Respiratory Physiology. 2012a. p. 20.

［90］ Nurok M，Topulos GP. Practical Handbook of Thoracic Anesthesia by Philip M. Hartigan（ed）. Respiratory Physiology. 2012b. p. 33.

［91］ Ortega RC，etal. Intraoperative management of patients with pulmonary hypertension advances in pulmonary hypertension. Adv Pulm Hypertens. 2013；12：18-23.

［92］ Papazian L，Forel JM，Gacouin A，Penot-Ragon C，Perrin G，Loundou A，Jaber S，Arnal JM，Perez D，Seghboyan JM，Constantin JM，Courant P，Lefrant JY，Guerin C，Prat G，Morange S，Roch A，Investigators AS.Neuromuscular blockers in early acute respiratory distress syndrome. N Engl J Med. 2010；363：1107-16.

［93］ Peek GJ，Mµgford M，Tiruvoipati R，Wilson A，Allen E，Thalanany MM，Hibbert CL，Truesdale A，Clemens F，Cooper N，Firmin RK，Elbourne D，CESAR trial collaboration. Efficacy and economic assessment of conventional ventilatory support versus extracorporeal membrane oxygenation for severe adult respiratory failure （CESAR）：a multicentre randomised controlled trial. Lancet. 2009；374：1351-63.

［94］ Pham T，Combes A，Roze H，Chevret S，Mercat A，Roch A，Mourvillier B，Ara-Somohano C，Bastien O，Zogheib E，Clavel M，Constan A，Marie Richard JC，Brun-Buisson C，Brochard L，Network RR. Extracorporeal membrane oxygenation for pandemic influenza A（H1N1）-induced acute respiratory distress syndrome：a cohort study and propensity-matched analysis. Am J Respir Crit Care Med. 2013；187：276-85.

［95］ Polese G，Lubli P，Mazzucco A，Luzzani A，Rossi A.Effects of open heart surgery on respiratory mechanics. Intensive Care Med. 1999；25：1092-9.

［96］ Rajakaruna C，Rogers CA，Angelini GD，Ascione R.Risk factors for and economic implications of prolonged ventilation after cardiac surgery. J Thorac Cardiovasc Surg. 2005；130：1270-7.

［97］ Ram FS，Picot J，Lightowler J，Wedzicha JA.Non-invasive positive pressure ventilation for treatment of respiratory failure due to exacerbations of chronic obstructive pulmonary disease. Cochrane Database Syst Rev. 2004；1：CD004104.

［98］ Ramakrishna G，Sprung J，Ravi BS，Chandrasekaran K，McGoon MD. Impact of pulmonary hypertension on the outcomes of noncardiac surgery：predictors of perioperative morbidity and mortality. J Am Coll Cardiol. 2005；45：1691-9.

［99］ Ranucci M，Bozzetti G，Ditta A，Cotza M，Carboni G，Ballotta A.Surgical reexploration after cardiac operations：why a worse outcome Ann Thorac Surg. 2008；86：1557-62.

［100］ Raoof S，Baµmann MH，Critical Care Societies C.An official multi-society statement：ventilatorassociated events：the new definition. Crit Care Med. 2014；42：228-9.

［101］ Roques F，Nashef SA，Michel P，Gauducheau E，de Vincentiis C，Baudet E，Cortina J，David M，Faichney

A, Gabrielle F, Gams E, Harjula A, Jones MT, Pintor PP, Salamon R, Thulin L.Risk factors and outcome in European cardiac surgery: analysis of the EuroSCORE multinational database of 19030 patients. Eur J Cardiothorac Surg. 1999; 15:816-22; discussion 822-813

[102] Rossi A, Polese G, Brandi G, Conti G.Intrinsic positive end-expiratory pressure (PEEPi). Intensive Care Med. 1995; 21:522-36.

[103] Sanchez-Nieto JM, Torres A, Garcia-Cordoba F, El-Ebiary M, Carrillo A, Ruiz J, Nunez ML, Niederman M.Impact of invasive and noninvasive quantitative culture sampling on outcome of ventilator-associated pneumonia: a pilot study. Am J Respir Crit Care Med. 1998; 157:371-6.

[104] Sassoon CS, Caiozzo VJ, Manka A, Sieck GC.Altered diaphragm contractile properties with controlled mechanical ventilation. J Appl Physiol (1985). 2002; 92:2585-95.

[105] Schweickert WD, Gehlbach BK, Pohlman AS, Hall JB, Kress JP.Daily interruption of sedative infusions and complications of critical illness in mechanically ventilated patients. Crit Care Med. 2004; 32:1272-6.

[106] Schweickert WD, Pohlman MC, Pohlman AS, Nigos C, Pawlik AJ, Esbrook CL, Spears L, Miller M, Franczyk M, Deprizio D, Schmidt GA, Bowman A, Barr R, McCallister KE, Hall JB, Kress JP.Early physical and occupational therapy in mechanically ventilated, critically ill patients: a randomised controlled trial. Lancet. 2009; 373:1874-82.

[107] Shapiro M, Wilson RK, Casar G, Bloom K, Teague RB.Work of breathing through different sized endotracheal tubes. Crit Care Med. 1986; 14:1028-31.

[108] Shorr AF, Sherner JH, Jackson WL, Kollef MH.Invasive approaches to the diagnosis of ventilatorassociated pneumonia: a meta-analysis. Crit Care Med. 2005; 33:46-53.

[109] Sole Violan J, Fernandez JA, Benitez AB, Cardenosa Cendrero JA, Rodriguez de Castro F.Impact of quantitative invasive diagnostic techniques in the management and outcome of mechanically ventilated patients with suspected pneumonia. Crit Care Med. 2000; 28:2737-41.

[110] Stephens RS, Shah AS, Whitman GJR.Lung injury and acute respiratory distress syndrome after cardiac surgery. Ann Thorac Surg. 2013; 95:1122-9.

[111] Strom T, Martinussen T, Toft P. A protocol of no sedation for critically ill patients receiving mechanical ventilation: a randomised trial. Lancet. 2010; 375:475-80.

[112] Sundar S, Novack V, Jervis K, Bender SP, Lerner A, Panzica P, Mahmood F, Malhotra A, Talmor D.Influence of low tidal volume ventilation on time to extubation in cardiac surgical patients. Anesthesiology. 2011; 114:1102-10.

[113] Taggart DP, el-Fiky M, Carter R, Bowman A, Wheatley DJ.Respiratory dysfunction after uncomplicated cardiopulmonary bypass. Ann Thorac Surg. 1993; 56:1123-8.

[114] Talmor D, Sarge T, Malhotra A, O'Donnell CR, Ritz R, Lisbon A, Novack V, Loring SH.Mechanical ventilation guided by esophageal pressure in acute lung injury. N Engl J Med. 2008; 359:2095-104.

[115] Torres A, el-Ebiary M, Padro L, Gonzalez J, de la Bellacasa JP, Ramirez J, Xaubet A, Ferrer M, Rodriguez-Roisin R. Validation of different techniques for the diagnosis of ventilatorassociated pneumonia. Comparison with immediate postmortem pulmonary biopsy. Am J Respir Crit Care Med. 1994; 149:324-31.

[116] Treggiari MM, Romand JA, Yanez ND, Deem SA, Goldberg J, Hudson L, Heidegger CP, Weiss NS.Randomized trial of light versus deep sedation on mental health after critical illness. Crit Care Med. 2009; 37:2527-34.

[117] van Noord JA, de Munck DR, Bantje TA, Hop WC, Akveld ML, Bommer AM.Long-term treatment of chronic

obstructive pulmonary disease with salmeterol and the additive effect of ipratropium. Eur Respir J. 2000; 15: 878-85.

[118] Varpula T, Jousela I, Niemi R, Takkunen O, Pettila V.Combined effects of prone positioning and airway pressure release ventilation on gas exchange in patients with acute lung injury. Acta Anaesthesiol Scand. 2003; 47: 516-24.

[119] Varpula T, Valta P, Niemi R, Takkunen O, Hynynen M, Pettila VV.Airway pressure release ventilation as a primary ventilatory mode in acute respiratory distress syndrome. Acta Anaesthesiol Scand. 2004; 48: 722-31.

[120] Vassilakopoulos T, Petrof BJ. Ventilator-induced diaphragmatic dysfunction. Am J Respir Crit Care Med. 2004; 169: 336-41.

[121] Vital FM, Saconato H, Ladeira MT, Sen A, Hawkes CA, Soares B, Burns KE, Atallah AN.Noninvasive positive pressure ventilation (CPAP or bilevel NPPV) for cardiogenic pulmonary edema. Cochrane Database Syst Rev. 2008; 1: CD005351.

[122] Ware LB, Matthay MA.The acute respiratory distress syndrome. N Engl J Med. 2000; 342: 1334-49.

[123] Warner MA, Offord KP, Warner ME, Lennon RL, Conover MA, Jansson-Schumacher U.Role of preoperative cessation of smoking and other factors in postoperative pulmonary complications: a blinded prospective study of coronary artery bypass patients. Mayo Clin Proc. 1989; 64: 609-16.

[124] West JB. Respiratory physiology: the essentials. 9th ed. Philadelphia: Wolters Kluwer Health/Lippincott Williams & Wilkins; 2012a.

[125] West JB. Respiratory physiology—the essentials. 6th ed. Philadelphia: Lippincott Williams & Wilkins; 2012b.

[126] Wilcox P, Baile EM, Hards J, etal. Phrenic nerve function and its relationship to atelectasis after coronary artery bypass grafting. Thorax. 1985; 40: 293-9.

[127] Williams-Russo P, Charlson ME, MacKenzie CR, Gold JP, Shires GT.Predicting postoperative pulmonary complications. Is it a real problem Arch Intern Med. 1992; 152: 1209-13.

[128] Wrigge H, Uhlig U, Baumgarten G, Menzenbach J, Zinserling J, Ernst M, Dromann D, Welz A, Uhlig S, Putensen C.Mechanical ventilation strategies and inflammatory responses to cardiac surgery: a prospective randomized clinical trial. Intensive Care Med. 2005; 31: 1379-87.

[129] Yang KL, Tobin MJ.A prospective study of indexes predicting the outcome of trials of weaning from mechanical ventilation. N Engl J Med. 1991; 324: 1445-50.

[130] Yarmus L, Feller-Kopman D.Pneumothorax in the critically ill patient. Chest. 2012; 141: 1098-105.

[131] Zupancich E, Paparella D, Turani F, Munch C, Rossi A, Massaccesi S, Ranieri VM.Mechanical ventilation affects inflammatory mediators in patients undergoing cardiopulmonary bypass for cardiac surgery: a randomized clinical trial. J Thorac Cardiovasc Surg. 2005; 130: 378-83.

第 12 章

成人心脏术后中枢神经系统监护

摘 要

心脏术后中枢神经系统(CNS)功能障碍被认为是心脏术后发病率和死亡率最重要的原因。很多研究表明,经历了心脏手术的患者可能罹患意外的CNS并发症。

尽管术后时期相关因素仅占心脏手术后CNS并发症病因的20%,但在术中很少见到CNS并发症。在住院期间最先出现的中枢神经系统并发症通常出现在重症监护室。

术后CNS损伤有两种分类方法:第一种为临床分类(包括Ⅰ型和Ⅱ型功能障碍),第二种按时间分类(早发和迟发)。

高龄、术前肌酐高、既往神经系统事件、体外循环时间延长、女性,以上因素被认为是早期的危险因素。既往神经系统事件、糖尿病、不稳定心绞痛、既往脑血管疾病、需要正性肌力药物支持、术后房颤是延后的危险因素。主动脉粥样硬化是一个急性和慢性脑功能障碍共同的危险因素。潜在的机制归纳分为五类:患者相关病因、术中手术病因、术中麻醉病因、术中体外循环病因,以及术后病因。在每一类中都有一些潜在的病因。相关的预防措施包括药物脑保护和体外循环相关技术。新的和传统技术均用于改善CNS预后。

关键词

心脏手术后中枢神经系统功能障碍的分类与机制;心脏手术后中枢神经系统功能障碍的总体考虑;中枢神经系统损伤的分类;Ⅰ型和Ⅱ型损伤;基于时间分类的术后中枢神经系统损伤;中枢神经系统损伤的危险因素;中枢神经系统损伤的机制和潜在病因;预防策略;药理学神经保护;体外循环相关设备;神经系统监测

12.1　心脏手术后中枢神经系统功能障碍的分类与机制

12.1.1　心脏手术后中枢神经系统功能障碍的总体考虑

心脏术后中枢神经系统(CNS)功能障碍被认为是心脏手术后最重要的病死原因之一。很多研究表明,经历了心脏手术的患者可能罹患意外的 CNS 并发症。心脏手术后脑功能不全是心脏手术后最严重的并发症之一,也是最不理想的病态情况。它不仅影响近期临床结局,也影响长期生活质量。心脏手术后出院时四分之三的患者会出现神经认知功能下降,三分之一的患者会持续到术后 6 个月,同时生活质量下降。随着高龄手术患者的增多,这类并发症越来越常见。尽管心脏术后 CNS 并发症仅有 20% 与术后期间相关性因素相关,但术中很少见到 CNS 并发症,常在进入 ICU 后才观察到。

12.1.2　心脏术后 CNS 损伤的分类

术后 CNS 损伤主要有两种分类方法:第一种为临床分类(包括Ⅰ型和Ⅱ型功能障碍),第二种基于时间分类(早发和迟发)。

1. Ⅰ型和Ⅱ型损伤

心脏手术后的脑部并发症分为Ⅰ型和Ⅱ型损伤。

Ⅰ型损伤发生率不高,但不应忽视其严重程度和不良预后。CABG 术后脑卒中发生率为 1%,这些损伤通常为神经功能缺陷,包括如下表现:

- 致死或非致死的卒中(运动、感觉、语言缺陷或联合缺陷)
- 缺氧性脑病
- 局灶性神经损伤
- TIA（短暂性脑缺血发作）
- 出院时仍昏迷
- 出院时仍神志不清

Ⅰ型损伤发生于 1%～4% 不打开心腔操作的心脏手术患者,8%～9% 发生于打开心腔操作的心脏手术患者。

Ⅱ型损伤是除Ⅰ型以外的神经功能障碍,更加普遍,包括如下情况:

- 新发的智力下降
- 意识模糊
- 焦虑
- 记忆力受损
- 无明确病灶的癫痫发作

- 定向力障碍
- 解决问题能力受损
- 注意力和专注力受损
- 语言问题
- 痉挛,癫痫样表现
- 学习和记忆问题
- 处理速度减慢
- 智力障碍
- 通常谵妄是最常见的急性 CNS 障碍表现（术后谵妄及其处理将在本章下一节详述）

出院时有 50% 的患者、术后六个月时有 30% 的患者存在 Ⅱ 型损伤。

2. 基于时间分类的术后 CNS 损伤

另一种分类则根据术后时间间隔而分类,即基于"早期和延迟的脑卒中分别有不同的危险因素"的事实。基于 Karhausen 等人的定义:早期卒中发生在术后 0 ~ 1 天,而术后 2 天以上的卒中被归为迟发性卒中。由于病因不同,早期卒中主要是以下因素之一引起的:

- 手术中微粒和气体栓塞
- 术中血流动力学紊乱
- 兼具以上两项

而迟发卒中主要是"术后血栓前状态"的最终结果,在心脏手术期间和术后由以下病因促使其发生:

- 体液和细胞炎症反应
- 血小板活化

术后早期认知功能障碍是术后 5 年"术后晚期认知功能障碍"的重要预测因素。有人认为早期卒中以右脑半球为主,而不是左半球,而迟发性卒中则分布均匀。约 20% 心脏外科术后 CNS 并发症的发生归咎于术后事件,80% 与术中事件直接相关。

12.1.3　CNS 损伤的危险因素

通常,危险因素的分类基于时间分类的考虑,心脏手术后脑损伤的危险因素分为两类。

早期脑卒中危险因素:

- 高龄
- 术前肌酐高
- 既往神经系统事件
- 操作涉及主动脉粥样硬化区域
- 体外循环时间长

- 女性早期卒中风险增加 7 倍,延迟的卒中风险增加 1.7 倍

延迟脑卒中的危险因素:

- 既往神经系统事件
- 糖尿病
- 主动脉粥样硬化
- 不稳定心绞痛
- 既往脑血管疾病
- 需要正性肌力药物支持
- 术后房颤(低心排血量和房颤的联合终点)
- 低心排血量(低心排血量和心房颤动的联合终点)
- 术后中重度血小板减少是一个独立的危险因素

12.1.4　CNS 损伤的机制和潜在的病因

"心脏外科术后脑功能障碍"最显著的一个特征是病因不明晰,一些相互关联的因素引发的临床疾病,大致的分类如下:

- 患者相关因素
- 术中外科手术因素
- 术中麻醉因素
- 术中体外循环因素(ECC)
- 术后期间相关性因素:约 20% 心脏外科术后 CNS 并发症归咎于术后事件,80% 直接与术中事件相关

有大量的研究讨论了术后中枢神经系统疾病的主要潜在机制和危险因素。这些研究使我们更加深入地考虑这些患者的潜在中枢神经系统疾病,并评估一些被认为是高度可能或可能的病因或促进因素的危险因素。因此在围术期处理心脏手术患者,特别是术后期间,我们需要考虑这些可能的机制和潜在的危险因素,以便对患者进行适当的管理,这里在前人研究的基础上对这些机制和危险因素进行了简要的讨论。

- 首先,心脏外科术后 CNS 并发症常为缺血性,仅不足 5% 为出血性。然而"体外循环相关炎性反应、微血栓、低灌注"主要与急性(短期)神经认知障碍有关,"CABG 患者潜在的脑血管疾病"主要与较晚出现的神经认知受损有关(术后 1 ~ 5 年出现)。
- 主动脉粥样硬化与术后 CNS 问题有直接关系:"主动脉粥样硬化和脑血管粥样硬化是互相伴随的病理过程。"迄今认为,术后 CNS 并发症最主要的病因在于冠脉系统有问题的患者同时也存在脑血管系统的粥样硬化情况。主动脉粥样硬化(即使还不是斑块)在主动脉操作时可能破裂,包括:主动脉插管、主动脉阻断、移植物的近端吻合。CPB 期间 CNS 低灌注是重要的危险因素。另外,CPB 动脉插管灌注具有"喷沙效应",增加了中枢

神经系统损伤的风险。主动脉扫描是检测主动脉动脉粥样硬化最敏感的方法，以帮助找到合适的插管位置，而用外科医师的手指触诊主动脉则没有那么有效。

- 微栓既能够起源于栓塞微粒的脂肪成分，也能来源于心脏切开时铝剂和硅基制剂的吸入，两种类型均可阻塞 CNS 末梢动脉。脂质微栓导致小毛细血管和小动脉扩张（SCADs），直径一般 10 ～ 70 μm，大部分脂质微栓通过心脏切开和抽吸落入大脑末梢小动脉。

- CABG vs 颈动脉内插管术：使用或避免体外循环被认为是一种潜在的损伤机制，广泛的研究评估了其影响。从一个方面来说，非体外循环手术主动脉操作较少，有可能预防 CPB 相关的微栓子和炎症；另一方面，"外科医生在近端移植中的主动脉操作"和"远端移植操作时的低血压"是导致非体外循环患者中枢神经系统损伤的两种可能机制。这可能是体外循环组和非体外循环组之间没有明显差异（关于术后中枢神经系统事件）的原因。总之"单靠体外循环并不能引起足够的神经炎症改变，从而导致长期认知功能障碍的增加"。然而两种方法（即冠状动脉的外科手术和血管内再血管化）对成人患者的认知结果似乎相似。

- 与体外和非体外手术相关的讨论相反，体外循环和体外循环的时长被认为是术后中枢神经系统功能障碍的真正危险因素，因为它促进了炎症反应，尽管许多研究未能找到两者之间的密切关系。

- CPB 期间 CNS 低灌注是重要的危险因素。平均动脉压 50 ～ 80 mmHg 是脑部自主调节的目标血压区间，平均动脉压的在维持大脑皮质末梢动脉和大脑侧支动脉灌注方面的作用尤其重要。然而心脏手术患者常常有合并症，因此他们的大脑自动调节常常需要更高的压力，CPB 时 MAP 血压上限更适合这些患者。即便是接受非停跳手术的患者，血压的紊乱也可能导致 CNS 的不良事件。目前认为，脑血氧饱和度有助于更精确地监测和控制脑灌注。

- 术中低体温是器官保护的策略之一，其对中枢神经系统结果的影响尚待确定，因为尚未证明其对保护中枢神经系统有效。另一方面，如果不使用慢复温策略进行 CPB 停机，通常会出现体温过高，它是中枢神经系统的重要危险因素：CPB 灌注液温度和鼻咽部温度间 2℃ 的差异与 6℃ 相比可改善结果。

- 如前所述，手术后的时间间隔是另一个因素，因为"早期和延迟卒中"的危险因素是不同的。

- 主要的 CNS 不良事件发生于术中，然而约 20% 的卒中是术后事件的结果，需要保持警惕。

- 微栓：较大的血栓（胸主动脉来源的动脉粥样硬化残片）和较小的微栓（脂肪微粒或气栓）均被认为是脑损伤的重要病因。

- 性别：女性早期卒中风险可增加 5 ～ 7 倍，延迟卒中风险可增加 1.5 ～ 2 倍。

- 既往脑血管事件史对 CABG 或其他心脏手术后卒中的概率有很大影响，既往的神经认知障碍对术后发生神经认知障碍的概率有不可忽视的影响。

- 心脏手术后出血，特别是严重出血，单独输血会独立地增加 CABG 后卒中的风险。

- 术后中重度血小板减少：在体外循环CABG后，"术后中重度血小板减少"与术后卒中之间存在独立关联；术后中重度血小板减少对卒中的时间有预测价值。在对接受经导管主动脉瓣置换术（TAVR）的患者进行的其他研究中，术后血小板减少的严重程度被证明是"一个极好且容易获得的标志物，显示出更差的短期和长期预后"。

- 在糖尿病和非糖尿病的心脏术后患者中，严格的血糖控制被认为是一种神经保护性措施，然而，近几年证据表明，与"常规血糖控制"相比，"严格的血糖控制"在改善患者预后和死亡率方面所起的作用并不肯定。一个可能的机制是CPB过程中胰岛素的抵抗较高，并伴有CPB后潜在的低血糖，尤其在术后可能诱发脑损伤。

- 贫血是心脏术后CNS损伤的另外一个主要的潜在危险因素，尤其是CPB中血细胞比容低于22%的患者，红细胞压积每下降1%，CNS损伤的概率就增加10%，其机制可能在于脑部氧输送降低伴随的代偿性脑部小动脉扩张导致的血栓风险增加。然而，仍未证明对贫血患者进行红细胞输注治疗可以预防CNS损伤，因此仍应权衡输血的风险和益处。

- 遗传易感性是一些研究中解释的另一个潜在机制，包括CRP和白介素6的基因变异以及载脂蛋白E的基因型。

- 房颤是心脏术后最常见的心律失常，超过30%患者可发生，与术后CNS损伤有明确而直接的关系。

- 高龄是"主要的永久性术后神经心理缺陷的预测因素"（主要是Ⅱ型损伤）。

- 左室功能受损：心衰与认知功能障碍有关（住院患者主要表现为谵妄）

- 与其他术式相比，瓣膜手术是术后认知功能下降的重要的危险因素。可能主要与微栓事件有关。

- 术后神经认知功能障碍可影响脑白质，通过一系列标记物的炎性反应机制，例如"阿尔茨海默病相关β淀粉样蛋白"。

在6000多名CABG患者的回顾性观察研究中，外周血管疾病、术前临界状态和术中主动脉内球囊反搏与术后卒中有关（表12.1）。

表12.1　心脏术后脑功能障碍的危险因素

患者相关因素
1. 患者病理生理状态相关危险因素
CPB相关炎症反应
术中低灌注
术中脑氧合状态
术中麻醉药物使用
2. 患者潜在疾病危险因素
术前合并症（糖尿病，高血压，动脉粥样硬化，尤其是升主动脉，既往脑血管病变）
术前脑血流（CBF）速度，可显示脑灌注状态（术前左侧低灌注可能是一个危险因素）
高龄
术前睡眠情况
术前使用药物情况

续表

患者相关因素
3. 与患者社会地位相关的危险因素
社会阶层和社会地位
术后康复护理
受教育程度
性别
种族差异
手术相关因素〔术中和术后手术因素、麻醉因素和体外循环（"ECC"）因素〕
使用心脏切开吸引器（术中使用吸引器时间，使用自体血回收机和动脉过滤器）
主动脉阻断时间
使用低温，最佳复温，低温的严重程度和持续时间（尤其是深低温停循环）
CPB 后高热
手术过程中的排气处理
手术类型（尤其是瓣膜手术或涉及主动脉根部的手术）
外科医生在术中使用主动脉外壁扫描进行主动脉插管
CPB 期间血流动力学不稳定
手术期间可能出现的低灌注侧的位置（左颈动脉系统与右颈动脉系统）
使用或避免 CPB（停跳或非停跳）
CPB 持续时间
出血量和输血量
为控制术后急性出血而再次进入手术室
术中应用 IABP
心脏手术后中枢神经系统并发症中只 20% 是由于术后事件
CPB 术后高热
低血压
术后出血量和输血量
术后中重度血小板减少
为控制术后急性出血而再次进入手术室

12.2　预防措施

12.2.1　药理学神经保护

尽管多种药物可作为神经保护剂，但没有一种药物被充分证明，然而在一些研究中，下列药物已被证明能有效抑制缺血半暗带：

- 术中利多卡因可能通过抑制心脏手术的炎性反应起到神经保护作用
- 硫喷妥钠可主要减少血栓负荷（可能通过脑血管收缩）
- 丙泊酚可能减少缺血期间的氧消耗
- 多奈哌齐对术后认知功能障碍有治疗作用（不是保护作用）

- 17β – 雌二醇可减轻女性患者在心脏手术中的缺血损伤
- 在一些研究中，N- 甲基 –D – 天冬氨酸（NMDA）的拮抗剂已被证明是神经保护剂，其中，麻醉药可以作为用于心脏手术患者的这些药物的原型。通常，这些药物被认为是其神经细胞凋亡作用的罪魁祸首，然而，一些药物如氙气和右美托咪定可能具有神经保护作用。另一方面，尽管氯胺酮在新生儿动物脑研究中可能有不良的神经发育影响，但它可能有效地降低心脏手术后的术后神经认知功能障碍。镁是另一种具有潜在抗炎作用的药物，是 NMDA 的拮抗剂。
- 右美沙芬、尼莫地平、抑肽酶、瑞马西胺、β 受体阻滞剂、帕妥珠单抗和其他一些药物均被提及，但其作用尚未被确定。

12.2.2　体外循环相关设备

本书的第 18 章"CPB 与神经系统"的单独章节中详细介绍了影响中枢神经系统的 CPB 相关因素。

12.3　成人心脏术后 ICU 谵妄

谵妄是"一种常见的、复杂的、多因素的综合征，由广泛器质性脑功能障碍引起"，依据《DSM-5》（精神障碍诊断和统计手册，第五版）或《国际疾病及相关健康问题统计分类》（International Statistical Classification of Diseases and Related Health Problems）将其定义为"一种神经认知障碍或神经精神综合征，其特征是注意力和意识在短时间内出现紊乱"。术后谵妄甚至可以从恢复室开始，持续到术后第五天甚至更久。在老年人中，术后谵妄是一个更加动态、更加复杂的过程，同时，术后谵妄的发生率也非常高，在一些研究中，25%～ 88% 的 ICU 患者可能有谵妄的困难。谵妄的诊断：由于谵妄的症状和体征的波动性，以及缺乏对认知功能进行筛查的常规检查，谵妄常被误诊或漏诊。

谵妄的危险因素：在 2013 年由美国重症监护学院（ACCM）出版的《重症监护病房中成年患者疼痛、躁动和谵妄管理的临床实践指南》中，所有潜在危险因素中，以下四个基线危险因素被认为与 ICU 谵妄的发生显著的正相关：

- 既往痴呆
- 高血压病史
- 酗酒史
- 入院时病情严重

上述指南还指出，"昏迷是 ICU 患者发生谵妄的独立危险因素"。

谵妄对医疗结果的影响：谵妄最常见的不良后果如下。

- 死亡率增加。
- 功能受损的可能性很大，导致一些灾难性事件，如患者因谵妄而跌倒。
- 医疗费用增加。
- 机械通气时间、ICU 住院时间、住院时间均延长。
- 原有的痴呆会加重，同时痴呆症的潜在风险增加。痴呆被认为是 ICU 住院期间和之后谵妄发展的一个显著的危险因素。
- 对于患者及其亲属以及护理人员和医疗保健人员来说，谵妄会带来"严重的心理困扰"。

患者监测：在美国重症监护学院（ACCM）2013 年出版的《疼痛、躁动、谵妄管理的临床实践指南》，已经提出了许多知名的谵妄检测和监测量表，包括意识水平和谵妄监测量表。以下两个筛选量表被推荐为成人 ICU 谵妄监测的最有效和最可靠的工具，表明它们作为常规监测工具在临床实践中是可行的，至少每班一次：

- ICU 的意识障碍评估方法（CAM-ICU）
- 重症监护谵妄筛查表（ICDSC）

谵妄的治疗：目前预防和治疗谵妄的基石是多种非药物干预和支持性护理，尽管已经提出了许多年的药物选择方案。

谵妄的非药物干预是基于潜在的谵妄危险因素的分类，可分为：

- 急性疾病
- 患者因素，包括年龄或慢性健康问题
- 医源性或环境因素

在上述三个危险因素中，有许多相关项目的分类。为了修正和改进上述三个危险因素，研究人员提出了一些非药物干预措施，包括但不限于表 12.2 中提出的干预措施。

表 12.2　ICU 患者谵妄防治的非药物干预

补偿或预防睡眠剥夺的干预措施
• 恢复正常睡眠模式（即增加夜间睡眠，减少白天睡眠，恢复昼夜睡眠模式，同时增加快速眼动睡眠分数，减少夜间觉醒）
• 提供适当的光照模式（模拟或使用自然光和／或使用具有设计睡眠／觉醒模式的强光）；ICU 夜间的光照水平可能在 5～1400 lx，而褪黑激素分泌受 100～500 lx 的光照水平的影响；避免光照变化，而是使用连续的间接低档光
• 使用眼罩
• 减少或最小化背景噪声（噪声水平不超过 35 dB），特别是当由于患者护理活动或其他环境噪声而产生的高噪声甚至可能达到 85 dB 时
• 使用耳塞或其他噪音控制策略
• 在患者护理期间增加患者舒适度以改善睡眠
• 在睡眠期间尽可能多地暂停治疗程序和干预，即暂停非紧急血液取样、临时拔除导管、暂停临时呼吸治疗、及时解除身体约束

改善患者舒适性的干预措施
• 减轻疼痛
• 减少压力和焦虑
• 使机械通气的不良影响可以忍受
• 同时合理使用镇痛、镇静剂,尽量防止深度镇静
• 确保足够的液体摄入
• 增加患者自主性(例如,为患者设置非紧急程序的时间)
• 按摩疗法:轻抚按摩,甚至使用简单的 3 分钟背部按摩,以改善运动的物理治疗
改善运动和理疗的干预措施
• 通过被动或主动练习来提高运动范围
• 鼓励患者自己进行积极锻炼
• 尽量避免长时间卧床休息
• 早期主动活动
避免社会孤立和 / 或刺激认知活动的干预措施
• 消除语言、文化和感官障碍
• 音乐治疗
• 使用电视等媒体
• 频繁地调整患者体位,改变人员和时间(每班至少一次)
• 家属在患者床边的陪伴(需要他们接受指导和培训,了解其存在的重要性)
• 家庭成员将重要物品从家中带到床边
药物预防谵妄的干预措施
• 修改或避免潜在的致谵妄药物的(如苯二氮䓬类)
• 使用潜在的预防性药物进行麻醉前用药、麻醉或镇静(如可乐定、右美托咪定)

ICU 谵妄防治的药物学选择:

常规使用抗精神病药物预防或治疗成人围术期谵妄并不是一种基于证据的方法,甚至在老年人中,抗精神病药物的净影响可能会增加死亡率,特别是当剂量增加时。目前用于谵妄的药物均未获得 FDA 批准,这就是为什么以下抗精神病药物未被视为治疗谵妄的"正式建议",大多数药物被认为治疗谵妄的"说明书以外用途"药物。历史上一直考虑使用抗精神病药物来治疗谵妄,尽管有上述限制和潜在的不利影响。以下简要介绍相关药物:

• 氟哌啶醇:在预防和治疗谵妄方面,氟哌啶醇是最常用的抗精神病药物,然而关于该药的给药方案、甚至该药对 ICU 谵妄患者的净危害—获益比较,还没有定论,一些研究质疑其利大于弊。

• 非典型抗精神病药物:与氟哌啶醇相比,支持这些药物用于 ICU 谵妄的证据更少,然而如果证明这些药物的"QTc 延长和神经系统不良反应的发生率低于氟哌啶醇",未来的研究可能会确定是否将这些药物作为治疗或预防 ICU 谵妄的药物(表 12.3)。

表 12.3　ICU 谵妄用药

药物	药效峰值	剂量	不良反应 / 评价
氟哌啶醇	很快（尤其静脉给药）	静脉注射：每天 5 mg，分 2～4 次 口服 0.5～5 mg，每天 2～3 次；根据症状，QTc > 500 ms 患者停药	QT 间期异常：尖端扭转性心动过速、室颤和室性心动过速 锥体外系副作用或其他中枢神经系统问题的风险，如抗精神病药恶性综合征（罕见）
利培酮	口服：1 h	口服片剂：0.25 mg、0.5 mg、1 mg、2 mg、3 mg 和 4 mg 剂量：0.5～8 mg/ 天，口服	有口服和溶液形式 锥体外系副作用或其他中枢神经系统副作用的风险，包括癫痫和睡眠异常以及胃肠道问题 需要肝肾调节
奥氮平 * （超说明书用药）	口服：6 h 肌注：30 min	2.5～20 mg/d，口服 5～10 mg/d，肌注	有口服和肌注剂型 需要监测 QT 间期延长 需要监测潜在的心律失常 中枢神经系统副作用，如癫痫和锥体外系副作用 无需进行肝肾调整
奎硫平 * （超说明书用药）	口服：90 min	100～400 mg/d，分 2 次服用	有口服剂型 需要监测 QT 间期延长 需要监测潜在的心律失常 中枢神经系统副作用，如癫痫和锥体外系副作用 与其他第二代抗精神病药相比，帕金森样效应更少
齐拉西酮 * （超说明书用药）	口服：6 h 肌注：1 h	口服：20～80 mg/d，分 2 次 肌注：40 mg/d，分 6～12 次	有口服和肌注剂型 无需进行肝肾调整

*：奥氮平、喹硫平和齐拉西酮不属于术后谵妄常用药物，使用时要非常谨慎

12.4　神经系统监测

新颖的和经典的监测方法均用于改善 CNS 预后，这些监测方法已广泛应用。在"成人心脏术后系统监测"这一章中已详细阐述。此处作简要说明。目前主要的可行的 CNS 监测手段如下：

- CNS 状态和 ICU 内术后镇静的临床评估
- 经典的脑电图包括多导联和单导联
- 麻醉深度监测
- 诱发电位（包括运动诱发电位、体感诱发电位、听觉诱发电位）
- 近红外光谱（NIRS）测定局部脑血氧饱和度（$rScO_2$）
- 颈静脉氧饱和度（$SjvO_2$）
- 经颅多普勒（TCD）
- 其他评估脑血流的方法

参考文献

［1］ Abraha I，Trotta F，Rimland JM，Cruz-Jentoft A，Lozano-Montoya I，Soiza RL，Pierini V，Dessi Fulgheri P，Lattanzio F，O'Mahony D，Cherubini A.Efficacy of non-pharmacological interventions to prevent and treat delirium in older patients：a systematic overview. The SENATOR project ONTOP Series. PLoS One. 2015；10：e0123090.

［2］ Aldecoa C，Bettelli G，Bilotta F，Sanders RD，Audisio R，Borozdina A，Cherubini A，Jones C，Kehlet H，MacLullich A，Radtke F，Riese F，Slooter AJ，Veyckemans F，Kramer S，Neuner B，Weiss B，Spies CD.European Society of Anaesthesiology evidence-based and consensusbased guideline on postoperative delirium. Eur J Anaesthesiol. 2017；34：192-214.

［3］ Bannon L，McGaughey J，Clarke M，McAuley DF，Blackwood B.Impact of non-pharmacological interventions on prevention and treatment of delirium in critically ill patients：protocol for a systematic review of quantitative and qualitative research. Syst Rev. 2016；5：75.

［4］ Barr J，Fraser GL，Puntillo K，Ely EW，Gelinas C，Dasta JF，Davidson JE，Devlin JW，Kress JP，Joffe AM，Coursin DB，Herr DL，Tung A，Robinson BR，Fontaine DK，Ramsay MA，Riker RR，Sessler CN，Pun B，Skrobik Y，Jaeschke R.Clinical practice guidelines for the management of pain，agitation，and delirium in adult patients in the intensive care unit. Crit Care Med. 2013；41：263-306.

［5］ Bartels K，McDonagh DL，Newman MF，Mathew JP.Neurocognitive outcomes after cardiac surgery. Curr Opin Anaesthesiol. 2013；26：91-7.Benggon M，Chen H，Applegate R，Martin R，Zhang JH. Effect of dexmedetomidine on brain edema and neurological outcomes in surgical brain injury in rats. Anesth Analg. 2012；115：154-9.

［6］ Biancari F，Tauriainen T，Perrotti A，Dalen M，Faggian G，Franzese I，Chocron S，Ruggieri VG，Bounader K，Gulbins H，Reichart D，Svenarud P，Santarpino G，Fischlein T，Puski T，Maselli D，Dominici C，Nardella S，Mariscalco G，Gherli R，Musumeci F，Rubino AS，Mignosa C，De Feo M，Bancone C，Gatti G，Maschietto L，Santini F，Salsano A，Nicolini F，Gherli T，Zanobini M，Saccocci M，D'Errigo P，Kinnunen EM，Onorati F.Bleeding，transfusion and the risk of stroke after coronary surgery：a prospective cohort study of 2357 patients. Int J Surg. 2016；32：50-7.

［7］ Brascia D，Garcia-Medina N，Kinnunen EM，Tauriainen T，Airaksinen J，Biancari F.Impact of transfusion on stroke after cardiovascular interventions：meta-analysis of comparative studies. J Crit Care. 2017a；38：157-63.

［8］ Brascia D，Reichart D，Onorati F，Perrotti A，Ruggieri VG，Bounader K，Verhoye JP，Santarpino G，Fischlein T，Maselli D，Dominici C，Mariscalco G，Gherli R，Rubino AS，De Feo M，Bancone C，Gatti G，Santini F，Dalen M，Saccocci M，Faggian G，Tauriainen T，Kinnunen EM，Nicolini F，Gherli T，Rosato S，Biancari F. Validation of bleeding classifications in coronary artery bypass grafting. Am J Cardiol. 2017b；119：727-33.

［9］ Breitbart W，Gibson C，Tremblay A. The delirium experience：delirium recall and deliriumrelated distress in hospitalized patients with cancer，their spouses/caregivers，and their nurses. Psychosomatics. 2002；43：183-94.

［10］ Bruggemans EF.Cognitive dysfunction after cardiac surgery：pathophysiological mechanisms and preventive strategies. Neth Heart J. 2013；21：70-3.

［11］ Bruno JJ，Warren ML.Intensive care unit delirium. Crit Care Nurs Clin North Am. 2010；22：161-78.

［12］ Bucerius J，Gummert JF，Borger MA，Walther T，Doll N，Falk V，Schmitt DV，Mohr FW.Predictors of delirium after cardiac surgery delirium：effect of beating-heart（off-pump）surgery. J Thorac Cardiovasc Surg. 2004；127：57-64.

［13］ Bush SH，Marchington KL，Agar M，Davis DH，Sikora L，Tsang TW.Quality of clinical practice guidelines in delirium: a systematic appraisal. BMJ Open. 2017a; 7: e013809.

[14] Bush SH, Tierney S, Lawlor PG.Clinical assessment and management of delirium in the palliative care setting. Drugs. 2017b; 77(15): 1623-43.

[15] Carrascal Y, Casquero E, Gualis J, Di Stefano S, Florez S, Fulquet E, Echevarria JR, Fiz L.Cognitive decline after cardiac surgery: proposal for easy measurement with a new test. Interact Cardiovasc Thorac Surg. 2005; 4: 216-21.

[16] Coburn M, Fahlenkamp A, Zoremba N, Schaelte G. Postoperative cognitive dysfunction: incidence and prophylaxis. Anaesthesist. 2010; 59: 177-84; quiz 185

[17] Dabbagh A.Postoperative CNS care. In: Dabbagh A, Esmailian F, Aranki S, editors. Postoperative critical care for cardiac surgical patients. 1st ed. NewYork: Springer; 2014a. p.245-56.

[18] Dabbagh A.Postoperative central nervous system monitoring. In: Dabbagh A, Esmailian F, Aranki S, editors. Postoperative critical care for cardiac surgical patients. 1st ed. NewYork: Springer; 2014b. p.129-59.

[19] Dabbagh A, Rajaei S.Xenon: a solution for anesthesia in liver disease Hepat Mon. 2012; 12: e8437.

[20] Dabbagh A, Ramsay MAE.Postoperative central nervous system management in patients with congenital heart disease. In: Dabbagh A, Conte AH, Lubin L, editors. Congenital heart disease in pediatric and adult patients: anesthetic and perioperative management. 1st ed. NewYork: Springer; 2017a. p.829-50.

[21] Dabbagh A, Ramsay MAE.Central nervous system monitoring in pediatric cardiac surgery. In: Dabbagh A, Conte AH, Lubin L, editors. Congenital heart disease in pediatric and adult patients: anesthetic and perioperative management. 1st ed. NewYork: Springer; 2017b. p.279-316.

[22] Dabbagh A, Talebi Z, Rajaei S.Cardiovascular pharmacology in pediatric patients with congenital heart disease. In: Dabbagh A, Conte AH, Lubin L, editors. Congenital heart disease in pediatric and adult patients: anesthetic and perioperative management. 1st ed. NewYork: Springer; 2017. p.117-95.

[23] Dvir D, Genereux P, Barbash IM, Kodali S, Ben-Dor I, Williams M, Torguson R, Kirtane AJ, Minha S, Badr S, Pendyala LK, Loh JP, Okubagzi PG, Fields JN, Xu K, Chen F, Hahn RT, Satler LF, Smith C, Pichard AD, Leon MB, Waksman R.Acquired thrombocytopenia after transcatheter aortic valve replacement: clinical correlates and association with outcomes. Eur Heart J. 2014; 35: 2663-71.

[24] El Hussein M, Hirst S, Salyers V.Factors that contribute to underrecognition of delirium by registered nurses in acute care settings: a scoping review of the literature to explain this phenomenon. J Clin Nurs. 2015; 24: 906-15.

[25] Fahy BG, Sheehy AM, Coursin DB.Glucose control in the intensive care unit. Crit Care Med. 2009; 37: 1769-76.

[26] Fink HA, Hemmy LS, MacDonald R, Carlyle MH, Olson CM, Dysken MW, McCarten JR, Kane RL, Garcia SA, Rutks IR, Ouellette J, Wilt TJ. Intermediate- and long-term cognitive outcomes after cardiovascular procedures in older adults: a systematic review. Ann Intern Med. 2015; 163: 107-17.

[27] Flaherty MP, Mohsen A, Moore JB, Bartoli CR, Schneibel E, Rawasia W, Williams ML, Grubb KJ, Hirsch GA.Predictors and clinical impact of pre-existing and acquired thrombocytopenia following transcatheter aortic valve replacement. Catheter Cardiovasc Interv. 2015; 85: 118-29.

[28] Fok MC, Sepehry AA, Frisch L, Sztramko R, Borger van der Burg BL, Vochteloo AJ, Chan P.Do antipsychotics prevent postoperative delirium A systematic review and meta-analysis. Int J Geriatr Psychiatry. 2015; 30: 333-44.

[29] Funder KS, Steinmetz J, Rasmussen LS. Cognitive dysfunction after cardiovascular surgery. Minerva Anestesiol. 2009; 75: 329-32.

[30] Grigore AM, Murray CF, Ramakrishna H, Djaiani G.A core review of temperature regimens and neuroprotection

during cardiopulmonary bypass: does rewarming rate matter Anesth Analg. 2009; 109: 1741-51.

[31] Grocott HP. PRO: temperature regimens and neuroprotection during cardiopulmonary bypass: does rewarming rate matter Anesth Analg. 2009; 109: 1738-40.

[32] Heckman GA, Patterson CJ, Demers C, St Onge J, Turpie ID, McKelvie RS.Heart failure and cognitive impairment: challenges and opportunities. Clin Interv Aging. 2007; 2: 209-18.

[33] Hedberg M, Boivie P, Engstrom KG.Early and delayed stroke after coronary surgery—an analysis of risk factors and the impact on short- and long-term survival. Eur J Cardiothorac Surg. 2011; 40: 379-87.

[34] Hedberg M, Engstrom KG.Stroke after cardiac surgery—hemispheric distribution and survival. Scand Cardiovasc J. 2012; 47(3): 136-44.

[35] Hogue CW, Fucetola R, Hershey T, Freedland K, Davila-Roman VG, Goate AM, Thompson RE. Risk factors for neurocognitive dysfunction after cardiac surgery in postmenopausal women. Ann Thorac Surg. 2008a; 86: 511-6.

[36] Hogue CW, Gottesman RF, Stearns J.Mechanisms of cerebral injury from cardiac surgery. Crit Care Clin. 2008b; 24: 83-98, viii-ix.

[37] Hogue CW Jr, Freedland K, Hershey T, Fucetola R, Nassief A, Barzilai B, Thomas B, Birge S, Dixon D, Schechtman KB, Davila-Roman VG.Neurocognitive outcomes are not improved by 17betaestradiol in postmenopausal women undergoing cardiac surgery. Stroke. 2007; 38: 2048-54.

[38] IIogue CW Jr, Fucetola R, Hershey T, Nassief A, Birge S, Davila-Roman VG, Barzilai B, Thomas B, Schechtman KB, Freedland K. The role of postoperative neurocognitive dysfunction on quality of life for postmenopausal women 6 months after cardiac surgery. Anesth Analg. 2008; 107: 21-8.

[39] Hogue CW Jr, Murphy SF, Schechtman KB, Davila-Roman VG.Risk factors for early or delayed stroke after cardiac surgery. Circulation. 1999; 100: 642-7.

[40] Hosie A, Davidson PM, Agar M, Sanderson CR, Phillips J.Delirium prevalence, incidence, and implications for screening in specialist palliative care inpatient settings: a systematic review. Palliat Med. 2013; 27: 486-98.

[41] Hu RF, Jiang XY, Chen J, Zeng Z, Chen XY, Li Y, Huining X, Evans DJ.Non-pharmacological interventions for sleep promotion in the intensive care unit. Cochrane Database Syst Rev. 2015; 10: Cd008808.

[42] Inouye SK, Marcantonio ER, Metzger ED.Doing damage in delirium: the hazards of antipsychotic treatment in elderly persons. Lancet Psychiatry. 2014; 1: 312-5.

[43] Karhausen JA, Smeltz AM, Akushevich I, Cooter M, Podgoreanu MV, Stafford-Smith M, Martinelli SM, Fontes ML, Kertai MD.Platelet counts and postoperative stroke after coronary artery bypass grafting surgery. Anesth Analg. 2017; 125: 1129-39.

[44] Karkouti K, Djaiani G, Borger MA, Beattie WS, Fedorko L, Wijeysundera D, Ivanov J, Karski J.Low hematocrit during cardiopulmonary bypass is associated with increased risk of perioperative stroke in cardiac surgery. Ann Thorac Surg. 2005; 80: 1381-7.

[45] Kinnunen EM, De Feo M, Reichart D, Tauriainen T, Gatti G, Onorati F, Maschietto L, Bancone C, Fiorentino F, Chocron S, Bounader K, Dalen M, Svenarud P, Faggian G, Franzese I, Santarpino G, Fischlein T, Maselli D, Dominici C, Nardella S, Gherli R, Musumeci F, Rubino AS, Mignosa C, Mariscalco G, Serraino FG, Santini F, Salsano A, Nicolini F, Gherli T, Zanobini M, Saccocci M, Ruggieri VG, Philippe Verhoye J, Perrotti A, Biancari F.Incidence and prognostic impact of bleeding and transfusion after coronary surgery in low-risk patients. Transfusion. 2017; 57: 178-86.

[46] Knauert MP, Haspel JA, Pisani MA.Sleep loss and circadian rhythm disruption in the intensive care unit. Clin

Chest Med. 2015；36：419-29.

［47］ Knipp SC，Kahlert P，Jokisch D，Schlamann M，Wendt D，Weimar C，Jakob H，Thielmann M.Cognitive function after transapical aortic valve implantation：a single-centre study with 3-month follow-up. Interact Cardiovasc Thorac Surg. 2013；16：116-22.

［48］ Lazar HL，McDonnell M，Chipkin SR，Furnary AP，Engelman RM，Sadhu AR，Bridges CR，Haan CK，Svedjeholm R，Taegtmeyer H，Shemin RJ. The Society of Thoracic Surgeons practice guideline series：blood glucose management during adult cardiac surgery. Ann Thorac Surg. 2009；87：663-9.

［49］ Liu YH，Wang DX，Li LH，Wu XM，Shan GJ，Su Y，Li J，Yu QJ，Shi CX，Huang YN，Sun W.The effects of cardiopulmonary bypass on the number of cerebral microemboli and the incidence of cognitive dysfunction after coronary artery bypass graft surgery. Anesth Analg. 2009；109：1013-22.

［50］ Lombard FW，Mathew JP. Neurocognitive dysfunction following cardiac surgery. Semin Cardiothorac Vasc Anesth. 2010；14：102-10.

［51］ Maglione M，Maher AR，Hu J，Wang Z，Shanman R，Shekelle PG，Roth B，Hilton L，Suttorp MJ，Ewing BA，Motala A，Perry T.AHRQ comparative effectiveness reviews. In：Off-label use of atypical antipsychotics：an update. Rockville，MD：Agency for Healthcare Research and Quality（US）；2011.

［52］ Marasco SF，Sharwood LN，Abramson MJ.No improvement in neurocognitive outcomes after offpump versus on-pump coronary revascularisation：a meta-analysis. Eur J Cardiothorac Surg. 2008；33：961-70.

［53］ Martinez F，Tobar C，Hill N.Preventing delirium：should non-pharmacological，multicomponent interventions be used A systematic review and meta-analysis of the literature. Age Ageing. 2015；44：196-204.

［54］ Mashour GA，Avitsian R，Lauer KK，Soriano SG，Sharma D，Koht A，Crosby G.Neuroanesthesiology Fellowship Training：curricular guidelines from the Society for Neuroscience in Anesthesiology and Critical Care. J Neurosurg Anesthesiol. 2013；25：1-7.

［55］ Mathew JP，Mackensen GB，Phillips-Bute B，Grocott HP，Glower DD，Laskowitz DT，Blumenthal JA，Newman MF.Randomized，double-blinded，placebo controlled study of neuroprotection with lidocaine in cardiac surgery. Stroke. 2009；40：880-7.

［56］ Maust DT，Kim HM，Seyfried LS，Chiang C，Kavanagh J，Schneider LS，Kales HC.Antipsychotics，other psychotropics，and the risk of death in patients with dementia：number needed to harm. JAMA Psychiatry. 2015；72：438-45.

［57］ McKhann GM，Grega MA，Borowicz LM Jr，Bailey MM，Barry SJ，Zeger SL，Baumgartner WA，Selnes OA.Is there cognitive decline 1 year after CABG Comparison with surgical and nonsurgical controls. Neurology. 2005；65：991-9.

［58］ McKhann GM，Grega MA，Borowicz LM Jr，Baumgartner WA，Selnes OA.Stroke and encephalopathy after cardiac surgery：an update. Stroke. 2006；37：562-71.

［59］ McNicoll L，Pisani MA，Zhang Y，Ely EW，Siegel MD，Inouye SK.Delirium in the intensive care unit：occurrence and clinical course in older patients. J Am Geriatr Soc. 2003；51：591-8.

［60］ Messerotti Benvenuti S，Zanatta P，Longo C，Mazzarolo AP，Palomba D.Preoperative cerebral hypoperfusion in the left，not in the right，hemisphere is associated with cognitive decline after cardiac surgery. Psychosom Med. 2012a；74：73-80.

［61］ Messerotti Benvenuti S，Zanatta P，Valfre C，Polesel E，Palomba D. Preliminary evidence for reduced preoperative cerebral blood flow velocity as a risk factor for cognitive decline three months after cardiac surgery：an extension study. Perfusion. 2012b；27：486-92.

［62］ Mitchell SJ，Merry AF，Frampton C，Davies E，Grieve D，Mills BP，Webster CS，Milsom FP，Willcox TW，Gorman DF.Cerebral protection by lidocaine during cardiac operations：a followup study. Ann Thorac Surg. 2009；87：820-5.

［63］ Mo Y，Yam FK.Rational use of second-generation antipsychotics for the treatment of ICU delirium. J Pharm Pract. 2017；30：121-9.

［64］ Moller CH，Penninga L，Wetterslev J，Steinbruchel DA，Gluud C. Off-pump versus on-pump coronary artery bypass grafting for ischaemic heart disease. Cochrane Database Syst Rev. 2012；3：CD007224.

［65］ Mu JL，Lee A，Joynt GM. Pharmacologic agents for the prevention and treatment of delirium in patients undergoing cardiac surgery：systematic review and metaanalysis. Crit Care Med. 2015；43：194-204.

［66］ Nathan HJ，Rodriguez R，Wozny D，Dupuis JY，Rubens FD，Bryson GL，Wells G.Neuroprotective effect of mild hypothermia in patients undergoing coronary artery surgery with cardiopulmonary bypass：five-year follow-up of a randomized trial. J Thorac Cardiovasc Surg. 2007；133：1206-11.

［67］ Needham DM.Mobilizing patients in the intensive care unit：improving neuromuscular weakness and physical function. JAMA. 2008；300：1685-90.

［68］ Nelson DP，Andropoulos DB，Fraser CD Jr. Perioperative neuroprotective strategies. Semin Thorac Cardiovasc Surg Pediatr Card Surg Annu.2008；49-56.https：//doi.org/10.1053/j.pcsu.2008.01.003.

［69］ Neufeld KJ，Yue J，Robinson TN，Inouye SK，Needham DM.Antipsychotic medication for prevention and treatment of delirium in hospitalized adults：a systematic review and meta-analysis. J Am Geriatr Soc. 2016；64：705-14.

［70］ Newman MF，Grocott HP，Mathew JP，White WD，Landolfo K，Reves JG，Laskowitz DT，Mark DB，Blumenthal JA.Report of the substudy assessing the impact of neurocognitive function on quality of life 5 years after cardiac surgery. Stroke. 2001；32：2874-81.

［71］ NICE. NCGCU. Delirium：diagnosis，prevention and management［Internet］. NICE Clinical Guidelines，No. 103. Treatment of delirium：non-pharmacological（hospital setting）. 2010. https：//www.ncbi.nlm.nih.gov/books/NBK65539/.

［72］ NICE. NIfHaCE. Delirium：quality statement two：interventions to prevent delirium，QS63. London：National Institute for Health and care Excellence. 2014. https：//www.nice.org.uk/guidance/qs63.

［73］ Ouimet S，Kavanagh BP，Gottfried SB，Skrobik Y.Incidence，risk factors and consequences of ICU delirium. Intensive Care Med. 2007；33：66-73.

［74］ Pulak LM，Jensen L.Sleep in the intensive care unit：a review. J Intensive Care Med. 2016；31：14-23.

［75］ Reinsfelt B，Westerlind A，Blennow K，Zetterberg H，Ricksten SE.Open-heart surgery increases cerebrospinal fluid levels of Alzheimer-associated amyloid beta. Acta Anaesthesiol Scand. 2013；57：82-8.

［76］ Roach GW，Kanchuger M，Mangano CM，Newman M，Nussmeier N，Wolman R，Aggarwal A，Marschall K，Graham SH，Ley C.Adverse cerebral outcomes after coronary bypass surgery.

［77］ Multicenter Study of Perioperative Ischemia Research Group and the Ischemia Research and Education Foundation Investigators. N Engl J Med. 1996；335：1857-63.

［78］ Rudolph JL，Schreiber KA，Culley DJ，McGlinchey RE，Crosby G，Levitsky S，Marcantonio ER.Measurement of post-operative cognitive dysfunction after cardiac surgery：a systematic review. Acta Anaesthesiol Scand. 2010；54：663-77.

［79］ Santos E，Cardoso D，Apostolo J，Neves H，Cunha M，Rodrigues M.Effectiveness of haloperidol prophylaxis in critically ill patients with a high risk for delirium：a systematic review of quantitative evidence protocol. JBI

Database System Rev Implement Rep. 2015；13：83-92.

［80］ Sato Y，Laskowitz DT，Bennett ER，Newman MF，Warner DS，Grocott HP.Differential cerebral gene expression during cardiopulmonary bypass in the rat：evidence for apoptosis Anesth Analg. 2002；94：1389-94.

［81］ Schrijver EJ，de Graaf K，de Vries OJ，Maier AB，Nanayakkara PW.Efficacy and safety of haloperidol for in-hospital delirium prevention and treatment：a systematic review of current evidence. Eur J Intern Med. 2016；27：14-23.

［82］ Schweickert WD，Pohlman MC，Pohlman AS，Nigos C，Pawlik AJ，Esbrook CL，Spears L，Miller M，Franczyk M，Deprizio D，Schmidt GA，Bowman A，Barr R，McCallister KE，Hall JB，Kress JP.Early physical and occupational therapy in mechanically ventilated，critically ill patients：a randomised controlled trial. Lancet. 2009；373：1874-82.

［83］ Selnes OA，Grega MA，Borowicz LM Jr，Barry S，Zeger S，Baumgartner WA，McKhann GM.Cognitive outcomes three years after coronary artery bypass surgery：a comparison of on-pump coronary artery bypass graft surgery and nonsurgical controls. Ann Thorac Surg. 2005；79：1201-9.

［84］ Selnes OA，McKhann GM.Neurocognitive complications after coronary artery bypass surgery. Ann Neurol. 2005；57：615-21.

［85］ Serafim RB，Bozza FA，Soares M，do Brasil PE，Tura BR，Ely EW，Salluh JI.Pharmacologic prevention and treatment of delirium in intensive care patients：a systematic review. J Crit Care. 2015；30：799-807.

［86］ Sheehy AM，Coursin DB，Keegan MT.Risks of tight glycemic control during adult cardiac surgery. Ann Thorac Surg. 2009；88：1384-5；author reply 1385-1386

［87］ Shehabi Y，Riker RR，Bokesch PM，Wisemandle W，Shintani A，Ely EW.Delirium duration and mortality in lightly sedated，mechanically ventilated intensive care patients. Crit Care Med. 2010；38：2311-8.

［88］ Siddiqi N，Harrison JK，Clegg A，Teale EA，Young J，Taylor J，Simpkins SA. Interventions for preventing delirium in hospitalised non-ICU patients. Cochrane Database Syst Rev. 2016；3：Cd005563.

［89］ Smith PK.Predicting and preventing adverse neurologic outcomes with cardiac surgery. J Card Surg. 2006；21（Suppl 1）：S15-9.

［90］ Sun X，Lindsay J，Monsein LH，Hill PC，Corso PJ.Silent brain injury after cardiac surgery：a review：cognitive dysfunction and magnetic resonance imaging diffusion-weighted imaging findings. J Am Coll Cardiol. 2012；60：791-7.

［91］ Teslyar P，Stock VM，Wilk CM，Camsari U，Ehrenreich MJ，Himelhoch S.Prophylaxis with antipsychotic medication reduces the risk of post-operative delirium in elderly patients：a metaanalysis. Psychosomatics. 2013；54：124-31.

［92］ van Dijk D，Spoor M，Hijman R，Nathoe HM，Borst C，Jansen EW，Grobbee DE，de Jaegere PP，Kalkman CJ.Cognitive and cardiac outcomes 5 years after off-pump vs on-pump coronary artery bypass graft surgery. JAMA. 2007；297：701-8.

［93］ Van Rompaey B，Elseviers MM，Schuurmans MJ，Shortridge-Baggett LM，Truijen S，Bossaert L.Risk factors for delirium in intensive care patients：a prospective cohort study. Crit Care. 2009；13：R77.

［94］ Zhang XY，Liu ZM，Wen SH，Li YS，Li Y，Yao X，Huang WQ，Liu KX.Dexmedetomidine administration before，but not after，ischemia attenuates intestinal injury induced by intestinal ischemia-reperfusion in rats. Anesthesiology. 2012；116：1035-46.

［95］ Zheng HSA，Yahiaoui-Doktor M，Meissner W，Van Aken H，Zahn P，Pogatzki-Zahn E.Age and preoperative pain are major confounders for sex differences in postoperative pain outcome：a prospective database analysis. PLoS One. 2017；12：e0178659.

第 13 章

---○○○

心脏术后感染及处理

摘 要

心脏手术后的患者会出现感染性疾病和／或与炎症相关的并发症,表现出多种多样且复杂的临床情况,可能会影响该患者群体的住院过程并使之复杂化。感染性疾病与其他同时存在的临床情况有几个方面的不同。首先,患者可能合并感染性疾病,可能是显性的或隐性的,而这可能会影响其围术期处理。先前存在的感染性疾病可能是手术的原因,或者可能会改变与手术相关的风险。其次,每位接受手术的患者在围术期都有发生感染的风险。接受手术的患者在手术部位和自然防御系统被破坏的部位都容易受到感染,如呼吸道、泌尿道、血流和侵入性监测部位。获得性感染可以在围术期传染给其他患者和医护人员,而医护人员本身也可以作为将感染性疾病传播给患者的媒介。

关键词

手术部位感染;胸骨切口感染;血流感染;深部胸骨切口感染;导管相关感染;艰难梭菌感染;心脏移植受体的感染性疾病;分枝杆菌嵌合体感染

13.1 手术部位感染

13.1.1 背景

在过去的 30 年中,外科手术部位感染(SSI)一直是人们关注的焦点,主要重点是全面预防出现手术相关的感染及其相关的发病率和病死率。2002 年,医疗保险和医疗补助服务中心(CMS)

与疾病控制中心（CDC）合作实施了国家外科感染预防项目（SIPP）。该项目监控的关键措施是：（1）切皮前 1 小时内接受非胃肠道给予抗生素的患者比例（万古霉素和氟喹诺酮类药物在 2 小时内）；（2）接受预防性抗菌治疗与已公布的指南一致的患者比例；（3）在手术后 24 小时内停用预防性抗生素的患者比例。

尽管实施了大量的药物和政策指南，但是 SSI 在腹腔外手术的发生率仍为 2%～5%，而在腹腔内手术，则高达 20%，每年约 50 万患者受到影响。SSI 是最常见的院内感染，占住院患者所有院内感染的 14%～16%。SSI 是发病率和病死率的主要来源，使患者入住重症监护病房（ICU）的可能性增加 60%，再次住院的可能性高出五倍，而死亡风险高出两倍。SSI 最近的复苏可能是由于细菌耐药、假体和异物植入的增加，以及许多接受手术患者的免疫状况较差。目前强调了普遍采用的简单措施来作为减少 SSI 的发生的方法，包括经常洗手和适当预防性使用抗生素。

SSI 分为表面感染（包括皮肤和皮下组织）、深层感染（包括筋膜和肌肉层）以及器官或组织腔隙感染（手术期间打开或操作的任何区域）。金黄色葡萄球菌，包括耐甲氧西林的金黄色葡萄球菌，是引起 SSI 的主要原因。由耐药病原体和念珠菌引起的 SSI 的比例越来越高，可能是由于重症患者和免疫功能低下患者的增加以及广谱抗菌药物的广泛使用。

13.1.2 手术部位感染的危险因素

发生 SSI 的风险受患者、微生物以及伤口相关因素的影响。与患者相关的因素包括慢性疾病、年龄、基线免疫力或固有/获得性免疫功能低下、糖尿病和糖皮质激素治疗，这些因素与发生 SSI 的风险增加有关。

与 SSI 相关的伤口特征是失活组织、无效腔和血肿。历史上，根据进入手术部位细菌的预期数量，将伤口描述为完全地被污染和恶劣的。异物（如缝线或补片）的存在减少了导致 SSI 所需的微生物数量。有趣的是植入的主要装置，如人工关节和心脏装置与更高的 SSI 风险无关。SSI 的危险因素见表 13.1。

表 13.1　手术部位感染（SSI）的危险因素

患者相关因素	微生物因素	伤口相关因素
年龄	产酶	失活的组织
营养状况差	多糖荚膜	无效腔
美国麻醉医师学会身体状况评分＞2	与纤维连接蛋白结合的能力	血肿
糖尿病		污染手术
吸烟	生物被膜和黏液形成	存在外来材料
肥胖		
合并感染		
定植		
免疫力减低		
更长的术前住院时间		

13.1.3　SSI 的症状和体征

SSI 通常在手术后 30 天内出现,伴有手术部位的局部炎症和伤口愈合不良的证据。此后不久可能会出现感染的全身特征,例如发热和不适。

13.1.4　SSI 的诊断

可能有感染的非特异性迹象,例如白细胞计数升高、血糖控制不良以及炎症标志物(如 C 反应蛋白)水平升高。但手术是一个很大的混杂因素,因为手术本身会引起炎症,从而使感染标志物变得不那么可靠。见到伤口化脓则很可能是感染。伤口感染的金标准是无菌获得的标本培养中微生物的生长。培养的微生物中约有三分之一是葡萄球菌(金黄色葡萄球菌和表皮葡萄球菌),肠球菌占 10% 以上,剩下的大部分是肠杆菌。表 13.2 列出了诊断 SSI 的标准。

表 13.2　手术部位感染(SSI)的诊断标准

SSI 类型	时间进程	标准(至少存在一个)
切口浅部 SSI	手术后 30 天内	浅部有脓液引流 浅表组织或液体培养出病原体 体征和症状(痛、红、肿、热)
切口深部 SSI	手术后 30 天内或存在假体植入的 1 年内	深部有脓液引流 开裂或外科切口(温度 > 38℃,疼痛,压痛) 脓肿(例如,经放射学诊断)
器官 / 腔隙 SSI	手术后 30 天内或存在假体植入的 1 年内	器官 / 腔隙引流出脓液 器官 / 腔隙中的组织或液体培养出病原体 涉及到器官 / 腔隙的脓肿

13.1.5　术前管理

活动性感染应在手术前积极治疗,并且在可能的情况下应推迟手术直至感染得到解决。如果预期的手术部位存在局部感染,则应推迟手术,直到局部感染得到治疗和 / 或自行消退。如果患者有感染的临床证据,如发热、寒战或不适,则应努力确定感染的来源。多项研究表明,吸烟不仅会增加呼吸道感染的发生率,还会增加伤口感染的发生率。骨科手术前戒烟 4 ~ 8 周可减少伤口相关并发症的发生率。术前大量饮酒可能会导致全身免疫功能减低。术前戒酒一个月可降低饮酒患者的术后感染发病率。

糖尿病是感染的独立危险因素,术前优化糖尿病治疗可以减少围术期感染。营养不良,无论表现为恶病质还是肥胖,都与围术期感染率的增加有关。在大手术之前,适当的饮食和 / 或减肥可能是有益的。

金黄色葡萄球菌是 SSI 中最常见的微生物,许多个体是前鼻道内金黄色葡萄球菌的携带者。这种带菌状态被认为是金黄色葡萄球菌伤口感染的危险因素。在前鼻道局部应用莫匹罗星可以成功消除金黄色葡萄球菌并降低感染风险。但人们担心这种做法可能会促进对莫匹罗星耐药的金黄色葡萄球菌的产生。通过积极的监测项目来消除医院外科手术人员的鼻部定植,已控制了金黄色葡萄球菌 SSI 的爆发,应将其确立为积极感染控制措施的一部分。

将预计手术部位进行备皮是可以接受的,但是剃毛会增加 SSI 的风险,可能是由于微小切口可作为微生物的入口。应当使用外科剃须刀设备(如 3M™ 外科理发器)来处理毛发。术前用氯己定清洁皮肤可减少 SSI 的发生。

13.1.6　术中管理

多年前人们就认识到,预防性使用抗菌药物可以预防术后伤口感染,尤其是涉及人工植入物(例如心脏瓣膜或血管移植物)的手术。SSI 中涉及的微生物通常是患者在鼻部或皮肤上携带的微生物。除非患者在手术前已经在医院住了一段时间,否则社区微生物通常不会发展成为多重耐药性菌。

预防性抗生素的应用时间(在手术切皮前 1 小时之内)很重要,因为这些微生物在切皮时会进入血液中。对于心脏外科手术,联合委员会(以前是医疗组织认证联合委员会)建议将预防时间延长至 48 小时,每 4 小时给药一次。第一代头孢菌素例如头孢唑啉对许多类型的手术都是有效的。通常头孢菌素抗菌谱广泛,不良反应少,并且耐受性好,因而成为预防手术部位感染的理想选择。对于高危患者和手术,选择另一种合适的抗生素对降低 SSI 的发生率起着至关重要的作用。

13.2　深部胸骨切口感染

13.2.1　病因和危险因素

深部胸骨切口感染(DSWI)是心脏手术后常见的并发症,据报道其发生率在 1%~5%,并且死亡率高。DSWI 被定义为以下一种或多种:(1)深部胸骨感染,包括肌肉和骨骼,伴或不伴纵隔受累,由手术探查,伤口清创和阳性培养或抗生素治疗所证实;(2)手术后 30 天内因为 DSWI 再次入院。尽管在检测和广谱抗生素治疗方面取得了进步,但死亡率仍然很高,为 10%~20%。与 DSWI 相关的常见微生物包括金黄色葡萄球菌、表皮葡萄球菌、不动杆菌、假单胞菌和肠杆菌。DSWI 的发生是一个需要报告的事件,由美国的州卫生监管机构跟踪。

在最近的一项澳大利亚研究中,总共在 11848 例心脏外科手术中报告了 153 例 DSWI(1.3%)。 初次出院后有 78 例(51%)因 DSWI 需要再次入院,其中 70 例在首次入院时未被诊断。DSWI 的 30 天死亡率为 2.6%,总死亡率为 6.5%,占死亡人数的 2.2%。与 DSWI 相关的重要的术前危险因素包括糖尿病、术前透析、呼吸系统疾病、体重指数 > 25 kg/m² 和心绞痛 CCS 3 级或 4 级。术中因素是使用心室辅助装置、心脏移植和涉及双侧胸廓内动脉的手术。与单纯的 CABG 相比,瓣膜手术的 DSWI 风险更高。一些研究表明,持续静脉输注胰岛素可降低糖尿病患者 DSWI 的风险。

2004～2009 年在日本进行的另一项研究利用了日本成人心血管外科数据库。作者发现,术后 DSWI 的总发生率为 1.8%。DSWI 患者经过更复杂的手术后的,30 天死亡率和手术死亡率更高。DSWI 患者因出血再探查的发生率为 11.1%。在所有外科组织中,糖尿病都是与 DSWI 相关的重要危险因素。

总体而言,DSWI 的发生与 11 个独立的危险因素有关。这些危险因素可以分为两类:与患者相关的(糖尿病、肥胖、心肌梗死病史、慢性阻塞性肺疾病和主动脉钙化)和与手术相关的(瓣膜/CABG 联合手术、主动脉手术、CPB 时间、出血再探查、呼吸衰竭、使用双侧乳内动脉)。尽管医护人员的手部卫生仍然是防止微生物传播的重要步骤,但目前的数据表明,患者的内源性鼻腔和皮肤菌群可能对 DSWI 的发生造成更大的风险。这是减少心脏手术后 SSI 发生率的一个潜在目标。

13.2.2　深部胸骨切口感染的预防

不幸的是,许多与 DSWI 相关的危险因素是无法预防的。但是,有些因素是可以改变的,可以使 DSWI 的影响最小化。围术期严格控制血糖可降低手术部位感染的发生率,包括 DSWI。在整个围术期,应尝试胰岛素推注和/或连续输注使血糖维持在 80～120 mg/dL 之间。

在美国和欧洲,DSWI 的主要病原体是金黄色葡萄球菌。前鼻道是葡萄球菌的储存库,葡萄球菌在皮肤上定植并导致手术部位感染(SSI)。鉴于这些事实,从患者的鼻腔根除金黄色葡萄球菌在理论上应该是有帮助的。莫匹罗星是一种局部抗生素,在结构上不同于临床上使用的任何其他抗生素。在鼻内应用莫匹罗星在短期内根除金黄色葡萄球菌的有效率为 91%～100%,而金黄色葡萄球菌会在鼻内菌群中繁殖,56% 的患者需要长达 22 周的时间才能达到上述效果。此外,莫匹罗星对耐甲氧西林金黄色葡萄球菌也有抗菌活性。目前来自两个机构的报告显示了莫匹罗星在预防 DSWI 方面的好处。

氯己定也可用于减少葡萄球菌在皮肤上的定植。术前使用 4% 的葡萄糖酸氯己定沐浴或淋浴可显著减少皮肤上的微生物数量。但是一项荟萃分析比较了术前用氯己定淋浴或沐浴与其他清洗产品在减少普通外科、血管外科和泌尿科患者的手术部位感染方面的功效,未显示出这种益处。目前还没有对心脏手术患者进行这种干预的随机试验。使用氯己定在理论上的优势为,除了减少皮肤上的金黄色葡萄球菌外,它还可以减少凝固酶阴性葡萄球菌和其他微生物(例如革兰氏阴性菌)。研究表明与以往的对照相比,氯己定淋浴联合鼻部应用莫匹罗星成功地降低了心脏手术后的 SSI 率。对于耐甲氧西林金黄色葡萄球菌(MRSA)携带率高(27%)的心胸外科患者,在手术前使用另一种皮肤清洁剂——1% 三氯生——进行全身清洗,可显著降低 MRSA 的 SSI。在 MRSA 率上升的时代,这一策略值得进一步研究。

SSI 的抗生素预防在前一节已经讨论过,但有几点与心脏手术特别相关。由于从胸骨切口感染中分离出的最常见的病原体是葡萄球菌,因此第一代头孢菌素(如头孢唑啉)仍然是临床和成本效益高的预防性抗生素。鉴于对耐甲氧西林的金黄色葡萄球菌(MRSA)的担忧,一些讨论认为,当检测到 MRSA 纵隔炎或耐甲氧西林凝固酶阴性葡萄球菌引起的切口相关的 SSI 的"菌群"时,万古霉素可作为预防的一个选择。

13.2.3 深部胸骨切口感染的治疗

发现 DSWI 后需要立即治疗。公认的治疗方法包括使用广谱抗生素、胸骨伤口清创术、胸骨伤口引流、开放填塞和延迟闭合胸骨伤口。抗生素治疗可针对微生物培养结果,平均疗程为6周。最近的一项创新处理方法是使用真空辅助闭合(VAC)系统代替开放性填塞。

Fuchs 的一项前瞻性研究评估了使用真空辅助闭合系统与开放填塞治疗 DSWI 的效果。作者发现两个研究组之间的基线特征和多种抗生素没有差异。然而与开放填塞组相比,真空辅助闭合组的微生物培养阴性更早,C 反应蛋白下降更快,住院时间更短,胸骨重新固定更早,生存率更高。

13.3 血流感染

血流感染(BSI)是排名前三的医院感染。麻醉师可能在 BSI 的预防和治疗中发挥重要作用。中心静脉导管是导致院内菌血症和真菌血症的主要原因。导管相关血流感染是常见的、代价高昂的,并且可能是致命的。这些感染由 CDC 的国家医院感染监测(NNIS)系统进行监控。在美国,估计每年总共有8万例与中心静脉导管相关的 BSI 发生,并且可归因于每次感染的死亡风险估计为 12%～25%。NNIS 系统建议将导管相关 BSI 的发生率表示为每 1000 个中心静脉导管暴露日的导管相关 BSI 数量。

13.3.1 症状和体征

患者通常具有非特异性感染征象,没有明显的感染源,没有混浊的尿液、脓性痰、脓液引流或伤口发炎,只有一个留置导管。而导管插入部位发炎有提示作用。患者状况的突然变化,例如精神状态改变、血液动力学不稳定、营养耐受性改变和全身不适,可能提示 BSI。

13.3.2 诊断

与导管相关的 BSI 定义为具有血管内导管的患者的菌血症或真菌血症,血培养至少有一种已知的病原体阳性,而与另一种单独的感染、感染的临床表现无关,且除导管外无其他明显的 BSI 来源。如果中心静脉导管是在发生 BSI 之前的48小时内使用的,则认为 BSI 与中心静脉导管相关。如果感染发作和使用装置之间的时间间隔大于 48 小时,则必须考虑其他感染源。如果在拔除导管后,在血液培养与导管尖端培养出相同的微生物,则诊断就更有说服力。

13.3.3　中心静脉导管相关感染的预防

许多中央静脉导管是由麻醉医师放置的,他们可能没有被告知或不知道几天后会出现的 BSI。通过实施一系列基于证据的步骤,可以最大程度地减少与中央静脉导管相关的 BSI。最近的一项干预研究针对于 CDC 推荐的五项循证规程,并认定其在降低与导管相关的 BSI 发生率方面效果最大,并且实施障碍最少。五项干预措施是:(1)用肥皂和水或在导管插入或维护之前使用酒精清洁剂;(2)在中心静脉导管置入期间使用全面屏障的预防措施(帽子,口罩和无菌衣,无菌区域覆盖);(3)用氯己定清洁皮肤;(4)如果可能的话,避免股骨部位和手臂远端;(5)对导管进行日常检查,并在认为导管不是必需时将其拔除。在这项研究中,使用这些循证干预措施导致导管相关 BSI 的发生率在整个 18 个月的研究期内持续大幅度降低(最高 66%)。

锁骨下静脉和颈内静脉的感染风险低于股静脉,但是应考虑到锁骨下静脉导管的气胸风险更高。在置入过程中,在操作导管之前将戴手套的手在氯己定乙醇溶液中清洗可以进一步降低导管的污染率。保持无菌状态必须经常进行手部去污并在接触之前用乙醇清洁导管端口。局部麻醉导管应采用相同的高无菌标准。中心静脉导管可涂抹或浸润抗菌剂或杀菌剂。这些导管与较低的 BSI 发生率相关。对广泛采用药物浸润导管的担忧集中于增加成本和提高抗生素耐药性。然而这类导管可能适用于最脆弱的患者,如免疫功能严重受损的患者。

13.3.4　治疗和术后措施

中心静脉导管相关 BSI 的最佳“治疗”是预防。但是如果怀疑感染,应尽快清除感染源,并开始广谱抗生素治疗。一旦获得培养结果,抗生素治疗就可以针对特定的微生物。由于抗生素的耐药模式,很难在提供适当的初步经验性覆盖和在第一轮抗生素治疗中不用尽最后一线抗菌药物之间达成妥协。BSI 患者的治疗与脓毒症患者的治疗相似。

几个术后管理策略可以减少导管相关 BSI 的发生率:(1)尽快拔除中心静脉和肺动脉导管;(2)避免不必要的肠外营养,甚至避免使用含葡萄糖的液体,因为这些可能与 BSI 风险增加有关。通常可以在短时间内不给予食物和葡萄糖,或者经肠道而不是静脉给予。

13.4　艰难梭菌感染

13.4.1　背景

艰难梭菌是一种厌氧、革兰氏阳性、可形成孢子的细菌,是可导致抗生素相关性腹泻和伪膜性结肠炎的主要原因。很明显,现在的大多数抗生素可以改变肠道菌群,从而促进艰难梭菌的生长。随着广谱抗生素的频繁使用,艰难梭菌腹泻的发生率急剧上升。

艰难梭菌感染也是医疗机构中腹泻的最常见原因,导致住院时间增加,患者的发病率和死亡率更高。在医院尤其是老年人,无症状定植的患病率超过 20%。艰难梭菌非常顽强,可以在环境中长时间生存,并且对普通消毒剂具有抵抗力,导致其通过受污染的表面和空气中的孢子传播。在大约三分之一的定植患者中,艰难梭菌会产生毒素,进而导致腹泻。两种主要毒素是毒素A 和毒素B。毒素B 的细胞毒性大约是毒素 A 的 1000 倍。毒素 A 可以激活巨噬细胞和肥大细胞。这些细胞的激活导致炎症介质的产生,从而导致体液分泌和黏膜通透性增加。毒素 A 也是一种肠毒素,它使结肠上皮细胞之间的紧密连接松动,从而帮助毒素 B 进入上皮细胞。

13.4.2 艰难梭菌感染的危险因素

目前已经确定了艰难梭菌相关性腹泻的一些危险因素:高龄、严重的基础疾病、胃肠道手术、使用鼻胃管、使用抗溃疡药、入住 ICU、住院时间长、长时间使用抗生素治疗(3 天后风险加倍)、使用多种抗生素、免疫抑制治疗或普通免疫功能减低、近期手术以及与艰难梭菌感染患者共用一间病房。

13.4.3 艰难梭菌感染的症状和体征

艰难梭菌感染最常见的症状是腹泻和腹痛。患者可能发热,腹部压痛和腹胀。穿孔患者可能出现急腹症。

13.4.4 艰难梭菌感染的诊断

艰难梭菌感染诊断的金标准是通过粪便中艰难梭菌毒素 A 和 B 的酶联免疫法检测艰难梭菌。

13.4.5 艰难梭菌感染的治疗和管理

艰难梭菌相关性腹泻的治疗方法包括补充液体和电解质,如果可能的话,停止目前的抗生素治疗,以及进行有针对性的抗生素治疗来根除难辨梭状芽胞杆菌,如果可能,应通过口服给予抗生素。一线治疗方案是口服甲硝唑 400 mg,每天 3 次。另一种选择是口服万古霉素 125 mg,每天 4 次。万古霉素比甲硝唑具有理论上的优势,因为万古霉素吸收不好,因此可以更好地到达感染部位。万古霉素的主要缺点是它可能促进耐万古霉素的肠球菌的生长。

其他的治疗方法可能包括益生菌,如布拉氏酵母菌和鼠李糖乳杆菌。它们可能有助于恢复肠道正常菌群。

最严重的艰难梭菌结肠炎患者,包括接受诸如结肠部分切除术和回肠造口术之类的手术患者,通过常规疗法不能改善的感染患者,如果血流动力学不稳定,则应推迟大手术,可以进行回肠造口术、盲肠造口术或结肠造口术作为临时干预措施。心脏手术与高死亡率相关。液体复苏和术前治疗代谢紊乱可能是有益的。艰难梭菌感染患者应安排在手术当天最后一台手术,以便手术室可以进行额外的清洁,以最大程度地减少传染给后续患者的风险。

13.4.6　预后

在美国,艰难梭菌感染导致住院时间显著增加,每年的医疗费用超过 11 亿美元。该病是老年、虚弱和免疫功能低下患者病重甚至死亡的常见原因。

13.5　心脏移植受体的感染性疾病

13.5.1　背景

在美国,每年有超过 1.6 万名患者接受实体器官移植,大约有 2500 名患者接受了心脏移植。由于外科手术技术,免疫抑制疗法和药物治疗的进步,这些患者的 1 年生存率为 80% ~ 90%。为了防止同种异体移植排斥反应,实体器官移植受体通常会接受免疫抑制剂的联合治疗。免疫抑制剂的作用机制包括使一般抗体应答减弱、细胞免疫的抑制、淋巴细胞和巨噬细胞功能的下调、细胞增殖的抑制、T 细胞活化的阻断和 T 细胞的耗竭。不管效果如何,免疫抑制都是可变的,取决于剂量、治疗时间和移植后的时间。免疫抑制在移植后的最初几个月中最为强烈,随着免疫抑制治疗的逐渐退出,其免疫抑制作用逐渐减弱。

移植受体的免疫抑制也可能受到代谢异常、皮肤黏膜屏障的破坏、干扰这些屏障的异物(例如手术切口、胸管、胆汁引流管、气管导管、导尿管)以及可能存在的免疫调节病毒(如巨细胞病毒和 HIV)的影响。因此,移植后患者中免疫抑制的最终状态是一种动态的状态,会影响感染性疾病和 / 或癌症的发展。

13.5.2　感染性疾病的发生

控制心脏移植受体感染的最佳方法是预防。如果无法预防,则必须立即诊断和治疗。管理器官移植受体的感染性疾病面临许多挑战,包括以下几个方面:(1)感染性微生物谱是多种多样且与常规不同的;(2)由于免疫抑制治疗,炎症反应变得迟钝,因此临床和影像学发现可能有限;(3)抗菌药物的覆盖范围复杂,并且通常基于经验。移植术后患者的特定感染性疾病过程主要发生在三个时期:第一个月、第二至第六个月以及移植后第六个月以后。此外这些时期可能受到手术因素、免疫抑制的水平和环境暴露的影响。确定移植后的时间段将有助于临床医生确定可能的感染过程。

在移植后的第一个月内,同种异体移植物中可能存在活动性感染,通常是细菌或真菌感染。此外如果与手术相关的解剖缺陷能够促进感染,例如失活的组织和没有引流的积液,这些是微生物繁殖的高危因素,必须加以解决。移植后第一个月内唯一常见的病毒感染是移植前病毒阳性的患者重新激活的单纯疱疹病毒感染。

移植后第二个至第六个月期间可能出现少见的感染。这些可能是社区获得性感染或机会性感染。条件致病菌对健康宿主的毒性很小,但对免疫功能低下或有免疫缺陷的患者可引起严重感染。所有实体器官移植受体在移植后的前6个月,心脏和肺移植受体在更长的时间内,通常使用甲氧苄啶—磺胺甲噁唑来预防肺孢子虫肺炎。此外,高剂量的免疫抑制可能导致移植前存在于受体体内的微生物引起的再激活疾病综合征。结核已变得特别常见,发生在1%的移植后人群中。

从移植后的第六个月开始,从感染性疾病的角度来看,大多数移植受者的表现都相当好,通常只维持与一般社区相似的感染。然而另一群患者可能患有慢性或进行性病毒感染,包括乙型肝炎病毒、丙型肝炎病毒、巨细胞病毒或 EB 病毒。最常见的病毒感染是水痘—带状疱疹病毒感染,表现为带状疱疹。

有慢性或复发排斥反应的患者通常服用高剂量的免疫抑制剂,并倾向于发生移植后第二至第六个月期间常见的机会性感染。此外必须更密切地追踪 HIV 和 / 或 AIDS 的移植后患者,以发现常见和机会感染的证据。必须维持 HIV 高活性抗逆转录病毒治疗方案,并可能使免疫抑制药物的给药复杂化。

13.6　分枝杆菌嵌合体感染

13.6.1　背景

分枝杆菌嵌合体是一种非结核菌,通常可见于土壤和水中,据报道在 2005—2016 年接受心脏手术的患者中,它是一种侵入性的并可能造成医源性的感染。2015 年,在瑞典和美国宾夕法尼亚州发现了第一批接受心脏手术的该菌感染患者。推测感染源继发于在体外循环期间使用加热—冷却设备(Stöckert3T, LivaNova PLC, 前身为 Sorin Group Deutschland GmbH)。

每个郡县的现场调查结果提示应通知在特定时间段内接受心脏手术的可能暴露的患者。尽管在体外循环期间使用的加热—冷却设备是通过闭合的水回路来调节患者的血液温度,但这些报告表明,该装置中雾化的分枝杆菌嵌合体会导致侵入性感染。美国食品药品监督管理局(FDA)和疾病控制中心(CDC)已发布警报,说明需要遵循更新的制造商对设备的使用说明,评估设备的污染情况,对新发感染保持警惕,并继续监控来自美国和海外的报告。

美国疾病预防控制中心(CDC)完成了来自宾夕法尼亚州和爱荷华州的 11 个患者和 5 台

Stöckert3T 加热—冷却设备的分离株的全基因组测序,这两个州均已识别出感染群集。加热—冷却设备的样本包括从设备内部采集的拭子、从设备中排出的水以及在设备运行时采集的空气样本。单核苷酸多态性(SNP)是通过比较患者和设备样本与来自分枝杆菌嵌合体参考分离株的序列数据后确定的。这些结果有力地说明了分枝杆菌嵌合体对 Stöckert 3T 加热—冷却设备的点源污染。德国最近的一份报告指出,来自三个不同欧洲国家的加热 - 冷却设备的分枝杆菌嵌合体的初步分型结果几乎与从生产基地获得的样品完全相同,进一步证明了点源污染的可能性。

全基因组测序证实这是一个共同来源的暴发,因为在 Stöckert3T 加热—冷却设备和来自多个国家的患者中发现了几乎相同的分离株。因此在过去十年中制造的大部分 Stöckert3T 加热—冷却设备很可能都受到相同的分枝杆菌嵌合体的污染,并且这些受污染的 Stöckert3T 加热—冷却设备已经并且继续在全球范围内使用。

13.6.2　预防和监督

自从发现分枝杆菌嵌合体感染后,大多数心脏外科中心都已弃用了 Stöckert2T 加热—冷却设备,因为该设备被认为是感染爆发的原因。尽管美国已经有成千上万的患者被告知可能接触到受污染的加热—制冷设备,但接触的人数可能要多得多。在美国,每年有超过 25 万次使用体外循环的手术,Stöckert3T 加热—冷却设备约占美国市场的 60%。CDC 和 FDA 正在继续努力,以提高供应者和患者对风险的认识。

CDC 正在与报告疫情的每家医院紧密合作,并成立了分枝杆菌嵌合体多学科工作组。各个机构都发布了关于识别有风险患者的指南,以确保及时诊断和治疗这些惰性并常常未被识别的感染。FDA 将继续从公共卫生和监管的角度收集信息、发布信息并评估情况。机构监督包括通知每位在 2012—2016 年之间接受体外循环手术的患者,并在可能的情况下在电子病历中添加监视标记。

13.6.3　体征、症状和诊断

分枝杆菌嵌合体具有毒力相对较低、生长缓慢的特征,该特征是识别病例的主要挑战。通过受污染的 3T 加热—冷却设备感染的播散性分枝杆菌嵌合体感染的患者,可以在心脏手术后的数月至数年出现心内膜炎甚至播散性感染。因此在心脏手术后,分枝杆菌嵌合体感染的监测时间表必须至少延长 2 ~ 6 年。

识别潜在的分枝杆菌嵌合体感染的部分困难在于,患者表现出非特异性症状和多种感染部位,而且对于有感染征象的患者,常规诊断检查不包括分枝杆菌培养。到目前为止的病例表现出的非特异性症状,最常见的是疲劳(90%),其次是发热(75%)、出汗(60%)、呼吸困难(60%)、体重减轻(60%)和咳嗽(50%)。

分枝杆菌嵌合体的诊断是通过从感染部位提取的阳性培养物来确认的,如果该部位是隐匿的（例如心脏移植部位，骨骼），这可能是一项困难的任务。组织病理学显示受累组织中有非干酪样肉芽肿，很少对抗酸细菌（AFB）涂片阳性。鉴定分枝杆菌嵌合体需要基因测序。因此非测序方法可能无法正确地识别分枝杆菌属。尽管通常是通过 AFB 血培养来诊断的，但是在血液培养阴性的情况下其他部位（如骨髓）有时也会培养阳性，并且聚合酶链反应在某些患者中也很有价值。分枝杆菌嵌合体培养的生长期通常为 6 ～ 8 周。因此，诊断可能被漏掉。播散性分枝杆菌嵌合体的实验室检查特征包括 C 反应蛋白升高，常规全血培养阴性、伴贫血、淋巴细胞减少和血小板减少，以及乳酸脱氢酶、肌酐和转氨酶升高。

13.6.4 治疗

对该感染的最佳治疗方法尚未确定，但通常需要联合抗菌治疗，并在可能的情况下去除相关的假体材料。不幸的是，在许多情况下患者病情太重或尝试取出移植物／瓣膜／器械植入的手术风险过高，并且尚无关于在感染部位放置新器械的再次感染风险的数据。分枝杆菌嵌合体感染的治疗方案通常是长疗程使用克拉霉素、乙胺丁醇和利福平。

13.6.5 围术期建议

在每个可能或已确诊的分枝杆菌嵌合体暴发的机构中，都应建立一个由麻醉学家、感染科医生、感染控制护士、微生物学家／病理学家和心脏外科医师组成的多学科团队。该团队应与 CDC 密切合作，以制定具体的围术期管理方针。

治疗感染患者以使其他患者和医务人员免受该疾病的侵害的具体措施，并且细致的清洁方案仍在进行并且仍在发展中。然而，应采取审慎的感染控制流程，包括以下内容：

- 感染分枝杆菌嵌合体的患者在围术期不需要接触隔离。
- 继续使用抗分枝杆菌嵌合体药物以及维持常用抗生素适用于抗菌预防和 SSI 预防。
- 使用杀菌消毒剂（非戊二醛）清洁手术室。
- 同一手术室的后续手术应至少有30分钟的"清洗"时间，在进行任何后续病例处理之前，终端机清洁后，该手术室应闲置。
- 在每个病例使用后均应更换麻醉机的呼吸过滤器和二氧化碳罐。
- 应使用高流量氧气对麻醉机回路进行"冲洗"。
- 在护理分枝杆菌嵌合体感染的患者期间，不需要特殊的口罩（如 N95）。
- 应始终遵循机构指南的标准／通用感染控制流程。

参考文献

［1］ Bartlett JG.Narrative review：the new epidemic of Clostridium difficile—associated enteric disease Clostridium difficile-associated colitis. Ann Intern Med. 2006；145：758-64.

［2］ Bratzler DW，Hunt DR.The surgical infection prevention and surgical care improvement projects：national initiatives to improve outcomes for patients having surgery. Clin Infect Dis. 2006；43：322-30.

［3］ Burgess W，Margolis A，Gibbs S，Duarte RS，Jackson M. Disinfectant susceptibility profiling of glutaraldehyde-resistant nontuberculous mycobacteria. Infect Control Hosp Epidemiol. 2017；38（7）：784-91.

［4］ Dellinger EP.Prophylactic antibiotics：administration and timing before operation are more important than administration after operation. Clin Infect Dis. 2007；44：929-30.

［5］ Dellinger RP，Carlet JM，Masur H，Gerlach H，Calandra T，Cohen J，Jea-Benacloche J，Keh D，Marshall JC，Parker MM，Ramsay G，Zimmerman JL，Vincent JL，Levy MM.Surviving sepsis campaign：guidelines for management of severe sepsis and shock. Intensive Care Med. 2008；34：17-60.

［6］ Furnary AP，Zerr KJ，Grunkemeier GL，Starr A.Continuous intravenous insulin infusion reduces the incidence of deep sternal wound infection in diabetic patients after cardiac surgical procedures. Ann Thorac Surg. 1999；67：352-60.

［7］ Haller S，Hller C，Jacobshagen A，Hamouda O，Sin MA，Monnet DL，Plachouras D，Eckmanns T. Contamination during production of heater-cooler units by Mycobacterium chimaera potential cause for invasive cardiovascular infections：results of an outbreak investigation in Germany，April 2015 to February 2016. Euro Surveill. 2016；21. https://doi.org/10.2807/1560-7917.ES.2016.21.17.30215.

［8］ Kohler P，Kuster SP，Bloemberg G，Schulthess B，Frank M，Tanner FC，Rssle M，Bni C，Falk V，Wilhelm MJ.Healthcare-associated prosthetic heart valve，aortic vascular graft，and disseminated Mycobacterium chimaera infections subsequent to open heart surgery. Eur Heart J. 2015；36：2745-53.

［9］ Kubota H，Miyata H，Motomura N，Ono M，Takamoto S，Harii K，Oura N，Hirabayashi S，Kyo S.Deep sternal wound infection after cardiac surgery. J Cardiothorac Surg. 2013；8：132.

［10］ Robinson PJ，Billah B，Leder K，Reid CM，Committee AD.Factors associated with deep sternal wound infection and haemorrhage following cardiac surgery in Victoria. Interact Cardiovasc Thorac Surg. 2007；6：167-71.

［11］ Sax H，Bloemberg G，Hasse B，Sommerstein R，Kohler P，Achermann Y，Rssle M，Falk V，Kuster SP，Bttger EC，Weber R. Prolonged outbreak of mycobacterium chimaera infection after open-chest heart surgery. Clin Infect Dis. 2015；61：67-75.

［12］ Toumpoulis IK，Anagnostopoulos CE，DeRose JJ，Swistel DG.The impact of deep sternal wound infection on long-term survival after coronary artery bypass grafting. Chest. 2005；127：464-71.

第 14 章

成人心脏术后心律失常

摘　要

　　新发的心律失常是心脏手术常见的并发症。房颤是术后最常见的心律失常,尽管室性心律失常和传导阻滞也有发生。术后心律失常是死亡率增加、住院时间延长、医疗费用增加的重要原因。预防性药物和非药物的治疗措施对避免这些问题非常有效。

　　本章将讨论在成人心脏外科术后患者中上述心律失常的发生、预后、发病机制、预防措施和处理。

关键词

术后;心脏手术;心律失常;室上性;室性;心动过缓

缩略词表

　　ACCF:美国心脏病学基金会;AF:房颤;AFL:房扑;AHA:美国心脏协会;AT:房性心动过速;AV:房室;AVB:房室传导阻滞;BiA:双房起搏;CABG:冠状动脉旁路移植术;ESC:欧洲心脏病学会;PVC:室性早搏;SND:窦房结功能障碍;VA:室性心律失常;VT:室速

14.1　室上性心动过速

14.1.1　发生率和预后

室上性心动过速是 CABG 术后最常见的心律失常,发生率 20%～ 40%,瓣膜手术后发生率更高。房颤(图 14.1)和房扑(图 14.2)是最常见的室上性心律失常。然而房性心动过速也有发生。大部分房颤发生于术后 2 ~ 4 天。尽管房颤通常是良性的和自限性的,但也可能导致血流动力学不稳定、血栓栓塞事件、住院时间延长以及治疗费用增加。

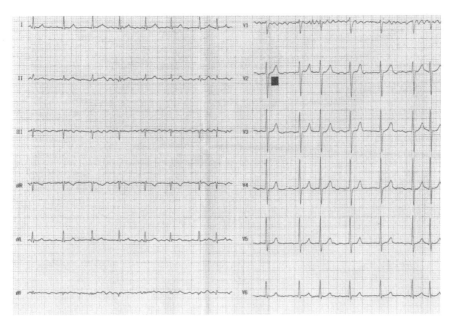

图 14.1　此图显示心房颤动伴心房波浪状电活动和心室律不规则

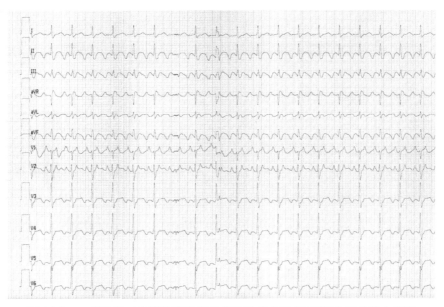

图 14.2　一例重度二尖瓣狭窄患者二尖瓣置换术后 12 导联心房扑动心电图

14.1.2　发病机制

术后房颤的机制尚未被详尽描述,可能受多因素影响:内源性腺苷、炎症反应,氧化损伤可能起到一定作用。围术期以缺血再灌注损伤和延迟的炎症反应为特征表现,共同作用导致血浆抗氧化剂的损耗。而且许多接受心脏外科手术的患者常伴有心房扩大或心房压力增高，易引发房颤。与年龄相关的结构或电生理变化也似乎降低了老年患者术后房颤的阈值。其他报道的术后房颤发生的倾向因素包括：左主干或右冠近端狭窄、慢性阻塞性肺疾病、β受体阻滞剂停药、房颤或心衰病史、术前心电图发现 PR 间期大于 185 ms、V1 导联 P 波宽度大于 110 ms，以及左心房结构异常。

房颤发生的高峰期多为术后 2 ~ 3 天，提示炎症反应机制可能与此相关。抗炎症反应的药物可降低术后房颤发生率也佐证了这一设想。然而这段时期房颤高发生率也有其他电生理相关的解释。不一致的心房传导在术后 2 ~ 3 天最严重，最长心房传导多发生在第 3 天。围术期低钾血症也被证明通过改变心房传导和不应期而影响术后房颤的发生。

最近有证据表明，微创心脏手术或非体外循环手术与术后房颤发生率较低有关。在一项前瞻性随机研究中，200 名患者被随机分为体外 CABG 和非体外 CABG。本研究的结果清楚地表明，与体外 CABG 相比，非体外 CABG 术后房颤发生率较低。

14.1.3 预防

一些药物和非药物性的策略用于预防心脏术后房颤的发生。β受体阻滞剂、胺碘酮、索他洛尔、镁剂以及心房起搏的有效性已经在一些随机或非随机的临床试验中进行评估。

由于心脏手术后恢复的患者交感神经常增强，术后房颤的风险增加。β受体阻滞剂通过拮抗儿茶酚胺类对心肌的作用来降低术后房颤的发生率。多项临床试验和三项里程碑式的 Meta 分析表明：β受体阻滞剂预防性使用可显著降低术后房颤的发生。在取得这些显著成果之后，2006/2011 年的美国心脏协会和美国心脏病学基金会（AHA/ACCF）以及 2010 欧洲心脏病协会（ESC）均更新了指南，推荐在无禁忌证的前提下，β受体阻滞剂可预防心脏手术患者房颤的发生。口服卡维地洛，由于其独特的抗氧化能力和抗细胞凋亡能力，被认为是预防术后房颤最有效的β受体阻滞剂。有研究已证明口服或静注胺碘酮均可安全有效预防房颤的发生及其相关的脑血管意外和术后室性快速性心律失常。目前最新 AHA/ACCF 和 ESC 指南的房颤管理中，推荐术前使用胺碘酮作为高危患者的预防，为Ⅱa类证据。索他洛尔是有潜在β受体阻滞效应的Ⅲ类抗心律失常药物，因此可作为心脏术后房颤合适的预防用药。几乎所有的临床试验中，索他洛尔都被证明是有效的，唯一的问题是其安全性。

低镁血症被认为是室上性和室性心动过速的原因，也是心脏手术患者房颤发生的独立危险因素。因此强调镁剂补充可减低房颤发生率。一些临床试验验证了静脉注射硫酸镁对 CABG 术后房颤的预防作用。对八项已确定的随机对照试验的荟萃分析显示，静脉补充镁剂与冠状动脉旁路移植术后房颤发病率显著降低有关。

超速心房起搏可通过抑制心动过缓诱导的异常心率来预防术后房颤，超速抑制房性早搏，也抑制了房性早搏后的代偿间歇，使心房活动再同步化。一些随机试验研究了右房、左心房或双房（BiA）起搏，发现双房起搏比单房更有效。尽管如此，现有的数据还不足以对术后应用这种干预措施有明确推荐。近期 ESC2010 指南在房颤管理方面推荐双房起搏作为ⅡB类推荐用于预防心脏术后房颤。最近的 AHA/ACCF 和 ESC 在心脏术后房颤预防方面的建议概括如表 14.1。

表 14.1　心脏术后房颤预防建议

建议	推荐级别	证据等级
除非禁忌,心脏手术患者建议口服 β 受体阻滞剂预防术后房颤	I	A
术前服用胺碘酮可降低心脏手术患者的房颤发生率,并为术后房颤高危患者提供适当的预防性治疗	Ⅱa	A
心脏手术后有发生房颤风险的患者可考虑预防性服用索他洛尔	Ⅱb	A
双房起搏可考虑用于心脏术后房颤的预防	Ⅱb	A
为降低心脏手术后房颤的发生率,可考虑使用皮质类固醇,但也有风险	Ⅱb	B

14.1.4　处理

考虑到术后房颤或房扑的自限性,治疗应从药物控制心率开始(表 14.2)。β 受体阻滞剂应为控制心室率的一线用药,因为它起效迅速,50% 可转为窦性心律。美托洛尔和艾司洛尔可作为静脉剂型。钙通道阻滞剂被认为不如 β 受体阻滞剂有效,是二线用药。钙通道阻滞剂对于房颤的心率控制比地高辛更加有效。当 β 受体阻滞剂有禁忌时(如哮喘),上述其他药物可能有效。

大部分心脏外科术后患者的房颤由于其较高的复发率和自限性无须转复。然而以下方法可能对难治或不耐受房室结阻滞药的高危患者有用。对于房颤、房扑和房性心动过速可进行电转复、药物复律和超速起搏。一旦出现呼吸状态不稳定或其他麻醉禁忌状态,就应行药物复律,以下药物被认为是有效的:胺碘酮、普罗帕酮、伊布利特、多非利特。伊布利特和多非利特导致尖端扭转性室速的发生率为 2%～4%。这种风险在缓慢型心律失常、女性、低钾血症、低镁血症时更高。通过术中置入的心外膜起搏导线的快速心房起搏,在术后房颤和房扑的转复中被认为安全有效。快速心房起搏尤其适用于不适合电转复的患者,例如慢性阻塞性肺疾病患者。对于血流动力学不稳定的患者,应实施电转复。电转复时,电极板前后位较佳,后电极板最好位于肩胛骨的下端。已经证明心脏外科术后房颤患者的脑卒中风险更高。因此房颤持续长于 48 小时,应行肝素抗凝或口服抗凝药。近年来,新型口服抗凝剂如达比加群、利伐沙班和阿哌沙班被证明可以安全有效地预防心脏手术后血栓栓塞事件。抗凝疗程必须基于患者个体的临床情况。

表 14.2　术后房颤的心率和节律控制的抗心律失常药物

抗心律失常药物	负荷剂量	维持剂量
β 受体阻滞剂		
艾司洛尔	500 μg/kg 静推 大于 1 min	50～200 μg/(kg•min) 静脉注射
美托洛尔	5 mg 静推每 5 min 最大 15 mg	25～100 mg 口服,每天 2 次或每天 3 次

续表

抗心律失常药物	负荷剂量	维持剂量
普萘洛尔	1 mg 静推每 2～5 min 最大 0.1～0.2 mg/kg	10～80 mg 口服，每天 3 次或每天最多 4 次
钙通道阻滞剂		
维拉帕米	5～10 mg 静推大于 1～2 min	5 μg/（kg·min）静推或 40～160 mg 口服，每天 3 次
地尔硫草	0.25 mg/kg 静推大于 2 min	5～15 mg/h 静推或 30～90 mg 口服，每天最多 4 次
洋地黄类		
地高辛	0.25～0.5 mg 静推，随后 0.25 mg 每 4～6 h 最大 1 mg/ 每天	0.125～0.25 mg/d

14.2　室性心动过速

14.2.1　发生率和预后

心脏术后新发的室性心律失常（VA）并不常见，术后 3～5 天发生率最高。术后室性心律失常的预后高度依赖于心律失常的类型和结构性心脏病的严重程度。单纯室早（PVC）常被认为是良性的。复杂的室性心律失常包括频繁的室早和非持续性的室速（VT），对短期预后无影响，但在心室功能受损时，往往提示远期预后不良。持续性室速的出现提示近期和远期预后均较差（图 14.3）。传统上认为，术后早期的（小于 48 小时）VA 对于长期预后价值不大，在急性期处理控制后可忽略。最近这一传统的观念受到了挑战，近期数据表明，心脏术后 48 小时内出现的 VA 与 48 小时后出现的 VA 长期结果相似。

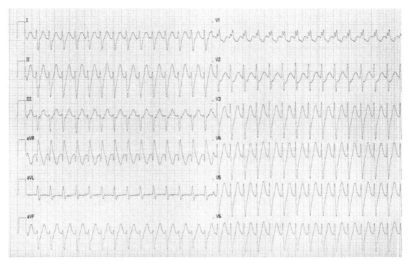

图 14.3　冠状动脉旁路移植术后记录 12 导联心电图。该心电图显示宽 QRS 波和 aVR 导联 QRS 波正向，电轴左偏 RBBB 伴室性心动过速

14.2.2 发病机制

术后 VA 病因学包括:血流动力学不稳定、电解质异常、低氧、低血容量、缺血、急性桥血管阻塞、体外循环后的缺血再灌注,以及儿茶酚胺类药物和抗心律失常药物的致心律失常作用。

14.2.3 预防

与房性心律失常不同,对心脏术后 VA 的预防并没有明确的推荐。一些措施例如纠正电解质失衡(尤其是血钾)、容量补充、更好的心肌保护、注意儿茶酚胺类药物和抗心律失常药物的使用等,可能有助于预防术后 VA 发生。此外近期有研究表明非体外手术比起体外循环手术更少发生 VA。

14.2.4 处理

无症状且血流动力学稳定的室早甚至短时间的非持续性 VT 常无须特殊处理。所有可逆的潜在的病因均应被纠正。对于有症状的和血流动力学受影响的室早,推荐使用利多卡因和超速抑制起搏。对于血流动力学稳定的持续 VT,静注抗心律失常药物是一线治疗。常用抗心律失常药物剂量如表 14.3 所示。利多卡因常作为首选药物,可按非手术科室的常规剂量给药。普鲁卡因胺为第二选择,但应慎用,肾功能不全患者禁用。对于左室功能不全的患者,胺碘酮是最佳选择,这类患者亦可尝试使用术中置入的心外膜起搏进行超速抑制起搏。对于药物难以纠正的血流动力学不稳定的室速,推荐进行电复律或能量 200 ~ 360 J 的电除颤。

表 14.3 控制术后室性心律失常的药物

抗心律失常药物	负荷剂量	维持剂量
利多卡因	1 ~ 1.5 mg/kg,最大到 3 mg/kg,分两次间隔 15 min 静推	2 ~ 4 mg/min
普鲁卡因胺	20 ~ 50 mg/min 或 15 mg/kg	2 ~ 4 mg/min
胺碘酮	150 mg 大于 10 min 静推,对于复发性心律失常,可额外给药 150 mg	1 mg/min 维持 6 h 以及 0.5 mg/min 维持 18 h

14.3 缓慢性心律失常

14.3.1 发生率和预后

缓慢性心律失常是心脏术后常见的并发症。CABG 术后 0.6% ~ 4.6% 的患者有窦房结功能障碍(SND)或房室传导阻滞(AVB),需要永久起搏器。瓣膜置换术后较其他心脏手术更容易出现不同程度的房室传导阻滞(可达 24%,图 14.4 和 14.5)。原位心脏移植术后,由 SND 和轻度 AVB 导致的缓慢性心律失常较为常见,21% 的 SND 患者和 4.5% 的 AVB 患者接受了永久起搏器植入。大量的术后缓慢性心律失常的患者会得到改善。完全性 AVB 的恢复率低于 SND。

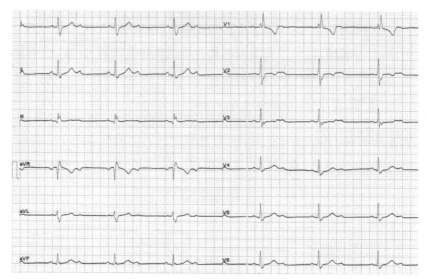

图 14.4　这是一位最近接受主动脉瓣置换术的患者的心电图。潜在的节律是窦性心律，宽 QRS 波，伴 2:1 房室传导

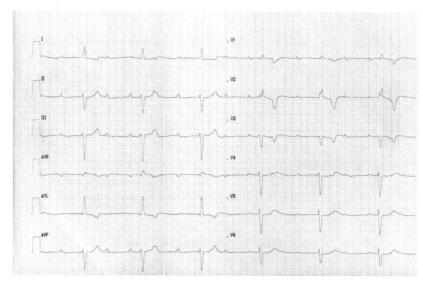

图 14.5　心电图显示联合瓣膜置换术后完全性房室传导阻滞

14.3.2　发病机制

术后缓慢性心律失常可能由以下因素导致：心脏停跳液冲洗不充分、抗心律失常药物及其毒性反应。另外，可能是房室结区或希氏束的创伤或手术操作所致。

14.3.3　预防

为减少术后传导障碍，应格外注意传导系统的解剖，对窦房结和房室结仔细处理，以及充分冲洗心脏停跳液。

14.3.4 处理

根据 ACC/AHA 指南,"永久起搏器植入指征为:心脏术后相关的任何解剖水平损伤且无法纠正的Ⅲ度和高度Ⅱ度传导阻滞"。一般来讲,心脏术后持续大于 5～7 天的有症状的完全性房室传导阻滞或窦房结功能障碍需要永久起搏器治疗。任何关于永久起搏器植入时机的决定都将受到临时起搏系统稳定性的影响。因此,没有固有的内在节律或临时起搏导线失效的患者应更积极地安装起搏器。对于治疗中的或已治疗的缓慢性心律失常患者,电生理研究或运动压力测试有助决定是否需要植入永久起搏器。

参考文献

［1］Alghamdi AA，Al-Radi OO，Latter DA.Intravenous magnesium for prevention of atrial fibrillation after coronary artery bypass surgery：a systematic review and meta-analysis. J Card Surg. 2005；20：293-9.

［2］Almassi GH，Schowalter T，Nicolosi AC，etal. Atrial fibrillation after cardiac surgery. A major morbid event Ann Surg. 1997；226：501-13.

［3］Amar D，Shi W，Hogue CW Jr，Zhang H，etal. Clinical prediction rule for atrial fibrillation after coronary artery bypass grafting. J Am Coll Cardiol. 2004；44：1248-53.

［4］Anderson E，Johnke K，Leedahl D，et al. Novel oral anticoagulants vs warfarin for the management of postoperative atrial fibrillation：clinical outcomes and cost analysis. Am J Surg. 2015；210：1093-103.

［5］Archbold RA，Schilling RJ.Atrial pacing for the prevention of atrial fibrillation after coronary artery bypass graft surgery：a review of the literature. Heart. 2004；90：129-33.

［6］Ascione R，Caputo M，Calori G，etal. Predictors of atrial fibrillation after conventional and beating heart coronary surgery：a prospective，randomized study. Circulation. 2000；102：1530-5.

［7］Asher CR，Miller DP，Grimm RA，etal. Analysis of risk factors for development of atrial fibrillation early after cardiac valvular surgery. Am J Cardiol. 1998；82：892-5.

［8］Bagshaw SM，Galbraith PD，Mitchell LB，etal. Prophylactic amiodarone for prevention of atrial fibrillation after cardiac surgery：a meta-analysis. Ann Thorac Surg. 2006；82：1927-37.

［9］Brembilla-Perrot B，Villemot JP，Carteaux JP，et al. Postoperative ventricular arrhythmias after cardiac surgery：immediate- and long-term significance. Pacing Clin Electrophysiol. 2003；26：619-25.

［10］Brodell GK，Cosgrove D，Schiavone W，et al. Cardiac rhythm and conduction disturbances in patients undergoing mitral valve surgery. Cleve Clin J Med. 1991；58：397-9.

［11］Camm AJ，Kirchhof P，Lip GY，etal. Guidelines for the management of atrial fibrillation：the Task Force for the Management of Atrial Fibrillation of the European Society of Cardiology（ESC）. Eur Heart J. 2010；31：2369-429.

［12］Chung MK.Cardiac surgery：postoperative arrhythmias. Crit Care Med. 2000；28（Suppl）：N136-44.

［13］Chung MK，Martin DO，Sprecher D，etal. C-reactive protein in patients with atrial arrhythmias：inflammatory mechanisms and persistence of atrial fibrillation. Circulation. 2001；104：2886-91.

［14］Creswell LL，Schuessler RB，Rosenbloom M，etal. Hazards of postoperative atrial arrhythmias. Ann Thorac Surg. 1993；56：539-49.

［15］Crystal E，Connolly SJ，Sleik K，etal. Intervention on prevention of postoperative atrial fibrillation in patients undergoing heart surgery：a metaanalysis. Circulation. 2002；106：75-80.

［16］De Vecchi E，Pala MG，Di Credico G，etal. Relation between left ventricular function and oxidative stress in patients undergoing bypass surgery. Heart. 1998；79：242-7.

［17］El-Chami MF，Sawaya FJ，Kilgo P，etal. Ventricular arrhythmia after cardiac surgery：incidence，predictors，and outcomes. J Am Coll Cardiol. 2012；60：2664-71.

［18］Fan K，Lee K，Lau CP.Mechanisms of biatrial pacing for prevention of postoperative atrial fibrillation—insights from a clinical trial. Card Electrophysiol Rev. 2003；7：147-53.

［19］Fanning WJ，Thomas CS Jr，Roach A，etal. Prophylaxis of atrial fibrillation with magnesium sulfate after coronary artery bypass grafting. Ann Thorac Surg. 1991；52：529-33.

［20］Fogel RI，Prystowsky EN.Management of malignant ventricular arrhythmias and cardiac arrest. Crit Care Med.

2000; 28 (Suppl): N165-9.

[21] Fuster V, Ryden LE, Cannom DS, etal. 2011 CCF/AHA/HRS focused updates incorporated into the ACC/AHA/ESC 2006 guidelines for the management of patients with atrial fibrillation: a report of the American College of Cardiology Foundation/American Heart Association Task Force on Practice Guidelines. Circulation. 2011; 123: e269-367.

[22] Goldman BS, Hill TJ, Weisel RD, et al. Permanent cardiac pacing after open-heart surgery: acquired heart disease. Pacing Clin Electrophysiol. 1984; 7 (3): 367-71.

[23] Grant SC, Khan MA, Faragher EB, etal. Atrial arrhythmias and pacing after orthotopic heart transplantation: Bicaval versus standard atrial anastomosis. Br Heart J. 1995; 74: 149-53.

[24] Haghjoo M, Saravi M, Hashemi MJ, etal. Optimal beta-blocker for prevention of atrial fibrillation after on-pμmp coronary artery bypass graft surgery: carvedilol versus metoprolol. Heart Rhythm. 2007; 4: 1170-4.

[25] Hakala T, Pitkanen O, Hippelainen M.Feasibility of predicting the risk of atrial fibrillation after coronary artery bypass surgery with logistic regression model. Scand J Surg. 2002; 91: 339-44.

[26] Ho KM, Tan JA.Benefits and risks of corticosteroid prophylaxis in adult cardiac surgery: a dose-response meta-analysis. Circulation. 2009; 119: 1853-66.

[27] Huikuri HV, Yli-Mayry S, Korhonen UR, et al. Prevalence and prognostic significance of complex ventricular arrhythmias after coronary arterial bypass graft surgery. Int J Cardiol. 1990; 27: 333-9.

[28] Ishii Y, Schuessler RB, Gaynor SL, etal. Inflammation of atriμm after cardiac surgery is associated with inhomogeneity of atrial conduction and atrial fibrillation. Circulation. 2005; 111: 2881-8.

[29] Jaeger FJ, Trohman RG, Brener S, etal. Permanent pacing following repeat cardiac valve surgery. Am J Cardiol. 1994; 74: 505-7.

[30] Kaplan M, Kut MS, Icer UA, etal. Intravenous magnesiμm sulfate prophylaxis for atrial fibrillation after coronary artery bypass surgery. J Thorac Cardiovasc Surg. 2003; 125: 344-52.

[31] Korantzopoulos P, Kolettis TM, Galaris D, etal. The role of oxidative stress in the pathogenesis and perpetuation of atrial fibrillation. Int J Cardiol. 2006; 115: 135-43.

[32] Lahtinen J, Biancari F, Salmela E, etal. Postoperative atrial fibrillation is a major cause of stroke after on-pμmp coronary artery bypass surgery. Ann Thorac Surg. 2004; 77: 1241-4.

[33] Leitch JW, Thomson D, Baird DK, etal. The importance of age as a predictor of atrial fibrillation and flutter after coronary artery bypass grafting. J Thorac Cardiovasc Surg. 1990; 100: 338-42.

[34] Merin O, Ilan M, Oren A, etal. Pacing Clin Electrophysiol. 2009; 32: 7-12.

[35] Passman R, Beshai J, Pavri B, etal. Predicting post-coronary bypass surgery atrial arrhythmias from the preoperative electrocardiogram. Am Heart J. 2001; 142: 806-10.

[36] Pfisterer ME, Klter-Weber UC, Huber M, et al. Prevention of supraventricular tachyarrhythmias after open heart operation by low-dose sotalol: a prospective, double-blind, randomized, placebo-controlled study. Ann Thorac Surg. 1997; 64: 1113-9.

[37] Pinto RP, Romerill DB, Nasser WK, etal. Prognosis of patients with frequent premature ventricular complexes and nonsustained ventricular tachycardia after coronary artery bypass graft surgery. Clin Cardiol. 1996; 19: 321-4.

[38] Smith RC, Leung JM, Keith FM, etal. Ventricular dysrhythmias in patients undergoing coronary artery bypass graft surgery: incidence, characteristics, and prognostic importance. Am Heart J. 1992; 123: 73-81.

[39] Tam SK, Miller JM, Edmunds LH Jr. Unexpected, sustained ventricular tachyarrhythmia after cardiac operations. J Thorac Cardiovasc Surg. 1991; 102: 883-9.

［40］ Tracy CM，Epstein AE，Darbar D，etal. 2012 ACCF/AHA/HRS focused update incorporated into the ACCF/ AHA/HRS 2008 guidelines for device-based therapy of cardiac rhythm abnormalities: A Report of the American College of Cardiology Foundation/American Heart Association Task Force on Practice Guidelines and the Heart Rhythm Society. J Am Coll Cardiol. 2013；61：e6-e75.

［41］ VanderLµgt JT，Mattioni T，Denker S，etal. Efficacy and safety of ibutilide fµmarate for the conversion of atrial arrhythmias after cardiac surgery. Circulation. 1999；100：369-75.

［42］ Wahr JA，Parks R，Boisvert D，etal. Preoperative serµm potassiµm levels and perioperative outcomes in cardiac surgery patients. Multicenter Study of Perioperative Ischemia Research Group. JAMA. 1999；281：2203-10.

［43］ Weber UK，Osswald S，Buser P，etal. Significance of supraventricular tachyarrhythmias after coronary artery bypass graft surgery and their prevention by low-dose sotalol: a prospective doubleblind randomized placebo controlled study. J Cardiovasc Pharmacol Ther. 1998；3：209-16.

［44］ Yavuz T，Bertolet B，Bebooul Y，etal. Role of endogenous adenosine in atrial fibrillation after coronary artery bypass graft. Clin Cardiol. 2004；27：343-6.

第 15 章

液体管理和电解质平衡

摘 要

心脏外科手术后体内液体分布、血浆电解质浓度和酸碱平衡有着显著的改变。维持水、电解质和酸碱平衡必须考虑到麻醉引起的变化、心脏手术的影响以及患者的合并症和手术应激引起的生理反应。然而,心脏外科围术期液体管理的理想方法仍存在争议。争论包括使用的液体类型(晶体与胶体、胶体与胶体、平衡与不平衡溶液)以及使用的液体量(自由与限制)。目标导向液体治疗可能对预后有影响,似乎是指导输液量的最佳选择。心脏手术后电解质总是会发生改变,在既往文献中讨论了电解质管理的益处(尤其是钙)。本章通过对生理学和病理生理学的理解,阐述了心脏手术患者液体和电解质管理的基本原则。

关键词

体液生理学;离子平衡;钠;钾;钙;镁;氯化物;碳酸氢盐;渗透平衡;通过毛细血管膜的液体运动;心脏外科 ICU 术后液体和电解质病理生理基础;液体的临床管理;理化性质;晶体;分类;生理盐水;乳酸林液和醋酸林氏液;新一代晶体;潜在的风险和副作用;液体分布改变;电解质改变;凝血紊乱;高渗晶体;胶体;主要胶体的生理特性;药代动力学:分布和作用时间;天然胶体:白蛋白(HA);成分和浓度;药代动力学:分布、消除和作用持续时间;合成胶体;右旋糖酐;羟乙基淀粉;凝血与血小板功能;肾功能不全;过敏性;蓄积和瘙痒;高渗胶体溶液;晶体与胶体的比较;HES 与其他胶体比较;平衡与不平衡溶液;开放与限制方法;目标导向液体治疗;心脏手术患者临床影响;电解质管理

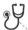

15.1 引言

1865 年，Claude Bernard 第一次提出人体的"内环境"，即机体的内稳态。内稳态是任何生理功能得以进行的先决条件，它建立在三个主要系统——电解液系统、酸碱系统和渗透系统之上，三者之间有着紧密的联系。任何一个系统发生改变，另外的两个系统就会发生相应的改变。"内环境"负责机体水分布以及水和分子的移动。维持或恢复"内环境"的稳态是任何临床治疗的最终目标，尤其是心脏手术的围术期管理。在这种情况下，考虑到手术类型、麻醉引起的改变、体外循环的影响、患者的合并症以及对外科手术的应激反应、维持水、电解质、渗透压和酸碱平衡是复杂的临床评估和处理的总和。在临床实践中，仍然存在许多不确定性，掌握足够的人体生理学知识，可以在一定程度上克服这些不确定性。

15.1.1 体液生理学

人体分为两个主要的隔间：细胞内空间（ICS）和细胞外空间（ECS）。ECS 分为三个额外的隔间：血管内空间（IVS、血浆）、间质空间（ISS）和跨细胞空间（TCS）。这些空间包含着身体的总水量，被半透膜包围着，液体通过半透膜从一个空间移动到另一个空间（图 15.1）。

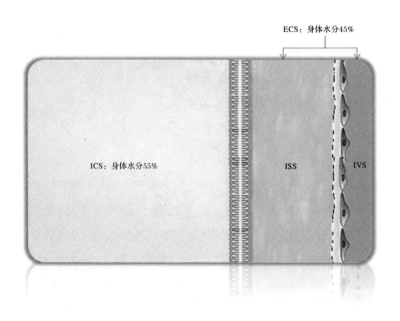

图 15.1 机体隔间分布

体液量约占体重的 60%，主要分布在 ECS 和 ICS 中。ICS 约占总水量的 55%，ECS 约占 45%（正常成人约 15 L）。在这三个空间中，IVS 约占 ECS 水的 15%，ISS 约占 45%，TCS 约占 40%（图 15.2）。

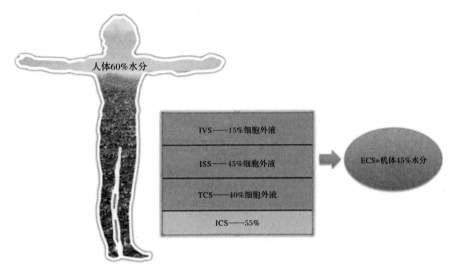

图 15.2　机体水分分布

TCS 是一个功能性腔室,由水和电解质通过细胞与 ISS、IVS 与 ISS 持续的交换的总量来表示。ECS 的其他液体包括分泌物、眼液和脑脊液。

水和电解质平衡既是机体与外部环境的外平衡,也是机体 ECS 与 ICS、IVS 与 ISS 之间的内平衡。这种平衡是基于体液的特定的化学和物理性质,如离子组成、pH、蛋白质含量、渗透压、摩尔浓度和胶体渗透压(表 15.1)。

表 15.1　体液的主要特性

特性	血浆	组织液	细胞内液
胶体渗透压(mmHg)	25	4	—
渗透压(mOsmol/kg)	280	280	280
pH	7.4	7.4	7.2
Na^+(mEq/L)	142	143	10
K^+(mEq/L)	4	4	155
Cl^-(mEq/L)	103	115	8
Ca^{2+}(mEq/L)	2.5	1.3	< 0.001

15.1.2　离子平衡

离子平衡是基于"电中性"原理:阳离子的总和必须与阴离子的总和相同。换句话说,体液中的净电荷为零。离子成分在 ICS 和 ECS 之间是不同的,在 ECS 中的 IVS 和 ISS 有着更大的不同(表 15.1)。

在临床实践中,唯一可以直接测量的值是每一离子的血浆浓度。通常该值可以作为评估电解质变化的参考。离子血浆成分与中性原则之间的关系用 Gamble 图表示(图 15.3)。从 Gamble 图可以看出,阳离子之和($Na^+ + K^+ + Ca^{2+} + Mg^{2+}$)是 153 mEq/L,与阴离子($Cl^-$ + 碳酸氢盐 + 蛋白质 + 磷酸盐 + 硫酸盐 + 有机酸)相同。Na^+ 和 K^+ 占所有 IVS 阳离子的 94%,而 Cl^- 和碳酸氢盐占所有阴离子的 84%。Na^+、K^+、Ca^{2+}、Mg^{2+} 是通过实验室检测，而碳酸氢盐只能通过采集动脉血样，使用 Henderson - Hasselbalch 等式计算出来。（见第 16 章）

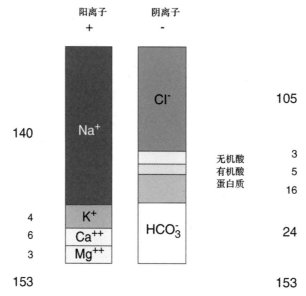

图 15.3　Gamble 图。电中性原理：等离子体阳离子之和等于等离子体阴离子之和

1. 钠

钠是 ECS 中最具代表性的阳离子，它在血流动力学中起到关键的作用：它是 ECS 容量的主要决定因素，有助于肾素—血管紧张素—醛固酮系统的激活，并调节抗利尿激素的分泌。钠浓度决定着体液渗透压。血浆钠水平的变化会改变液体在体内间隙的运动，决定着 ICS 和 ECS 的容量变化。正常血浆中钠和 ISS 浓度约 142 mEq/ L，高于在 ICS 中的浓度（10 mEq/L）。

2. 钾

钾是离子 ICS 中的主要阳离子。它在静息细胞膜电位中起到重要作用，尤其是对可兴奋的细胞，如心肌细胞。因此它会影响心脏起搏细胞的电传导（可能诱发心律失常）和心肌细胞收缩。它还参与多个代谢过程，包括能量产生以及核酸和蛋白质的合成。血浆中的正常钾浓度约4. 5 mEq/L。

3. 钙

一些细胞外和细胞内活动受钙的调节。钙参与内分泌、外分泌和神经分泌、凝血激活、肌肉收缩（它具有很强的肌肉收缩作用）、潜在的细胞膜去极化、细胞生长、酶调节以及其他电解质（特别是钾和镁）的代谢。正常的钙血浆浓度为 2 ～ 2. 6 mEq/L。钙可以在血浆中循环，包括与白蛋白结合的钙和游离钙。游离钙可能是离子化（生理活性）或非离子化的（与无机阴离子螯合，如硫酸盐、柠檬酸盐和磷酸盐）。这三种形式的数量受许多因素影响，如 pH、血浆蛋白水平（低蛋白血症降低总血钙,但不降低游离钙)和与离子钙相关的阴离子百分比(血液制品含有柠檬酸盐)。

4. 镁

镁是钙的生理拮抗剂。在神经肌肉刺激和调节可兴奋细胞活性(膜稳定性)中起着关键作用,它还是参与三大类营养物质(碳水化合物、脂类和蛋白质)代谢的几种酶的辅因子。正常血浆镁浓度为 $0.85 \sim 1.25$ mEq/L。

5. 氯

氯离子是 ECS 中最重要的阴离子。它与钠一起决定了 ECS 的容量。它还负责静息膜电位和动作电位、酸碱平衡和血浆渗透压。正常血浆氯的浓度为 $97 \sim 107$ mEq/L。

6. 碳酸氢盐

碳酸氢盐是血液的主要缓冲系统。在维持酸碱平衡方面起着至关重要的作用。人体内三分之二的 CO_2 通过碳酸酐酶的作用被代谢为碳酸氢盐。CO_2 和碳酸氢盐之间的平衡可以消除挥发性酸。碳酸氢盐缓冲系统可用以下的平衡反应描述:

$$CO_2 + H_2O \rightleftharpoons H_2CO_3 \rightleftharpoons HCO^- + H^+$$

当 H^+ 浓度增加时,反应平衡向左移动(朝向产生二氧化碳),而当 H^+ 浓度降低时,系统向右移动,产生 H^+。碳酸氢盐缓冲系统与几个器官"协同"工作(见第 16 章)。碳酸氢盐的正常血浆浓度约为 24 mmol/L。

15.1.3 渗透平衡

ICS 和 ECS 的化学性质非常不同(表 15.1)。根据它们的 Na^+ 和葡萄糖浓度,ICS 是甜的,ECS 是咸的。尽管存在着不同,等渗原理对于身体平衡非常重要:ICS 的渗透压和 ECS 的渗透压必须相同。渗透压是指不能自由通过半透膜的渗透活性粒子(Na^+ 和其他电解质)所施加的力的总和。水可以在 ICS 和 ECS 之间自由移动,以达到渗透平衡(图 15.4),尤其是水从低渗透压的体腔向高渗透压的体腔转移。两个间隙之间的渗透压力梯度被称作张力。

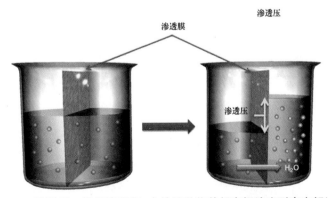

图 15.4 渗透压。根据渗透压,水的扩散将从低电解浓度到高电解浓度

成人心脏外科术后重症监护学（第二版）

血浆渗透压为 288±5 mOsm/ L，可以通过测量血浆钠、葡萄糖和尿素的浓度来计算。

$$血浆渗透压 = 2 \times [Na^+](mmol/L) + 尿素/2.8（mg/dL）+ 血糖/18（mg/dL）$$

测量的渗透压和计算的渗透压之差称为渗透压差。高渗压差表明要么存在一种外生化合物（如乙醇），需要寻找其特性；要么存在未被测量的内源性成分（如蛋白质、酮酸、脂类）的升高。

血浆渗透压的主要决定因素是 Na^+。钠盐提供了全部血浆渗透压的 95%。由于渗透压决定了水进入或流出细胞的趋势，Na^+ 浓度是决定 ICS 和 ECS 相对容量和水化的主要因素。当 ECS 渗透压升高（即高钠血症）时，水立即从 ICS 移动到 ECS，以恢复渗透平衡，从而导致 ICS 容量积减少和 ECS 容量增加，而当 ECS 渗透压降低（即低钠血症）时，则产生相反的运动，即 ICS 容量增加和 ECS 容量减少。钠和水的移动与渗透压和血容量调节机制更相关，它们是激素系统，如 ADH、肾素—血管紧张素—醛固酮（RAA）系统、心钠肽（ANP）、脑钠肽（BNP）和口渴。尽管具有不同的敏感性阈值（即 ADH 对渗透压更敏感，而 RAA 系统对血容量更敏感），但在渗透压和血容量发生变化时，它们共同参与调节。肾脏作为唯一能够将水运动和 Na^+ 运动分开的器官，是调节系统的主要目标。当血浆渗透压增加时，ADH 和口渴促进水的重吸收和摄入，而当血浆渗透压降低时，通过水摄入减少和增加肾脏排泄以恢复正常的渗透压（图 15.5）。

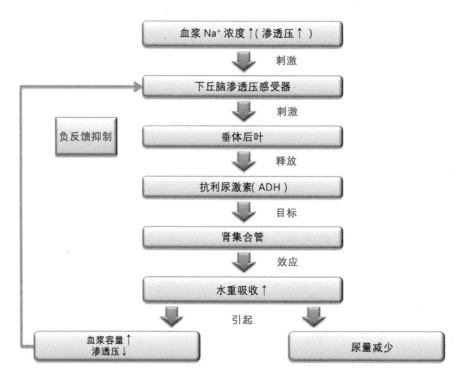

图 15.5　ADH 分泌机制：当体液量减少时，血浆钠浓度升高，血浆渗透压升高，导致下丘脑渗透压受体受到刺激。然后下丘脑会刺激垂体后叶，释放抗利尿激素。ADH 将使肾远端小管能够重新吸收水进入静脉，以维持液体平衡的内稳态。ADH 分泌对血浆渗透压比血液循环更敏感

当出现低血容量时，RAA 系统主要参与肾脏的钠和水重吸收。在血容量过多的情况下，ANP 和 RAA 系统的抑制导致钠和水的排泄增加（图 15.6）。

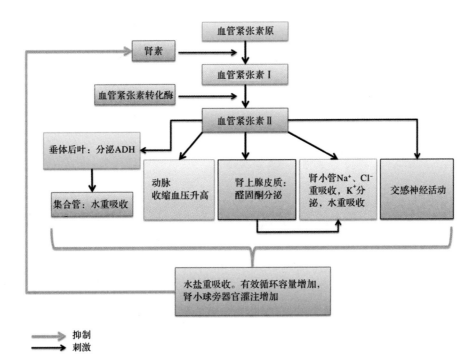

图 15.6 肾素—血管紧张素—醛固酮系统：低血容量减少球旁器灌注，肾素释放。循环肾素将血管紧张素原转
化为血管紧张素 I，随后血管紧张素转换酶(ACE)作用于血管紧张素 I，将其转化为血管紧张素 II。这
种激素增加 NSS 活性，可直接通过肾脏和醛固酮作用对钠和水进行再吸收，并决定血管收缩和 ADH
分泌

15.1.4 液体通过毛细管膜的运动

通过毛细血管膜的液体运动受物理的压力和半透膜的特性的调节。

因此，电解质和蛋白质浓度以及渗透特性起着至关重要的作用，如 Starling 方程所示：

$$Jv=Kf\left[\left(Pc-Pi\right)-\sigma\left(\delta c-\delta i\right)\right]$$

根据该方程，水流动取决于六个变量：

（1）毛细血管静水压（Pc）。

（2）组织间隙静水压（Pi）。

（3）毛细血管胶体渗透压（δc）。

（4）组织间胶体渗透压（δi）。

（5）过滤系数（Kf）。

（6）扩散系数（σ）。

该方程表明净滤过（Jv）与净驱动力（$Pc-Pi$）$-\sigma$（$\delta c-\delta i$)成正比。如果该值为正值，则水离
开 IVS（滤过）。如果为负值，水进入或留在 IVS（吸收)(图 15.7)。Starling 方程中的一个变量
发生变化，将会改变体内水的分布。

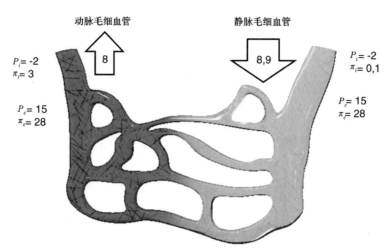

图 15.7　Starling 驱动力。在毛细血管的动脉侧，排出水分的力大于吸入水分的力，在静脉侧则相反

考虑到内皮细胞糖萼层、内皮基底膜和细胞外基质的物理特性，提出了一种改进的 Starling 模型。根据这个模型，当血管屏障完好无损时，液体的经毛细血管运动是单向的，因为没有液体从 ISS 吸收回 IVS，而 ISS 的引流主要是由于淋巴清除。在超常的毛细血管压力下，胶体溶液的注入保持了有效渗透压，增加了毛细血管压力，从而增加了液体进入 ISS 的运动，而晶体溶液的注入也增加了毛细血管压力，但通过稀释降低了有效渗透压，从而导致比胶体更多的经毛细血管运动。

在生理应激过程中，健康状态下可积聚大量间质液体的组织（即肝脏和肠黏膜）含有无孔毛细血管。在物理和化学应激下，未开放毛细血管转变为开放毛细血管，导致内皮功能障碍和通透性增加。这种变化在很大程度上会导致通透性增加、容积动力学变化、水肿，以及由于液体移位而导致的血管内损耗。该模型强调了糖萼的完整性，认为糖萼的完整性是参与流体动力学的关键因素之一，提示在生理应激条件下，糖萼的修复是治疗的目标之一。遗憾的是，目前还没有明确的治疗方法来增强糖萼的修复。

15.2　心脏外科 ICU 术后液体和电解质的病理生理基础

15.2.1　液体分布改变

适当的液体置换策略、维持血管屏障能力、防止间质水肿、保持微循环完整，是体外循环手术取得最佳效果的关键。在体外循环过程中，血液与滚轴泵异物表面的接触会引起剪应力和压降，从而导致炎症和止血系统的暂时性全身激活。

在接受心脏手术的患者中，正确的液体管理可以维持足够的循环容量和恰当的电解质和酸碱平衡，避免心律失常（如心房颤动）、血流动力学（如低血压、肺水肿）紊乱和其他并发症。低血容量是心脏外科患者常出现的情况。液体失衡可能是由于容量绝对不足或容量相对不足，并可能与同时出现的电解质和酸碱失衡有关。

　　绝对容量下降可能是由于出血(如凝血和血小板减低、手术并发症)或严重脱水问题(如体外循环中经常使用甘露醇引起的多尿),而相对容积下降可能是由于镇静、全身炎症反应综合征(SIRS)(由手术应激和体外循环(CPB)引起)以及复温引起的血管扩张。这些病例可能出现毛细血管泄漏综合征,这是一种对压力的不适应反应,导致液体和电解质从 IVS 转移到 ISS,产生水肿。更严重的是全身性渗漏综合征(GIPS),表现为持续性全身炎症。它的特征是经毛细血管白蛋白泄漏,导致净液体正平衡越来越大。GIPS 可能是初始损伤和缺血再灌注损伤后的第三次损伤。低血容量可在没有明显液体损失的情况下出现,导致心脏指数(CI)、组织灌注和氧气输送(DO_2)降低,器官衰竭风险高,有潜在致命可能。尽管静脉容积减少,但在这种情况下应避免液体过载。血管外肺水、毛细血管渗漏指数、肺通透性指数等指标有助于临床指导合理的液体管理。

　　另一个顾虑是液体过负荷的风险,这可能会降低或恶化心脏功能(尤其是心室收缩力或顺应性受损的患者),导致急性肺水肿和 / 或心源性休克。这些事件可能使患者管理复杂化,需要使用正性收缩肌力药物和其他血管活性药物。此外,液体超负荷可能导致间质水肿、微血管受压和氧扩散距离增加,损害 DO_2 和氧向组织的扩散。

　　液体负荷过多可导致继发性腹内高压(IAH)和腹腔室间隔综合征(ACS),通过影响前负荷、收缩力和后负荷导致心功能下降。最后,激进的围术期液体输注可能导致血液稀释,导致对血液制品的需求增加。

　　为了避免血容量不足和液体过负荷,稳定心血管系统,合理的液体治疗应考虑到手术的类型和体内液体移动的机制。

　　根据 Starling 方程,ISS 体积通常由淋巴引流维持。任何流入 ISS 的液体都会增加其静水压力并降低其渗透压,从而限制间质水肿的发展。文献中许多研究证明 Starling 方程并不能完全解释液体在 IVS 和 ISS 之间跨内皮细胞膜的运动。这种与理论的偏差是由于细胞膜上结合了带负电荷的糖蛋白和蛋白聚糖(称为内皮糖萼)的网状结构。

　　内皮糖萼是一种不断分解和再合成的动态结构。它由内皮细胞产生的蛋白质或从血浆中捕获的蛋白质组成。糖萼是大分子物质的屏障,同时 IVS 和 ISS 之间的渗透梯度的可能主要由它提供。此外,它可以防止炎症细胞黏附在内皮细胞上,从而减少内皮通透性的增加。事实上,糖萼的损伤导致大分子物质从 IVS 进入 ISS,因此 IVS-ISS 的渗透梯度下降,ISS 的液体容量增加,进而造成组织水肿。与心脏手术相关的多种情况可能会破坏糖萼:血液稀释、缺血和再灌注损伤,以及炎症。

　　血液稀释可能导致结合的血浆蛋白溶解到流动的血液中并导致糖萼的损失。这种影响可能是由于由心脏手术导致的 ANP 水平升高以及液体过负荷。

　　在接受体外循环的患者中,血浆中的糖萼成分(硫酸肝素和合成胺－1)较术前显著增加,表明了缺血对糖萼的有害作用。

在冠状动脉模型中,缺血导致的糖萼损失导致了水、白蛋白和羟乙基淀粉的通透性增加。

Van den Berg 等人在大鼠模型中证实了心肌水肿的出现与内皮糖萼的缺失之间的相关性。间质水肿可能对心脏细胞有害,导致心功能受损。

15.2.2 电解质改变

与液体管理密切相关的是电解质和酸碱平衡的管理。心脏手术后常出现电解质的改变。Polderman 和 Girbes 比较了 ICU 中 CABG 与其他主要手术后患者的钠、钾、钙、镁和磷水平。虽然所有患者在手术中均接受了电解质补充,CABG 组发生一种或多种电解质减低的患者较另一组更高(88% vs 20%)。这些改变可能是由于肾脏排出增加,特别是在使用呋塞米和甘露醇的情况下,以及由 CPB、体外循环和应激反应(SIRS)引起的 ISS,IVS 和 ICS 平衡改变引起的电解质向细胞内转移。

15.3 液体治疗的临床管理

心脏手术患者理想的围术期液体管理方法仍有争议。在临床实践中,可能非常困难:临床医师必须考虑手术相关因素,例如手术类型和持续时间、CPB 时间、SIRS;患者相关因素,如心脏疾病、心室功能减低及其术后改变、需要药物或机械辅助、合并症(肾和肺功能下降在心脏手术患者较多见)和可能的并发症。

临床和文献的争议涉及不同的专家(麻醉师、危重病学专家和外科医生),涉及制定理想的液体的种类和输液量。

15.3.1 用哪种液体

液体种类的选择应以目标空间(IVS、ISS、全身水)的特性为指导。

供选择的不同溶液:晶体、胶体和其他液体,例如右旋糖酐、甘露醇和其他浓缩溶液。每一种液体都有其特定的适应证和副作用。

从历史上看,关于液体管理的争论是围绕晶体与胶体的争论展开的。在争论的过程中,医学文献已经在很大程度上证明了这两类血浆替代用品的药代动力学和药效学的差异。因此不应再将晶体视为胶体的替代物,反之亦然。相反,晶体和胶体必须被视为同一枚硬币的两个面,并作为综合液体管理的一部分。

最近,关于晶体与胶体的历史争论已经扩大到胶体／胶体的讨论。然而,各种胶体的物理和化学性质决定了不同的治疗作用和副作用。因此,任何关于静脉输入胶体进行容量替代的争论都应该考虑到潜在的副作用,包括内皮完整性、凝血、血小板功能和器官功能(如肾脏),而不仅仅是所选液体对血流动力学的影响。

液体(晶体或胶体)的电解质组成是另一个争议。关于平衡的、血浆适应的溶液的争论始于 20 世纪 70 年代,并首次描述了它们的特征。2000 年一篇发表的麻醉学文章提出了新的概念:"避免医源性高氯性酸中毒:呼唤一种新的晶体液。"该论文提到了"含有碳酸氢钠的溶液"的经典需求,因为很明显,"……占主导地位的生理学问题是代谢性酸中毒……"。Reid 等人在 2003 年总结了后续的进展,他强调科学家和临床医生必须对他们长期以来寻求的理想生理溶液达成妥协。

15.3.2　理化特性

根据其液体的物理和化学特性,静脉溶液可分为平衡的或不平衡的、血浆适应的或非血浆适应的和等渗、高渗或低渗的。

平衡的、血浆适应的溶液与血浆的成分更接近。它含有与血浆浓度相似的钠、氯、钾、镁和钙,含有可代谢的阴离子,与血浆等渗(相同的渗透压)。除了液体过负荷的风险之外,输注该溶液减少了与液体管理相关的副作用,例如代谢性酸中毒、电解质紊乱和细胞特性改变。

输注低渗或高渗溶液将改变血浆渗透压,导致体内水分布的改变。尤其是低渗溶液降低了血浆渗透压,因此水将从 ECS 移动到 ICS,可能发生细胞水肿和溶解(如溶血)(图 15.8)。已知输注大量的低渗溶液会导致脑水肿,进而导致颅内压(ICP)的短暂增加。其增加的幅度可以通过血浆渗透压的降低程度来预测。渗透压浓度低于 240 mOsmol / kg 的患者将陷入昏迷,死亡率为 50%。因此,除特殊情况外,应避免大量输注低渗溶液。

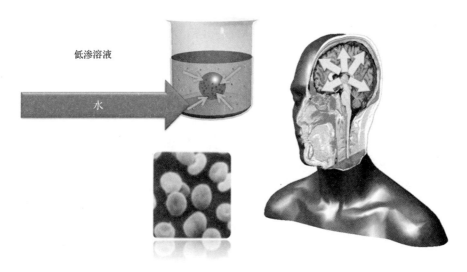

图 15.8　由低渗溶液引起的细胞水肿和脑水肿

另一方面,高渗溶液会增加血浆渗透压,使水从 ICS 流向 ECS,导致细胞脱水,并可能导致细胞凋亡(图 15.9)。许多临床情况可能会增加血浆渗透压,死亡率非常高。低血容量性休克通过释放肾上腺素或升高血乳酸水平触发高血糖和高渗透压。有研究显示,在 ICU 患者中,死亡患者比生存患者的血浆渗透压更高。此外已经证明高渗性可导致溶液更加酸化。输注高渗溶液导致水由 ICS 向 ECS 移动引起稀释,从而导致强离子差异(SID)降低(参见第 16 章)。

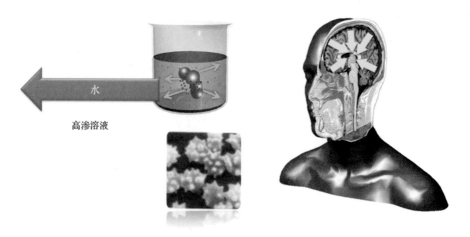

图 15.9　高渗溶液引起细胞脱水,导致细胞凋亡

15.4　晶体液

晶体液是低分子量的盐,溶于水。输液后,水和盐根据生理特性在身体体腔之间移动。

15.4.1　分类

根据不同的张力,晶体液可分为低渗、等渗或高渗。市场上有不同代的晶体液(图 15.10)。许多研究都致力于生产更加平衡的和血浆适应的晶体液,以减少其使用的副作用。到目前为止,合理使用晶体液仍然是一个临床问题。最广泛使用的晶体液的主要性能如表 15.2 所示。

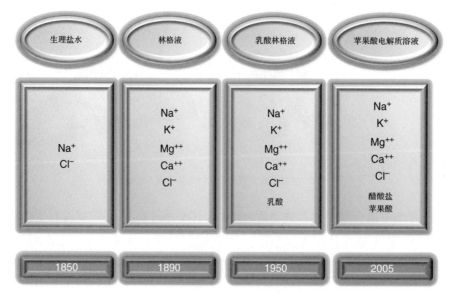

图 15.10　晶体液迭代

表 15.2　晶体液的主要特性

电解质或参数	血浆	0.9%氯化钠	乳酸林氏液	醋酸林氏液	苹果酸电解质溶液
胶体渗透压(mmHg)	25	—	—	—	—
渗透压(mOsm/kg)	287	308	277	256	291
钠(mEq/L)	142	154	131	130	145
钾(mEq/L)	4.5	—	5.4	5	4
镁(mEq/L)	1.25	—	—	1	1
氯(mEq/L)	103	154	112	112	127
钙(mEq/L)	2.5	—	1.8	1	2.5
碳酸氢盐(mEq/L)	24	—	—	—	—
乳酸盐(mEq/L)	1	—	28	—	—
醋酸/苹果酸盐(mEq/L)	—	—	—	27/—	24/5
SID(mEq/L)	38～42	0	26	26	29

15.4.2　药代动力学:分布和作用持续时间

等渗晶体分布在 IVS 中(20%),但大部分在 EVS 中(80%)。因此这些溶液的扩充血浆容量的效率仅为 20%,其余部分布在 ISS 中(图 15.11)。Olsson 等人发现输注晶体液的约 30%在 IVS 内仅保留 30 分钟。由于晶体液会快速地从 IVS 移动到 ISS,其扩容作用短暂,所以使用晶体来替代大量失血或快速液体丢失导致的严重容量不足,其恢复液体平衡和血压的效果不佳。为达到足够血压的目标,使用晶体液需要量大且重复输注,导致血浆渗透活性成分的稀释和血浆渗透压的降低,导致进一步的间质水肿和电解质失衡。

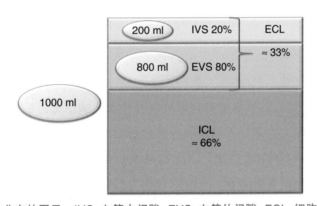

图 15.11　等渗晶体分布的图示。IVS:血管内间隙,EVS:血管外间隙,ECL:细胞外液,ICL:细胞内液

15.4.3　生理盐水

标准的 0.9% NaCl 溶液也称为正常或生理盐水溶液。它仅含有钠和氯,其浓度相同(Na^+ = Cl^- = 154 mmol/L)。因此它的使用可能导致代谢性酸中毒和钠过多。钠过多促进间质水肿,尤其

再加上心脏手术的内分泌反应、皮质醇和醛固酮导致的钠潴留。这种机制在肾功能不全或术后心功能损害的患者中可能会更糟。最后，生理盐水溶液为轻度高渗（渗透压为 308 mOsm/kg），可能带来高渗溶液的典型并发症，包括高酸血症。所以生理盐水实际上并不"生理"，因为它既不是等渗的，也不是平衡的，也不是血浆适应的。

15.4.4　乳酸林氏液和醋酸林氏液

林氏液是第二代晶体，与盐水溶液相比，有着更低的钠（130 mmol/L）和氯（112 mmol/L）。它们还含有钾、钙、镁（醋酸林氏液）和可代谢的离子：乳酸（乳酸林氏液）和醋酸（醋酸林氏液）。

乳酸林氏液可能会干扰乳酸的监测，并可能加速或加重乳酸酸中毒，尤其是在危重心脏病患者中（见第 16 章）。因此通常首选醋酸林氏液。林格式液比生理盐水更具有血浆适应性，但仍然是不平衡的。

15.4.5　最新一代晶体液

最新一代晶体液的离子成分非常接近血浆。它们具有比生理盐水更低的氯，并且具有可代谢的阴离子（醋酸、苹果酸）。因此，它们与仅含有醋酸或苹果酸作为可代谢阴离子的林氏液不同。这些等渗、平衡和血浆适应的溶液，可降低细胞渗透损伤（尤其是大脑）、氯和钠过量以及稀释酸中毒的风险，同时降低对乳酸监测、乳酸酸中毒和碱剩余（BE）的影响。（见第 16 章）

15.4.6　潜在的风险和副作用

1. 液体分布的改变

在过去的几十年中，临床医生常规应用晶体来复苏 IVS 中的液体。然而，由于晶体液快速的组织液转移和很大的分布容积，必须大量输入。这反过来导致液体过负荷，尤其是间质水肿和潜在的肺水肿（它们可能对心脏手术患者有害），以及代谢性酸中毒。最后，晶体液容量替代策略可以改变血浆白蛋白浓度。大量注入晶体可导致白蛋白血液稀释效应并导致胶体渗透压（COP）降低，而体外循环稀释效应亦降低 COP。COP 的减少改变了 Starling 驱动力：液体从 IVS 移动到 ISS 并留在 ISS，结果是间质水肿直至"间隙综合征"，导致白蛋白渗漏（形成恶性循环！），尽管血流动力学略有改善（IVS 液体仍未复苏，因为输入液体移至 ISS）。在重症患者中，COP 的降低与约 50% 的死亡率相关。

2. 电解质改变

大量输注晶体可能导致高氯血症（尤其是使用老一代晶体），进而改变肾脏灌注，导致钠和氯的潴留。氯离子潴留导致高氯性酸中毒，进一步使肾小球滤过率降低，而钠过量导致水潴留。结果是液体过负荷可能导致患者的血流动力学状态恶化,特别是在手术后的第一个小时内,伴随的体重增加可能会增加死亡率。

3. 凝血紊乱

众所周知,给予晶体是一种经济的容量替代方法,凝血障碍的风险似乎较低。然而,在两项研究中,Ruttmann 等人和 Ng 等人研究已经表明,在活体内应用晶体产生的稀释作用会导致凝血功能显著增强,其原因为抗凝血酶Ⅲ的浓度降低。导致的高凝状态与晶体的类型无关。它还与围术期深静脉血栓的风险增加有关。

15.4.7　高渗晶体

高渗晶体溶液(HCS)的钠浓度更高,范围为 3% ~ 7.5%。高渗透压相比等渗晶体,高渗晶体的扩容作用更强。HCS 可以改善心血管系统(尤其是 CPB 相关的毛细血管通透性改变造成的液体分布改变),其输注量比等渗晶体(4 mL/kg)更小。然而,HCS 的扩容效应是短暂的。

Jarvela 等研究了 CABG 术后患者的液体管理。他们发现,在输注 30 分钟后,7.5% 高渗盐水比羟乙基淀粉(HES) 6% / 120 / 0.7 的扩容作用更强,但在 70 分钟和 110 分钟后更弱。HES 扩容作用在观察时间内持续存在,而 7.5% 高渗盐水扩容作用较短。HCS 比 0.9% 盐水的血管外扩容作用更强更快。

HCS 的血流动力学效应可能是由于以下机制:

- 直接对心肌产生正性肌力作用
- 直接的血管舒张作用(全身和肺循环)
- 减少静脉容量
- 液体从 ISS 转移到 IVS

HCS 与损伤后微循环水平水肿的减少和微血管灌注的改善有关。最初对难治性低血容量性休克患者使用 HCS 很有“热情”,尽管使用不当时它们可能有危及生命的副作用。

输注后,水从 EVS 迅速转移到 IVS,而 COP 没有减少。为获得这种效果,ICS 和 ECS 的足够容量状态是必要的,但不建议长时间使用 HCS。在 Wade 等人和 Bunn 等人的 meta 分析中都报道使用 HCS 对危重患者的预后没有显著改善。有人猜测联合使用 HCS 和胶体将优于等渗液体复苏。HCS 可以用于在低钠血症时的低渗透压状态。

15.5　胶体液

胶体是高分子量分子,不完全溶于水,也不能自由通过毛细管膜。依据它们的分子大小、结构和血管通透性,胶体决定着胶体渗透压。

15.5.1　分类

有许多关于胶体的研究。包括天然胶体（人白蛋白、HA）和合成胶体（右旋糖酐、明胶、羟乙基淀粉 HES），它们的理化性质、药代动力学、临床效果和安全性各不相同。也可根据胶体的电解质组成和张力进行分类。因此有平衡的和不平衡的胶体，血浆适应和非血浆适应的胶体，以及等渗和高渗胶体。

15.5.2　主要胶体的生理特性

下表描述了临床实践中使用的一些胶体的主要特性（表 15.3）。

表 15.3　一些胶体液的特性

电解质或参数	血浆	Venofundin 6 %	Gelofusine 4 %	Tetraspan 6 %
胶体渗透压（mmHg）	25	37.8	33.3	37.8
渗透压（mOsm/kg）	287	308	274	296
胶体分子	白蛋白	HES130/0.42	琥珀酰明胶	HES130/0.42
钠（mEq/L）	142	154	154	140
钾（mEq/L）	4.5	—	—	4
镁（mEq/L）	1.25	—	—	1
钙（mEq/L）	2.5	—	—	2.5
氯（mEq/L）	103	154	120	118
碳酸氢盐（mEq/L）	25	—	—	—
醋酸盐 / 苹果酸盐（mEq/L）	—	—	—	24/5

15.5.3　药代动力学：分布和作用持续时间

输注胶体后的 IVS 容量增加取决于胶体渗透压和分子量（MW），并且胶体渗透压越高，MW 越高，输注后血管内空间（IVS）中的初始容量增加越多。IVS 容量扩张的持续时间受 MW 和器官消除（主要是肾脏）的影响。因此，不同的胶体的扩容效应有着不同的持续时间。

与高渗和高胶体渗透压的胶体相比，等渗和等胶体渗透压的胶体的容量替代能力较低。根据先前的证据，McIlroy 和 Kharasch 发现等渗胶体仅在 IVS 内分布。因此相对于输注体积，其血浆扩容的效率为 100%（图 15.12）。而等胶体渗透压、等渗的胶体会通过外渗或代谢迅速离开血管床，特别是在某些条件下，如全身性炎症、败血症、毛细血管渗漏综合征和第三间隙综合征，降低了 IVS 扩容的效果。

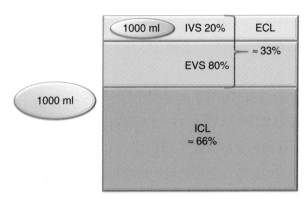

图 15.12　等渗胶体分布。IVS:血管内腔,EVS:细胞外间隙,ECL:细胞外液,ICL:细胞内液

15.6　天然胶体:白蛋白(HA)

多年来,白蛋白(HA)被认为是低血容量治疗的金标准。HA 由 585 个氨基酸组成,分子量为 69 000 Da。它是主要的血浆蛋白(50%～60%),负责 80% 的正常胶体渗透压。此外,HA 作为带电荷的蛋白质有助于形成正常的阴离子间隙和保持酸碱平衡。

15.6.1　成分和浓度

目前的 HA 溶液 96% 为白蛋白,其余 4% 为球蛋白。不同浓度可购买的 HA:20% 和 25% HA（高渗)、5% HA（等渗)和 4% HA（低渗)。

15.6.2　药代动力学:分布、消除和作用持续时间

5% HA 溶液可以作为合理的容量替代品,有 80% 的初始扩容效果,而 25% HA 可以在 30 分钟内扩容 200%～400%。扩容效果持续 16～24 小时。血浆 HA 浓度的降低首先是由于通过转运蛋白(经毛细血管交换)从 IVS 移动到 EVS,其次是部分降解率。

15.6.3　临床应用

大量文献报道了 HA 用于治疗急性血容量不足,尤其在心脏手术中。在此类患者中,HA 一直被认为是最佳的容量替代方案。其他的应用还有脓毒症、全身炎症反应综合征和毛细血管渗漏综合征。

根据 SAFE 研究人员调查的结果,HA 主要用于治疗低白蛋白血症,尤其是在奥地利和德国的医院。其基本原理是通过增加低蛋白血症高风险患者的 IVS 胶体渗透压来防止液体外渗。低血清白蛋白(< 2 g/ dL)是预后不良的标志,死亡率接近 100%。

HA 不是全部保留在 IVS 中：给药剂量的 10% 在 2 小时内离开 IVS。因此可能漏到 ISS，可能加重间质水肿和低蛋白血症，没有临床益处，尤其是血管通透性增加的患者（心脏手术、CPB 应激反应、内皮糖萼损伤）。

Russell 等人的荟萃分析显示 HA 对于血小板计数产生良好效果，且相对于晶体液，HA 对心脏手术患者的胶体渗透压和术后体重增加有积极的影响。另一方面，最近的初步数据表明，白蛋白与心脏手术后急性肾损伤的风险增加有关。HA 的合理使用是以绝对和相对适应证为指导的。输注白蛋白的指征为需要血浆扩容的急性情况和以低白蛋白血症为特征的慢性情况。关于绝对适应证，文献和临床上已达成普遍的共识。相对适应证是指在满足其他特定标准时有应用 HA 的指征的情况。

心脏手术是 HA 使用的相对指征，特别是在低蛋白血症的心脏手术患者中，尽管临床受益尚不明确。另一个相对适应证是发生失血性休克的心脏手术患者，当给予晶体和合成胶体没有反应时。最后，HA 可能比合成胶体更适合用于体外循环预充，因为它能保持胶体渗透压，防止血小板黏附，并可能减少凝血因子的消耗。

HA 剂量可以按如下计算：

剂量（g）＝［目标白蛋白（2.5 g/dL）－实际白蛋白（g/dL）］× 血浆容量（0.08× 千克体重）

在心脏外科术后 ICU 患者中常规应用白蛋白，尽管这样做是不适当的。心脏外科术后患者应用 HA 适应证如下：

- 低蛋白血症，而没有外周水肿或急性低血压
- 营养不良和吸收不良
- 伤口愈合
- 非失血性休克
- 对利尿剂有反应的腹水
- 血液透析
- 缺血性卒中

在心脏手术患者中使用 HA 是昂贵的，而且可实现的临床优势似乎不值其成本。为了明确 HA 在选择高危手术人群中的独特作用，需要对 HA 与其他液体的益处进行大型随机临床试验。

15.6.4 潜在风险和副作用

一些证据解释了为什么补充 HA 可能会使 ICU 患者的病情恶化。事实上，在快速容量替代后，可能会发生心力衰竭，导致或加重肺水肿，尤其在毛细血管渗漏综合征的情况下。此外，HA 可通过增强抗凝血酶Ⅲ活性和抑制血小板功能来影响凝血和止血。Tobias 等人发现白蛋白也可能导致低凝状态。Dietrich 等研究显示在体外增加了出血时间，这可能会导致术后患者的失血增加。最后，输注白蛋白可能会损害内皮细胞的黏附功能，此影响的重要性尚不确定，因为血浆内皮细胞黏附分子的升高可能是死亡的标志物。

在急性肾功能衰竭的情况下,大量给予 HA 可能会发生蓄积。

机体对 HA 的耐受性通常良好,但可能引起急性过敏反应,包括发热、恶心、呕吐、瘙痒、低血压甚至心肺功能衰竭。

15.7　合成胶体液

合成的或人工胶体(右旋糖酐、明胶、羟乙基淀粉)是由生物的、非人类的分子生产的。它们的评估标准包括(表 15.4):

- 浓度
- 初始容量作用
- 扩容的持续时间
- 副作用

表 15.4　人工胶体的疗效和副作用比较

胶体	扩容效应		副作用		
	效力	持续时间	AKI	凝血	过敏
右旋糖酐	+++	+++	+++	+++	++
明胶	+	+	+	+	+++
高 MMW HES	+++	+++	++	+++	+
低 MMW HES	+++	++	+	++	+

+:轻度,++:中度,+++:高度,MMW:平均分子量,HES:羟乙基淀粉,AKI:急性肾损伤

15.8　右旋糖酐

右旋糖酐是不同大小的葡萄糖聚合物,来自肠膜状明串珠菌,一种最初从被污染的甜菜中分离出来的细菌。

右旋糖酐主要在美国使用,因为在欧洲国家已经弃用。应用最广泛的葡聚糖溶液是右旋糖酐 40(10%溶液,平均分子量 40 000)和右旋糖酐 70(6%溶液,平均分子量 70 000)(表 15.5)。

表 15.5　右旋糖酐主要特性

右旋糖酐的主要特性	6% 右旋糖酐 70	10%右旋糖酐 40
平均分子量(D)	70 000	40 000
扩容效力(%)	100	175 ~ 200
扩容时间(h)	5	3 ~ 4
最大每日剂量(g/kg)	1.5	1.5

15.8.1　药代动力学：分布、消除和作用持续时间

由于与水的高结合能力，右旋糖酐具有高胶体渗透压（COP）。输注后，右旋糖酐的有100%～150%的IVS扩容效力。它们主要通过肾脏消除，而只有一小部分短暂地进入ISS或经胃肠道消除。较小的分子（14 000～18 000 kDa）在15分钟内由肾脏排出，而较大的分子在几天后排出。在给药后12小时，60%的右旋糖酐40和30%的右旋糖酐70已经消除。

15.8.2　临床应用

右旋糖酐可能适用于心脏术后ICU患者，因为它们对循环有积极作用。事实上，已被证明右旋糖酐能够在休克的情况下充分复苏和维持血流动力学并改善组织灌注和微循环。在相同的血液稀释程度下，血流动力学效应主要与使用右旋糖酐40相关，而与其他血浆替代品无关。此外，右旋糖酐通过减少活化的白细胞和微血管内皮之间的有害的相互作用来防止缺血再灌注损伤。

15.8.3　潜在的风险和副作用

尽管有证据表明输注后对大循环和微循环有改善，但由于其副作用，右旋糖酐不再被使用。

与其他胶体相比，右旋糖酐导致的过敏反应可能更频繁和更严重。这是抗右旋糖酐抗体触发而产生的大量血管活性介质导致的。在输注前几分钟用20 mL半抗原（右旋糖酐1000）进行预处理可以预防这些反应。

另一种可能发生的副作用是肾功能障碍和AKI，其机制是产生高黏性尿液导致肾小管细胞肿胀和空泡化以及肾小管堵塞。尤其是年龄较大、有血流动力学改变、既往存在肾脏疾病和脱水的患者。

最后，右旋糖酐可能改变血小板功能，降低因子Ⅷ水平，并增加纤维蛋白溶解，伴有显著的出血紊乱，特别是在高剂量给药之后。因此每日最大剂量推荐约1.5 L。

目前右旋糖酐在临床实践中的应用非常有限，尤其是ICU中存在多种发生右旋糖酐副作用的危险因素的患者。

15.9　明胶

明胶是从牛胶原中提取的多肽。目前有三种明胶：交联或氧化聚明胶（例如，Gelofundiol）、尿素交联的明胶（例如Haemagel）和琥珀酰化或改良液体明胶（例如Gelofusine）（表15.6）。它们的平均MW为30～35 000 Da，它们基于不平衡的低渗溶液。尤其是聚明胶肽分散在3.5%聚电解质溶液中，通常含有Na^+ 145 mEq/L、K^+ 5.1 mEq/L、Ca^{2+} 6.25 mEq/L和Cl^- 145 mEq/L。

所以它们可能增加血清钙,尤其是在大量输注后。琥珀酰化的明胶分散在 4% 聚电解质溶液中,该溶液通常含有 Na^+ 154 mEq/L、K^+ 0.4 mEq/L、Ca^{2+} 0.4 mEq/L 和 Cl^- 120 mEq/L(有效 SID = 34)。其低氯降低了高氯酸性酸中毒的风险,可能对有酸碱改变的患者有帮助(见第 16 章)。由于钙含量低,它们可与输血兼容。

表 15.6　明胶的主要特性

明胶的特性	琥珀酰明胶	交联明胶	尿素交联的明胶
浓度(%)	4.0	5.5	3.5
平均分子量(D)	30 000	30 000	35 000
容量效力(%)	80	80	80
容量效果时间(h)	1～3	1～3	1～3
渗透压(mOsm/L)	274	296	301

15.9.1　药代动力学:分布、消除和持续时间

明胶具有类似的 IVS 扩容能力,半衰期约为 2.5 小时。在给药后 24 小时,13% 保留在 IVS 中,16% 已经进入 ISS,71% 被肾快速清除,一小部分已被网状内皮系统(RES)中的蛋白酶裂解。值得注意的是,扩容量是小于输注量的(70%～80%)。与任何其他胶体相比,明胶的效果持续时间最短。因此与其他胶体相比,明胶需要重复输注并由于其快速消除,故没有剂量限制。

15.9.2　潜在的风险和副作用

对于需要大量血管内容量替代的 ICU 患者和严重失血性休克的患者,明胶仍被广泛采用,因为其不会在网状内皮系统(RES)中蓄积,无剂量限制,并且没有显著的肾脏副作用。但它们是心脏手术患者发生过敏性休克的第二大常见原因,排在抗生素之后。

从以往来看,在出血方面,明胶被认为比其他胶体更安全。然而最近有证据表明其会引起血小板功能障碍和凝血障碍。在一项比较明胶、盐水、羟乙基淀粉和白蛋白的渐进式血液稀释研究中,输注明胶溶液后发现了血栓弹性图的显著变化。尽管如此,在临床实践中,它们似乎比"现代"中分子量的淀粉类对纤维蛋白聚合作用的影响更小。

15.10　羟乙基淀粉

羟乙基淀粉(HES)是衍生自支链淀粉的改良天然多糖,支链淀粉是一种类似于糖原的高度分支的淀粉,源自玉米或马铃薯。聚合的 D- 葡萄糖单元通过 1～4 个键连接,每 20 个葡萄糖单元具有 1～6 个分支键。天然淀粉不能用于临床,因为它们会迅速地被循环中的 α- 淀粉酶水解(图 15.13)。HES 是用无水葡萄糖残基的 C2、C3 和 C6 碳位置上的羟乙基取代天然淀粉的羟

基来获得的。它获得了更大的溶解度和更少的淀粉酶降解,特别是对于 C2 位置的羟乙基。

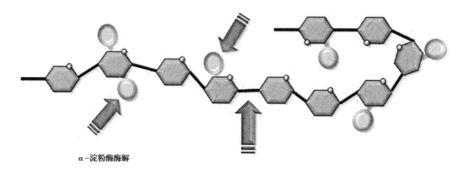

α-淀粉酶酶解

图 15.13　α-淀粉酶对天然淀粉的影响

15.10.1　分类

第一代 HES 是 20 世纪 70 年代在美国生产的。从那时起又生产了更多代产品。HES 由一系列反映其药代动力学的参数值(例如, HES 10% 200/0.5 /5)来认定。第一个数字表示溶液浓度,第二个数字表示平均分子量(MMW),第三个数字是摩尔取代率(MSR),第四个是 C2/C6 比率。

因此, HES 可根据以下参数进行分类:

- 浓度(3%, 6%, 10%)
- MMW(低分子量, 70 kDa;中等分子量, 130 ~ 270 kDa;高分子量, > 450 kDa)
- MSR(低 MS, 0.4 ~ 0.5;高 MS, 0.62 ~ 0.7)
- C2/C6 比率

HES 的扩容能力首先是受到浓度的影响。浓度 6% 的 HES 是等渗的,并且具有 100% 的扩容能力(输入 1 L 液体 = 1 L 血浆容量扩张)。浓度 10% 的 HES 是高渗性的,并且具有 > 100% 的扩容能力(输入 1 L 液体 ≥ 1 L 血浆容量扩张)。

HES 是由不同分子大小的多分散颗粒组成的溶液。低 MW (45 ~ 70 kDa)的颗粒会快速地被酶降解并快速经肾排泄,因为它们的大小低于肾阈值。高 MW (> 70 kDa)的颗粒根据具有更长的半衰期,取决于其大小和酶降解速率。HES 输注后,不同代谢的颗粒的综合作用影响了容量效应的持续时间。MSR 是羟乙基总数与葡萄糖单位总数的比率。MSR 影响人体 α- 淀粉酶降解,从而影响淀粉的分解:MSR 越高,降解越慢,容量效应越长,而副作用的发生率越高。

碳原子 -2 上的羟乙基总数与碳原子 -6 上的羟乙基总数之比为 C2/C6 (图 15.14)。例如 C2/C6 为 9:1,意味着 C2 位置的羟乙基取代比 C6 位置高 9 倍。C2 羟乙基阻碍 α- 淀粉酶的作用,延迟 HES 降解并增加容量效力。较高的 C2/C6 意味着较低的 α- 淀粉酶降解,具有更长和更强的容量效应。

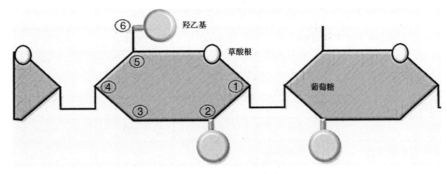

图 15.14　C2/C6 的表示

HES 还可以根据载体溶液的电解质特征进行分类,产生平衡的或不平衡的,血浆适应的和非血浆体适应的 HES 溶液。

目前已经有三代商业化的 HES(表 15.7):

- 第一代:MW > 450 kDa,MS > 0.7,高 C2/C6
- 第二代:较低的 MW(200 kDa),MS(0.5)和较低的 C2/C6
- 第三代:MW = 130 kDa,MS < 0.5,并且较低的 C2/C6

因此,HES 的扩容能力的程度和持续时间及其副作用方面存在很大差异。

表 15.7　几代 HES 特性的比较

浓度	起源	溶剂	平均分子量(MMW)	摩尔取代率(MSR)	C2/C6
3%低渗	土豆衍生 HES	非平衡	低(=70 KD)	低 < 0.5	9:1
6%低渗	糯玉米衍生 HES	平衡	中(130 ~ 370 KD)	中 = 0.5	6:1
10%高渗	—	—	高(> 450 KD)	高 > 0.5	4:1

15.10.2　药代动力学:分布、消除和持续时间

HES 的水结合能力在 20 ~ 30 mL/g。如前所述,较小的分子被肾脏快速排泄(24 小时内达到给药剂量的 50%),而较大的分子保留较长的时间。HES 的扩容效应仅仅取决于颗粒的数量,而不是大小。虽然小分子的肾脏消除降低了扩容能力,但这通过大分子的酶降解得到补偿。因此 HES 的扩容能力大于其他合成胶体,尤其是明胶。扩容效应的持续时间等于 HES 血管床停留的时间,通常为 8 ~ 12 小时。少量小分子进入 ISS,供以后重新分配和消除。另一部分被网状内皮系统 RES 捕获,进而缓慢地被分解(组织储存)。所以 HES 在输注后的几天内都可以被检测到。

如上所述,有马铃薯和玉米衍生的 HES。它们具有相同的膨胀能力和血浆扩容作用,尽管前者由于其支链淀粉含量较低(约 80%)而消除更快。

在随后的几代 HES 中,MMW、MSR 和 C2/C6 得到改善,允许 α- 淀粉酶降解,从而减少残余部分的保留,并延长扩容效应,同时具有较少的蓄积和副作用(表 15.8)。

表 15.8　不同 HES 的特性

特性	70/0.5	130/0.4	200/0.5	200/0.5	200/0.62	400/0.7
浓度（%）	6	6	6	10	6	6
平均分子量（kDa）	70	130	200	200	200	450
容量效应持续时间	1～2	2～3	3～4	3～4	5～6	5～6
容量效力（%）	100	100	100	130	100	100
摩尔取代率	0.5	0.4	0.5	0.5	0.62	0.7
C2:C6	4:1	9:1	6:1	6:1	9:1	4.6:1

HES 分子通常分散在不平衡的、非血浆适应的溶液中（第一代、第二代和第三代）。第一个平衡的 HES 溶液（Hextend）具有高 MMW（550 kDa）和 MS（0.7）。然而，它能导致组织蓄积、凝血受损和血小板功能障碍。因此，第四代 HES 具有较低的 MMW 和 MSR，并且溶解在平衡溶液中（图 15.15）。在目前技术水平上，最新一代的 HES，例如 6% HES 130/0.42，具有最佳的临床表现。它有两种不同的载体溶液：0.9% 盐水溶液（Venofundin）和一种非常类似于血浆的溶液（Tetraspan）。

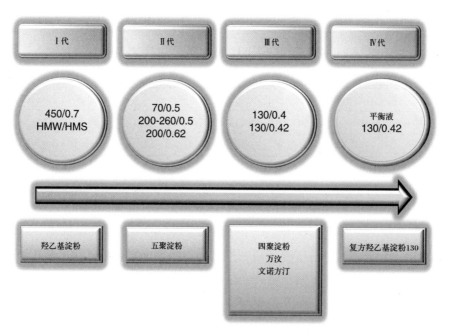

图 15.15　HES 迭代

15.10.3　临床应用

在心脏手术患者中，HES 被广泛用于纠正低血容量和 CPB 预充。HES 在心脏手术后使用的合理性是建立在 HES 改善大循环和微循环的证据基础上，其效果取决于很强的血液稀释能力以及对红细胞、血小板、血浆黏滞度和内皮细胞的特异作用。较低的血液黏度意味着血管阻力降低、静脉回流增加和 CI 改善。从而改善了组织灌注和氧合，减少了感染并发症，尤其是 ICU 的患者。

第一代和第二代 HES 表现出良好的血流动力学效应,但是可能引起严重的副作用,包括肾功能、凝血、血小板和组织蓄积并经常引起瘙痒。

MMW 和 MSR 较低(第三代和第四代)的 HES 到目前为止显示出在肾损伤方面更安全,即使是使用比前代 HES 更高的剂量。事实上,HES 6% 130/0.4 可能对缺血性 / 毒性肾损伤有保护作用,至少与 HES 6% 200/0.5 相比是如此。这是一个重要的亮点,因为急性肾功能衰竭是心脏手术患者的常见并发症,尤其是 CPB 后的患者。

第三代 HES 可以改善腹部大手术患者的组织氧合。而用 0.9% NaCl 的 HES 治疗的患者比用平衡溶液的 HES 治疗的患者产生更严重的血液稀释和高氯酸性酸中毒。

有报道使用 HES 6% /130/0.4 可以维持内皮功能和维持内皮完整性。在动物模型中,MMW 范围窄的 HES 溶液可以减轻毛细血管水肿。此外,已经证明了 HES 输注可以改善组织氧合。对这些作用的一种解释是 HES 对炎症的直接影响(例如,通过 NF-κB 释放而降低炎症)。

这些研究指出 HES 可能减少全身应激和由于手术和 CPB 引起的炎症反应,从而减少由此引起的糖萼损伤和毛细血管渗漏综合征、间质和肺水肿、VO_2 升高、DO_2 和 O_2 向组织弥散降低。因此,可以预期现代 HES 制剂可能减少改变或加速心脏手术患者血流动力学和代谢平衡紊乱的心血管变化。需要更大规模的研究来证实 HES 对心脏手术的抗炎作用。

15.10.4　潜在的风险和副作用

由于 HES 的副作用,现如今使用 HES 是一个有争论的重要问题,在心脏手术患者中尤其如此,尤其是那些患者发生出血、肾功能衰竭和胶体容量效应改变的风险增加。发生这些副作用之一即可能会影响他们的生存率。

1. 凝血和血小板功能

HES 在心脏手术中使用的一个问题是凝血和血小板紊乱,因而增加了出血风险和输血需求。关于 HES 对凝血和血小板的影响是否具有实际临床影响存在广泛的争论。

血管性血友病因子、纤维蛋白原水平和凝血酶产生的减少可能改变凝血时间、血凝块形成时间和最大凝块硬度,可以在血栓弹力图上显示。之前有文献报道展示了高 MMW 和 MSR HES(即 Heptastich, MW 450 kDa;MSR, 0.7)的出血风险显著增加。这是由于血友病样综合征,即Ⅷ因子活性降低,血友病因子抗原和Ⅷ因子相关的李斯特菌素辅因子水平降低。HES 也会损害纤维蛋白聚合,尽管中等 MMW 和低 MSR 的 HES 可能不会强烈影响凝血系统。

HES 对心脏手术期间血小板功能的影响是使用 HES 的另一个问题。

高 MMW、高 MSR 和高 C2:C6（例如,HES 450/0.7 或 HES 200/0.62）的 HES 比更低 MMW 和更低 MSR 的 HES 对血小板功能的影响更大,如上所述关于凝血效应一样。Franz 等研究了静脉输注生理盐水和 4 种不同 MWW 和 MSR 的 HES 制剂对血小板功能的影响。HES 450/0.7、HES 200/0.6 和 HES 70/0.5 延长血小板功能分析仪(PFA)-100 得出的凝血时间。测试的 HES 制剂均降低血小板 GP Ⅱb/ Ⅲa 表达。相比之下，最新一代 HES 似乎减少了对血小板的负面影响，Stogermuller 等报道，在输注非平衡的 HES 200 后，血小板 GP Ⅱb/ Ⅲa 的表达降低。然而根据体外研究，使用平衡溶液中的高 MMW、高 MSR 的 HES，GP Ⅱb/ Ⅲa 的表达有所增加。这个意想不到的结果是使用含有氯化钙脱水物（2.5 mmol/L）的溶剂得到的。平衡的、血浆适应的溶液中的 HES 显示出对血小板的影响更小。许多报道都说明了溶剂在 HES 溶液潜在不良反应中的重要性。Gallandat 等发现，在心脏手术患者中，新一代 HES 比 HES 200/0.5 更大程度地增加了血管性血友病因子水平，从而降低了出血风险和输血需求。在接受整形外科手术和大手术的患者中发现了类似的结果。

然而，也有报道显示现代 HES 制剂对凝血和血小板的负面影响。例如，Scharbert 等发现 HES 130 对患有慢性背痛的患者进行硬膜外麻醉时血小板功能受损，与 HES200 相似。然而，HES 130 产生的血小板改变临床意义不大。有报道显示对于较小的择期手术也有类似的结果。在最近的一项荟萃分析中，第三代和第二代 HES 的使用与患者术后失血的临床（和统计学）差异无关。

2. 肾功能不全

关于 HES 使用的另一个临床问题是肾衰竭的风险。所有胶体均可诱发肾损伤。HES 诱导肾损伤的解剖学特征是渗透性肾病样病变。事实上，在输注 HES 后进行的组织学研究揭示了肾小管细胞的可逆性肿胀，这是胶体分子的重吸收导致的。肾功能障碍最可能的机制是由于高渗性尿液引起的肾小管阻塞，其中存在由肾小球滤过的胶体分子。在脱水状态下进一步加剧了这种机制。另一个可能的机制是血浆渗透压升高，继发性大分子积聚在肾脏。使用晶体进行适当的水化可以防止这种损伤。

HES 相关肾功能不全的危险因素是年龄（老年患者风险较高）、血容量不足、既往肾脏改变（由于其他原因引起的慢性或急性损伤）以及其他合并症（如糖尿病和其他情况的导致直接或间接的肾脏改变）。

HES 的肾脏影响的临床证据并不统一，在文献中关于输注 HES 是否真的导致危险的肌酐水平存在激烈的争论。当 Joachim Boldt 发表的许多显示 HES 益处的原始数据被发现是伪造的时候，引发了一场巨大的争议，导致这些研究随后被撤回，并且在重新尝试后对荟萃分析进行了修订。一些随机对照试验和荟萃分析引起了人们对 HES 对死亡率的不良影响的担忧，同时也引起了对危重病患者更需要肾替代治疗（RRT）的肾损伤或肾功能衰竭发病率增加的担忧。目前尚不清楚这些发现是否可以推广到围术期，因为在围术期会遇到各种不同的患者群体。这些问题（特别是在 VISEP、CHEDST 和 6S 研究中报告的问题）导致了 2013 年欧洲药物管理局（EMA）就在患者监护中使用 HES 解决方案提出的负面建议，当单独使用晶体液不够时限制其在失血性休克时的使用。美国食品和药物管理局也对使用 HES 发出了严重警告。

尽管这些不同的研究都发表在著名的期刊上，但它们都包含了一些方法论上的偏倚，自从对 HES 的警告和限制发表以来，这些偏倚就一直是文献关注的焦点。在报告 HES130/0.4 与脓毒症患者高死亡率相关的试验中，不恰当的每日液体正平衡可能是异质性的重要来源。其他偏倚包括发现 HES 组存在差异的患者数量减少(即 CHEST 研究中的 30 例与 7000 例患者相比)、使用的 HES 剂量大得多(在某些情况下超过推荐剂量或常规剂量)(VISEP, 6S 研究)以及包含使用 HES 种类较多的研究(第一代和第二代 HES,与第三代一起)。此外在三项研究(VISEP、6S、CHEST)中,当严重脓毒症诊断后,大多数患者已经实现最初的稳定(根据拯救脓毒症运动,实现血流动力学目标)时,试验开始时间延迟,这意味着随机分配到 HES 组的患者被测试了一种无指征药物,并与稳定患者中合理且完善的晶体液体维持策略进行了比较。

随机分组的肾功能衰竭患者被纳入研究,但他们应该被排除在外。

RRT 的高发病率很可能只是反映了接受这种治疗的患者更多,而不是说确实需要这种治疗。相反,对数据的独立分析甚至表明,由于肾功能改善和无差异的 RRT,CHEST 显示 HES 的优势。最后,在这三项研究中,随机分组的肾衰竭患者也被纳入研究。在 508 名在随机分组前接受过 HES 的生理盐水组患者中,30% 的患者是脓毒症患者,在这个亚组中,没有观察到死亡率、肾功能衰竭或需要肾替代治疗的差异。支持限制 HES 使用的主要研究提出关于治疗策略的问题,而忽视了禁忌证和每日最大推荐剂量、结果的过度解释,以及选择性的偏倚数据分析。

在择期手术患者中使用上一代 HES 与减少液体积聚有关,与单独使用晶体相比,出血或 AKI 率无临床差异。由于它们没有益处,所以不应使用较老的淀粉制剂。

与包括 3000 名患者在内的危重病患者液体复苏研究中的晶体相比,胶体治疗组的液体正平衡率较低,90 天死亡率较晶体治疗组低,并且主要使用的是合成胶体。

最近支持限制 HES 临床使用的试验清楚地描述了 HES 方案的毒性作用,但没有告知潜在的益处。目前可用的静脉输液中没有一种是完全安全的,特别是大量使用时。所有液体都应视为药物,没有药物是无风险的。事实上,人们可以认为即使是口服液也有其风险:啤酒、葡萄酒和非酒精饮料,如咖啡和含糖饮料,都应该适量饮用,而且过量饮用水也可能有害。

给药类型(较高的 MMW 和 MS)和每千克体重的总输注量已被证明对可能的副作用表现有重要作用。据报道,高 MMW 和高 MS-HES 治疗的患者肾功能不全的发生率增加。当用于合适的适应证时,6% HES 130/0.4 与晶体相比具有更高的风险 / 效益比和更好的疗效。令人印象深刻的 HES 历史已经表明,无论是在重症监护、围术期还是急诊医学中,输液疗法都必须在科学的基础上进行调整。迫切需要具有临床相关终点的大型前瞻性研究。

3. 过敏反应

由于特异性或非特异性组胺释放,所有胶体血浆替代品都可引起过敏 / 过敏样反应。在一项包含大约 20000 名患者的试验中,Laxenaire 等发现与其他胶体相比,HES 过敏反应发生率降低。组胺释放似乎是由淀粉本身诱导的,因此,最近几代 HES 中 MMW、MS 或 C2/C6 值的改变不太可能是过敏能力增加的原因。

4. 蓄积和瘙痒

HES 蓄积在网状内皮或单核吞噬细胞系统中,这取决于它们的化学特性,并不会引起吞噬细胞功能障碍。高 MMW HES 具有更高的蓄积率,尤其是在长期或重复给药之后。相比之下,在动物实验中,发现最新一代的 HES 导致更少的蓄积,即使在多次使用后。在输注 HES 130/0.4 一天后,血浆中剩余的百分比约为 2%,而不是输注 HES 200/0.5 后的 8%。此外,在对健康志愿者的前瞻性交叉研究中,HES 130/0.42 在重复给药后显示出最小的蓄积,而 HES 200/0.5 蓄积量很大。

据报道,长期输入大量 HES 后会发生瘙痒,尤其是老一代 HES。有报道称,一些病例在输入单次大剂量 HES（≥ 2 L）后产生瘙痒。由 HES 导致的瘙痒有迟发型(给药后数周或甚至数月),并且持续时间长。这是由于有 HES 蓄积在小的周围神经中。在一项前瞻性多中心研究中,对 500 例患者术后观察 3 ～ 9 周,在用 HES 治疗的患者和对照患者之间在瘙痒方面没有发现差异。

15.11　高渗胶体液

在最近的一项研究中,比较了 CABG 术后使用高渗胶体(72% HES, HC)和林氏液的血流动力学效应。在输注后 15 分钟,证明了 HC 组显著增加 CI,且输注量较低。输注后短时间(15 分钟)、中等时间(60 分钟)和更长时间(180 分钟)之后,HC 组的全身和肺阻力较低。HC 和晶体组的平均失血量没有差异。

使用 7.5% HES 对血流动力学有积极作用,液体需求量减少,对 CABG 后术后出血的影响很小。

15.12　晶体液与胶体液的比较

先前章节说明了在心脏手术患者中恢复 IVS 容量的重要性。

从理论上推测等渗胶体的扩容作用优于等渗晶体(图 15.16)。

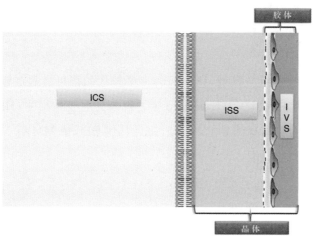

图 15.16　晶体、胶体分布对比

晶体不含有胶体颗粒,因此主要分布在 ISS 中,维持血浆容量的效果较差。晶体的作用时间较短,对特定目标扩容需要的用量更大。输注晶体会稀释血浆蛋白,从而降低 COP。液体会从 IVS 扩散到 ISS。这种液体转移在血管通透性改变时会加重,导致间质水肿。有报道称心脏手术患者的高液体量和高死亡率之间存在关联。

根据文献,使用晶体维持循环休克患者容量的稳定会使得肺功能改变的风险更高,肺功能改变是由肺水肿(液体超负荷,称为“外伤后急性呼吸衰竭”,基于在越南战争中的大量病例)导致的。尤其对于心肌功能降低的患者,晶体的使用似乎不太合适。对比乳酸林氏液与 HES 进行急性等容量血液稀释的动物实验表明,HES 组的 CI 有着显著的增加。此外,在乳酸林氏液组,左心室壁的显微镜研究显示肌纤维破坏,黏膜胃 pH 亦显著降低(低灌注指标)。与使用胶体相比,使用晶体的体外循环也与术后心肌水肿和脑功能障碍有关。另一方面有研究发现在 CABG 手术后,林格氏溶液相对于右旋糖酐 70 并没有增加肺水量,而且 PO_2/FiO_2 没有差异。在最近的一项主要为血管外科手术的患者的研究中发现了类似的结果,对比生理盐水、4%明胶、6% HES 200/0.5 和 5%白蛋白:各组的 PaO_2/FiO_2 和肺渗漏指数没有差异。

由于含有胶体颗粒,胶体分布在 IVS 中,因此血浆容量增加较多。相对于晶体,胶体的作用持续时间更长,对特定目标扩容所需的用量更小。如果内皮通透性是完整的,则胶体保留在 IVS 中,随后血浆渗透压增加,液体从 ISS 扩散到 IVS(图 15.16)。胶体具有“容量竞争效应”:在低血容量患者中,扩容效果>输注量的 90%;在正常血容量的患者中,三分之二的输注量在数分钟内转移到 ISS。因此,胶体应该只用于低血容量,即便是在存在毛细血管膜损伤的情况下。事实上,在这种情况下,血容量不足与富含蛋白质的液体转移到 ISS 有关,血浆 COP 减少。需要能够增加 COP 的胶体:它们的使用可以减少 ISS 过负荷。

2006 年,Verheij 等发现在心脏手术后,输注胶体的扩容效果和 CI 显著高于晶体。他发现,胶体在增加 IVS 容量方面的效果大约是生理盐水的五倍。Ley 等比较了接受冠状动脉旁路术或瓣膜置换术的患者使用晶体或胶体进行液体替代治疗。与生理盐水相比,使用 HES 治疗缩短了 ICU 住院时间。此外,与晶体组相比,胶体组在手术后的输液量更少,血流动力学表现更好。尽管有这些证据,已证明胶体与以下副作用有关:凝血功能障碍和血小板功能障碍,使心脏手术患者更易出血(尤其是使用高 MW 液体和使用 CPB 时);过敏反应(特别是明胶),可能导致肾小管损伤、肾功能不全。

在急性出血的情况下,如何进行液体复苏仍有争议。尽管强制注射晶体和胶体已经在实践中,但现在有充分的论据认为谨慎注射晶体可能在开始时就足够了,因为没有大的前瞻性随机临床试验显示在积极的液体复苏后存活率的提高。液体复苏被认为是通过增加血压和稀释性凝血病来促进出血。而国家和国际指南建议,当出血导致血流动力学不稳定时,首先应采用液体复苏。在急性和可能迅速进展的低血容量性休克中,可以使用胶体液。

第三代和第四代 HES 如果在规定的范围内正确使用,是安全有效的。如果在进行液体复苏时对决定供氧量的参数进行持续的重新评估,则应能够在不引起副作用的情况下限制液体复苏,同时给予足够的量,以确保患者的生存。在目前的技术水平上,建议使用平衡晶体液进行持续损失［不显性出汗和尿量 $0.5 \sim 1$ mL/(kg·h)］,而胶体用于临时损失(静脉损失,如出血)。表 15.9 比较了晶体和胶体液使用效果。

表 15.9　晶体液和胶体液效果的比较

晶体液	胶体液
促进液体过负荷	ICU 停留时间减少
扩容效果低,作用时间短	术后液体用量减少
肺水肿	更好的血流动力学表现
心功能减低患者应用指征更少	过敏反应
血液稀释	凝血功能障碍
建议用于持续性丢失	建议用于临时性丢失

15.13　羟乙基淀粉和其他胶体液的比较

在文献中,有大量关于在心脏病患者中使用胶体的血流动力学和副作用的研究。

Verheij 等人发现,在输注 6% HES 450 / 0.7、5% HA 或 6% 右旋糖酐后,血流动力学状态和 COP 没有显著差异。对于相同的溶液,Jones 等人发现血流动力学效应没有显著差异。另外,Niemi 等人发现输注 6% HES 130/0.4 后,CI 和 DO_2 立即增加,然而在更长时间内(入 ICU 后 2 小时和 18 小时),HES 和 4% HA 组 CI 的增加是相当的。这个发现可能由于 HES 体内分子量较高,比 4% HA 的血浆扩容作用更强。这一假设得到了输注 HES 后即刻的更强的血液稀释作用的支持。此外,HES 对 CI 积极的即刻效应可能是 HES 钝化了 CPB 导致的炎症过程和内皮激活。由于 HES 扩张效应,HES 对 DO_2 的影响似乎高于血液稀释。根据这项研究,心脏手术后 HA 似乎比 HES 溶液有延迟的血流动力学效应,导致 DO_2 降低和代谢性酸中毒的发生率更高(BE 更负)。

2006 年,Palμmbo 等发现,在输注晶体后,CVP 没有显著变化,输注 6% HES 130/0.4 后 CI 明显增加,但输注 20% HA 后没有显著增加。此外,Van der Linden 等发现,在心脏手术期间和术后,维持目标 CI、SvO_2 和尿量所需的胶体量在 6% HES 200/0.5 和 3.5% 尿素交联明胶之间没有显著不同。COP 和输注胶体也是相似的。

另一个问题是不同 HES 的血流动力学效应,这取决于它们的代谢。HES 的酶促降解对于扩量有两种相反的作用:一种是增加肾脏排泄导致扩容减少,另一种是增加渗透活性颗粒的数量来改善血流动力学效力。大多数研究显示,较高 MMW 和 MSR 的 HES 与较低 MMW 和 MSR 的 HES 的血流动力学效应是相似的。然而,一个小样本(20 名患者)的报告显示,与高 MMW 和 MSR (HES 670 / 0.75)的 HES 相比,低 MMW 和 MSR (HES 130/0.4)的 HES 引起的血浆扩容作用持续时间更长。

在选择溶液时,溶液按照体积输注对凝血的影响是一个需要考虑的重要因素。

有证据表明,在心脏手术中,HES 比明胶对凝血的影响更大。尤其是使用 HES 200/0.5 的患者失血量更大,对血制品的需求增加。在失血方面对比来看,高剂量输注新一代 HES (6% HES 130/0.4)与明胶相当。虽然在非心脏手术患者的研究证实了不同 HES 之间的差异,即高 MW HES 比低 MW HES 对凝血的负面影响更大,但在一项 CABG 患者的研究中,使用最大剂量(50 mL/kg)的 6% HES 130/0.4 与最大剂量 33 mL/kg 的 6% HES 200/0.5 对凝血和血液需求的影响是相同的。

对心脏手术患者合理使用 HA 对凝血的影响最小。最近的一项研究表明,接受非体外循环 CABG 治疗的患者,输注 1 L HA 与输注 1 L 第一代 HES 相比,术后输血需求减少。在心脏手术后,血栓弹力图显示 HA 对凝血的影响较低,而不是 4% 的琥珀酰明胶或 6% HES 200/0.5。两组之间的引流液量和输血需求没有显著差异。相同的研究团队证实,相对于 15 mL/kg 的 4% 白蛋白,输注 15 mL / kg 6% HES 200/0.5 或 6% HES 130/0.4 增加了凝血功能障碍。尽管在研究期间,各组之间的引流液量和输血要求没有差异。

一项限制性荟萃分析(将 HES 130/0.4 和 HA 输注进行比较)并未显示出围术期失血量的显著差异,证实第三代 HES 制剂由于其较低的分子量、快速的转化率和对凝血功能的影响降低使得它的使用似乎更安全。血栓弹力图显示 HA 对凝血的影响降低,但未显示出相应的临床益处(出血和输血需求)。此外,有几项研究表明 HA 对重症患者的预后缺乏效果。这些证据和 HA 的成本决定了其在心脏手术患者管理中的使用减少。

有文献表明,新一代 HES 和明胶对凝血、术后出血和输血需求的影响很小。特别是 HES 在最大量输注时是安全的,明胶的过敏反应发生率较高。

自从 HES 被引入市场以来,有关它对肾脏的作用一直争论。在现有技术水平上,关于胶体对肾功能的影响仍存在争议。孤立的肾灌注模型中,显示出了 HES 造成肾小管损伤,损害了肾功能。然而,最新一代 HES 的研究得出了不同的结果:与明胶相比,第三代和第四代 HES 显示出对炎症反应和内皮完整性均有积极作用,对肾功能的影响减少,所需胶体总量减少。

与第三代和第四代 HES 相比,明胶的肾损害更大。Allison 及其同事研究了明胶和 HES 6% 200/0.5 对白蛋白肾排泄的影响。明胶组的排泄量明显增加,这个结果与 HES 组有更好的内皮细胞完整性是一致的。在一项关于主动脉瘤手术患者的研究中,将 6% HES 的 200/0.62 或 HES 130/0.4 和 4% 的明胶与对肾脏的影响进行了比较。与明胶相比,HES 显示出能够改善肾功能和减少肾损伤。而在另一项关于脓毒症患者的研究中,比较了最大剂量为 33 mL/kg 的 HES 200/0.6(累积剂量为 80 mL / kg)和无剂量限制的 3% 明胶。HES 组 AKI 发生率显著增高,然而肾替代治疗并未增加。进一步的类似研究发现 HES 对肾功能有负面影响。容量替代治疗剂量经常超过需要剂量,这与累积剂量相关。

另一方面,其他研究表明,在接受肾脏移植或已经存在肾脏损害的患者中使用 HES 对肾脏无明显影响。

基于以上证据,由于对肾脏的影响,不建议在心脏手术患者中使用现代 HES。然而最新一代的 HES 似乎在肾功能不全方面更安全,并且没有研究证明使用后有严重的肾脏影响,特别是在不超过限制剂量时。

在最近一项前瞻性、单盲、随机对照研究中,最大剂量为 30 mL/(kg•d)的 HES 6% 130/0.4 对于 CABG 手术的患者的失血、输血需求和肾功能是安全的。他们建议使用 HES 6% 130/0.4 代替明胶。

15.14   平衡液与非平衡液的比较

在在评估不同容量替代策略的效果时,必须考虑到电解质成分。最近关于比较不同溶液的文献数量激增,特别是自由氯溶液和限制氯溶液。值得注意的是越来越多的证据表明,与平衡溶液相比,最常用的液体(氯化钠溶液,NS)没有任何优势,还增加了急性肾损伤的风险,因此应该放弃。不平衡或非血浆适应性溶液引起的高氯血症可改变肾脏对血管收缩剂的敏感性,进而导致血管张力增加和肾小球滤过减少。此外,酸中毒可能会恶化心脏病患者的血流动力学状况,并促进感染的发展。(见第 16 章)

常规使用含有超生理氯含量和低强离子差异(SID,见第 16 章)的溶液可能与不良结果有关,特别是在危重患者中。平衡的和血浆适应的溶液可避免高氯血症,即使在心脏手术患者中也可降低肾损伤的风险,并减少出血风险和炎症反应。它们呈现出更接近血浆的 SID（见第 16 章）,并可能提高存活率。

一些研究表明,围术期死亡率和发病率(尤其是 AKI 发病率)平衡液优于 NS 的解决方案,越来越多的证据表明危重患者获益更大。

通过将 HES 溶解在平衡的、血浆适应的溶液中,可以避免或减少凝血障碍。越来越多的证据表明,由于凝血状态的改善,平衡溶液的使用减少了对血液制品的需求。

15.15   给予多少液体

关于液体管理的第二个主要问题是"输多少量"。事实上,尽管有许多证据表明输液在恢复和维持足够的 IVS 容量方面的益处,但是在输入过多液体的情况下,存在充血性心力衰竭、间质水肿、呼吸系统并发症和伤口愈合延迟的风险。在日常实践中,从业者必须面对缺乏一致的指南和有限的血流动力学监测设备。因此在手术室和 ICU 中频繁出现需要抢救治疗的休克患者,充血性心力衰竭、机械通气时间延长并不令人惊讶。

在 50 年的持续争论中,文献提出了许多心脏手术患者的围术期液体管理策略。

15.15.1　开放与限制方法

从历史上看,有两种主要的液体管理方法:开放和限制。很多研究使用不同的参考文献来确定输液性质(开放或限制)。结果是文献可能是相互矛盾的。

考虑到正常水需求为 $25 \sim 35$ mL/kg,没有特定液体损失的患者用量为 $1.75 \sim 2.75$ L/d。根据这一基本需求,可以考虑如下液体治疗策略:

- 开放输注液体多于 2.75 L/d 的液体量。
- 限制输注少于 1.75 L/d 的液体量。

在开放方法中,液体替代治疗是依据评估围术期液体损失量,如禁食、术中不显性蒸发、排尿量和出血,以及所预期的术后液体转移至第三间隙的量。根据这种方法,由于禁食和肠道清洁准备(必要时),患者在术前是低血容量的。当皮肤的连续性被外科手术破坏时,液体蒸发量剧增。第三间隙转移是机体对手术应激的自然反应,一种有效的 ECS。最后肾脏能够消除任何液体过负荷。故术前的液体负荷需求约为 20 mL/(kg•h)静脉液体,输液量应为 20 mL/(kg•h)。

尽管开放输液方法得到了一些研究的支持,证明了开放输液可以改善组织灌注和氧合、降低炎症反应和器官衰竭的风险,但是它与液体超负荷有关,可能影响患者的预后。一个数学模型表明,使用自由输液方法会在应激的组织中大量储留,尤其是当输注超过 10 mL/(kg•h)时,IVS 容量减少或没有影响。此外手术应激增加了正常器官消除液体过负荷的能力,但与输液量不成比例。如果输注过量,液体会潴留。

Lowell 等研究发现,入住 ICU 后,40% 的手术患者体内总水量增加了 10% 或更多。这种液体超负荷可能需要几天的时间来消除,从而导致体重的增加。体重增加的主要原因是间质水肿,进而导致:心力衰竭;肺水肿和 ARDS;腹压增高,可能发展为腹腔间隔室综合征;组织低灌注和缺氧,延缓伤口愈合,增加裂开风险;肠梗阻和多器官功能衰竭。最后液体和钠过负荷导致细胞膜超极化,神经递质代谢改变和线粒体功能障碍。

就目前的情况来看,尚不清楚开放输液是否是液体向第三间隙转移的原因。在动物模型中,手术损伤(机械性和炎症性)已被证明是液体转移的第一个原因,大量输液也会增加液体转移。关于腹部大手术的文献表明,开放输液可能会增加发生并发症的风险,增加住院时间并且导致更差的预后。

此外有证据表明 Shire 理论的前提不是很正确。事实上已经证明,术前禁食并未显著降低 IVS 容量;基础出汗量为 0.5 mL/(kg•h),在手术过程中,不超过 1 mL/(kg•h);手术引起的应激反应是 ADH 和醛固酮水平不恰当地增加,导致了水和钠的超负荷;最后,一个"原始的"第三间隙是不存在的。依据这些证据,Moore 等首次提出了限制性液体管理方法。许多研究表明限制性液体管理[定义为限制输液(相对于开放输液)]可减少并发症的风险、缩短住院时间、有利于伤口愈合和术后器官功能(特别是腹部)的恢复,并降低心肺事件的发生率,没有肾前性 AKI 病例。另一方面,当实现真正的限制性输液(输注 < 1.75 L/d)时,围术期发病率是增加的。事实上,限制性管理可能导致低血容量、低灌注和 DO_2 减少、增加器官损害的风险。此外体液的黏滞度增

加可能导致微循环改变和微血栓形成,肺部黏液浓缩可导致支气管阻塞和肺不张(图 15.17)。

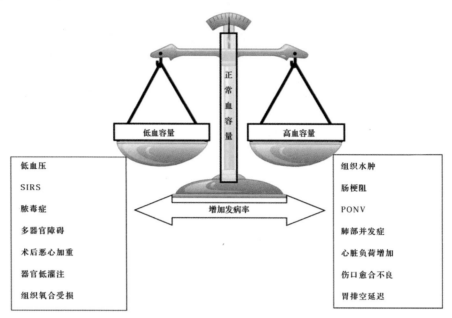

图 15.17　自由和限制方法:发病率影响

　　关于心脏手术患者理想的液体管理方案的仍在讨论中,因为工作内容差异很大,并且没有关于心脏术后患者人群的研究。有关围术期液体限制和开放液体输注都可能产生有害影响并导致发病率和死亡率增加的证据尚未被讨论。由于这些原因,过去二十年的文献强调了限制性和开放性输液均为可选择的方案。输液量是根据评估生理参数和血流动力学变量来决定。这种方法称为目标导向治疗。

15.15.2　目标导向液体治疗

　　在心脏手术患者中,合理的液体管理是优化组织灌注的主要工具之一,对这些耐受性降低的患者避免低血容量和高血容量。目标导向治疗(GDT)是一种复杂的液体输注策略,旨在优化组织灌注和氧合。通过血流动力学监测,GDT 允许医生仅对需要的患者给予液体治疗和／或使用其他疗法,如正性肌力药或血管活性药物,以保证足够的 DO_2 以满足特定患者的代谢需求。因此使用 GDT 的血流动力学管理是个体化的。

1.生理学基础

　　重症患者和大手术患者的管理主要是为了保证足够的组织灌注和氧合。需要持续地供氧,因为它对有氧代谢是必不可少的。

　　生理情况下充足的 DO_2 是由心血管和呼吸系统提供的,它对应于每分钟输送到组织的中氧气量(以 mL 为单位)。

　　DO_2 由以下公式定义:

$$DO_2（mL/min）= 心输出量（CO）\times 动脉血氧含量（CaO_2）$$

$$(15.1)$$

DO_2 在生理状态下为 $900 \sim 1100 \ mL/min[500 \sim 600 \ mL/（min \cdot m^2），按体表面积计算]$。

依据 CO 和 CaO_2 的决定因素，公式 15.1 可以改写为：

$$DO_2（mL/min）=（HR \times SV）[（1.34 \times Hb \times SaO_2）+（0.003 \times PaO_2）]$$

$$(15.2)$$

备注：

- HR 是心率。
- SV 是每搏量。
- 1.34 是血红蛋白在 100% 饱和度下携带氧气的毫升数。
- Hb 是血红蛋白的量，单位为 g/dL。
- SaO_2 是动脉血氧饱和度。
- 0.003 是氧的溶解系数。
- PaO_2 是动脉血氧分压。

因此通过改变以下参数可以增加氧输送：

- SV，使用正性肌力药或血管活性药物（后负荷）和液体治疗（前负荷）。
- Hb，通过输注红细胞。
- SaO_2 和 PaO_2，通过氧疗，以及在某些情况下使用机械通气。

氧耗量（VO_2）是每分钟组织消耗的氧气量（以 mL 计）。它取决于机体的代谢状态，并且在手术应激和危重状态下是增加的。VO_2 可以通过以下关系描述：

$$VO_2（mL/min）= 心输出量（CO）\times [动脉氧含量（CaO_2）- 静脉氧含量（CvO_2）]$$

$$(15.3)$$

公式 15.3 可以改写为：

$$VO_2（mL/min）=（HR \times SV）\times [（1.34 \times Hb \times SaO_2）+（0.003 \times PaO_2）-（1.34 \times Hb \times SvO_2）+（0.003 \times PvO_2）]$$

$$(15.4)$$

备注：

- CO 和 CaO_2 与公式 15.2 相同。
- SvO_2 是混合静脉血饱和度。
- PvO_2 是混合静脉血氧分压。

VO_2 在基础代谢状态下为 $200 \sim 300 \ mL/min[110 \sim 160 \ mL/（min \cdot m^2），按体表面积计算]$。在应激状态下，它可能会增加四到六倍。

O_2 摄取（O_2ER）是 DO_2 每分钟释放到组织中的的分数。它是组织氧合指数，表示为：

$$O_2ER = VO_2/DO_2$$

在基础状态下，该比值为 0.25，但它可以增加以确保 VO_2。实际上，通常情况下，尽管 DO_2

变化范围很大,但通过 O_2ER 的增加,VO_2 仍能得到维持。低于 DO_2（临界 DO_2）的临界值,O_2ER 不能再增加,VO_2 变得依赖于流量,进而出现组织缺氧,无氧代谢开始。组织缺氧导致 ATP 的产生和需求失去平衡。cAMP 和 cGMP 水平的降低可以激活内皮细胞,降低其屏障功能并导致促炎性因子的释放,导致毛细血管渗漏综合征。内皮屏障的破坏使血液暴露于促凝血因子和白细胞黏附分子。白细胞和补体被激活,导致全身性炎症并导致器官低灌注和衰竭（多器官衰竭）。因此,发现和防止组织缺氧至关重要,尤其是对于心脏手术的患者。

合理的液体治疗（GDT）是保证充足的 DO_2 的最容易获得且最简单的工具。由于合并症（心血管或肺部疾病）,一些患者在 VO_2 增加时的代偿机制减弱,因此在应激状态下,如手术,达到临界 DO_2 的可能性更高。心脏手术患者是很大可能从 GDT 方法中获益的患者。

2.GDT 中的血流动力学变量

GDT 是基于液体反应性的评估。根据 Starling 定律,有液体反应的患者的血流动力学稳定性和 DO_2 方面将获益于液体负荷。已经表明,如果不对液体反应性进行评估,只有 $40\%\sim72\%$ 的重症患者在液体治疗后每搏量有着显著的增加。很明显液体反应性不能仅从临床上进行评估。事实上临床参数的变化晚于容量的效果。这将导致对低血容量的迟发性治疗,对于心脏外科手术患者可能是致命的。

血流动力学变量是评估容量状态和液体反应性所必需的。这些变量可以分为静态的和动态的。静态变量是指在特定时间的血流动力学状态时,反应前负荷的变量。单次热稀释法获得的 CI 值就是静态变量的一个例子。动态变量是指血流动力学随着前负荷的周期性变化而变化。静态变量相当于图片,而动态变量相当于电影。动态变量是比静态变量更好的液体反应性指标。

过去充盈压（CVP、MAP 和 PCWP）被用来指导血管内容量治疗。在心脏外科 ICU 中,CVP 是最常用的（87% 的重症医师）,其次是 MAP（84%）和 PCWP（30%）。许多研究表明 CVP 不能充分反映前负荷并且无法预测液体反应性。在一项研究中,发现 PCWP 能够预测 19 例接受 CABG 治疗的患者的液体反应性。其他研究发现在快速补液后,CVP 和 PCWP 明显增加,但与 SV 的增加并不相关。腹内压变化、心脏顺应性的改变、肺阻力和心脏病理改变时,压力参数会发生变化。因此当心脏手术患者出现至少一个以上的情况时,压力参数就不是非常可靠和有用了。

脉搏波形分析可以产生其他功能性血流动力学参数,例如每搏量变异率（SVV）、脉压变异率（PPV）和连续监测 CI。根据应用的监测系统,可以使用间歇性经肺热稀释法来校准脉搏波形分析,增加 CI 测量的可靠性。

脉压定义为每次心跳的收缩压和舒张压之间的差值。PPV 是由机械通气引起的胸内压变化引起的不同心跳的脉压变化（图 15.18）。已经证明,PPV 临界值 12% 可用于鉴别有液体反应的患者（$PPV > 12\%$）和无液体反应的患者（$PPV < 12\%$）。在一项关于 CABG 患者比较 PEEP 和液体输注对血流动力学影响的研究中,发现相对于 PCWP 和其他变量,PPV 是液体反应性的最佳预测因子。已经证明,PPV 用于指导容量治疗,可能改善高风险手术患者的预后。

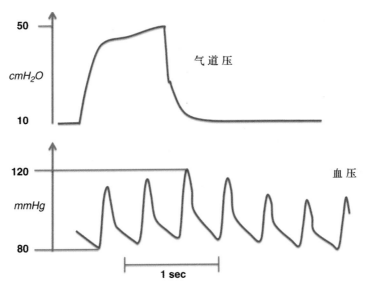

图 15.18　PPV 和胸内压。在机械通气的吸气期,胸内压升高,前负荷降低,PPV 升高。在呼气时,胸腔内压降低,
增加前负荷,从而 PPV 降低

SVV 是基于机械通气期间胸内压变化引起的 SV 的周期性(图 15.19)。

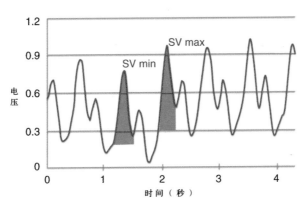

图 15.19　脉搏波分析和 SVV:曲线下的区域对应 SV。了解 HR,可连续计算 CI

$$SVV = (SVmax - SVmin) / SVmean$$

　　它在概念上类似于 PPV,但更精确和可靠。已发现 SVV 可以持续预测液体反应性,阈值为 11 % ～ 13 %。SVV 可以指示 Frank-Starling 曲线上的实际位置。当心脏在 Frank-Starling 曲线的上升支运行时,胸内压引起前负荷和 SV 发生较大的变化(SVV > 13 %),表明存在前负荷储备和补液后可以得到改善(液体有反应者)。相比之下,处于 Frank-Starling 曲线的平台时,SV 发生较小的变化(SVV < 13 %),表示较低的前负荷储备和补液后有很小或没有改善(液体无反应者)(图 15. 20)。在这

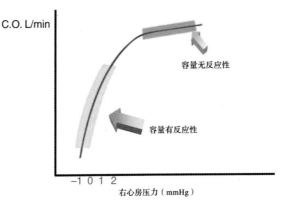

图 15.20　容量反应性和 Frank-Starling 定律

种情况下，可能需要正性肌力药。在一项对 20 例接受心脏手术的患者进行的研究中，SVV 的改变与 CI 的变化相关。

然而，有一些限制可能会影响 SVV 的有效性：

- 右心室衰竭
- 心律失常
- 自主呼吸
- 心率 / 呼吸比值 < 3.6
- 低潮气量（< 8 mL/kg）

事实上，Reuter 等证明潮气量可能影响心脏手术患者的 SVV 值的可靠性。在类似的人群中发现在没有有效的容量状态变化时，SVV 在高血压时降低，在高气道压时会升高。

高 PPV 和 SVV 都是低血容量的指标，表示有液体反应性，并且与液体输注后的 CI 增加相关。这项证据在一项关于非体外循环 CABG 患者的研究中得到了证实，相对于充盈压，SVV 和 PPV 与液体输注后的 CI 改善强烈关联。因此相对于充盈压，动态参数如 PPV 和 SVV 能够有效区分液体有反应和液体无反应的患者，适用于指导心脏手术围术期的液体管理。

GEDV（全心舒张末期容积）是通过经肺热稀释法易于获得的容量参数。它能反应全心舒张容积（GDVI）。已证明 GEDV 是比 CVP 更好的心脏前负荷指标。这项证据被一项研究所证实，通过超声心动图比较了 GEDVI 与 PAC 压力：它与心室前负荷相关。然而它是一个静态参数，不能评估心脏对液体负荷的反应。

ITBV（胸腔内血量）是另一个反应前负荷的容量指标（ITBVI）。在存在低血容量的心脏手术患者中，相对于 CVP 和 PCWP，ITBV 与液体输注后 SV 的增加显著相关。许多关于心脏手术患者的研究证实了这些结果。此外，在另一项关于心脏手术患者的研究中，比较了充盈压导向与基于 ITBVI、CI、MAP、HR 和 ScvO$_2$ 的液体管理。第一组比第二组的 ICU 和住院时间更长。

在左心室衰竭或急性肺损伤的情况下，可以使用 EVLW（血管外肺水，肺水肿的指标）。EVLW 是生存率的独立预测因子。在 GDT 中，EVLW 的使用加速了肺水肿的消退，无论是血管通透性增加还是静水压的增加导致的肺水肿。

在心脏手术患者中，使用目标导向的方案（GEDV > 800 mL/m^2，EVLW=10 ~ 12 mL/kg）可改善术后结局。

左心室舒张末期面积（LVEDA）是最常用的超声心动图评估前负荷的参数（用经食道探头测量），非常容易测量，并且相对于其他复杂参数可靠。

文献有证据显示 LVEDA 是指导心脏手术患者的液体管理和评估液体反应性（液体输注后有液体反应者的 LVDA 增加）的有效参数。LVEDA 与 SVV 和 ITBV 相关。在接受心脏手术的患者中，LVEDA 对液体反应性的预测能力优于充盈压。因此 LVEDA 适用于这类患者。

文献表明在评估心脏前负荷方面，容积参数优于传统的充盈压力，可能有助于指导心脏外科患者的液体治疗。

3. GDT 的监测系统

GDT 的使用需要血流动力学评估和监测。理想的系统应该是简单的、非侵入性的或几乎非侵入性的、安全的和精确的、允许立即进行干预治疗的。不幸的是这个系统尚未发明。近年来已经提出许多系统用于血流动力学评估。所有这些系统都必须与 Swan-Ganz 或肺动脉导管（PAC）进行比较，尽管有应用限制，PAC 仍然是金标准。事实上许多临床试验表明，PAC 在常规围术期应用于 GDT 是不适合的。置入过程的侵入性进一步限制了其使用，这使患者面临并发症的风险。此外，如果没有足够的培训和经验，PAC 就无法使用。最后它的作用主要是获得充盈压（PVC，PCWP），而充盈压被发现在临床实践中不是那么有效。近年来它在文献和临床中的地位有所下降。因此引入了侵入性小而准确度相似的系统。现代技术提供了充盈量数值作为更可靠的前负荷和液体反应性的指标。目前侵入性较小的流量监测技术包括多普勒技术或动脉压波形分析。

经食道多普勒（ED）允许测量诸如 LVEDA 和降主动脉水平的血流速度。降主动脉中的流动时间根据心率矫正（FTc 通常为 330 ~ 360 ms），对应于 SV。根据所选择的探头，使用通过 PAC 或测量血管横截面积的比较研究计算出的字母组合图来获得对应关系。在较低的流速下，应怀疑血容量不足。FTc 与 LVEDA 相关。ED 需要比其他系统更短的操作培训时间，而且不需要校准，但难以在清醒患者和长时间监测中使用，最后其结果可能是操作者依赖的。已证明使用 ED 的 GDT 可改善患者预后。Chytra 等已经证明，在创伤者中使用 ED 进行优化液体管理，可降低血液乳酸水平，感染发生率以及 ICU 和住院时间。一项荟萃分析显示，在腹部大手术患者中应用 ED 导向的 GDT，降低了并发症、正性肌力药需求、ICU 入院和住院时间，且器官功能恢复更快。

关于评估血流动力学和容量参数的新监测设备，是 PICCO 系统、PiCCO₂ Pulsio 医疗系统 FloTrac、Edwards Life Systems 和 LiDCOrapid、LiDCO。

这些装置使用经肺热稀释和 / 或脉搏波形分析。当联合使用这些方法时，脉压分析的有效性取决于通过热稀释法的定期校准。这些系统需要侵入性动脉置管和中心静脉导管，其侵入性小于 PAC。

Picco 系统需要一个带有温度和压力传感器的改良动脉导管。它必须通过股动脉、肱动脉、腋动脉或桡动脉置入中央动脉。Picco 系统可以连续监测 SV、SVV 和 CI，同时通过热稀释法提供静态参数，如 GEDV/ GEDVI, ITBV/ITBVI 和 EVLW。Picco 系统使用单指示剂热稀释法。许多关于心脏和非心脏病患者的研究已经证明 Picco 系统是可靠的，尽管它会轻微高估血流动力学参数。通过 Picco plus 系统评估的 SVV（Picco 的升级）可以在不同临床情况指示出有液体反应的患者。

另一个基于脉搏波分析的系统是 FloTrac / Vigileo 系统。它使用 Langewouters 算法进行波形分析，不需要热稀释法进行校准。它只需要将普通的动脉连接到 FloTrac 传感器上。一项研究对 40 名接受心脏手术的患者对比了用 FloTrac / Vigileo 和 PiCCO plus 测量的 SVV，发现在预测液体反应性方面没有显著差异。在接受腹部大手术的高危患者中，Benes 等发现通过 Vigileo / FloTrac 系统进行的术中液体优化管理降低了术后并发症的发生率，缩短了住院时间。Vigileo/ FloTrac 系统可与 Prese 导管（Edwards Life Science、Irvine、CA）一起使用。这是一种可以连续监测 $ScvO_2$ 的中心导管。Vigileo 的应用受限于压力波形分析的有效性和 SVV 仅对机械通气患者有价值。

Nexfn HD（Bmeye）是一种新型的无创连续测量 CI 的监测仪。它通过一个可充气的指套来完全无创地连续测量 CI。Nexfn HD 使用体积钳技术持续测量手指的血压，并将该值转换为肱动脉的血压波形。Nexfn HD 可以真正无创地测量 CI，因此可用于清醒的、非机械通气的患者。

4. 心脏手术患者的临床影响

已证明 GDT 可以减少 ICU 住院时间，改善预后。自 1988 年以来，许多关于不同监测系统的研究表明，维持 $DO_2 \geq 600 \ mL/(min \cdot m^2)$，GDT 可以使非心脏大手术患者获益。

关于心脏手术人群，只有一项使用 PAC 的研究证明，SvO_2 导向的管理可以改善发病率和住院时长。

在最近的一项关于 30 名心脏手术患者的研究中，使用 FloTrac 进行监测并优化 CI、SVV 和 DO_2，与标准管理相比，临床结局没有显著改善，可能是由于样本量较小。

目前已经发现在 ICU 中使用食道多普勒血流仪（目标是维持每搏指数高于 $35 \ mL/m^2$），可以缩短心脏手术患者的住院时间。此外，有研究将使用 GEDVI、ITBVI、CI 和 MAP 作为导向性治疗的 40 名心脏手术患者，与使用标准方法治疗的历史样本相比，GDT 组机械通气时间更短，对加强治疗和儿茶酚胺的需求减少。在一项关于非体外循环冠状动脉搭旁路移植术患者进行的类似研究显示，GDT 导致多巴酚丁胺和胶体的使用增加，并且与 ICU 住院时间的减少相关。

最近评估脓毒症患者液体复苏的研究（ProCESS 和 ARISE 试验）发现，在急诊室早期 GDT 治疗脓毒症患者与在 GDT 中使用大量液体的两种常规护理治疗脓毒症患者的结果没有差异，这表明 EGDT 不产生生存获益。另一方面，在围术期文献中，GDT 导致更保守的容量复苏，反映了血管更加收缩的患者状态，而不是败血症。此外比较 GDT 和开放策略的研究显示，GDT 的效果更好，可能不仅仅是液体量的大小，更主要的是用所需的容量来稳定患者的能力，这决定了结局。液体输注应仅用于有容量反应性患者，且仅在未达到终末器官灌注目标时，根据血流动力学监测的动态参数，对每个患者进行个体化。

容量反应性不仅是 GDT 的唯一参数，还应考虑血管收缩剂和正性肌力药的反应性，治疗的目标是使患者稳定。显然了解病理生理因素（共病、手术类型或压力、治疗开始时的患者状态）需要纳入每个患者的治疗计划。

目前的证据表明 GDT 是一个有用的临床工具，可以优化心脏手术患者在 ICU 期间的液体管理，对预后产生有利的影响。

15.16 电解质管理

15.16.1 钠

在心脏手术患者中,钠超载是常见的改变,其原因是液体输注和手术应激反应(醛固酮和皮质醇水平增加)。在这种情况下,伴随着血容量过多和液体过多,并有间质水肿。高钠血症也可能是由于低渗性液体的损失。肾功能损失可能由呋塞米的使用、渗透性利尿(严重高血糖、尿毒症、甘露醇过量)、既往肾病和急性肾小管坏死(ATN)的发生(多尿期)所引起。在这些情况下,钠丢失与水丢失是关联的,IVS 液体减少,同时存在低血容量的症状和体征。比较不常见的是高钠血症可能是由于体内游离水的丢失(钠浓缩引起的高钠血症)。在这种情况下,EVS 容量是保留的。等容量性高钠血症的最常见原因是不显性出汗的恢复不足,尤其是当它增加时(如发热的患者)。一个合理的高钠血症的诊断流程图如下(图 15.21)。

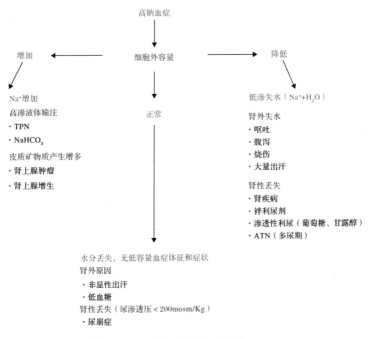

图 15.21 高钠血症诊断流程

口渴是高钠血症的首要症状之一,在清醒患者中可以观察到。其他症状是嗜睡、意识减退直至昏迷和抽搐、外周水肿、肌阵挛、腹水和 / 或胸腔积液,震颤和 / 或僵硬、以及反射增强。如果高钠血症发展缓慢,则耐受性良好,因为大脑能够根据 ECS 液体和渗透压的变化调节自身的容量。急性和严重的高钠血症可能导致 ICS 的水分转移,引起脑组织收缩和脑膜血管撕裂,有颅内出血的风险,尤其是当患者开始使用低分子肝素治疗时。

高钠血症的处理基于正常的渗透压和容量恢复。它包括输注低渗性晶体或右旋糖酐溶液。纠正的速度取决于症状和高钠血症的发展(急性、亚急性或慢性)。而慢性高钠血症在治疗中需要更加小心。事实上，大脑已经有了代偿机制，过快的纠正可能导致脑水肿。

作为一般原则，初始钠目标 145 mEq/L 是合理的，血浆 [Na$^+$] 的纠正速度不大于 1～0.5 mEq/h。

有报道称用一个可以有效制定输液速度的公式来进行适当的纠正：

$$\{0.5（mEq/h）/[（输注 [Na^+] －测量 [Na^+]）mEq/L/ 总水量]\}×1000 = \qquad mL/h$$

其中：

- 0.5 mEq/L 是推荐的 [Na$^+$] 纠正速度
- 输入 [Na$^+$] 为纠正所选溶液的钠浓度
- 测量 [Na$^+$] 是患者的血浆钠浓度
- 总水量计算为：总水量 =（矫正系数 × 千克体重）+1

矫正系数：

- 男性和儿童：0.6
- 女性：0.5
- 老年男性：0.5
- 老年女性：0.45

很多心脏手术患者术后可能出现血浆钠水平降低，这是由于水从 ICS 转移到 IVS，而不是体内总钠含量降低。液体的转移是由于手术应激反应、胰岛素产生减少和胰岛素抵抗，以及转流泵预充使用过多糖引起的高血糖（稀释性低钠血症）。甘露醇过量可引发类似的机制。在这些情况下，低钠血症伴有高渗透压（血浆渗透压 > 300 mosm/L）。

其他原因造成 ICU 心脏手术患者的低钠血症同时有血浆渗透压降低（真性低钠血症）。在这种情况下，IVS 体积可能是正常的、增加的或减少的。

晚期心力衰竭、严重血容量不足和肝脏并发症合并腹水改变了 ADH 释放和肾脏的尿液稀释能力，导致低钠血症、IVS 容量减少和间质水肿。利尿剂的使用（尤其是不适当的使用），以及脑并发症引起的抗利尿激素分泌失调综合征（SIADH）或长时间机械通气，可能导致正常至高血容量性低钠血症而无水肿。

低容量性低钠血症可能是由于脑部盐消耗（脑并发症）、低钾血症、肾丢失和肾外丢失。心脏手术患者的肾丢失的最常见原因是利尿剂的使用和发生 ATN。肾外损失可能是术后恶心呕吐（PONV）、胃引流和腹泻（即与长期住院患者的肠内营养有关）。在危重患者中，低血容量性低钠血症的常见原因是第三间隙综合征。

低钠血症的症状取决于缺钠的严重程度。临床特征是虚弱、恶心、呕吐、意识改变（躁动、意识模糊、昏迷和癫痫发作）、视觉改变、抽搐和肌阵挛。当钠水平低于 123 mEq/L 时，会发生脑水肿。钠浓度为 100 mEq/L 时，会出现心脏症状。在稀释低钠血症时，IVS 容量的增加可导致肺水肿、高血压和心力衰竭。

钠水平的改变与术后谵妄风险增加有关，尤其是既往存在低钠血症的患者。

低钠血症诊断的流程图如下（图 15.22）。

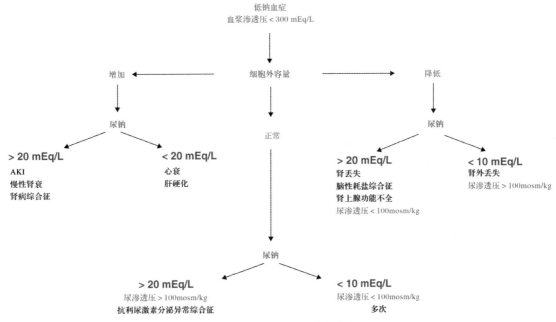

图 15.22　低钠血症诊断流程

低钠血症的一线治疗是消除潜在的病因。二线治疗通常是通过静脉内给钠(0.9％盐水溶液或其他高渗盐水溶液)来纠正缺钠。纠正低钠血症所需的钠剂量可以使用以下公式计算:

$$缺钠量(mEq)=(130\ mEq-测得血清\ Na^+\ mEq)×体内总水量$$

所选液体的输注速度可以根据用于解释高钠血症的相同公式计算。推荐的初始 $[Na^+]$ 目标为 $125\sim130\ mEq/L$。始终应以缓慢的速度(最大速度 $=0.5\ mEq/L/h$)纠正,因为快速校正可导致脑桥中央髓鞘溶解,尤其是在慢性低钠血症的情况下。因此建议使用与所获得的值的一半相对应的速度。在血容量过多的情况下,可能优选限水和利尿剂,如呋塞米。

关于低钠血症管理流程图如下(图 15.23)。

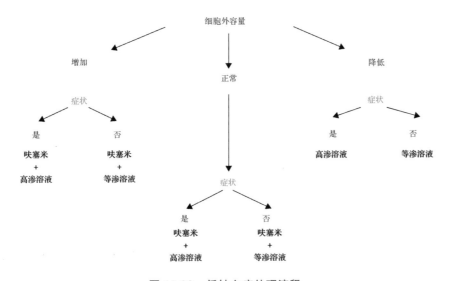

图 15.23　低钠血症处理流程

15.16.2 钾

保持足够的钾水平对于转流泵撤离和预防术后心律失常是至关重要的。在围术期，许多因素可能对血浆钾水平有不同方向的影响。一般来说，造成钾水平降低的因素占主导地位，因此必须充分预防和管理钾的丢失。

高钾血症可能是体内总钾量增加或钾从 ICS 向 ECS 转移的结果。

在心脏手术患者中，[K$^+$]的增加通常是由于酸中毒、低胰岛素血症和溶血引起的 ICS 钾转移，以及由于停跳液的钾负荷。

在术后 ATN 的情况下，高钾血症通常反映了由于肾小管分泌减少导致的肾脏排钾减少，而不是肾小球滤过率减少。肾上腺功能障碍（由于疾病或药物）、醛固酮的产生减少，可导致钾潴留。肌肉无力直至瘫痪，是高钾血症的主要表现之一。心脏的表现为心肌的自律性和复极化增加，导致心电图改变和心律失常。轻度高钾血症可出现 T 波和 PR 间期延长，严重的高钾血症可能导致 QRS 波增宽、心脏停搏或心室颤动。

高钾血症的管理包括心脏保护和促进 ICS 钾的重新分配。纠正酸血症快速有效的方法是给予葡萄糖酸钙、胰岛素加葡萄糖（注意患者的血糖），以及通过输注碳酸氢盐或过度换气。在急性和重症病例中（通常与 AKI 和发生脓毒症等术后并发症相关），结合其他电解质和酸碱情况，可给予 CRRT 治疗。其他疗法有树脂交换、利尿剂、醛固酮激动剂和 β-肾上腺素能激动剂。它们的作用时间较长，适用于长期住 ICU 而有造成高钾血症的慢性状况的患者。

心脏手术患者经常出现低钾血症，这可能是由于全身钾储存的绝对缺乏或者钾从 ECS 到 ICS 的异常转移（尽管总钾是正常的）。

在围术期，钾水平降低的原因是：儿茶酚胺的产生增加伴随着骨骼摄取增加；CPB 期间低温，呋塞米和甘露醇引起的利尿；手术应激导致的皮质醇和醛固酮水平增加。其他原因可能是胃肠道丢失或者利尿剂或急性肾损伤导致的经肾丢失。低钾血症总是与代谢性碱中毒有关（见酸碱章节）。

低钾血症的症状和体征取决于钾的水平。钾浓度 < 3 mEq/L 时，可出现心律失常（通常是心房颤动和室性早搏）和其他心电图异常（ST 段下移、T 波低平和 U 波增高）。

补钾的速度（通常为氯化钾）必须根据钾在 ECS 内的分布来调整。补钾速度应限制在 $0.5 \sim 1.0$ mEq/(kg•h)。

15.16.3 钙

低钙血症在手术过程中是较常见的。低钙血症是指血浆中游离的离子钙水平。它出现于钙浓度低但血浆蛋白水平正常时。因此有必要了解测得的钙是总血浆（在这种情况下，应该根据白蛋白进行调整）还是离子钙。

在心脏手术患者中，低钙血症病因通常是有限的，一般是枸橼酸盐、血液稀释、白蛋白结合的部分增加和低镁血症。在这些情况下，治疗低钙血症是为了使钙水平正常并利用其对心肌（保护和收缩性)和血管(血管加压药)的影响。在 ICU 中,低钙血症的最常见原因是低蛋白血症。其他原因是术后肾功能不全、过度通气、输血(枸橼酸盐螯合作用)和脓毒性的并发症(脓毒症相关的低钙血症的发病机制尚未完全了解)。

低钙血症的主要临床表现是由于心脏和神经肌肉的兴奋性增加以及心脏和血管平滑肌的收缩力降低。手足抽搐综合征是神经肌肉兴奋性增加的结果,其特征是麻木(尤其是嘴、嘴唇和舌头周围)和肌肉痉挛,尤其是手、脚和面部(特征是 Chvostek 征和 Trousseau 征)。关于心血管改变,低钙血症导致 PQ 间期延长,这使患者易于发生严重的室性心律失常。低钙血症也可能导致低血压。

神经症状是由于低钙引起精神状态受损。

低钙血症的治疗应该是对因治疗,但也应以迅速提高血清钙浓度为目标。可以通过输注10%氯化钙(1.36 mEq/mL)或葡萄糖酸钙(0.45 mEq/mL)来纠正。钙的作用已在文献中讨论过。特别是有加重缺血再灌注损伤的忧虑。事实上在缺血细胞中,钙水平是较高的,原因是 ATP—钙泵受损和 Na^+—Ca^{2+} 泵的反向转运。最后,氧化应激会导致钙转运受损。细胞内高钙导致线粒体功能障碍和细胞死亡。输注钙可以进一步增加钙流入心脏细胞,加速这一过程。在接受 CABG的患者中,发现停止体外循环后早期给钙可以短暂改善收缩功能(< 10 分钟),但是与舒张功能障碍(心肌顺应性降低)相关。然而在随后的研究中,CABG 术后舒张功能的降低与给钙无关。此外,已证实术后应用钙会降低肾上腺素的作用,在动物实验中会增加鱼精蛋白的负性肌力作用。有证据表明,在再灌注时或在再灌注之前使用钙有着其他药物不能获得的益处,尽管存在潜在的副作用。

心脏术后即刻很少出现高钙血症。高钙血症通常与低钙血症的过度治疗有关,长时间住ICU 的患者,可能是由于肾功能障碍或骨再吸收增加(废用性骨质疏松)。

高钙血症的主要症状可以用以下口诀记住:"叹息(便秘)、抱怨(精神症状,如疲劳、嗜睡、抑郁)、骨骼(骨痛,尤其是甲状旁腺功能亢进)、结石(肾结石)和精神异常(包括抑郁和困惑)。"其他症状有厌食、疲劳、呕吐和恶心。心电图改变,例如 QT 间期缩短或 T 波增宽,提示高钙血症。高浓度(> 3 mEq/L)时常出现症状。严重高钙血症(> 4 mEql/L)是医疗急症,可能导致昏迷和心脏骤停。

高钙血症管理包括增加尿量和血浆稀释。因此,可以使用利尿剂和盐水溶液,因为钠可以减少肾脏对钙的重吸收。对于存在导致高钙血症的慢性病因或状态的患者,其他可能的治疗方法是降钙素、二磷酸盐和糖皮质激素。在所有患者中,手术后的快速动员和物理治疗是维持钙平衡的基础。

15.16.4　镁

心脏手术后低镁血症是比较常见的。可能是由醛固酮增多症(心力衰竭、应激反应)、钙的改变(高钙血症)以及使用利尿剂或肾上腺素能药物引起的。缺镁会导致神经肌肉兴奋性障碍(与合并高钙血症有关)，例如面部肌肉的无意识收缩、痉挛、手足抽搐和心律失常，或主要与代谢相关的其他症状，如清晨疲劳。低镁血症可导致高血压、冠状动脉收缩和心律失常。低镁血症也可能以意识改变为特征性表现，如意识混乱、幻觉和癫痫。

已经证明补镁可以通过阻断钙进入心肌细胞中并作为自由基清除剂来减少再灌注损伤。事实上，在动物实验中，镁的使用与梗死面积的减少有关。给药时间似乎非常重要：在再灌注后早期给药时没有发现任何作用。文献还证明在CABG术后，补充镁剂可降低术后心律失常的风险，改善短期神经功能，并可能具有显著的节约阿片类药物的作用。

在心脏手术后24小时，镁会抑制血小板功能并延长出血时间。然而尚不清楚这种影响与术后失血量增加的相关性。另一方面，最近的一项研究表明，在接受镁治疗的患者中，CABG术后出血和输血需求减少。

心脏手术患者高镁血症的发生率较低。最常见的和可能的原因是肾衰竭、溶血、低钙血症、肾上腺功能不全、糖尿病酮症酸中毒、锂中毒，甲状旁腺功能亢进是其他易患因素。高镁血症的特征是无力、低钙血症、恶心和呕吐、低血压、呼吸症状和心律失常甚至心搏停止。

在严重的情况下，高镁血症的一线处理是给予葡萄糖酸钙，因为钙是镁的天然拮抗剂。然后根据肾功能，需要利尿剂或透析。

结论

仍然没有完美的心脏手术患者围术期的液体管理方法。首要目标之一是使用细胞回收技术将IVS损失最小化，并减少对胶体的需求(具有副作用！)。

通过评估液体反应性来评估前负荷和优化DO_2是心脏手术患者的主要目标。最好的方法是使用GDT来评估前负荷，并恢复循环容量减少患者(液体有反应者)的前负荷，同时持续输注液体来补偿尿液和排汗丢失水分，需要注意心脏手术引起的糖萼改变，其可能产生组织水肿。胶体可以用于需要快速改善血流动力学状态的情况。胶体的容量效应取决于患者的IVS容量和体液状态。在低血容量发生之时而不是发生之前给予液体，似乎是更合理的，因为胶体的容量效应更有效。使用胶体治疗接受手术或需要镇静的重症患者的相对血容量不足，忽略了麻醉药物的间接血管舒张作用。因此，当血管张力恢复时，可能发生相对高血容量，并可能导致术后肺水肿。

需要使用晶体来补偿尿和汗液的损失，同时应避免液体过负荷。

未来可能的策略可以针对保护和快速恢复内皮糖萼。

静脉输液应视为给药，这一点至关重要：静脉输液的使用应考虑到严格的适应证和必要的预防措施，以防出现副作用和潜在的不良反应。

考虑到目前可用的数据是以客观方式评估各种疾病状态下液体治疗的潜在生理学和病理生理学，液体治疗应根据现有证据和临床背景进行个体化。只有这样才能提供循证的临床建议。

参考文献

[1] Abbas SM，Hill AG.Systematic review of the literature for the use of oesophageal Doppler monitor for fluid replacement in major abdominal surgery. Anaesthesia. 2008；63：44-51.

[2] Adams HA.Volμmen und Flüssigkeitsersatz—Physiologie，Pharmakologie und klinischer Einsatz. Ansth Intensivmed. 2007；48：448-60.

[3] Adamson JW.New blood，old blood，or no blood N Engl J Med. 2008；358：1295-6.

[4] Agro FE，Benedetto M.Properties and composition of plasma substitutes. In：Agrò FE，editor. Body fluid management—from physiology to therapy. 1st ed. Milan：Springer；2013.

[5] Agro FE，Vennari M.Physiology of body fluid compartments and body fluid movements. In：Agrò FE，editor. Body fluid management—from physiology to therapy. 1st ed. Milan：Springer；2013a.

[6] Agro FE，Vennari M.Clinical treatment：the right fluid in the right quantity. In：Agrò FE，editor. Body fluid management—from physiology to therapy. 1st ed. Milan：Springer；2013b.

[7] Agrò FE，Fries D，Vennari M.Cardiac Surgery. In：Agrò FE，editor. Body fluid management—from physiology to therapy. 1st ed. Milan：Springer；2013.

[8] Agro FE，Fries D，Benedetto M.How to maintain and restore the balance：colloids. In：Agrò FE，editor. Body fluid management—from physiology to therapy. 1st ed. Milan：Springer；2013.

[9] Allhoff T，Lenhart FP.Severe dextran-induced anaphylactic/anaphylactoid reaction in spite of hapten prophylaxis. Infusionsther Transfusionsmed. 1993；20：301-6.

[10] Allison KP，Gosling P，Jones S，etal. Randomized trial of hydroxyethyl starch versus gelatin for traμma resuscitation. J Traμma. 1999；47：1114-21.

[11] Arieff AI，Llach F，Massry SG.Neurological manifestations and morbidity of hyponatremia：correlation with brain water and electrolytes. Medicine. 1976；55：121-9.

[12] Arkilic CF，Taguchi A，Sharma N，etal. Supplemental perioperative fluid administration increases tissue oxygen pressure. Surgery. 2003；133：49-55.

[13] Arthurson G，Granath K，Thoren L，etal. The renal excretion of LMW dextran. Acta Clin Scand. 1964；127：543-51.

[14] Atik M.Dextran-40 and dextran-70，a review. Arch Surg. 1967；94：664-7.

[15] Auler JOJ，Galas F，Hajjar L，etal. Online monitoring of pulse pressure variation to guide fluid therapy after cardiac surgery. Anesth Analg. 2008；106：1201-6.

[16] Balogh Z，McKinley BA，Cocanour CS，etal. Supranormal traμma resuscitation causes more cases of abdominal compartment syndrome. Arch Surg. 2003；138：633-42.

[17] Bamboat ZM，Bordeianou L. Perioperative fluid management. Clin Colon Rectal Surg. 2009；22（1）：28-33.

[18] Baron JF.Adverse effects of colloids on renal function. In：Vincent JL，editor. Yearbook of intensive care and emergency medicine. 1st ed. Berlin：Springer；2000.

[19] Barron ME，Wilkes NRJ.A systematic review of the comparative safety of colloids. Arch Surg. 2004；139：552-63.

[20] Base EM，Standl T，Lassnigg A，etal. Efficacy and safety of hydroxyethyl starch 6% 130/0.4in a balanced electrolyte solution（Volulyte）during cardiac surgery. J Cardiothorac Vasc Anesth. 2011；25（3）：407-14.

[21] Belloni L，Pisano A，Natale A，etal. Assessment of fluid responsiveness parameters for off-pμmp coronary artery bypass surgery：a comparison among LiDCO，transesophageal echocardiography，and pulmonary artery catheter.

J Cardiothorac Vasc Anesth. 2008；22：243-8.

[22] Bendjelid K，Suter PM，Romand JA.The respiratory change in preejection period：a new method to predict fluid responsiveness. J Appl Physiol. 2004；96：337-42.

[23] Benes J，Cytra I，Altmann P，etal. Intraoperative fluid optimization using stroke volume variation in high risk surgical patients：result of prospective randomized study. Crit Care. 2010；14：R118.

[24] Bennett-Guerrero E，Kahn RA，Moskowitz DM，etal. Comparison of arterial systolic pressure variation with other clinical parameters to predict the response to fluid challenges during cardiac surgery. Mt Sinai J Med. 2002；69：96-100.

[25] Bernard C.Introdution à l'étude de la médecine expérimentale. Paris：J.B. Baillière et fils；1865.

[26] Booth J，Philips-Bute B，McCants C，etal. Low serum magnesium level predicts major adverse cardiac events after coronary artery bypass graft surgery. Am Heart J. 2003；145：1108-13.

[27] Boyd DR，Mansberger AR Jr. Serum water and osmolal changes in hemorrhagic shock：an experimental and clinical study. Am Surg. 1968；34：744-9.

[28] Brandstrup B. Fluid therapy for the surgical patient. Best Pract Res Clin Anaesthesiol. 2006；20：265-83.

[29] Brandstrup B，Tnnesen H，Beier-Holgersen R，etal. Effects of intravenous fluid restriction on postoperative complications：comparison of two perioperative fluid regimens：a randomized assessor-blinded multicenter trial. Ann Surg. 2003；238：641-8.

[30] Breukers RM，de Wilde RBP，van den Berg PCM，etal. Assessing fluid responses after coronary surgery：role of mathematical coupling of global end-diastolic volume to cardiac output measured by transpulmonary thermodilution. Eur J Anaesthesiol. 2009a；26：954-60.

[31] Breukers RM，Trof RJ，de Wilde RBP，etal. Relative value of pressures and volumes in assessing fluid responsiveness after valvular and coronary artery surgery. Eur J Cardiothorac Surg. 2009b；35：62-8.

[32] Brock H，Gabriel C，Bibl D，etal. Monitoring intravascular volumes for postoperative volume therapy. Eur J Anaesthesiol. 2002；19：288-94.

[33] Bruegger D，Jacob M，Rehm M，etal. Atrial natriuretic peptide induces shedding of endothelial glycocalyx in coronary vascular bed of guinea pig hearts. Am J Physiol Heart Circ Physiol. 2005；289：H1993-9.

[34] Brunkhorst FM，Engel C，Bloos F，etal. Intensive insulin therapy and pentastarch resuscitation in severe sepsis. N Engl J Med. 2008；358：125-39.

[35] Buhre W，Buhre K，Kazmaier S，etal. Assessment of cardiac preload by indicator dilution and transesophageal echocardiography. Eur J Anaesthesiol. 2001；18：662-7.

[36] Bunn F，Roberts I，Tasker R，Akpa E.Hypertonic versus isotonic crystalloid for fluid resuscitation in critically ill patients（Cochrane Review）. Cochrane Database Syst Rev. 2002；3：CD002045.

[37] Caironi P，Langer T，Gattinoni L.Albumin in critically ill patients：the ideal colloid Curr Opin Crit Care. 2015；21（4）：302-8.

[38] Campbell IT，Baxter JN，Tweedie IE，etal. IV fluids during surgery. Br J Anaesth. 1990；65：726-9.

[39] Carl M，Alms A，Braun J，etal. Die intensivmedizinische Versorgung herzchirurgischer Patienten：Hmodynamisches Monitoring und Herz-Kreislauf-Therapie S3-Leitlinie der Deutschen Gesellschaft für Thorax-，Herz- und Gefbchirurgie（DGTHG）und der Deutschen Gesellschaft für Ansthesiologie und Intensivmedizin（DGAI）. Thorac Cardiovasc Surg. 2000；55：130-48.

[40] Cavallaro F，Sandroni C，Antonelli M.Functional hemodynamic monitoring and dynamic indices of fluid responsiveness. Minerva Anestesiol. 2008；74：123-35.

［41］ Cervera AL，Moss G.Crystalloid distribution following haemorrhage and haemodilution：mathematical model and prediction of optimμm volμmes for equilibration at normovolemia. J Traμma. 1974；14：506-20.

［42］ Chan ST，Kapadia CR，Johnson AW，etal. Extracellular fluid volμme expansion and third space sequestration at the site of small bowel anastomoses. Br J Surg. 1983；70：36-9.

［43］ Chappell D，Jacob M，Hofmann-Kiefer K，etal. A rational approach to perioperative fluid management. Anesthesiology. 2008；109：723-40.

［44］ Cheung AT，Savino JS，Weiss SJ，etal. Echocardiographic and hemodynamic indexes of left ventricular preload in patients with normal and abnormal ventricular function. Anesthesiology. 1994；81：376-87.

［45］ Chytra I，Pradl R，Bosman R，et al. Esophageal Doppler-guided fluid management decreases blood lactate levels in multiple-traμma patients：a randomized controlled trial. Crit Care. 2007；11（1）：R24.

［46］ Dabbagh A，Rajaei S，Shamsolhrar M.The effect of intravenous magnesiμm sulfate on acute postoperative bleeding in elective coronary artery bypass surgery. J Perianesth Nurs. 2010；25：290-5.

［47］ David J，Vivien B，Lecarpentier Y，etal. Extracellular calciμm modulates the effects of protamine on rat myocardiμm. Anesth Analg. 2001；92：817-23.

［48］ De Hert S，De Baerdemaeker L.Why hydroxyethyl starch solutions should NOT be banned from the operating room. Anaesthesiol Intensive Ther. 2014；46（5）：336-41.

［49］ Dehert S，Ten Broeke P，De Mulder P，etal. Effect of calciμm on left ventricular function early after cardiopulmonary bypass. J Cardiothorac Vasc Anesth. 1997；11：846-9.

［50］ DeJonge E，Levi M.Effects of different plasma substitutes on blood coagulation：a comparative review. Crit Care Med. 2001；29：1261-7.

［51］ Deman A，Peeters P，Sennesael J.Hydroxyethyl starch does not impair immediate renal function in kidney transplant recipient. A retrospective，multicenter analysis. Nephrol Dial Transplant. 1999；14：1517-20.

［52］ DiCorte CJ，Latham P，Greilich PE，etal. Esophageal Doppler monitor determinations of cardiac output and preload during cardiac operations. Ann Thorac Surg. 2000；69：1782-6.

［53］ Dieterich HJ，Weissmuller T，Rosenberger P，et al. Effect of hydroxyethyl starch on vascular leak syndrome and neutrophil accμmulation during hypoxia. Crit Care Med. 2006；34：1775-82.

［54］ Dietrich G，Orth D，Haupt W，et al. Primary hemostasis in hemodilution-infusion solutions. Infusionstherapie. 1990；17：214-6.

［55］ Dongaonkar R，Stweart R，Geisller H，Laine G.Myocardial microvascular permeability，interstitial oedema，and compromised cardiac function. Cardiovasc Res. 2010；87：331-9.

［56］ Dorje P，Adhikary G，Tempe DK.Avoiding iatrogenic hyperchloremic acidosis：call for a new crystalloid fluid. Anesthesiology. 2000；92：625-6.

［57］ Drt A，Mutter T，Ruth C，etal. Hydroxyethyl starch （HES） versus other fluid therapies：effects on kidney function. Cochrane Database Syst Rev. 2010；1：CD007594.

［58］ Drμmmond JC，Petrovitch CT.Intraoperative blood salvage：fluid replacement calculation. Anesth Analg. 2005；100：645-9.

［59］ Dubois MJ，Vincent JL.Colloid fluids. In：Hahn RG，Proμgh DS，Svensen CH，editors. Perioperative fluid therapy. 1st ed. NewYork：Wiley；2007.

［60］ Duchesne JC，Kaplan LJ，Balogh ZJ，Malbrain ML.Role of permissive hypotension，hypertonic resuscitation and the global increased permeability syndrome in patients with severe hemorrhage：adjuncts to damage control resuscitation to prevent intra-abdominal hypertension. Anaesthesiol Intensive Ther. 2015；47（2）：143-55.

［61］ Ekery D，Davidoff R，Orlandi Q，etal. Imaging and diagnostic testing：dysfunction after coronary artery bypass grafting：a frequent finding of clinical significance not influenced by intravenous calcium. Am Heart J. 2003；145：896-902.

［62］ England M，Gordon G，Salem M，etal. Magnesium administration and dysrhythmias after cardiac surgery. A placebo controlled double-blind randomized trial. JAMA. 1992；268：2395-402.

［63］ Ernest D，Belzberg AS，Dodek PM.Distribution of normal saline and 5% albumin infusions in cardiac surgical patients. Crit Care Med. 2001；29：2299-302.

［64］ Fanzca RY.Perioperative fluid and electrolyte management in cardiac surgery：a review. J Extra Corpor Technol. 2012；44：20-6.

［65］ Feng X，Yan W，Liu X，etal. Effects of hydroxyethyl starch 130/0.4 on pulmonary capillary leakage and cytokines production and nF-kappaB activation in ClP-induced sepsis in rats. J Surg Res. 2006；135：129-36.

［66］ Fitzsimons M，Agnihotri A. Hyponatremia and cardiopulmonary bypass. J Cardiothorac Vasc Anesth. 2007；86：1883-7.

［67］ Fleck A，Raines G，Hawker F，etal. Increased vascular permeability. Major cause of hypoalbuminaemia in disease and injury. Lancet. 1985；1：781-3.

［68］ Franz A，Brunlich P，Gamsjger T，etal. The effects of hydroxyethyl starches of varying molecular weights on platelet function. Anesth Analg. 2001；92：1402-7.

［69］ Gallandat Huet RCG，Siemons AW，Baus D，et al. A novel hydroxyethyl starch（VoluvenR）for effective perioperative plasma volume substitution in cardiac surgery. Can J Anaesth. 2000；47：1207-15.

［70］ Gamble J. Chemical anatomy，physiology and pathology of extracellular fluid. Cambridge：Harvard University Press；1947.

［71］ Gandhi SD，Weiskopf RB，Jungheinrich C，etal. Volume replacement therapy during major orthopedic surgery using Voluven（hydroxyethyl starch 130/0.4）or hetastarch. Anesthesiology. 2007；106：1120-7.

［72］ Garcia L，Dejong S，Martin S，etal. Magnesium reduces free radicals in an invivo coronary occlusion reperfusion model. J Am Coll Cardiol. 1998；32：536-9.

［73］ Ghijselings I，Rex S.Hydroxyethyl starches in the perioperative period. A review on the efficacy and safety of starch solutions. Acta Anaesthesiol Belg. 2014；65（1）：9-22.

［74］ Giglio MT，Marucci M，Testini M，etal. Goal-directed haemodynamic therapy and gastrointestinal complications in major surgery：a meta-analysis of randomized controlled trials. Br J Anaesth. 2009；103：637-46.

［75］ Goedje O，Seebauer T，Peyerl M，etal. Hemodynamic monitoring by double-indicator dilution technique in patients after orthotopic heart transplantation. Chest. 2000；118：775-81.

［76］ Goepfer MS，Reuter DA，Akyiol D，etal. Goal-directed fluid management reduces vasopressor and catecholamine use in cardiac surgery patients. Intensive Care Med. 2007；33：96-103.

［77］ Grathwohl KW，Bruns BJ，LeBrun CJ，etal. Does haemodilution exist Effects of saline infusion on hematologic parameters in euvolemic subjects. South Med J. 1996；89：51-5.

［78］ Grebe D，Sander M，von Heymann C，etal. Fluid therapy—pathophysiological principles as well as intra- and perioperative monitoring. Anasthesiol Intensivmed Notfallmed Schmerzther. 2006；41：392-8.

［79］ Greenfield RH，Bessen HA，Henneman PL.Effect of crystalloid infusion on hematocrit and intravascular volume in healthy，no bleeding subjects. Ann Emerg Med. 1989；18：51-5.

［80］ Gries A，Bode C，Gross S，etal. The effect of intravenously administered magnesium on platelet function in patient after cardiac surgery. Anesth Analg. 1999；88：1231-9.

［81］ Grocott MP，Mythen MG，Gan TJ.Perioperative fluid management and clinical outcomes in adults. Anesth Analg. 2005；100：1093-106.

［82］ Habicher M，Perrino AJ，Spies CD，etal. Contemporary fluid management in cardiac anesthesia. J Cardiothorac Vasc Anesth. 2011；25（6）：1141-53.

［83］ Hahn RG.Must hypervolaemia be avoided A critique of the evidence. Anaesthesiol Intensive Ther. 2015；47（5）：449-56.

［84］ Hahn RG，Drobin D，Sthle L.Volμme kinetics of Ringer's solution in female volunteers. Br J Anaesth. 1997；78：144-8.

［85］ Hauser CJ，Shoemaker WC，Turpin I，etal. Oxygen transport responses to colloids and crystalloids in critically ill surgical patients. Surg Gynecol Obstet. 1980；150：811-6.

［86］ Haynes GH，Havidich JE，Payne KJ.Why the Food and Drμg Administration changed the warning label for hetastarch. Anesthesiology. 2004；101：560-1.

［87］ Hecth-Dolkin M，Barkan H，Tahara A，etal. Hetastarch increases the risk of bleeding complications in patients after off-pμmp coronary by-pass surgery. J Thorac Cardiovasc Surg. 2009；138：703-11.

［88］ Hendry EB.Osmolarity of hμman serμm and of chemical solutions of biological importance. Clin Chem. 1961；7：156-64.

［89］ Herzog W，Schlossberg M，MacMurdy K，etal. Timing of magnesiμm therapy affects experimental infarct size. Circulation. 1995；92：2622-6.

［90］ Heler M，Arnemann PH，Ertmer C.To use or not to use hydroxyethyl starch in intraoperative care：are we ready to answer the 'Gretchen question' Curr Opin Anaesthesiol. 2015；28（3）：370-7.

［91］ Hiltebrand LB，Pestel G，Hager H，etal. Perioperative fluid management：comparison of high，mediμm and low fluid volμme on tissue oxygen pressure in the small bowel and colon. Eur J Anaesthesiol. 2007；24：927-33.

［92］ Hofer CK，Furrer L，Matter-Ensner S，etal. Volμmetric preload measurement by thermodilution：a comparison with transoesophageal echocardiography. Br J Anaesth. 2005a；94：748-55.

［93］ Hofer CK，Müller SM，Furrer L，etal. Stroke volμme and pulse pressure variation for prediction of fluid responsiveness in patients undergoing off-pμmp coronary artery bypass grafting. Chest. 2005b；128：848-54.

［94］ Hofer CK，Senn A，Weibel L，et al. Assessment of stroke volμme variation for prediction of fluid responsiveness using the modified FloTrac and PiCCOplus system. Crit Care. 2008；12：R82.

［95］ Holte K，Kehlet H. Compensatory fluid administration for preoperative dehydration：does it improve outcome Acta Anaesthesiol Scand. 2002；46：1089-93.

［96］ Holte K，Klarskov B，Christensen DS，et al. Liberal versus restrictive fluid administration to improve recovery after laparoscopic cholecystectomy：a randomized doubleblind study. Ann Surg. 2004；240：892-9.

［97］ Holte K，Hahn RG，Ravn L，etal. Influence of a "liberal" versus "restrictive" intraoperative fluid administration on elimination of a postoperative fluid load. Anesthesiology. 2007a；106：75-9.

［98］ Holte K，Foss NB，Andersen J，etal. Liberal or restrictive fluid administration in fasttrack colonic surgery：a randomized，double-blind study. Br J Anaesth. 2007b；99：500-8.

［99］ Holtfreter B，Bandt C，Kuhn SO，et al. Serμm osmolality and outcome in intensive care unit patients. Acta Anaesthesiol Scand. 2006；50：970-7.

［100］ Hu X，Weinbaμm S.A new view of Starling's hypothesis at the micro-structural level. Microvasc Res. 1999；58（3）：281-304.

［101］ Hu X，Adamson RH，Liu B，Curry FE，Weinbaμm S. Starling forces that oppose filtration after tissue oncotic pressure is increased. Am J Physiol Heart Circ Physiol. 2000; 279 (4) ; H1724-36.

[102] Hüter L, Simon TP, Weinmann L, etal. Hydroxyethylstarch impairs renal function and induces interstitial proliferation, macrophage infiltration and tubular damage in an isolated renal perfusion model. Crit Care. 2009; 13; R23.

[103] Ickx BE, Bepperling F, Melot C, etal. Plasma substitution effects of a new hydroxyethyl starch HES 130/0.4 compared with HES 200/0.5 during and after extended acute normovolaemic haemodilution. Br J Anaesth. 2003; 91; 196-202.

[104] Iriz E, Kolbakir F, Akar H, etal. Comparison of hydroxyethyl starch and ringer as prime solution regarding S-100beta protein levels and informative cognitive tests in cerebral injury. Ann Thorac Surg. 2005; 79; 666-71.

[105] Jacob M, Chappel D, Conzen P, et al. Blood volµme is normal after overnight fasting. Acta Anaesthesiol Scand. 2008; 52; 522-9.

[106] James MF, Latoo MY, Mythen MG, etal. Plasma volµme changes associated with two hydroxyethyl starch colloids following acute hypovolaemia in volunteers. Anaesthesia. 2004; 59; 738-42.

[107] Jrhult J. Osmotic fluid transfer from tissue to blood during hemorrhagic hypotension. Acta Physiol Scand. 1973; 89; 213-26.

[108] Jarvela K, Koskinen M, Kaukinen S, etal. Effects of hypertonic saline (7.5%) on extracellular fluid volµmes compared with normal saline (0.9%) and 6% hydroxyethyl starch after aortocoronary bypass graft surgery. J Cardiothorac Vasc Anesth. 2001; 15; 210-5.

[109] Jenkins MT, Giesecke AH, Johnson ER.The postoperative patient and his fluid and electrolyte requirements. Br J Anaesth. 1975; 47; 143-50.

[110] Jones SB, Whitten CW, Monk TG. Influence of crystalloid and colloid replacement solutions on hemodynamic variables during acute normovolemic hemodilution. J Clin Anesth. 2004; 16; 11-7.

[111] Jµmgheinrich C, Scharpf R, Wargenau M, et al. The pharmacokinetics and tolerability of an intravenous infusion the new hydroxyethyl starch 130/04 (6% 500 ml) in mild to severe renal impairment. Anaesth Analg. 2002; 95; 544-51.

[112] Kaminski MV, Williams SD.Review of the rapid normalization of serµm albµmin with modified total parenteral nutrition solutions. Crit Care Med. 1990; 18; 327-35.

[113] Kampmeier T, Rehberg S, Ertmer C.Evolution of fluid therapy. Best Pract Res Clin Anaesthesiol. 2014; 28 (3) ; 207-16.

[114] Kapoor PM, Kakani M, Chowdhury U, etal. Early goal-directed therapy in moderate to high-risk cardiac surgery patients. Ann Card Anaesth. 2008; 11; 27-34.

[115] Karanko MS, Klossner JA, Laaksonen VO.Restoration of volµme by crystalloid versus colloid after coronary artery bypass; hemodynamics, lung water, oxygenation, and outcome. Crit Care Med. 1987; 15; 559-66.

[116] Kastrup M, Markewitz A, Spies C, etal. Current practice of hemodynamic monitoring and vasopressor and inotropic therapy in post-operative cardiac surgery patients in Germany; results from a postal survey. Acta Anaesthesiol Scand. 2007; 51; 347-58.

[117] Kenney PR, Allen-Rowlands CF, Gann DS.Glucose and osmolality as predictors of injury severity. J Traµma. 1983; 23; 712-9.

[118] Kimura T, Yasue H, Sukaino N, etal. Effects of magnesiµm on isolated hµman coronary arteries. After CABG it has been shown as a predictor of major cardiac events. Circulation. 1989; 79; 118-24.

[119] Knotzer H, Filipovic M, Siegemund M, Kleinsasser A.The physiologic perspective in fluid management in

vascular anesthesiology. J Cardiothorac Vasc Anesth. 2014; 28(6): 1604-8.

[120] Kozek-Langenecker SA.Effects of hydroxyethyl starch solutions on hemostasis. Anesthesiology. 2005; 103: 654-60.

[121] Kutschen F, Galletti P, Hahn C, etal. Alterations of insulin and glucose metabolism during cardiopulmonary bypass under normothermia. J Thorac Cardiovasc Surg. 1985; 89: 97-106.

[122] Lamke LO, Liljedahl SO.Plasma volµme changes after infusion of various plasma expanders. Resuscitation. 1976; 5: 93-102.

[123] Lamke L, Nilsson G, Reithner H.Water loss by evaporation from the abdominal cavity during surgery. Acta Chir Scand. 1977; 143: 279-84.

[124] Lasks H, Standeven J, Balir O, et al. The effects of cardiopulmonary by-pass with crystalloid and colloid hemodilution on myocardial extravascular water. J Thorac Cardiovasc Surg. 1977; 73: 129-38.

[125] Laxenaire M, Charpentier C, Feldman L.Reactions anaphylactoides aux subitutes colloidaux du plasma: incidence, facteurs de risque, mecanismes. Ann Fr Anest Reanim. 1994; 13: 301-10.

[126] Lees N, Hamilton M, Rhodes A. Clinical review: goal-directed therapy in high risk surgical patients. Crit Care. 2009; 13: 231. https://doi.org/10.1186/cc8039.

[127] Lehmann G, Marx G, Forster H. Bioequivalence comparison between hydroxyethyl starch 130/0.42/6: 1 and hydroxyethyl starch 130/0.4/9: 1. Drµgs R D. 2007; 8: 229-40.

[128] Levick JR. Revision of the Starling principle. New views of tissue fluid balance. J Physiol. 2004; 557: 704.

[129] Ley SJ, Miller K, Skov P, etal. Crystalloid versus colloid fluid therapy after cardiac surgery. Heart Lung. 1990; 19: 31-40.

[130] Lira A, Pinsky MR.Choices in fluid type and volµme during resuscitation: impact on patient outcomes. Semin Cardiothorac Vasc Anesth. 2014; 18(3): 252-9.

[131] Lobo DN.Sir David Cuthbertson medal lecture. Fluid, electrolytes and nutrition: physiological and clinical aspects. Proc Nutr Soc. 2004; 63: 453-66.

[132] Lobo DN, Stanga Z, Simpson JAD, etal. Dilution and redistribution effects of rapid 2- litre infusions of 0.9% (w/v) saline and 5% (w/v) dextrose on haematological parameters and serµm biochemistry in normal subjects: a double-blind crossover study. Clin Sci (Lond). 2001; 101: 173-9.

[133] Lobo DN, Bostock KA, Neal KR, et al. Effect of salt and water balance on recovery of gastrointestinal function after elective colonic resection: a randomised controlled trial. Lancet. 2002; 359: 1812-8.

[134] Lobo DN, Stanga Z, Aloysius MM, etal. Effect of volµme loading with 1 liter intravenous infusions of 0.9% saline, 4% succinylated gelatin (Gelofusine) and 6% hydroxyethyl starch (Voluven) on blood volµme and endocrine responses: a randomized, threeway crossover study in healthy volunteers. Crit Care Med. 2010; 38: 464-70.

[135] Lopes MR, Oliveira MA, pereira VO.Goal-directed fluid management based on pulse pressure variation monitoring during high-risk surgery: a pilot randomized controlled trial. Crit Care. 2007; 11: R100.

[136] Lowell JA, Schifferdecker C, Driscoll DF, etal. Postoperative fluid overload: not a benign problem. Crit Care Med. 1990; 18: 728-33.

[137] Ma PL, Peng XX, Du B, etal. Sources of heterogeneity in trials reporting hydroxyethyl starch 130/0.4 or 0.42 associated excess mortality in septic patients: a systematic review and metaregression. Chin Med J. 2015; 128(17): 2374-82.

[138] MacKay G, Fearon K, McConnachie A, etal. Randomized clinical trial of the effect of postoperative intravenous

fluid restriction on recovery after elective colorectal surgery. Br J Surg. 2006; 93: 1469-74.

[139] Madjdpour C, Dettori N, Frascarolo P, etal. Molecular weight of hydroxyethyl starch: is there an effect on blood coagulation and pharmacokinetics Br J Anaesth. 2005; 94: 569-76.

[140] Maharaj CH, Kallam SR, Malik A, etal. Preoperative intravenous fluid therapy decreases postoperative nausea and pain in high risk patients. Anesth Analg. 2005; 100: 675-82.

[141] Mahmood A, Gosling P, Vohra RK.Randomized clinical trial comparing the effects on renal function of hydroxyethyl starch or gelatin during aortic aneurysm surgery. Br J Surg. 2007; 94: 427-33.

[142] Mahmood A, Gosling P, Barclay R, etal. Splanchnic microcirculation protection by hydroxyethyl starches during abdominal aortic aneurysm surgery. Eur J Vasc Endovasc Surg. 2009; 37: 319-25.

[143] Makoff DL, da Silva JA, Rosenbaum BJ, etal. Hypertonic expansion: acid-base and electrolyte changes. Am J Phys. 1970; 218: 1201-7.

[144] Maningas PA, Bellamy RF.Hypertonic sodium chloride solutions for the prehospital management of traumatic hemorrhagic shock: a possible improvement in the standard of care Ann Emerg Med. 1986; 15: 1411-4.

[145] Margarson MP, Soni N.Serum albumin: touchstone or totem Anaesthesia. 1998; 53: 789-803.

[146] Marik PE. The treatment of hypoalbuminemia in the critically ill patient. Heart Lung. 1993; 22: 166-70.

[147] Marik PE, Baram M, Vahid B.Does central venous pressure predict fluid responsiveness A systematic review of the literature and the tale of seven mares. Chest. 2008; 134: 172-8.

[148] Marik PE, Cavallazzi R, Vasu T, etal. Dynamic changes in arterial waveform derived variables and fluid responsiveness in mechanically ventilated patients: a systematic review. Crit Care Med. 2009; 37: 2642-7.

[149] Marik PE, Cecconi M, Hofer CF.Cardiac output monitoring: an integrative perspective. Crit Care. 2011; 15: 214.

[150] Martin G, Bennett-Guerrero E, Wakeling H, et al. A prospective, randomized comparison of thrombelastographic coagulation profile in patients receiving lactated Ringer's solution, 6% hetastarch in a balanced-saline vehicle, or 6% hydroxyethyl starch in saline during major surgery. J Cardiothorac Vasc Anesth. 2002; 16: 441-6.

[151] McIlroy DR, Kharasch ED.Acute intravascular volume expansion with rapidly administered crystalloid or colloid in the setting of moderate hypovolemia. Anesth Analg. 2003; 96 (6) : 1572-7.

[152] McKendry M, McGloin H, Saberi D, etal. Randomised controlled trial assessing the impact of a nurse delivered, flow monitored protocol for optimisation of circulatory status after cardiac surgery. BMJ. 2004; 329: 258.

[153] Metze D, Reimann S, Szepfalusi Z, etal. Persistent pruritus after hydroxyethyl starch infusion therapy: a result of long-term storage in cutaneous nerves. Br J Dermatol. 1997; 136: 553-9.

[154] Michard F, Teboul J-L.Predicting fluid responsiveness in ICU patients: a critical analysis of the evidence. Chest. 2002; 121: 2000-8.

[155] Michard F, Alaya S, Zarka V, etal. Global end-diastolic volume as an indicator of cardiac preload in patients with septic shock. Chest. 2003; 124: 1900-8.

[156] Mille S, Crystal E, Garfinkle K, etal. Effects of magnesium in atrial fibrillation after cardiac surgery: a meta analysis. Heart. 2005; 91: 618-23.

[157] Miller RD.Miller's anesthesia. 7th ed. London, UK: Churchill Livingstone; 2009.

[158] Mitra S, Khandelwal P.Are all colloids same How to select the right colloid Indian J Anaesth. 2009; 53 (5) : 592.

[159] Moore FD, Steenburg RW, Ball MR, etal. Studies in surgical endocrinology. The urinary excretion of

17-hydroxycorticoids，and associated metabolic changes，in cases of soft tissue trauma of varying severity and in bone trauma. Ann Surg. 1955；141：145-74.

[160] Moran M，Kapsner C.Acute renal failure associated with elevated plasma oncotic pressure. N Engl J Med. 1987；317：150-3.

[161] Moret E，Jacob MW，Ranucci M，Schramko A.Albumin-beyond fluid replacement in cardiopulmonary bypass surgery：why，how，and when Semin Cardiothorac Vasc Anesth. 2014；18（3）：252-9.

[162] Morissette M，Weil MH，Shubin H.Reduction in colloid osmotic pressure associated with fatal progression of cardiopulmonary failure. Crit Care Med. 1975；3：115-7.

[163] Moyer CA.Acute temporary changes in renal function associated with major surgical procedures. Surgery. 1950；27：198-207.

[164] Mutter TC，Ruth CA，Dart AB.Hydroxyethyl starch（HES）versus other fluid therapies：effects on kidney function. Cochrane Database Syst Rev. 2013；7：CD007594.

[165] Mythen MG，Webb AR. Preoperative plasma volume expansion reduces the incidence of gut mucosal hypoperfusion during cardiac surgery. Arch Surg. 1995；130（4）：423-9.

[166] Nadler SB，Hidalgo JU，Bloch T.Prediction of blood volume in normal human adults. Surgery. 1962；51：224-32.

[167] Ng KFJ，Lam CCK，Chan IC.In vivo effect of haemodilution with saline on coagulation：a randomized controlled tril. Br J Anaesth. 2002；88：475-80.

[168] Niemi TT，Suojaranta-Ylinen RT，Kukkonen SI，etal. Gelatin and hydroxyethyl starch，but not albumin，impair hemostasis after cardiac surgery. Anesth Analg. 2006；102：998-1006.

[169] Niemi T，Schramko A，Kuitunen A，etal. Haemodynamics and acid-base equilibrium after cardiac surgery：comparison of rapidly degradable hydroxyethyl starch solutions and albumin. Scand J Surg. 2008；97：259-65.

[170] Nisanevich V，Felsenstein I，Almogy G，etal. Effect of intraoperative fluid management on outcome after intraabdominal surgery. Anesthesiology. 2005；103：25-32.

[171] Nuevo FR，Vennari M，Agro FE.How to maintain and restore fluid balance：crystalloids. In：Agrò FE，editor. Body fluid management—from physiology to therapy. 1st ed. Milan：Springer；2013.

[172] Olsson J，Svense'n CH，Hahn RG.The volume kinetics of acetated Ringer's solution during laparoscopic cholecystectomy. Anesth Analg. 2004；99：1854-60.

[173] Ooi JS，Ramzisham AR，Zamrin MD.Is 6% hydroxyethyl starch 130/0.4 safe in coronary artery bypass graft surgery Asian Cardiovasc Thorac Ann. 2009；17：368-72.

[174] Otsuki D，Fantoni D，Margarido C，etal. Hydroxyethyl starch is superior to ringer as a replacement fluid in pig model of acute normovolemic haemodilution. Br J Anaesth. 2007；98：29-37.

[175] Palumbo D，Servillo G，D'Amato L，etal. The effects of hydroxyethyl starch solution in critically ill patients. Minerva Anestesiol. 2006；72：655-64.

[176] Pearse R，Dawson D，Fawcett J，etal. Changes in central venous saturation after major surgery，and association with outcome. Crit Care. 2005a；9：R694-9.

[177] Pearse R，Dawson D，Fawcett J，etal. Early goal-directed therapy after major surgery reduces complications and duration of hospital stay. A randomised，controlled trial［ISRCTN38797445］. Crit Care. 2005b；9：R687-93.

[178] Petty TL，Ashbaugh DG.The adult respiratory distress syndrome. Clinical features，factors influencing prognosis and principles of management. Chest. 1971；60（3）：233-9.

[179] Polderman K，Girbes R.Severe electrolyte disorders following cardiac surgery. A prospective controlled

observational study. Crit Care. 2004; 8: 459-66.

[180] Polonen P, Ruokonen E, Hippelainen M, etal. A prospective, randomized study of goal-oriented hemodynamic therapy in cardiac surgical patients. Anesth Analg. 2000; 90: 1052-9.

[181] Powell-Tuck J, Gosling P, Lobo DN etal. (2008) British consensus guidelines on intravenous fluid therapy for adult surgical patients. GIFTASUP. http://www.bapen.org.uk/pdfs/bapen_pubs/giftasup.pdf. Accessed 1 April 2010.

[182] Pradeep A, Rajagopalam S, Kolli HK, etal. High volumes of intravenous fluid during cardiac surgery are associated with increased mortality. HSR Proceedings in Intensive Care and Cardiovascular. Anesthesia. 2010; 2: 287-96.

[183] Pries AR, Secomb TW, Sperandi M, Gaehtgens P. Blood flow resistance during hemodilution. Effect of plasma composition. Cardiovasc Res. 1998; 37: 225-35.

[184] Rackow E, Fein AI, Leppo J.Colloid osmotic pressure as a prognostic indicator of pulmonary oedema and mortality in the critically ill. Chest. 1977; 72: 709-13.

[185] Rackow EC, Falk JL, Fein IA, etal. Fluid resuscitation in circulatory shock: a comparison of the cardio-respiratory effects of albumin, hetastarch, and saline solutions in patients with hypovolemic and septic shock. Crit Care Med. 1983; 11: 839-50.

[186] Raghunathan K, Shaw AD, Bagshaw SM.Fluids are drugs: type, dose and toxicity. Curr Opin Crit Care. 2013; 19(4): 290-8.

[187] Raja SG, Akhtar S, Shahbaz Y, etal. In cardiac surgery patients does Voluven impair coagulation less than other colloids Interact Cardiovasc Thorac Surg. 2011; 12: 1022-7.

[188] Rajnish KJ, et al. Albumin: an overview of its place in current clinical practice. J Indian An. 2004; 53: 592-607.

[189] Rasmussen KC, Secher NH, Pedersen T.Effect of perioperative crystalloid or colloid fluid therapy on hemorrhage, coagulation competence, and outcome: a systematic review and stratified meta-analysis. Medicine (Baltimore). 2016; 95(31): e4498.

[190] Ravn H, Moeldrup U, Brookes C, etal. Intravenous magnesium reduces infarct size after ischemia/reperfusion injury combined with a thrombogenic lesion in the left anterior descending artery. Arterioscler Thromb Vasc Biol. 1999; 19: 569-74.

[191] Reed RK, Rubin K.Transcapillary exchange: role and importance of the interstitial fluid pressure and the extracellular matrix. Cardiovasc Res. 2010; 87: 211-7.

[192] Rehm M. Limited applications for hydroxyethyl starch: background and alternative concepts. Anaesthesist. 2013; 62(8): 644-55.

[193] Rehm M, Haller M, Orth V, etal. Changes in blood volume and hematocrit during acute preoperative volume loading with 5T albumin or 6% hetastarch solutions in patients before radical hysterectomy. Anesthesiology. 2001; 95: 849-56.

[194] Rehm M, Zahler S, Lotsc M, etal. Endothelial glycocalyx as an additional barrier determining extravasation of 6% hydroxyethyl starch or 5% albumin solutions in the coronary vascular bed. Anesthesiology. 2004; 100: 1211-23.

[195] Rehm R, Bruegger D, Christ F, etal. Shedding of the endothelial glycocalyx in patients undergoing major vascular surgery with global and regional ischemia. Circulation. 2007; 116: 1896-906.

[196] Rehm M, Hulde N, Kammerer T, Meidert AS, etal. State of the art in fluid and volume therapy: a user-friendly staged concept. Anaesthesist. 2017; 66(3): 153-67.

［197］ Reid F，Lobo DN，Williams RN，etal.（Ab）normal saline and physiological Hartmann's solution：a randomized double-blind crossover study. Clin Sci. 2003；104：17-24.

［198］ Reuter DA，Felbinger TW，Moerstedt K，et al. Intrathoracic blood volμme index measured by thermodilution for preload monitoring after cardiac surgery. J Cardiothorac Vasc Anesth. 2002a；16：191-5.

［199］ Reuter DA，Felbinger TW，Kilger E，etal. Optimizing fluid therapy in mechanically ventilated patients after cardiac surgery by on-line monitoring of left ventricular stroke volμme variations. Comparison with aortic systolic pressure variations. Br J Anaesth. 2002b；88：124-6.

［200］ Reuter DA，Bayerlein J，Goepfert MS，etal. Influence of tidal volμme on left ventricular stroke volμme variation measured by pulse contour analysis in mechanically ventilated patients. Intensive Care Med. 2003；29：476-80.

［201］ Reuter DA，Huang C，Edrich T，etal. Cardiac output monitoring using indicator dilution techniques：basic，limits and perspectives. Anesth Analg. 2010；110：799-811.

［202］ Roberts JS，Bratton SL.Colloid volμme expanders. Problems，pitfalls and possibilities. Drμgs. 1998；55（5）：621-30.

［203］ Roche AM，James MF，Grocott MP，etal. Coagulation effects of invitro serial haemodilution with a balanced electrolyte hetastarch solution compared with a saline-based hetastarch solution and lactated Ringer's solution. Anaesthesia. 2002；57：950-5.

［204］ Roessler M，Bode K，Bauer M.Fluid resuscitation in hemorrhage. Anaesthesist. 2014；63（10）：730-44.

［205］ Rubin H，Carlson S，DeMeo M，et al. Randomized，double-blind study of intravenous hμman albμmin in hypoalbμminemic patients receiving total parenteral nutrition. Crit Care Med. 1997；25：249-52.

［206］ Russell JA，Navickis RJ，Wilkes MM.Albμmin versus crystalloid for pμmp priming in cardiac surgery：meta-analysis of controlled trials. J Cardiothorac Vasc Anesth. 2004；18：429-37.

［207］ Ruttmann TG，James MFM，Lombard EM，etal. Haemodilution-induced enhancement of coagulation is attenuated invitro by restoring antithrombin III to predilution concentration. Anaesth Intesive Care. 2001；29：489-93.

［208］ Ruttmann TG，James MFM，Finlayson J，etal. Effects on coagulation of intravenous crystalloid or colloid in patients undergoing peripheral vascular surgery. Br J Anaesth. 2002；89：226-30.

［209］ Sakka SG，Becher L，Kozieras J，etal. Effects of changes in blood pressure and airway pressures on parameters of fluid responsiveness. Eur J Anaesthesiol. 2009；26：322-7.

［210］ Sanfelippo MJ，Suberviola PD，Geimer NF.Development of a von Willebrand-like syndrome after prolonged use of hydroxyethyl starch. Am J Clin Pathol. 1987；88：653-5.

［211］ Scharbert G，Deusch E，Kress HG，etal. Inhibition of platelet function by hydroxyethyl starch solutions in chronic pain patients undergoing peridural anesthesia. Anesth Analg. 2004；99：823-7.

［212］ Schell RM，Applegate RL，Cole DJ.Salt，starch，and water on the brain. J Neurosurg Anesthesiol. 1996；18：179-82.

［213］ Schindler AW，Marx G.Evidence-based fluid management in the ICU.Curr Opin Anaesthesiol. 2016；29（2）：158-65.

［214］ Serpa Neto A，Veelo DP，Peireira VG，et al. Fluid resuscitation with hydroxyethyl starches in patients with sepsis is associated with an increased incidence of acute kidney injury and use of renal replacement therapy：a systematic review and meta-analysis of the literature. J Crit Care. 2014；29（1）：185.e1-7.

［215］ Shandall A，Lowndes R，Young HL.Colonic anastomotic healing and oxygen tension. Br J Surg. 1985；72：606-9.

［216］ Sheridan WG，Lowndes RH，Young HL.Tissue oxygen tension as a predictor of colonic anastomotic healing. Dis Colon Rectμm. 1987；30：867-71.

［217］ Shires T，Williams J，Borwn F.Acute change in extracellular fluids associated with major surgical procedures. Ann Surg. 1961；154：803-10.

［218］ Shoemaker WC，Appel PL，Kram HB，etal. Prospective trial of supranormal values of survivors as therapeutic goals in high-risk surgical patients. Chest. 1988；94：1176-86.

［219］ Sirvinskas E，Sneider E，Svagzdiene M，etal. Hypertonic hydroxyethyl starch solution for hypovolaemia correction following heart surgery. Perfusion. 2007；22：121-7.

［220］ Smetkin AA，Kirov MY，Kuzkov VV，etal. Single transpulmonary thermodilution and continuous monitoring of central venous oxygen saturation during off-pμmp coronary surgery. Acta Anaesthesiol Scand. 2009；53：505-14.

［221］ Solanke TF，Khwaja MS，Kadomemu EL.Plasma volμme studies with four different plasma volμme expanders. J Surg Res. 1971；11：140-3.

［222］ Stein L，Berand J，Morisette M. Pulmonary edema during volμme infusion. Circulation. 1975；52：483-9.

［223］ Stgermüller B，Stark J，Willschke H，etal. The effect of hydroxyethylstarch 200 kD on platelet function. Anesth Analg. 2000；91：823-7.

［224］ Strauss RG，Pennell BJ，Stμmp DC.A randomized，blinded trial comparing the hemostatic effects of pentastarch versus hetastarch. Transfusion. 2002；42：27-36.

［225］ Study Investigators SAFE，Finfer S，McEvoy S，etal. Impact of albμmin compared to saline on organ function and mortality of patients with severe sepsis. Intensive Care Med. 2011；37（1）：86-96.

［226］ Takil A，Eti Z，Irmak P，et al. Early postoperative respiratory acidosis after large intravascular volμme infusion of lactated Ringer's solution during major spine surgery. Anesth Analg. 2002；95：294-8.

［227］ Tatara T，Tashiro C.Quantitative analysis of fluid balance during abdominal surgery. Anesth Analg. 2007；104：347-54.

［228］ Tian J，Lin X，Guan R，etal. The effects of hydroxyethyl starch on lung capillary permeability in endotoxic rats and possible mechanisms. Anesth Analg. 2004；98：768-74.

［229］ Tobias MD，Wambold D，Pilla MA，et al. Differential effects of serial hemodilution with hydroxyethyl starch，albμmin，and 0.9% saline on whole blood coagulation. J Clin Anesth. 1998；8：366-71.

［230］ Tommasino C，Moore S，Todd MM.Cerebral effects of isovolemic hemodilution with crystalloid or colloid solutions. Crit Care Med. 1988；16：862-8.

［231］ Tousignant CP，Walsh F，Mazer CD.The use of transesophageal echocardiography for preload assessment in critically ill patients. Anesth Analg. 2000；90：351-5.

［232］ Traμmer LD，Brazeal BA，Schmitz M，etal. Pentafraction reduces the lung lymph response after endotoxin administration in the ovine model. Circ Shock. 1992；36：93-6.

［233］ Treib J，Baron JF，Grauer MT，etal. An international view of hydroxyethyl starches. Intensive Care Med. 1999；25：258-68.

［234］ Van den Berg B，Vink H，Spaan J.The endothelial glycocalyx protects against myocardial edema. Circ Res. 2003；92：592-4.

［235］ Van der Linden PJ，De Hert SG，Daper A，etal. 3.5% urea-linked gelatin is as effective as 6% HES 200/0.5 for volμme management min cardiac surgery patients. Can J Anaesth. 2004；51：236-41.

［236］ Van der Linden PJ，De Hert SG，Deraedt D，etal. Hydroxyethyl starch 130/0.4 versus modified fluid gelatin for volμme expansion in cardiac surgery patients：the effects on perioperative bleeding and transfusion needs. Anesth Analg. 2005；101：629-34.

［237］ Varadhan KK，Lobo DN. A meta-analysis of randomised controlled trials of intravenous fluid therapy in major elective open abdominal surgery：getting the balance right. Proc Nutr Soc. 2010；69：488-98.

［238］ Verheij J，van Lingen A，Raijmakers PGHM，etal. Effect of fluid loading with saline or colloids on pulmonary permeability，oedema and lung injury score after cardiac and major vascular surgery. Br J Anaesth. 2006a；96：21-30.

［239］ Verheij J，van Lingen A，Beishuizen A，etal. Cardiac response is greater for colloid than saline fluid loading after cardiac or vascular surgery. Intensive Care Med. 2006b；32：1030-8.

［240］ Vermeulen H，Hofland J，Legemate DA，etal. Intravenous fluid restriction after major abdominal surgery：a randomized blinded clinical trial. Trials. 2009；10：50.

［241］ Vincent JL，Kellμm JA，Shaw A，Mythen MG.Should hydroxyethyl starch solutions be totally banned Crit Care. 2013；17(5)：193.

［242］ Vincent JL，Dubois MJ，Navickis RJ，etal. Hypoalbμminemia in acute illness：is there a rationale for intervention A meta-analysis of cohort studies and controlled trials. Ann Surg. 2003；237：319-34.

［243］ Voet D，Voet JG，Pratt CW.Fundamentals of biochemistry. NewYork：Wiley；2001.

［244］ Vretzakis G，Kleitsaki A，Aretha D，Karanikolas M.Management of intraoperative fluid balance and blood conservation techniques in adult cardiac surgery. Heart Surg Forμm. 2011；14：E28-39.

［245］ Wade CE，Kramer GC，Grady JJ，Fabian TC，Younes RN. Efficacy of hypertonic 7.5% saline and 6% dextran-70in treating traμma：a meta-analysis of controlled clinical studies. Surgery. 1997；122：609-16.

［246］ Waitzinger J，Bepperling F，Pabst G，etal. Hydroxyethyl starch (HES) [130/0.4]，a new HES specification：pharmacokinetics and safety after multiple infusions of 10% solution in healthy volunteers. Drμgs R D. 2003；4：149-5.

［247］ Watenpaμgh DE，Yancy CW，Buckey JC，et al. Role of atrial natriuretic peptide in systemic responses to acute isotonic volμme expansion. J Appl Physiol. 1992；73：1218-26.

［248］ Wiedermann CJ.Reporting bias in trials of volμme resuscitation with hydroxyethyl starch. Wien Klin Wochenschr. 2014；126(7-8)：189-94.

［249］ Wiesenack C，Prasser C，Keyl C，etal. Assessment of intrathoracic blood volμme as an indicator of cardiac preload：single transpulmonary thermodilution technique versus assessment of pressure preload parameters derived from a pulmonary artery catheter. J Cardiothorac Vasc Anesth. 2001；15：584-8.

［250］ Wiesenack C，Prasser C，Rodig G，etal. Stroke volμme variation as an indicator of fluid responsiveness using pulse contour analysis in mechanically ventilated patients. Anesth Analg. 2003；96：1254-7.

［251］ Wiesenack C，Fiegl C，Keyser A，etal. Continuously assessed right ventricular end diastolic volμme as a marker of cardiac preload and fluid responsiveness in mechanically ventilated cardiac surgical patients. Crit Care. 2005；9：R226-33.

［252］ Wilkes NJ，Woolf R，Mutch M，etal. The effect of balanced versus saline-based hetastarch and crystalloid solutions on acid-base and electrolyte status and gastric mucosal perfusion in elderly surgical patients. Anesth Analg. 2001；93：811-6.

［253］ Williams EL，Hildebrand KL，McCormick SA，etal. The effect of intravenous lactated Ringer's solution versus 0.9% sodiµm chloride solution on serµm osmolality in hµman volunteers. Anesth Analg. 1999；88：999-1003.

［254］ Wittkowski U，Spies C，Sander M，et al. Haemodynamic monitoring in the perioperative phase. Available systems，practical application and clinical data. Anaesthesist. 2009；58（764-778）：780-66.

［255］ Zaloga G，Strikland R，Butterworth J，et al. Calciµm attenuates epinephrine's betaadrenergic effects in postoperative surgery patients. Circulation. 1990；81：196-200.

［256］ Zander R. Fluid Management. Melsungen：Bibliomed，Medizinische Verlagsgesellschaft mbH；2009.

第 16 章

酸碱平衡和血气分析

摘要

由于心脏病理改变、合并症、手术的类型和持续时间以及CPB,心脏手术患者可能出现许多酸碱平衡的改变。通过动脉血气分析(ABG)进行的酸碱状态评估是围术期合理治疗的基础。ABG的解读增加了比 Henderson-Hasselbach 提出的方法更有用的工具,例如阴离子间隙、标准碱剩余和强离子差,以便识别潜在的酸碱失衡。本章描述了心脏病患者酸碱平衡的生理学和病理生理学及其对围术期处理的重要性。本文概述了ABG的解读及其与诊断假说和治疗处理的关系。

关键词

描述法;半定量法;定量法;液体间的关系;电解质与酸碱平衡的关系;心脏术后ICU酸碱平衡的病理生理学基础;液体和电解质管理对酸碱平衡的影响;高氯性酸中毒;稀释性酸中毒;代谢性阴离子和碱剩余;晶体液与酸碱状态;胶体与酸碱状态;维持酸碱平衡;动脉血气分析;波士顿规则;碱剩余;标准碱剩余;阴离子间隙;Stewart法;代谢性酸中毒;代谢性碱中毒;呼吸性酸中毒;呼吸性碱中毒

16.1 引言

"血液最重要和最显著的特性是有中和大量酸或碱的非凡能力,同时不失去其中性特征"。

酸碱平衡是维持人体中性 pH (7.38 ~ 7.42)以防止蛋白质降解和所有致死的生化反

应改变的复杂系统。人体中有许多由蛋白质、糖和脂类代谢产生的酸。能量系统每天产生 15 000 ~ 20 000 mEq 的 CO_2。此外，正常饮食形成 50 ~ 100 mEq 的 H^+。因此我们的身体必须与体内产生的酸做斗争。虽然有明显的酸产生，但通常血浆游离 H^+ 浓度非常低（0. 00004 mEq/L），并且可以保证 pH 稳态。机体有三个对抗血液酸碱浓度变化的系统：血液缓冲系统、肺和肾，它们各自具有不同的作用时间（表 16.1）。

表 16.1 机体代偿系统和作用时间

稳态系统	作用时间
血液缓冲系统	立即（数秒）
肺（通气调节）	1 ~ 15 min
肾（尿排酸或碱）	数小时到数天

血液缓冲系统具有即刻作用时间。血液缓冲系统的总含量低于生产的酸（2400 mEq/L）。这种差异需要缓冲系统不断地更新。

HCO_3^-/H_2CO_3 是最重要的血液缓冲系统。它的主要作用可归结为三个因素：承担机体全部缓冲能力的 65%，分布广泛 [（间质空间（ISS）、细胞内空间（ICS、血浆、红细胞、骨骼）]，有一个消除的途径和一个更新的途径。

其他的缓冲系统包括血红蛋白、血浆蛋白和磷酸盐系统。

血红蛋白与 H^+ 结合（氨基甲酰血红蛋白），H^+ 是由血浆中的二氧化碳从血浆扩散到红细胞中形成的（H_2CO_3 的形成和解离，与 H_2O 结合），而碳酸氢盐重回到血浆。

其他以阴离子形式存在的血浆蛋白可以缓冲 H^+ 过量，H^+—Ca^{2+} 交换：胺基 NH_2^- 结合 H^+，变成 NH_3 并释放 Ca^{2+}（酸中毒增加游离 Ca^{2+}）。磷离子是一种作用方式与碳酸氢盐类似的缓冲系统，但相对于碳酸氢盐，磷离子在细胞外空间（ECS）中的浓度是非常低的，而对维持 ICS pH 是非常重要的：

$$H_2PO_4^- \rightleftharpoons H^+ + HPO_4^{2-} \rightleftharpoons N_2HPO_4$$

肾脏和肺可以排除过多的酸或碱，从而允许血液缓冲系统的再生。当呼吸是酸碱改变的原发因素时，代谢性因素会发生代偿（见第 14 章）：肾脏排除过量的 H^+ 和非挥发性酸，通过生产再生碳酸氢盐（来自氨基酸代谢），并增加近端肾小管对碳酸氢盐的重吸收（酸性尿）或增加碳酸氢盐排除和 H^+ 重吸收（碱性尿）。当代谢是原发改变而发生代谢性酸中毒时，产生呼吸代偿，过度通气导致 CO_2 清除增加，而发生代谢性碱中毒时，通气不足会引起 CO_2 潴留。肺在几分钟内起作用，而肾在几小时内起作用（8 ~ 12 小时）。

有三种途径去解释酸碱平衡生理。这三种方法利用从一组主方程衍生出的不同变量，可以将一种方法转换为另外两种方法（图 16.1）。

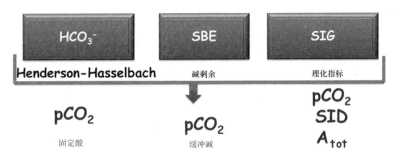

图 16.1　酸碱平衡系统描述的三种可能方法。所有方法都考虑了一些因素（即 pCO_2）

16.2　描述法

传统的描述法是基于测量动脉 pH、pCO_2 和碳酸氢盐。这种方法起源于十九世纪末，Henderson 从酸碱平衡的角度重新审视了质量作用定律。其结果为：

$$[H^+] = Ka \times [HA] / [A^-]$$

其中 $[H^+]$ 是溶液中的氢离子浓度，HA 是弱酸，A^- 是强碱，Ka 是酸的解离常数。Henderson 方程显示，当 $[HA] = [A^-]$ 时，$[H^+]$ 不会因溶液中酸或碱的微小变化而发生改变。

H_2CO_3/HCO_3^- 系统的关系为：

$$[H^+] = Ka \times [H_2CO_3] / HCO_3^-$$

鉴于 H_2CO_3 是 CO_2 溶解在水中产生的，这种关系可以改写为：

$$[H^+] = Ka \times [pCO_2] / HCO_3^-$$

1917 年，K. A. Hasselbalch 使用 Henderson 方程对主要生理缓冲系统（CO_2/HCO_3^-）作对数，导出了 Henderson-Hasselbalch 等：

$$pH = pKa + \log[HCO_3^-] / [pCO_2]$$

pCO_2 值代表了呼吸（CO_2 排除 / 保留）对酸碱失衡的贡献，而血液中的碳酸氢盐浓度代表代谢作用（酸的过量产生、累积、代谢减少）。当 pCO_2 增加时，H^+ 产量增加，发生呼吸性酸中毒，而当 pCO_2 降低时，H^+ 产量减少，导致呼吸性碱中毒。当碳酸氢盐减少时，游离 H^+ 增加，发生代谢性酸中毒，而当碳酸氢盐增加时，游离 H^+ 减少，引起代谢性碱中毒。

自 20 世纪 40 年代以来，研究人员已经认识到这种方法在酸碱生理学上的局限性：血液中碳酸氢盐浓度对确定酸碱异常的类型很有帮助，但无法量化血浆中酸或碱过多或缺失的量，除非 pCO_2 保持不变。这一观察促进了更多的研究，以便量化代谢成分。

16.3　半定量法

1957 年，K. E. Jörgensen 和 P. Astrup 开发了一种计算碳酸氢盐浓度的工具，37℃下用 40

mmHg 的 pCO_2 平衡完全氧化的全血。这种测量方法称为标准碳酸氢盐法。然而，随后的研究确定了其他血浆缓冲系统（白蛋白、血红蛋白和磷酸盐）的作用，这些系统未考虑使用碳酸氢盐浓度或标准碳酸氢盐方法。

1948 年，Singer 和 Hastings 将非挥发性弱酸的总和定义为"缓冲剂"，碳酸氢盐作为"缓冲碱"。这导致了计算缓冲碱变化的方法的几次修正，包括碱剩余（BE）方法。

BE 是代谢性酸中毒或碱中毒的量，定义为 pCO_2 保持在 40 mmHg 的情况下，应向体外全血样品中加入多少碱或酸以达到 pH 为 7.40，计算 BE 的应用最广泛的公式是 Van Slyke 的公式：

$$BE=[HCO_3^- - 24.4+(2.3 \times Hb+7.7) \times (pH - 7.4)] \times (1-0.023 \times Hb)$$

其中 HCO_3^- 和血红蛋白（Hb）以 mmol/L 表示。

随后开发出了标准碱剩余（SBE）。SBE 是针对血红蛋白的缓冲作用校正的 BE（假设细胞外平均血红蛋白浓度为 50 g/L），与 BE 相比，SBE 能更好地量化体内酸碱状态：

$$SBE=0.93 \times \{[HCO_3^-]+14.84 \times (pH-7.4)-24.4\}$$

16.4　定量法

酸碱病理生理学的另一种方法是计算阴离子间隙（AG），AG 是测量的血浆中主要的阴离子和阳离子浓度之差：

$$[(Na^++K^+)-(Cl^-+HCO_3^-)]=8-16 \text{ mEq/L}$$

AG 相当于未测量的阴离子和阳离子之间的差值：

$$[(Ca^{2+}+Mg^{2+})-(PO_4^{3-}+SO_4^{2-}+ 有机阴离子 + 蛋白)]$$

通常，AG 值表示有机酸浓度的变化（乳酸酸中毒、酮症酸中毒）。事实上，当它们的水平增加时，产生的 H^+ 消耗碳酸氢盐，增加 AG 值，而有机阴离子维持血浆的电中性。AG 的一个可能的限制是血浆白蛋白浓度和肾功能在磷储存方面的巨大变异性，尤其是在重症患者中。

在 20 世纪 80 年代，P. Stewart 引入了一种新的方法来确定了 H^+ 浓度测定（pH）中的自变量和因变量。该方法基于：

- 质量守恒定律
- 电中性
- 水解离常数

Stewart 的方法考虑了三个独立变量：

- 强离子差（SID）
- 总弱酸浓度（A_{tot}）
- pCO_2

SID、pCO_2 和 A_{tot} 之间的关系是 pH 的唯一决定因素，也是作为因变量的 HCO_3^- 的唯一决定因素。

SID 是强阴离子和阳离子（完全解离的）总量的差值（图 16.2）：

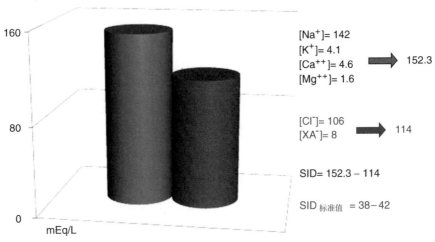

图 16.2 SID 描述。SID：强离子差，XA^-：游离有机酸

$$SID = ([Na^+]+[K^+]+[Ca^{2+}]+[Mg^{2+}])-([Cl^-]+[A^-]+[SO_4^{2-}])$$

考虑到水电中性和水的恒定解离，可能证明两个基本原则：

• SID 是影响 H^+ 和 OH^- 浓度的独立变量。

• SID 可能仅在增加或减少强离子时变化。

因此，H^+ 或 OH^- 变化是原发 SID 改变的指数，酸碱变化的始动因素是强离子浓度的变化。如果强阴离子相对于强阳离子是增加的，则 SID 为负，且 H^+ 相对于 OH^- 增加：H^+ 浓度等于 SID 的负值（电中性原理），而 OH^- 与 SID 的负值成反比：

$$[H^+]=-[SID]$$

$$[OH^-]=-K'w/[SID]$$

另一方面，如果强阳离子相对强阴离子占优势，SID 是正的。在这种情况下，OH^- 高于 H^+，OH^- 与 SID 值相同（电中性原理），H^+ 与 SID 成反比：

$$[OH^-]=[SID]$$

$$[H^+]=-K'w/[SID]$$

生理上 SID 是正值（38 ～ 42 mEq／L）。为了保持电中性，必须通过相应量的负电荷来平衡，负电荷由解离的弱酸来表示，如 HCO_3^-、蛋白质（尤其是白蛋白）、磷酸盐和最低浓度的 HCO_3^- 和 OH^-。通常，蛋白质、磷酸盐和其他非挥发性酸表示为 A^-。因此：

$$SID= 碳酸氢盐 +A^-$$

使用该公式获得的 SID 值称为有效 SID（eSID），而表观 SID（aSID）是通过强阴离子和强阳离子之和的微积分获得。当 aSID 和 eSID 之间存在差异时，则存在未测量的强阴离子（如乳酸、酮酸），并导致缓冲系统消耗（碳酸氢盐和 A^-），同时 eSID 减少。

aSID 和 eSID 之间的平衡被定义为 SID 间隙（SIG），是反映不可测量的强阴离子的指标（XA^-）：

$$SIG=XA^-=aSID-eSID=6-10 \text{ mEq/L}$$

在不同体液间隔中，存在不同浓度的非挥发性弱酸。在血浆中，以无机磷酸盐和白蛋白为代表。在 ISS 中也是如此，但是总浓度非常低。红细胞中的主要来源是血红蛋白。

未解离形式的弱酸（HA）是中性的，解离形式（A^-）是阴性的。它们的浓度反映了质量守恒定律（$[A_{tot}]=[A^-]+[HA]$）和解离平衡（$[H^+]\times[A^-]=Ka\times[HA]$）。

因此，A^-、HA 和 H^+ 可能随 pH 变化，但 A_{tot} 保持不变，并且是影响其他参数的独立变量。

CO_2 在水中会产生四种分子：溶解的 CO_2、H_2CO_3、HCO_3^- 和 CO_3^{2-}。它们参与人体内的化学反应，影响着酸碱平衡。

将 CO_2 加入到含有强离子和弱酸的溶液（体液），Stewart 需要六个公式来描述酸碱平衡的改变（表 16.2）。

表 16.2　Stewart 方法的六个公式

理化定律	公式
水解离常数	$[H^+]\times[OH^-]=K'w$
弱酸解离常数	$[H^+]\times[A^-]=Ka\times HA$
质量守恒定律	$[HA]+[A^-]=A_{tot}$
碳酸解离常数	$[H^+]\times[HCO_3^-]=Kc\times pCO_2$
碳酸氢盐解离常数	$[H^+]\times[CO_3^{2-}]=Kc\times[HCO_3^-]$
电中性	$SID+[H^+]-[H^+]-[HCO_3^-]-[CO_3^{2-}]-[A^-]-[OH^-]=0$

知道了自变量（pCO_2、SID、A_{tot}），系统可以计算出剩余的未知变量（$[A^-]$、$[HCO_3^-]$、$[OH^-]$、$[CO_3^{2-}]$、$[HA]$ 和 $[H^+]$）。

通过分析 pH（$-\log[H^+]$）系统，可以得出一个简化的公式：

$$pH=pKa+\log\{SID+[(-A_{tot}/1+10^{pKa-pH})]\}/pCO_2$$

当 $SID=HCO_3^-$，$A_{tot}=0$ 时，与 Henderson-Hasselbalch 公式相同：

$$pH=pKa+\log[HCO_3^-]/pCO_2$$

16.5　水、电解质与酸碱平衡之间的关系

在第 14 章和前面段落中，已经证明体内稳态主要基于三个原则（图 16.3）：

- 电中性原则（离子）
- 等渗透压原则（渗透压）
- 中性原则（酸碱）

16.7 液体和电解质管理对酸碱平衡的影响

前一章依据液体的特性,说明了液体管理与酸碱状态改变之间的关系。此外 Stewart 的方法强调了电解质在维持或改变酸碱平衡中的作用。因此,关于所输注液体的 SID 的争论成为文献讨论的一个附属内容。

16.7.1 高氯性酸中毒

进行液体治疗时,必须避免医源性的酸碱和电解质紊乱。通常最常引起的改变是代谢性酸中毒伴高氯血症。许多可选用的溶液不含 A_{tot}(阴离子),导致 ECS A_{tot} 的稀释,从而导致代谢性碱中毒。然而这种效应通常会被输液后 SID 的增加所抵消,导致酸中毒的发生。临床研究表明,氯过多导致特定的内脏和肾血管收缩,干扰细胞交换,降低肾小球滤过率(GFR),导致水钠潴留。高氯血症通常与代谢性酸中毒有关,并可能导致 GFR 进一步降低。已经证明平衡的和血浆适应性溶液有助于避免高氯性酸中毒,同时保证与非平衡溶液相同的容量效应并可能降低发病率和死亡率。

16.7.2 稀释性酸中毒

目前全世界使用的溶液都不含生理缓冲碱碳酸氢盐,因为碳酸氢盐会发生沉淀,所以不能被掺入到聚电解质溶液中。因此输注任何液体都可能导致"稀释性"酸中毒,即 HCO_3^- 浓度稀释,而 CO_2 分压(缓冲酸)保持不变。最近有关于稀释性酸中毒经典观点的综述。事实上,根据 Stewart 的方法,碳酸氢盐是一个因变量,而输注溶液的 SID 是酸碱效应的决定因素。当使用的液体的 SID 为零时,例如含有 $[Cl^-] = [Na^+]$ 的生理盐水、右旋糖酐、甘露醇或水,大量输注会导致 SID 减少(稀释),导致代谢性酸中毒,独立于血浆 $[Cl^-]$ 的变化。代谢性酸中毒的后果可能是灾难性的,特别是在已经存在酸中毒的患者中(如 CI 减少和灌注不足的患者)。

16.7.3 SID

在最近的文献中,对稀释性酸中毒的经典观点进行了综述。事实上根据 Stewart 方法,碳酸氢盐是一个因变量,而注入溶液的 SID 是酸碱效应的决定因素。当使用液体中的 SID 如盐溶液 $[Cl^-] = [Na^+]$、右旋糖酐、甘露醇或水,大容积液体输注导致 SID 下降(稀释)导致代谢性酸中毒,其独立于血浆中等离子体 $[Cl^-]$ 的变化。

为了避免医源性酸碱平衡改变,输入的溶液应该最低限度地降低 SID(酸化能力),足以抵消 A_{tot} 稀释性碱中毒。因此考虑到 SID,平衡溶液的概念应该得到扩展,特别是需要低于血浆但高于零的 SID。理想的 SID 值为 24 mEq/L。这意味着 24 mEq/L 的强阴离子 CI 应该被其他阴离子取代,如可代谢的阴离子。

16.7.4 代谢性阴离子和碱剩余

为了弥补碳酸氢盐的缺失,最初加入 OH^-、HCO_3^- 和 CO_3^{2-} 作为体外静脉液体的成分。很明显,它们很快就与 CO_2 达到平衡。为了克服这个问题,使用了可代谢的阴离子。可代谢阴离子是有机阴离子,其可能被组织转化为 HCO_3^-。主要的可代谢阴离子是葡萄糖酸盐、苹果酸盐、乳酸、枸橼酸盐和醋酸盐。在静脉液体中,最常用的可代谢离子是醋酸盐、苹果酸盐和乳酸盐。

醋酸盐和苹果酸盐在血浆中的浓度非常低。它们可在所有组织中代谢,尤其是在肌肉、肝脏和心脏中。醋酸盐是早发型(在 15 分钟内)碱化阴离子,而苹果酸盐的作用较慢。

最常用的可代谢阴离子是乳酸盐,它是人体内产生的正常物质。事实上,乳酸是无氧糖酵解的主要产物。它只能通过肝脏代谢。但是,乳酸的使用一直是临床实践和文献中争论的焦点,尤其是对于已存在乳酸酸中毒的患者。这种情况是组织乳酸形成与肝脏乳酸代谢不成比例的表现。乳酸水平是重症患者常规评估的主要标准,事实上,乳酸浓度的变化可以提供患者对治疗反应性的早期以及客观的评估。此外,第一个 24～48 小时内的血浆乳酸水平对各种类型的休克患者(包括心源性、失血性和感染性休克)的死亡率具有很高的预测能力。在这些情况下,输注含有乳酸的液体的可能加剧已经存在的乳酸酸中毒并干扰用于诊断目的的乳酸监测。根据这些证据,通常建议在 ICU 患者中应避免使用含有乳酸的溶液。

酸中毒的另一个指标是碱剩余(BE)。自 1990 年以来,临床试验证明,评估危重患者入住时的 BE 是死亡率、并发症发生率和输血需求的最佳预测指标。持续的 BE 值高于或低于 ±4 mmol / L 在死亡率方面有着不同:分别为 9% 和 50%。

平衡的、血浆适应性的溶液可以降低酸中毒和 BE 改变的风险。

16.7.5 晶体液与酸碱状态

第 14 章讨论了广泛应用的晶体的成分(见表 14.3)。

生理盐水是 SID=0 的溶液,文献中普遍证明了它会引起代谢性酸中毒,尤其是在等容量性血液稀释或体外循环期间大量输注后。 除了肾脏影响(在第 14 章中),代谢性酸中毒会抑制心肌收缩力、肾上腺素受体的功能和凝血功能。

考虑到稳定的正常的血浆乳酸浓度为 2 mEq/L,乳酸林氏液和醋酸林氏液的 SID 为 27 mEq/L。因此,它们是轻度碱化的溶液,可以降低代谢性酸中毒的风险,是典型的第一代晶体。

两种林氏液都比生理盐水更加具有血浆适应性,但仍然是不平衡的。

最新一代晶体是等渗、平衡和血浆适应的溶液,可降低氯过多和稀释酸中毒的风险,同时降低对乳酸监测,乳酸酸中毒和碱剩余(BE)的影响。它们的 SID > 0,但低于血浆(SID ～ 29 mEq/L),并且像林氏液一样具有碱化能力。

16.7.6　胶体与酸碱状态

与晶体一样,每种胶体的 SID 值是在给药前要考虑的重要特性。胶体对 SID 影响的降低有两个因素:相对于晶体输注量更少和胶体可能对 A_{tot} 的贡献(胶体分子可能是弱酸)。因此只要胶体分子存留在血管外空间,A_{tot} 稀释性碱中毒就会减少。但是,输注后,SID > 0 的弱酸性胶体,如白蛋白(HA)和明胶,引起代谢性酸中毒的倾向与生理盐水和其他 SID = 0 的胶体类似。

目前可用的 HA 溶液由 NaCl 溶液制备(SID = 0),其可导致代谢性酸中毒和高氯血症并干扰钠和水的排泄,从而损害肾功能,尤其是对于低血容量性休克的患者。在急性肾功能衰竭中,HA 可能在大量给药后发生蓄积。

琥珀酰明胶被分散在 4% 聚电解质溶液中,该溶液通常含有 Na^+ 154 mEq/L、K^+ 0.4 mEq/L、Ca^{2+} 0.4 mEq/L 和 Cl^- 120 mEq/L (有效 SID=34)。该溶液的低氯含量降低了高氯酸性酸中毒的风险,可能有助于存在酸碱改变的患者。

最近平衡的 HES 的 SID 接近理想值(24 mEq/L)。它们已被证明可降低医源性代谢性酸中毒的风险并可能改善胃黏膜血流量,可能对内毒素血症的生存率产生影响。在一项针对心脏手术患者的前瞻性、随机、双盲研究中,将平衡的 HES 130 / 0.4 制剂与不平衡的 HES 130 / 0.4 进行比较:虽然两组的血流动力学状态没有差异,但平衡的比不平衡的 HES 的 BE 负值显著降低。

16.8　酸碱平衡的维持

16.8.1　动脉血气分析解读

连续进行动脉血气分析(ABG)的评估对于指导心脏手术患者的术后管理以及对组织低灌注和 DO_2 改变进行早期诊断是必不可少的。实际上,ABG 提供了关于 DO_2 主要的决定因素(pO_2、SpO_2 和 Hb)的直接信息,以及关于 CI、组织灌注和氧合(乳酸酸中毒、缺氧性酸中毒)的间接信息。此外它可以鉴别离子、渗透压和酸碱的变化。临床实践中的问题经常是由酸碱改变引起的,其对患者有未知的和灾难性的影响。

根据酸碱观点,ABG 可以使用之前提出的方法(Henderson-Hasselbalch、BE、AG 或 Stewart 的方法)中的一种或多种进行分析,以便更好地理解当前离子和渗透压的变化以及酸碱紊乱的原因。

监测 ABG 时重要的是要考虑到 pH、pCO_2 和 pO_2 是测量的,而 HCO_3^- 和 BE 值是计算出来的。

为了评估患者的酸碱状态,第一个要考虑的是 pH。pH < 7.38 表示酸血症,pH > 7.42 表示碱血症。由于缓冲和代偿系统的存在,pH 可能是正常的,但其他提示碱中毒或酸中毒的参数可能会改变。这种情况在临床实践中更为常见,并且需要对生理学和 ABG 获得的不同参数的意义有深刻的理解。

在临床实践中，只考虑 pCO_2 和碳酸氢盐是有用的。但是为了避免不必要的错误，不赞成使用该方法。事实上，pCO_2 升高（> 40 mmHg）可能提示呼吸性酸中毒或代谢性碱中毒的代偿，而 pCO_2（< 40 mmHg）降低可能提示呼吸性碱中毒或代谢性酸中毒的代偿。同时，HCO_3^- 降低（< 24 mEq/L）可能提示代谢性酸中毒或呼吸性碱中毒的代偿，而 HCO_3^- 升高（> 24 mEq/L）可能提示代谢性碱中毒或呼吸性酸中毒的代偿（图 16.4）。

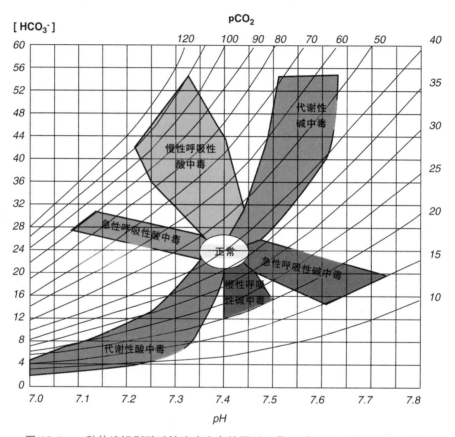

图 16.4　一种快速识别酸碱性疾病患者的图形工具，了解 pH、$[HCO_3^-]$ 和 pCO_2

可能同时存在不同原因导致的酸碱失调（如由低灌注引起的代谢性酸中毒和由过度通气引起的呼吸性碱中毒）。为了更好地理解酸碱紊乱的数目、性质和程度，需要考虑其他因素。酸碱改变的发生时间可能会有帮助的。如果是在几小时前出现的改变，碳酸氢盐的变化不大可能是代表肾脏代偿，更可能是代表潜在的代谢紊乱。

根据波士顿规则，BE、AG 和 SID 的评估可能对解决"ABG 之谜"更有用。

ABG 酸碱状态评估的八步法：

（1）pH（酸中毒或碱中毒？）。

（2）pCO_2（与 pH 的方向相同或相反？）。

（3）HCO_3^-（与 pH 的方向相同或相反？）。

（4）代偿（波士顿规则）。

（5）AG。

（6）Delta 差（如果 AG 增加）。

（7）SID － SBE。

（8）电解质。

16.8.2　波士顿规则

波士顿规则是碳酸氢盐和 pCO_2 值之间的数学关系,其基于对有变化的和代偿(正常 pH)的酸碱变化患者的观察。

在代谢性酸中毒的情况下, HCO_3^- 每减少 1 mEq/L, pCO_2 应降低 1.5 mmHg。如果 pCO_2 低于预期值,则存在呼吸性碱中毒;如果高于预期值,则同时存在呼吸性酸中毒。

在代谢性碱中毒的情况下, HCO_3^- 每增加 1 mEq/L, pCO_2 应增加 0.7 mmHg。如果 pCO_2 低于预期值,则同时存在呼吸性碱中毒;如果高于预期值,则同时存在呼吸性酸中毒。

在急性呼吸性酸中毒的情况下, pCO_2 每升高 10 mmHg, HCO_3^- 应增加 1 mEq/L;在慢性酸中毒的情况下,应增加 4 mEq/L。如果 HCO_3^- 低于预期值,则没有足够的时间进行代偿,或者同时存在代谢性酸中毒;如果高于预期值,则存在潜在的代谢性碱中毒。

在急性呼吸性碱中毒的情况下, pCO_2 每降低 10 mmHg, HCO_3^- 应减少 1 mmEq/L;而在慢性呼吸性碱中毒的情况下,应减少 4 mmEq/L。如果 HCO_3^- 低于预期值,则同时存在代谢性酸中毒;如果高于预期值,则同时存在代谢性碱中毒或没有时间进行代偿。(表 16.3)

表 16.3　根据波士顿规则,碳酸氢盐和 pCO_2 的变化

pH	失调类型	HCO3	PCO2	代偿评估	评价
≤ 7.38 酸中毒	代谢性	≤ 24 mEq/L	降低 1.5 mmHg, HCO_3^- 每减少 1 mEq/L	pCO_2 更高 pCO_2 更低	呼吸性酸中毒 呼吸性碱中毒
	呼吸性	增加 1 mEq/L(急性) 增加 4 mEq/L(慢性) pCO_2 每升高 10 mmHg	≥ 40 mmHg	HCO_3^- 更高 HCO_3^- 更低	代谢性碱中毒 没有时间代偿或代谢性酸中毒
≥ 7.42 碱中毒	代谢性	≥ 24 mEq/L	升高 0.7 mmHg, HCO_3^- 每增加 1 mEq/L	pCO_2 更高 pCO_2 更低	呼吸性酸中毒 呼吸性碱中毒
	呼吸性	减少 1 mEq/L(急性) 减少 4 mEq/L(慢性) pCO_2 每降低 10 mmHg	≤ 40 mmHg	HCO_3^- 更高 HCO_3^- 更低	没有时间代偿或代谢性碱中毒 代谢性酸中毒

16.8.3　碱剩余和标准碱剩余

BE 值为正(＞ +2)提示碱中毒(代谢性),而 BE 值为负(＜ -2)提示酸中毒(代谢性)。

SBE 是床旁取代 SID 的实用工具。通常它的范围为 -3 mEq/L 到 +3 mEq/L,它代表恢复

酸碱平衡所需的 SID 值的变化。如果 SBE < −3 mEq/L,则存在代谢性酸中毒,而如果 SBE > +3 mEq/L 则存在代谢性碱中毒。在酸中毒的情况下,SBE 对应于每升 ECS 中的理论 $NaHCO_3$ 剂量(以 mmol /L 计),这是使酸碱平衡正常化所需要的,而在碱中毒的情况下,它对应于 HCl 的理论剂量。

16.8.4 阴离子间隙

AG 增加(> 16 mEq / L)表示不可测量的酸,例如乳酸(ABG 也报告乳酸值)或其他无机酸(如肾功能障碍中的磷酸储留)所导致的代谢性酸中毒。

正常 AG 提示由于 HCO_3^- 减少(如稀释性酸中毒肾丢失,例如术后 ATN)或 Cl^- 的增加(液体输注,高氯血症)引起的代谢性酸中毒。根据电中性原理,AG 保持稳定,因为 HCO_3^- 的变化由 Cl^- 代偿,反之亦然:AG 正常的代谢性酸中毒总是高氯性的。

为了完成对患者酸碱状态的评估,考虑患者 AG 与正常 AG 的差值(AG 间隙)与正常碳酸氢盐与患者碳酸氢盐差值(碳酸氢盐间隙)的比值是很重要的。 该比值被定义为 δ 间隙,提示可能存在多个酸碱紊乱:

$$\delta \text{ 间隙} = (\text{测得 AG} - \text{正常 AG}) / (\text{正常 } HCO_3^- - \text{测得 } HCO_3^-)$$
$$= (\text{测得 AG} - 12) / (24 - \text{测得 } HCO_3^-)$$
$$= \Delta AG / \Delta HCO_3^-$$

如果唯一的改变是 AG 与代谢性酸中毒,则 δ 间隙值应为 1,反映不可测量的缓冲酸。如果 δ 间隙值 < 1,则碳酸氢盐的减少是由于存在其他酸而不是不可测量的酸:还存在代谢性酸中毒的另一个原因是正常 AG 和高氯血症。当 δ 间隙值 > 1 时,碳酸氢盐的减少与导致其增加的因素形成对比:同时存在代谢性酸中毒。

关于 AG,确定血浆中的蛋白质(特别是白蛋白)、没测量的阳离子(Ca^{2+} 和 Mg^{2+})和测量的阳离子(尤其是 Na^+)水平、是否存在肾功能障碍导致的尿毒症和脂类物质的增加是至关重要的。

事实上,高白蛋白血症(ICU 患者很少出现)和尿毒症(阴离子增多)或低钙血症和低镁血症(阳离子减少)都可能导致 AG 升高,而低白蛋白血症(在 ICU 搭桥术后的患者经常发生)或高镁血症和高钙血症(阳离子增加)可能导致 AG 降低。最终,AG 可能在严重高钠血症或高脂血症的情况下为负值(假象)。

16.8.5 Stewart 方法与 SID

根据 Stewart 的方法($[SID] + [H^+] = [HCO_3^-] + [A^-] + [CO_3^{2-}] + [OH^-]$),酸碱改变是由于自变量的变化。因此呼吸紊乱是 pCO_2 改变引起的,而代谢改变可归因于 SID 和 / 或 A_{tot} 改变。

SID 在代谢性酸中毒时减少,在代谢性碱中毒时增加。事实上,SID 值的降低(强阴离子 > 强阳离子,SID < 38 mEq/L)导致 H^+ 的增加以维持电中性。SID 减少可能是由于有机酸(如乳酸或酮类)的增加、阳离子的丢失(如腹泻)、肾脏 Cl^- 排泄的改变(即术后 AKI 的发展)、Cl^- 过多

（非平衡溶液的使用）或中毒（如水杨酸盐）。术后 ICU 患者 SID 减少的另一个原因可能是肾功能不全引起的磷潴留（H^+ 会增加以代偿），尤其是有慢性肾病的患者。

SID 的减少（H^+ 增加）将通过稳态碱化反应得到代偿：

- 肾脏增加 Cl^- 排泄（强阴离子减少、SID 增加、H^+ 减少）。
- 弱酸如磷酸和蛋白质结合形成 HA 直至 $3 \sim 4$ mEq/L（严重情况下）。
- 过度通气：SID 每减少 10 mEq/L，pCO_2 降低 1.2 mmHg。

另一方面，SID 值的增加（强阳离子＞强阴离子，SID ＞ 42 mEq/ L）导致碱中毒从而导致 H^+ 的减少以维持电中性。SID 增加可能是由于阴离子丢失（呕吐物、利尿剂）或输注阳离子（如输血、静脉输入过量的非平衡液体）。通常更常见的原因是低氯血症。在心脏手术 ICU 患者中，SID 增加可能是由于低蛋白血症导致的 A_{tot} 减少。

SID 的增加（H^+ 减少）将通过稳态酸化反应来代偿：

- 肾脏保留 Cl^-（强阴离子增加、SID 减少、H^+ 增加）。
- Na^+ 转移到细胞中（强阳离子减少、SID 减少、H^+ 增加）。
- 弱酸解离，A^- 和 H^+ 形成。
- 低通气：SID 每增加 10 mEq/L，pCO_2 升高 0.7 mmHg。

A_{tot} 值主要取决于血浆蛋白质，一小部分取决于其他弱酸。A_{tot} 值的增加是血浆蛋白质或磷水平的升高引起的。A_{tot} 的增加与 SID 的减少具有相同的效果：导致代谢性酸中毒。相反，低蛋白血症引起代谢性碱中毒，随着 SID 的增加。

在呼吸性酸中毒的情况下，H^+ 的增加通过减少 Cl^- 引起 SID 的增加（导致 H^+ 减少）来代偿。在急性病例中，红细胞中 Cl^- 的转移是最快速的代偿机制，pCO_2 每升高 10 mmHg，Cl^- 减少 1 mEq/L。在慢性病例中，Cl^- 被肾脏排出，pCO_2 每升高 10 mmHg，Cl^- 减少 $3 \sim 4$ mEq/L。这些改变伴随着 HCO_3^- 增加。

在呼吸性碱中毒的情况下，H^+ 的减少通过 SID 的减少（导致 H^+ 增加）来代偿，这是由于肾 Cl^- 排泄减少，一小部分原因是 Hb 解离曲线的移动引起红细胞和肝脏中糖酵解的激活，进而产生乳酸（表 16.4）。

表 16.4　根据 Stewart 方法的代谢紊乱

代谢性酸中毒	SID 减少和 SIG 减少，RTA、TPN、生理盐水、阴离子交换树脂、腹泻、胰腺分泌物丢失	SID 减少和 SIG 增加 酮症酸中毒、乳酸酸中毒、水杨酸、甲醇
代谢性碱中毒	SID 增加 Cl^- 丢失：呕吐、胃引流、利尿剂，高碳酸血症、绒毛状腺瘤伴腹泻、盐皮质激素过多、库欣、Liddle、Bartter、甘草 钠过量：林氏液、TPN、输血	A_{tot} 减少低蛋白血症（肾病综合征，肝硬化）

Stewart 方法证明了肾脏调节 Cl^- 在维持酸碱平衡中的作用。因此，在术后心脏手术患者中，维持足够的肾功能并避免任何导致肾功能障碍的或加重先前存在改变的因素是至关重要的。

有证据证实了 Stewart 方法的观点，证明了 Cl^- 膜通道的基因修饰，并且转运蛋白参与了慢性的酸碱改变（如 Bartter 综合征、肾小管酸中毒、Gitelman 综合征）。

16.9　代谢性酸中毒

在 ICU 中，代谢性酸中毒是心脏手术患者（通常在所有术后患者）最常见的酸碱改变。可能同时存在多种原因。

血流动力学不稳定（术后出现机械和心律失常并发症、出血、心脏功能受损、血管扩张和术后 SIRS 导致的毛细血管渗漏）可能导致组织低灌注伴有乳酸酸中毒的表现。

发生肝损害的患者可能存在乳酸酸中毒，尤其是慢性肝病患者，手术应激可能导致这些患者出现肝功能不全，或既往存在或出现急性心力衰竭的患者，可能由于淤血引起肝功能不全。

另一个原因可能是肠缺血，尤其是有多处血管病变的患者和长期住 ICU 的患者。

在糖尿病患者中，严格控制血糖水平可能会导致酮症酸中毒，对于既往有酗酒或长期禁食的患者亦应考虑。

在 ICU 患者中，常常存在由静脉输液引起的高氯性酸中毒，特别是当需要大量输液和使用非平衡或血浆适应性溶液的时候。

严重和持续的尿液减少以及术后 AKI（尤其是 ATN）的发生也可能引起代谢性酸中毒，其原因是 Cl⁻、碳酸氢盐排出的改变以及乳酸和其他非挥发性酸的清除减少，尤其是术前存在或快速恶化的肾功能不全患者。

在复杂的长期住 ICU 的患者中，需要肠内营养、胃肠减压以及发生胃肠功能障碍（如腹泻）可能是正常 AG 代谢性酸中毒的另一个原因。

只要出现轻度代谢性酸中毒，其临床表现与病因密切相关。当出现严重的酸中毒（pH < 7.2）或轻度酸中毒迅速加重时，清醒的患者可能出现恶心、呕吐和烦躁不安等症状。代谢性酸中毒的临床特征是由呼吸代偿导致的呼吸深大，其他表现是由低 pH、酸中毒、心脏影响（低血压、休克和心律失常）和脑部影响（精神状态损害直至昏迷）所引起。

代谢性酸中毒的 ABG 值显示见表 16.5。

表 16.5　代谢性酸中毒：ABG 值

参数	变化
pH	≤ 7.38
HCO_3^-	< 24 mEq/L
pCO_2	降低 1.5 mmHg，HCO_3^- 每减少 1 mEq/L
BE	< −2 mEq/L
AG	> 16 mEq/L：乳酸酸中毒，正常：高氯性酸中毒
δ 间隙	< 1：存在两种酸中毒

SID	< 38 mEq/L
	如果 SIG > 10 mEq/L: 乳酸酸中毒
	如果 SIG < 6 mEq/L: 高氯性酸中毒
乳酸	> 4 mEq/L: 乳酸酸中毒
电解质	高钾血症(H^+/K^+ 交换)或低钾血症(K^+ 缺乏)

根据所有酸碱变化的管理,代谢性酸中毒的治疗需要消除潜在的病因。所以充分整合 ABG 信息、临床表现、既往史和治疗进程是至关重要的。

当发生酸血症(尤其是严重酸血症)时,通常需要使用静脉输注碳酸氢盐。在某些情况下使用碳酸氢钠可能是有用的,在另一些情况下甚至是有害的。

当酸血症是由于碳酸氢盐或无机酸(AG 正常、Cl^- 增加、HCO_3^- 减少)损失的结果时,使用静滴碳酸氢盐用于恢复血浆酸碱水平被认为适合的。当酸血症是不可测量的有机酸引起时(更常见的是乳酸酸中毒),使用碳酸氢盐是有争议的:可能有助于避免酸中毒的有害后果(如蛋白质变性),但这可能会导致其他有害的作用。

碳酸氢盐与 H^+ 反应生成 H_2CO_3,最终 CO_2 通过肺排出。对于机械通气(MV)的患者,临床医生可以修改呼吸机参数以优化 pCO_2 的清除。对于自主呼吸患者和肺部并发症患者(如术后肺炎、心功能不全时的胸腔积液、肺水肿),即使使用有创和无创通气,增加 VCO_2 可能更加困难。因此可能会出现 CO_2 储留,发生呼吸性酸中毒,从而加重患者的病情。CO_2 的过量产生可能加重细胞内酸中毒,因为输注的碳酸氢盐不能通过细胞膜,而获得的 CO_2 可以自由通过。它与细胞内水发生反应最终产生 H^+。

在乳酸性酸中毒的情况下,如果肝脏代谢存在,则乳酸被代谢为碳酸氢盐。给予更多的外源性碳酸氢盐可能会导致代谢性碱中毒,导致 Hb 解离曲线的移动,导致 O_2 向组织的释放减少。当乳酸性酸中毒的原因是缺氧或低灌注时,这可能是有害的,会导致器官损伤(首先是心脏)。碳酸氢盐还可以减少门静脉血流和肝脏的乳酸清除率。

使用碳酸氢钠可能会降低心脏功能,恶化术后 ICU 患者的血液动力学状态,尤其是在刚发生心力衰竭时。

输注碳酸氢盐的同时也给予了钠,因此可能发生高钠血症和高渗透压,尤其是在大量使用碳酸氢钠时。最后外源性碳酸氢盐会降低离子 Ca^{2+} 和 K^+ 水平,这可能对患有低钾性酸中毒的患者是有害的(通常由于肾脏丢失盐)。

在机械通气的患者中,可以不使用碳酸氢盐,通过过度通气来代偿代谢性酸中毒。但结果可导致呼吸性碱中毒,进而可能降低肝脏的乳酸清除率,减少门脉血流量,可能导致肝脏缺氧和乳酸产生增加。

在术后 AKI 的情况下,应该更早地考虑使用 CRRT。

碳酸氢盐通常在 pH < 7.2、碳酸氢盐 < 12 mEq/ L 时使用,也可以用于治疗其他难以控制

的高钾血症（有症状的酸中毒或等待 CRRT 时）。

碳酸氢钠用量（碳酸氢盐缺失量）可以根据碳酸氢盐值计算：

$$HCO_3^- \text{增加量} = 0.4 \times \text{体重} \times (\text{目标} HCO_3^- - \text{测得} HCO_3^-)$$

或 BE：

$$HCO_3^- \text{增加量} = BE(mEq/L) \times \text{体重}/4$$

16.10　代谢性碱中毒

在心脏手术患者中，代谢性碱中毒比代谢性酸中毒的发生率更低。通常这是碳酸氢盐水平占优势所引起，其原因为潴留、酸丢失（肾和胃肠道）、H^+ 向细胞内转移和／或输注碱。

在 ICU 中，代谢性碱中毒通常由酸损失引起，亦可能是血容量不足、心力衰竭、肾动脉狭窄（多发血管病变的患者）、肝硬化（肝病患者）或肾功能损害引起的继发性醛固酮增多症。HCl 和 KCl 损失可能是由于 PONV（尤其需要使用高剂量的阿片类药物时）或胃吸引。低钾血症和低镁血症是代谢性碱中毒的其他原因，因为 K^+ 和 Mg^{2+} 的肾脏重吸收是通过 H^+ 交换实现的。然而术后 ICU 患者代谢性碱中毒的最常见原因是使用利尿剂（尤其是持续输注呋塞米）。呋塞米可能通过不同的机制导致代谢性碱中毒：由于血容量不足、Cl^- 损失和低钾血症引起的醛固酮增多症。

代谢性碱中毒的其他原因是：碳酸氢盐保留过多，例如高碳酸血症之后的持续碳酸氢盐升高，通常与 K^+、Cl^- 和容量减少有关；乳酸或酮症酸中毒转化为碳酸氢盐（碳酸氢盐治疗酸中毒后增加）；输入 $NaHCO_3$。

代谢性碱中毒的一个原因可能是：给予某些抗生素，如卡巴西林、青霉素和替卡西林。在 ICU 患者中长期使用它们治疗（通常是复杂的，长期住院患者）或有最近长期使用它们的病史时应该考虑到这个因素。

当持续存在代谢性碱中毒时，表明肾脏对碳酸氢盐的重吸收增加。碳酸氢盐重吸收的常见刺激因素是血容量不足（GFR 降低）和低钾血症。事实上，在血容量不足的情况下，肾脏会增加 Na^+（和水）的重吸收来恢复 IVS 容量。钠被重新吸收为 NaCl 或 $NaHCO_3$。维持 IVS 容量比纠正碱性血症更重要，因此 $NaHCO_3$ 将被重吸收直至 IVS 容量恢复。只要低血容量是由于酸性液体丢失（呕吐、胃吸引、利尿剂），这种机制就存在低钾血症导致 H^+ 从 ECS 向 ICS 转移，存在刺激因素（细胞内酸中毒）导致肾小管细胞分泌 H^+ 和重吸收 HCO_3^-。经常同时存在两种或多种代谢性碱中毒的原因：例如，使用利尿剂可能导致血容量不足和低钾血症。

只要存在轻度代谢性碱中毒，主要的临床特征就与潜在的病因有关。严重的碱中毒导致 Ca^{2+} 与蛋白质结合的增加低钙血症、神经肌肉兴奋性改变、嗜睡至昏迷、谵妄、抽搐和强直。碱血症降低了发生心律失常和心绞痛的阈值。

表 16.6 显示了代谢性碱中毒的 ABG 值：

续表

表 16.6　代谢性碱中毒：ABG 值

参数	变化
pH	≥ 7.38
HCO_3^-	> 24 mEq/L
pCO_2	升高 0.71 mmHg，HCO_3^- 每增加 1 mEq/L
BE	> +2 mEq/L
AG	正常
δ 间隙	> 1 同时存在代谢性酸中毒和代谢性碱中毒
SID	> 42 mEq/L
乳酸	正常
电解质	低钾血症，低镁血症低钙血症，低氯血症

在某些情况下，尿 Cl^- 浓度可用于区分代谢性碱中毒：Cl^- 反应性和无 Cl^- 反应性。

尿 $Cl^- < 15\ mEq/L$，Cl^- 反应性代谢性碱中毒：

- 呕吐物，胃吸引
- 利尿剂
- 高碳酸血症后

尿 $Cl^- > 20\ mEq/L$，无 Cl^- 反应性代谢性碱中毒：

- 醛固酮增多症
- 低钾血症

代谢性碱中毒的治疗取决于病因。存在 Cl^- 损失的代谢性碱中毒对输注含有 NaCl 的液体有反应。通常使用 0.9% 盐水溶液。为了避免其他电解质紊乱，建议输注平衡溶液。建议开始以 50～100 mL/h 的速度输注，随后根据估计和测量的损失量来增加速度。

当代谢性碱中毒对 Cl^- 无反应时，需要纠正 K^+ 和 Mg^{2+} 水平。根据 Stewart 的方法，K^+ 缺失应该用 KCl 替代。实际上，在低钾血症的情况下，主要是 ICS 中的 K^+ 缺失：输注的 K^+ 进入细胞，而 Cl^- 保留在 ECS 中减少 SID（和 SBE），具有酸化作用。

容量、Cl^- 和 / 或 K^+ 损失的纠正导致 K^+ / H^+ 交换，恢复血浆 H^+ 水平并减少 Na^+（因此连同 HCO_3^-）重吸收。

高碳酸血症后碱中毒或呋塞米导致的碱中毒的患者可以用乙酰唑胺治疗，其可增加 HCO_3^- 的肾脏排泄，但应注意 PO_4^- 和 K^+ 的肾脏丢失。乙酰唑胺也可以用于继发性醛固酮过多症，其代谢性碱中毒与容量超负荷有关。

在严重的碱中毒（pH > 7.5）的情况下，需要快速纠正。在这种情况下，可以使用 HCl。通过中心通路可以安全地使用 1%～2% 的 HCl。剂量计算公式为：

HCO_3^- 减少量 =0.4× 体重（测量 HCO_3^- － 目标 HCO_3^-）=0.4× 体重（测量 HCO_3^- － 24）

建议输注速度为 0.1～0.2 mmol/（kg•h），并且需要频繁监测 ABG。

严重的情况下可以使用 CRRT,尤其是同时存在液体超负荷。

16.11　呼吸性酸中毒

呼吸性酸中毒是 CO_2 储留引起的,由于 CO_2 排除减少或产生增加。

CO_2 消除减少是通气不足引起的。心脏术后 ICU 环境中通气不足的常见原因可能包括:镇静作用(脱离 MV 期间和拔管后即刻);神经肌肉阻滞作用(快速通道方案或长期住院而长时间使用肌松剂的患者);术后疼痛和发生并发症,如脑并发症或腹部并发症(腹水、腹胀);心力衰竭伴有肺水肿和/或胸腔积液;气胸(中心静脉置管后或 MV 相关);肺炎(VAP)和肺不张。通气不足的其他原因可能是患者的合并症如 COPD、OSAS 和限制性肺疾病。这些疾病可能导致慢性酸中毒,并可能引发急性酸中毒。

CO_2 生产过多的常见原因可能是低血容量、败血症,以及人工营养不当(长期住院患者)造成的能量过多。另一方面,营养不良可能导致肌肉无力。

最后需要记住延长 MV 时间对呼吸肌的不利影响及其在尝试脱离 MV 中的作用以及给氧导致高氧血症和随后的通气不足。

呼吸性酸中毒的临床表现取决于其严重程度和发生的时间。快速的轻—重度酸中毒的典型表现是脑部表现,包括头痛、焦虑、精神错乱、嗜睡和昏迷。轻度或慢性酸中毒通常耐受性较好,可能与睡眠改变、白天嗜睡和震颤有关。其他症状可能是高碳酸血症常伴随的低氧血症。患者还可能出现呼吸困难、呼吸缓慢和使用辅助呼吸肌。呼吸性酸中毒的许多临床表现在镇静患者中无法观察到。呼吸性酸中毒与高钾血症有关,可能导致心律失常。

呼吸性酸中毒的 ABG 值见表 16.7。

表 16.7　呼吸性酸中毒:ABG 值

参数	变化
pH	≤ 7.38
HCO_3^-	> 24 mmEq/L 急性酸中毒:1 mEq/L, pCO_2 每增加 10 mmHg 慢性酸中毒:4 mEq/L, pCO_2 每增加 10 mmHg
pCO_2	> 45 mmHg
AG	正常
SID	正常
乳酸	正常
电解质	高钾血症(H+/K+ 交换)

为了更好地理解呼吸性酸中毒的潜在原因,计算肺泡—动脉(A—a)O_2 梯度应该是有用的:

$$A - a 梯度 = FiO_2 - (paO_2 + 5/4\ paCO_2) = 10\ mmHg$$

正常梯度表示存在肺外原因,而梯度增加表示存在肺部改变。

治疗基于处理潜在病因和增加肺泡通气。特别是在慢性酸中毒的情况下,需要去除或减少加重的因素,如镇静或镇痛药物,在拔管前充分使用 PS 通气和 PEEP 进行肺泡充盈,早期呼吸锻炼和预防性使用无创通气。对于拔管后出现高碳酸血症的患者(没有既往史),需要立即寻找原因,并在必要时在气管插管前使用 NIV。目标是达到正常的 pCO_2,除了患有慢性酸中毒的患者,其目标是失代偿前的高碳酸血症状态。此外在这些情况下,临床医生应该避免过快地降低 CO_2,从而避免高碳酸血症后的碱中毒(肾脏代偿比肺慢)和脑 pH 的快速变化,其可能导致惊厥和死亡。

16.12　呼吸性碱中毒

呼吸性碱中毒是肺泡通气增加导致的。许多刺激因素可能导致过度通气并作为一种生理反应:低氧血症、低血压、严重贫血和代谢性酸中毒。这些因素在心脏手术 ICU 的患者是常见的,尤其是在复杂的病例中。

其他导致呼吸性碱中毒的原因是发热和败血症、疼痛(镇痛不足)、焦虑和激动(术后谵妄、中枢并发症)、COPD 和肺栓塞。

最后 ICU 患者呼吸性碱中毒的最常见原因是医源性机械通气。它可能是假性呼吸性碱中毒的原因:在低灌注—低氧血症的情况下,潜在的代谢性酸中毒被正常速度的 CO_2 消除和肺泡通气的机械控制所掩盖。这种变化可以通过研究动—静脉 pCO_2 差、pH 和其他代谢性酸中毒的 ABG 指标如 AG 和 SID 来监测。

呼吸性碱中毒的临床表现与其发生速度和低碳酸血症的程度有关。呼吸急促和 / 或呼吸困难经常是唯一的表现。其他症状和体征主要是在脑部,并且是由于大脑中枢血流量和 pH 的变化:头痛、感觉异常、痉挛和晕厥。

呼吸性碱中毒的 ABG 值见表 16.8。

表 16.8　呼吸性碱中毒:ABG 值

参数	变化
pH	$\geqslant 7.42$
HCO_3^-	< 24 mEq/L 急性碱中毒:1 mEq/L,pCO_2 每增加 10 mmHg 慢性碱中毒:4 mEq/L,pCO_2 每增加 10 mmHg
pCO_2	< 35 mmHg
BE	$> +2$ mEq/L
AG	正常
SID	正常

乳酸	正常
电解质	低钾血症和低磷血症（K^+ 和 PO_4^- 细胞内转移）
	低钙血症（增加蛋白结合）
	高氯血症（代偿 HCO_3^- 降低）

呼吸性碱中毒不会危及生命,因此不需要直接纠正 pH 的干预。治疗是基于对潜在原因的处理。重要的是要识别潜在的严重原因,例如肺栓塞及其紧急处理。在 ICU 中使用 MV 的患者,治疗的第一步是减少通气,排除其他导致呼吸性碱中毒的。

结论

重症监护医师在给予任何治疗之前应考虑患者的酸碱状态,尤其是在选择静脉输注的液体时。

文献讨论了平衡 pH 溶液的需求,尤其是心脏手术的患者。尽管有必要避免 pH 非常低或非常高的溶液（尤其是用于快速输注）,但基于其电解质成分,根据其 SID 输注不同 pH 的溶液可能会产生相同的作用。

老一代的 IV 液体的 SID = 0,会降低血浆 SID,导致代谢性酸中毒,而现代液体的 SID 高于零,但低于血浆（26 ~ 29 mEq/L）,因此有轻度的碱化作用。在最近的文献中已经证明需要具有平衡 SID（理想值 24 mEq/L）的溶液,虽然目前没有商业上可用的具有理想 SID 值的溶液。

当今观点认为,平衡的、血浆适应的溶液所含的定性和定量成分应更接近血浆,并含有可代谢的阴离子,以使 SID 尽可能接近 24 mEq/L。

参考文献

［1］ Aalkjaer C，Poston L.Effects of pH on vascular tension：which are the important mechanisms J Vasc Res. 1996；33：347-59.

［2］ Abramson D，Scalea TM，Hitchcock R，etal. Lactate clearance and survival following injury. J Traμma. 1993；35：584-9.

［3］ Adrogue HJ，Madias NE.Medical progress：management of life-threatening acid-base disorders—second of two parts. Engl J Med. 1998；338：107-11.

［4］ Agro FE，Vennari M.Physiology of body fluid compartments and body fluid movements. In：Agrò FE，editor. Body fluid management—from physiology to therapy. 1st ed. Milan：Springer；2013.

［5］ Agrò FE，Fries D，Vennari M.Cardiac surgery. In：Agrò FE，editor. Body fluid management—from physiology to therapy. 1st ed. Milan：Springer；2013.

［6］ Akanji AO，Bruce MA，Frayn KN.Effect of acetate infusion on energy expenditure and substrate oxidation rates in non-diabetic and diabetic subjects. Eur J Clin Nutr. 1989；43：107-15.

［7］ Asano S，Kato E，Yamauchi M，etal. The mechanism of the acidosis caused by infusion of saline solution. Lancet. 1966；1：1245-6.

［8］ Astrup P，Jorgensen K，Siggaard-Andersen O. Acid-base metabolism：new approach. Lancet. 1960；1：1035-9.

［9］ Bakker J，Gris P，Coffermils M，etal. Serial blood lactate levels can predict the development of multiple organ failure following septic shock. Am J Surg. 1996；224：97-102.

［10］ Base EM，Standl T，Lassnigg A，etal. Efficacy and safety of hydroxyethyl starch 6% 130/0.4in a balanced electrolyte solution（Volulyte）during cardiac surgery. J Cardiothorac Vasc Anesth. 2011；25（3）：407-14.

［11］ Bates CM，Baμm M，Quigley R.Cystic fibrosis presenting with hypokalemia and metabolic alkalosis in a previously healthy adolescent. J Am Soc Nephrol. 1997；8：352-5.

［12］ Beecher HK，Murphy AJ.Acidosis during thoracic surgery. J Thorac Surg. 1950；19：50.

［13］ Beers MH. Acid-base regulation and disorders. In：Beers MH，editor. The Merck manual XVIII.Readington，NJ：Whitehouse Station；2006.

［14］ Brackett NC，Cohen JJ，Schwartz WB.Carbon dioxide titration curve of normal man. N Engl J Med. 1965；272：6-12.

［15］ Brackett NCJ，Cohen JJ，Schwartz WB.Carbon dioxide titration curve of normal man. N Engl J Med. 1969；272：6-12.

［16］ Celotto AC，Capellini VK，Baldo CF，etal. Effects of acid-base imbalance on vascular reactivity. Braz J Med Biol Res. 2008；41（6）：439-45.

［17］ Choate KA，Kahle KT，Wilson FH，et al. WNK1，a kinase mutated in inherited hypertension with hyperkalemia，localized to diverse Cl transporting epithelia. Proc Natl Acad Sci U S A. 2003；100：663-8.

［18］ Clancy RL，Gonzalez NC.Effect of respiratory and metabolic acidosis on coronary vascular resistance. Proc Soc Exp Biol Med. 1975；148：307-11.

［19］ Coffin LH，Ankeney JL.The effect of extracorporeal circulation upon acid-base equilibriμm in dogs. Arch Surg. 1960；80：447.

［20］ Cowan BN，Burns HJ，Boyle P，etal. The relative prognostic value of lactate and haemodynamic measurements in early shock. Anaesthesia. 1984；39：750-5.

［21］ Dobell ARC，Gutelius JR，Murphy DR.Acidosis following respiratory alkalosis in thoracic operations with and without heart lung bypass. J Thorac Surg. 1960; 39; 312.

[22] Ely SW, Sawyer DC, Scott JB.Local vasoactivity of oxygen and carbon dioxide in the right coronary circulation of the dog and pig. J Physiol. 1982; 332; 427-39.

[23] Falk JL, Rachow EC, Leavy J, etal. Delayed lactate clearance in patients surviving circulatory shock. Acute Care. 1985; 11; 212-5.

[24] Fanzca RY.Perioperative fluid and electrolyte management in cardiac surgery: a review. J Extra Corpor Technol. 2012; 44; 20-6.

[25] Fencl V, Jabor A, Kazda A, etal. Diagnosis of metabolic acid-base disturbances in critically ill patients. Am J Respir Crit Care Med. 2000; 162; 2246-51.

[26] Figge J, Jabor A, Kazda A, etal. Anion gap and hypoalbμminemia. Crit Care Med. 1998; 26; 1807-10.

[27] Finfer S, Bellomo R, Boyce N, etal. A comparison of albμmin and saline for fluid resuscitation in the intensive care unit. N Engl J Med. 2004; 350; 2247-56.

[28] Franco-Cereceda A, Kallner G, Lundberg JM.Capsazepine sensitive release of calcitonin generelated peptide from Cfibre afferents in the guinea-pig heart by low pH and lactic acid. Eur J Pharmacol. 1993; 238; 311-6.

[29] Friedman C, Berlot G, Kahn RJ, etal. Combined measurement of blood lactate concentrations and gastric intramucosal pH in patients with severe sepsis. Crit Care Med. 1995; 23; 1184-93.

[30] Gibbon JH, Allbritten FP, Stayman JW, Judd JM.A clinical study of respiratory exchange during prolonged operations with an open thorax. Ann Surg. 1950; 132; 611.

[31] Grogono AW, Byles PH, Hawke W. An in vivo representation of acid-base balance. Lancet. 1976; 1; 499-500.

[32] Hayhoe M, Bellomo R, Lin G, et al. The aetiology and pathogenesis of cardiopulmonary bypass-associated metabolic acidosis using polygeline pμmp prime. Intensive Care Med. 1999; 25; 680-5.

[33] Henderson LJ.The theory of neutrality regulation in the animal organism. Am J Phys. 1908; 21; 427.

[34] Henning RJ, Weil MH, Weiner F.Blood lactate as a prognostic indicator of survival in patients with acute myocardial infarction. Circ Shock. 1982; 9; 307-15.

[35] Himpe D, Neels H, De Hert S, etal. Adding lactate to the prime solution during hypothermic cardiopulmonary bypass: a quantitative acid-base analysis. Br J Anaesth. 2003; 90; 440-5.

[36] Ishizaka H, Kuo L. Acidosis-induced coronary arteriolar dilation is mediated by ATPsensitive potassiμm channels in vascular smooth muscle. Circ Res. 1996; 78; 50-7.

[37] Ito I, Faulkner WR, Kolff WJ.Metabolic acidosis and its correction in patients undergoing open heart operation: experimental basis and clinical results. Cleve Clin Q. 1957; 24; 193.

[38] Johnson V, Bielanski E, Eiseman B.Lactate metabolism during marginal liver perfusion. Arch Surg. 1969; 99; 75-9.

[39] Kellμm JA.Determinants of blood pH in health and disease. Crit Care. 2000; 4; 6-14.

[40] Kellμm JA. Fluid resuscitation and hyperchloremic acidosis in experimental sepsis: improved short-term survival and acidbase balance with Hextend compared with saline. Crit Care Med. 2002; 30; 300-5.

[41] Kellμm JA.Clinical review: reunification of acid-base physiology. Crit Care. 2005a; 9; 500-7.

[42] Kellμm JA.Making strong ion difference the euro for bedside acid-base analysis. Intensive Care Emerg Med. 2005b; 14; 675-85.

[43] Kellμm JA, Weber PAW.Stewart's textbook of acid-base. 2nd ed. London: Lulu Enterprises; 2009.

[44] Kellμm JA, Kramer DJ, Pinsky MR.Strong ion gap: a methodology for exploring unexplained anions. J Crit Care. 1995; 10; 51-5.

［45］ Kincaid EH，Miller PR，Meredith JW，etal. Elevated arterial base deficit in traμma patients：a marker of impaired oxygen utilisation. J Am Coll Surg. 1998；187：384-92.

［46］ Kirklin JW，Donald DE，Harshbarger HG，etal. Studies in extra- corporeal circulation：applicability of gibbon type pμmp-oxygenator to hμman intracardiac surgery-forty cases. Ann Surg. 1956；144：2.

［47］ Knowles SE，Jarrett IG，Filsell OH，et al. Production and utilization of acetate in mammals. Biochem J. 1974；142：401-11.

［48］ Levraut J，Ciebiera JP，Chave S，et al. Mild hyperlactatemia in stable septic patients is due to impaired lactate clearance rather than overproduction. Am J Respir Crit Care Med. 1998；157：1021-6.

［49］ Liskaser F，Story DA. The acid-base physiology of colloid solutions. Curr Opin Crit Care. 1999；5：440-2.

［50］ Liskaser FJ，Bellomo R，Hayhoe M，etal. Role of pμmp prime in the etiology and pathogenesis of cardiopulmonary bypass-associated acidosis. Anesthesiology. 2000；93：1170-3.

［51］ Litwin MS，Panico FG，Rubini C，etal. Lacticacidemia in extracorporeal circulation. Ann Surg. 1959；149：188.

［52］ Lundquist F.Production and utilization of free acetate in man. Nature. 1962；193：579-80.

［53］ Makoff DL，da Silva JA，Rosenbaμm BJ，etal. Hypertonic expansion：acid-base and electrolyte changes. Am J Phys. 1970；218：1201-7.

［54］ McFarlane C，Lee A.A comparison of Plasmalyte 148 and 0.9% saline for intraoperative fluid replacement. Anaesthesia. 1994；49：779-81.

［55］ McNelis J，Marini CP，Jurkiewicz A，etal. Prolonged lactate clearance is associated with increased mortality in the surgical intensive care unit. Am J Surg. 2001；182：481-5.

［56］ Mercieri A，Mercieri M. L'approccio quantitativo di Stewart all'equilibrio acido-base. G Ital Nefrol. 2006；3：280-90.

［57］ Miller LR，Waters JH. Mechanism of hyperchloremic nonunion gap acidosis. Anesthesiology. 1997；87：1009-10.

［58］ Morgan TJ.Clinical review：the meaning of acid-base abnormalities in the intensive care unit—effects of fluid administration. Crit Care. 2005；9：204-11.

［59］ Morgan TJ，Clark C，Endre ZH.The accuracy of base excess：an invitro evaluation of the van Slyke equation. Crit Care Med. 2000；28：2932-6.

［60］ Morgan TJ，Venkatesh B，Hall J.Crystalloid strong ion difference determines metabolic acid-base change during acute normovolemic hemodilution. Intensive Care Med. 2004；30：1432-7.

［61］ Mudge GH，Manning JA，Gilman A.Sodiμm acetate as a source of fixed base. Proc Soc Exp Biol Med. 1949；71：136-8.

［62］ Narins RG，Gardner LB.Simple acid-base disturbances. Med Clin North Am. 1981；65（321）：360.

［63］ Proμgh DS，Bidani A.Hyperchloremic metabolic acidosis is a predictable consequence of intraoperative infusion of 0.9% saline. Anesthesiology. 1999；90：1247-9.

［64］ Prys-Roberts C，Kelman GR，Nunn JF.Determinants of the invivo carbon dioxide titration curve in anesthetized man. Br J Anesth. 1966；38：500-50.

［65］ Puyau FA，Fowler REL，Novick R，etal. The acid-base vector of open-heart surgery. Circulation. 1962；26：902-12.

［66］ Quilley CP，Lin YS，McGiff JC.Chloride anion concentration as a determinant of renal vascular responsiveness to vasoconstrictor agents. Br J Pharmacol. 1993；108：106-108.

［67］ Rehm M，Orth V，Scheingraber S，etal. Acid-base changes caused by 5% albμmin versus 6% hydroxyethyl starch solution in patients undergoing acute normovolemic hemodilution：a randomized prospective study.

Anesthesiology. 2000; 93: 1174-83.

[68] Reid F, Lobo DN, Williams RN, etal. (Ab) normal saline and physiological Hartmann's solution: a randomized double-blind crossover study. Clin Sci. 2003; 104: 17-24.

[69] Rivers E, Nguyen B, Havstad S, etal. Early goal-directed therapy in the treatment of severe sepsis and septic shock. N Engl J Med. 2001; 345: 1368-77.

[70] Rodriguez-Soriano J.New insight into the pathogenesis of renal tubular acidosis-from functional to molecular studies. Pediatr Nephrol. 2000; 14: 1121-36.

[71] Rose DB. Fisiologia clinica dell'equilibrio acido-base e dei disordini elettrolitici. Milano: McGraw-Hill Libri Italia; 1995.

[72] Scheingraber S, Rehm M, Sehmisch C, Finsterer U.Rapid saline infusion produces hyperchloremic acidosis in patients undergoing gynecologic surgery. Anesthesiology. 1999; 90: 1265-70.

[73] Schlichtig R, Grogono AW, Severinghaus JW.Current status of acid-base quantitation in physiology and medicine. Anesthesiol Clin North Am. 1998a; 16: 211-33.

[74] Schlichtig R, Grogono AW, Severinghaus JW.Human $PaCO_2$ and standard base excess compensation for acid-base imbalance. Crit Care Med. 1998b; 26: 1173-9.

[75] Severinghaus JW.Acid-base balance nomogram-a Boston-Copenhagen détente. Anesthesiology. 1976; 45: 539-41.

[76] Sgambato F, Prozzo S.Gap anionico: un ponte tra i due equilibri. Giorn Ital Med Int. 2003; 2 (1) : 20-7.

[77] Shaer AJ.Inherited primary renal tubular hypokalemic alkalosis: a review of Gitelman and Bartter syndromes. Am J Med Sci. 2001; 322: 316-32.

[78] Shires GT, Holman J.Dilution acidosis. Ann Intern Med. 1948; 28: 557-9.

[79] Siggaard-Andersen O.The pH-log PCO_2 blood acid-base nomogram revised. Scand J Clin Lab Invest. 1962; 14: 598-604.

[80] Siggaard-Andersen O.The van Slyke equation. Scand J Clin Lab Invest. 1977; 146: 15-20.

[81] Siggaard-Andersen O, Fogh-Andersen N.Base excess or buffer base (strong ion difference) as measure of a non-respiratory acid-base disturbance. Acta Anaesthesiol Scand. 1995; 107: 123-8.

[82] Storey DA. Intravenous fluid administration and controversies in acid-base. Crit Care Resusc. 1999; 1: 151-6.

[83] Traverso LW, Lee WP, Langford MJ.Fluid resuscitation after an otherwise fatal hemorrhage: 1. Crystalloids solutions. J Trauma. 1986; 26: 168-75.

[84] Vincent JL, DuFaye P, Beré J, etal. Serial lactate determinations during circulatory shock. Crit Care Med. 1983; 11: 449-51.

[85] Vulterini S, Colloca A, Chiappino MG, Bolignari P.L'equilibrio acido-base ed il suo studio mediante il dosaggio degli elettroliti del sangue venoso. Milan: Ediz Instr. Laboratory; 1992.

[86] Waters JH, Gottleib A, Schoenwald P, etal. Normal saline versus lactated Ringer's solution for intraoperative fluid management in patients undergoing abdominal aortic aneurysm repair: an outcome study. Anesth Analg. 2001; 93: 817-22.

[87] Weil MH, Afifi AA.Experimental and clinical studies on lactate and pyruvate as indicators of the severity of acute circulatory failure (shock). Circulation. 1970; 41: 989-1001.

[88] Wilcox CS.Regulation of renal blood flow by plasma chloride. J Clin Invest. 1983; 71: 726-35.

[89] Wilkes NJ, Woolf R, Mutch M, etal. The effects of balanced versus saline-based hetastarch and crystalloid solutions on acid-base and electrolyte status and gastric mucosal perfusion in elderly surgical patients. Anesth Analg. 2001; 93: 811-6.

［90］ Wooten EW.Analytic calculation of physiological acid-base parameters in plasma. J Appl Physiol. 1999；86：326-34.

［91］ Worthley LIG.Acid-base balance and disorders. In：Bersten AD，Soni N，editors. Oh's intensive care manual. 5th ed. Edinburgh：Butterworth-Heinemann；2003.

［92］ Zander R. Infusion fluids：why should they be balanced solutions Eur J Hospital Pharmacy Practice. 2006；12：60-2.

第 17 章

成人心脏术后疼痛管理

摘 要

术后疼痛处理不仅是医疗考虑,也是人文关怀。这一具有挑战性的问题在心脏手术患者术后更为困难,因为心脏病的负担和复杂的围术期事件给选择止痛药抑制急性疼痛的决策过程蒙上了阴影。

本章首先简要讨论了疼痛的病理机制及其可能的危险因素和潜在机制,然后将镇痛方法分为两大类:药物镇痛(包括阿片类、α_2 激动剂、非甾体抗炎药 "NSAIDs"、扑热息痛、氯胺酮、硫酸镁、加巴喷丁、普瑞巴林、多模式镇痛和患者控制的镇痛)和非药物干预(主要是局麻醉药的渗透、肋间神经阻滞、胸膜内局部麻醉浸润、神经轴阻滞、"椎旁、鞘内、硬膜外麻醉")。

关键词

术后疼痛;急性疼痛管理;患者满意度和患者期望;预期疼痛和经历疼痛;"慢性胸痛"或 "慢性腿痛";镇痛方法;药理学替代品;阿片类药物;芬太尼;舒芬太尼;阿芬太尼;瑞芬太尼;α_2 激动剂;非甾体抗炎药(NSAIDs);扑热息痛;氯胺酮;加巴喷丁;普瑞巴林;硫酸镁;患者自控镇痛;局麻技术;局麻药胸膜内浸润;神经轴阻滞;椎旁阻滞;脊髓硬膜外鞘内注射

17.1 引言

现今,相当多的患者经历过急性术后疼痛,有报道 30%~80% 的患者抱怨急性"中度到重度术后疼痛",因此卫生保健团队仍必须将术后疼痛视为监护的挑战,将急性术后疼痛管理列为患者和卫生保健团队的最高优先事项。根据国家卫生研究院的报告,1998 年,美国每年与疼痛相关的医疗费用超过 1000 亿美元,估计现在翻了一倍。加拿大魁北克蒙特利尔召开的第十三届世界疼痛大会提出获得疼痛管理是一项基本人权,其中第 3 条提到,"所有有疼痛的人都有由训练有素的医疗专业人员进行适当的疼痛评估和治疗的权利"。尽管有数以百万计的患者能够忍受疼痛,他们未必因急性、慢性或癌性疼痛而产生急性疼痛的不愉快感觉。急性疼痛管理的重要性在于,缺乏治疗会使相当多的患者转变为慢性疼痛,最终导致"神经系统不可逆转的变化",最终导致"渐进性生物心理社会现象",进一步损害、丧失能力,形成慢性健康问题。

此外需要注意的是在影响患者预后的诸多因素中,"急性术后疼痛管理"的质量是一个需要考虑的重要因素,因为如果我们以定性的方式管理急性术后疼痛,就可以帮助预防不良的血流动力学、神经内分泌、止血和免疫相关副作用,并可能降低术后发病率。

2012 年,美国麻醉师学会出版了最新版本的《美国麻醉师学会围术期急性疼痛管理实践指南》。根据本指南,"麻醉师和其他医疗人员应使用标准化、有效的仪器,以便于定期评估和记录疼痛强度、疼痛治疗的效果以及治疗引起的副作用"。此外,该指南强调,"负责围术期镇痛的麻醉师应随时与病房护士、外科医生或其他相关医生进行咨询"。美国疼痛学会专家小组发布的指南宣称,"安全有效的术后疼痛管理应基于针对个人和所涉及的手术程序的护理计划,在许多情况下建议采用多种治疗方案"。

本章首先对患者的病理生理机制做了简要解释,然后,讨论了急性疼痛治疗的不同药理学和非药理学方法,并简要说明了它们的使用方法、风险和益处。

17.2　急性术后疼痛的影响及急性疼痛管理的益处

急性术后疼痛加重不希望出现的围术期损伤;围术期损伤对身体的影响导致许多身体系统的改变,包括免疫系统及其炎症成分,以及代谢和神经激素系统;上述反应被称为"应激反应",这种反应将直接和间接影响许多器官。尽管一些研究忽略了术后疼痛与交感神经张力之间的确切关系,认为手术创伤比交感神经张力严重程度更重要,但交感神经系统会受到急性疼痛的影响,年龄和性别会显著影响交感神经反应。

抑制急性术后疼痛会改善患者的满意度,防止不必要的患者不适,并缩短术后住院时间、患者花费、总体发病率,甚至降低死亡率。大多数患者的不适在适当的术后疼痛管理后得到缓解。因此术后镇痛是"早期积极围术期护理"的主要指标。

成人心脏外科术后急性疼痛在患者因素和镇痛方法上与其他术式相比,有一些特殊的地方,但往往更严重且治疗不足,可能引起严重和长期的慢性疼痛。因此,疼痛管理策略应与其他患者相比较。为了获得满意的结果,应为每个患者"量身定制"。然而在心脏外科手术中新采用的快速麻醉方法需要更多地对这些患者进行积极的术后疼痛管理。多模式镇痛是治疗急性术后疼痛的有效方法,也可能是最好的方法。然而,由于心脏手术的特殊类型,对这种方法需要非常慎重地考虑。例如,由于抗凝和抗血小板药物给药后的凝血障碍,神经轴镇痛会有自身的局限性,本章稍后将进行讨论。

17.3 患者满意度和患者期望

在处理心脏手术患者的疼痛时,应考虑到心脏手术患者通常会预期到比实际疼痛更严重的术后疼痛。因此当他们比较预期疼痛和经历的疼痛(即实际疼痛)时,患者通常表现出可接受的、高水平的满意度,尽管他们确实经历了严重的疼痛。故这些患者在术后有很好的满意度。然而医疗人员应描述每位患者术后疼痛的各个方面,尤其是发生慢性疼痛综合征的可能性及其术前的危险因素。当然,患者的不同活动有不同的疼痛阈值。一项研究表明,心脏外科患者术后疼痛程度递减顺序如下,"咳嗽、床上移动或翻身、起床、深呼吸或使用激励性肺活量呼吸锻炼器、休息",移除胸引管后疼痛强度降低。此外患者希望医疗团队帮助他们提高对急性疼痛的耐受性,以获得正常的生活。

17.4 心脏手术患者急性疼痛的病理生理学

应始终需要提醒的注意事项是在接受心脏手术的患者中,急性术后疼痛可能是残余缺血和/或不完全血运重建所致,因此这些患者术后急性疼痛应始终引导医护团队做出一个非常重要的鉴别诊断:残余缺血。这项鉴别诊断非常重要。排除上述情况后,我们将重点关注这些患者术后最常见的急性疼痛来源,主要是肌肉筋膜来源,最常见的源于胸壁(包括肌肉、骨骼结构、肌腱和韧带)。

通常在接受手术的患者中,围术期的手术应激反应会在术后早期达到最高水平,此时会产生许多主要的病理生理效应(包括术后疼痛)。心脏手术后也是如此,由于心脏手术患者的性质,应激反应更为严重,他们中的大多数人往往能忍受 CPB 所导致的炎症反应。

在接受心脏手术的患者中,有相当大的稳态干扰,这可能导致许多主要器官系统的病理生理学变化,包括(但不限于)心血管系统、肺、胃肠系统、泌尿系统、内分泌系统、耗氧量、免疫系统,最后是中枢神经系统。心脏手术的这些不期望发生的影响可能导致大量的术后发病率,并可能增加死亡率。另一方面,有许多研究清晰地表明,适当的术后镇痛有可能改善临床效益,这是由于血流动力学、代谢、免疫学和稳态因素的稳定性水平提高,以及应激反应降低。

17.5 心脏手术后疼痛的病因

患者急性疼痛的多种潜在病因危险因素及疼痛来源如下:

- 胸骨切开或开胸术后切口部位疼痛
- 术中组织收缩与外科切开
- 动静脉置管部位
- 静脉采血部位
- 胸引管相关胸腹部疼痛

通常疼痛的位置随时间而变化，换句话说，在术后早期（通常是术后三天），疼痛主要集中在胸部，随后，疼痛会迁移到腿部（如 CABG 患者的静脉采集位置），并伴有疼痛，在术后第一周占主导地位。在这一转变过程中，疼痛类型通常会在第一周结束时从神经根性胸痛转变为骨关节型腿痛。

胸痛的病因通常是胸廓损伤，这是心脏外科术后疼痛的一个非常常见的原因。它会导致无法解释的术后非切口疼痛，这是胸骨收缩的物理结果。在临床评价中，患者的常规胸片通常正常，潜在的肋骨骨折（通常是下肋骨的后部或外侧部分）主要在骨扫描中发现。这些骨折是由于手术过程中胸骨回缩造成的，这会导致后肋骨或外侧肋骨骨折，同时，臂丛神经也有可能损伤。腿部疼痛：在心脏手术患者中，由于静脉移植而引起的腿部疼痛也会出问题。这种现象仅限于常规隐静脉采集的患者，通常发生在术后晚期；这种延迟疼痛表现的原因可能是术后第三天或第四天患者活动，而胸骨切开术相关疼痛的减少会凸显出腿部疼痛。目前有证据表明，微创静脉移植物获取方法（内镜获取）声称这种收获方法"减少"了术后腿部疼痛的强度和持续时间。

有许多潜在因素，包括性别、年龄和一些民族；年轻、手术时间延长和手术解剖位置增加了急性术后疼痛的可能性。急性术后疼痛在 60 岁以下患者中表现得更为严重（与 60 岁以上患者相比）。此外与男性相比，女性的慢性不适症状更为严重，但男性出院后的慢性不适症状更为常见。

17.6　心脏手术患者慢性疼痛

心脏手术后慢性疼痛并不少见，据报道其发病率为 20%～55%，最近的研究表明慢性疼痛的发病率更高。慢性疼痛及其相关的抑郁状态可能影响心脏外科患者的临床结局。即使是患者的睡眠模式、身体、情绪状态以及日常活动都可以被术后疼痛所影响。心脏手术后慢性疼痛的患者部分主要是慢性胸痛或慢性腿痛引起的，因此在某种程度上，胸骨切开术可以诱发许多患者的慢性疼痛，许多患者被转诊到疼痛诊所治疗慢性胸骨切开术后胸部疼痛。另一方面，一些接受冠状动脉旁路移植术的患者会寻求因隐静脉获取引起的慢性腿部疼痛的缓解。这些疼痛事件应与残余心脏疼痛区分开来。许多研究已经评估了心脏手术后慢性疼痛，以阐明相关的机制、危险因素及其治疗方法。

心脏手术患者术后慢性疼痛发生的潜在危险因素有很多，最可能的危险因素如下：

- 接受复合手术的患者（如 CABG 加瓣膜手术后慢性疼痛发生率比单纯 CABG 高）
- 手术操作时间延长（尤其超过 3 小时）

- 严重急性术后疼痛（数值评分表 ≥ 4）
- ASA 分级 > Ⅲ
- 任何术前或术后抑郁症的潜在病史
- 非择期手术
- 需要胸骨再次切开的再次手术
- 术后最初几天对镇痛药的需求增加
- 女性患者

慢性胸痛：虽然可能很少见，但这种慢性疼痛可能会有问题，它通常表现为长期和严重的胸壁疼痛，呈现为心脏手术后的持续性疼痛。它通常局限于手臂、肩膀或腿。临床医师应将这类疼痛与可能因残余缺血或移植物失败而引起疼痛的残余心脏疾病区分开来。这种综合征起源于神经病变，会对患者造成严重的消极状态和不适，虽偶尔发生，但确实很难治疗。CABG 术后胸部疼痛更常见，病因将在下一段中讨论。术后前 10 天出现严重急性疼痛或对阿片类药物治疗急性疼痛有"负面情绪"的患者慢性疼痛的风险增加。

在心脏手术患者中，有许多可能的病因被认为是慢性疼痛的潜在机制，这可能会促进慢性术后疼痛和术后神经病变的出现。这些病因总结如下：

- 胸骨切开的物理效应
- 胸廓内动脉的外科游离和采集，骨骼化或有蒂
- 胸神经支（包括肋间神经支前支）直接损伤
- 吸引器吸力损伤
- 外科操作组织破坏和肋骨骨折
- 肋软骨交界处的分离
- 瘢痕形成
- 术后胸骨感染
- 胸骨不锈钢丝缝线
- 手术开始前身体体位不当或手臂摆放体位不理想
- 术中或术后臂丛神经损伤
- 肋骨骨折碎片的压力效应
- 中心静脉导管置入

在上述病因中，有报道称胸廓内动脉（IMA）的获取（无论是否骨骼化）会引起神经性疼痛，并伴有烧灼和刺痛特征，在夜间加重，拉伸会增加疼痛程度，它是由于 IMA 获取引发的神经炎。获取 IMA（热损伤或机械损伤）会导致一些区域感觉异常，表现为位于胸部前部的麻木和 / 或过敏，甚至可能变得更糟，以致于日常活动如穿衣服或洗澡会加重病情。患者通常会抱怨，说出以下描述疼痛的词语："烦人、持续反复、迟钝、刺痛、疲惫、触痛和紧绷。"疼痛的时间性质几乎被告知为短暂、转瞬即逝和间歇性。

慢性腿痛：慢性疼痛也可能发生在腿部，主要是由于术后隐神经的神经痛，发生在大隐静脉获取用于 CABG 之后。在年轻患者中更为普遍，而急性术后疼痛的严重程度与慢性疼痛综合征的发展之间的相关性仍不明确。

17.7　不同的镇痛措施

《美国麻醉医师学会围术期急性疼痛管理实践指南》将急性疼痛定义为"手术后外科患者出现的疼痛，这种疼痛可能是手术或手术相关并发症造成的创伤所致"和"围术期疼痛管理指的是手术前、手术中和手术后旨在减轻或消除术后疼痛的措施"。

术前疼痛管理技术：根据指南，从术前开始进行镇痛治疗是非常重要的。同时，术前患者的期望也会影响术后患者的满意度。术前患者准备包括（但不限于）以下步骤：

- 通过有效的治疗减少潜在的疼痛和焦虑。
- 恢复或调整患者使用的药物及其突然停药可能会引起戒断症状或体征。
- 术前多模式镇痛疼痛管理方案的应用。
- 患者和家属教育计划的应用，这可作为疼痛控制技术和行为适应。

围术期疼痛管理技术：在围术期使用的所有疼痛管理技术中，以下列出最常见的方法，但这些并不是唯一的选择：

- 阿片类镇痛药的神经轴给药（包括硬膜外和鞘内给予镇痛药和局部麻醉药）。
- 周围区域镇痛技术（包括肋间阻滞、胸膜内阻滞、丛阻滞、椎旁阻滞、局部麻醉药渗入切口）。
- 患者自控镇痛（PCA）与全身阿片类药物和非甾体抗炎药。

传统的静脉注射镇痛药（尤其是阿片类镇痛剂，其原型是吗啡），然而，静脉注射阿片类有其众所周知的副作用，包括恶心、呕吐、瘙痒、尿潴留、呼吸抑制和延迟气管拔管。也可加入其他药物，如非甾体抗炎药和 α- 肾上腺素能药。

17.8　治疗心脏手术患者急性疼痛的药物选择

17.8.1　阿片类药物

1803—1806 年，弗里德里希·瑟特·尔纳检测到吗啡，并随后使用了吗啡的镇痛活性。但常规临床应用阿片类药物抑制急性疼痛始于 20 世纪 60 年代，当时大剂量静脉注射阿片类药物（尤其是吗啡）是心脏麻醉的标准治疗方法。然而在随后几年里，有人指出即使是大剂量的阿片类药物静脉注射也不能诱导完全麻醉（包括完全昏迷状态和失忆），因此在外科麻醉的方案中加入了其他吸入或静脉麻醉药。

1. 阿片类药物受体

阿片类药物的临床效果和副作用是根据其受体分类的，就像许多其他药物一样；阿片类药物通过这些受体与许多不同的身体系统相互作用。目前的阿片类受体分为三类，分别是 μ、κ 和 δ，阿片类药物在中枢神经系统（脊髓和脊髓上水平）通过这些受体发挥镇痛作用。μ 受体主要分为 μ1 和 μ2 两类：μ1 是主要与脊髓上镇痛有关的高亲和力受体，而 μ2 是主要与脊髓麻醉有关的低亲和力受体。μ- 激动剂能引起剂量相关的呼吸抑制，主要通过 μ2 受体活性发挥作用。kappa（κ）受体在脊髓和脊髓上均有潜在的镇痛作用，可能会降低药物副作用和与 μ 受体相关的并发症，而纯的 κ 受体激动剂对呼吸影响很小。第三类阿片样受体被称为 δ 受体，在脊髓水平 δ1 和脊髓水平 δ2 上均具有比镇痛作用更大的调节作用。外周末梢阿片受体在一些临床表现如瘙痒、心脏保护和伤口愈合中也有特殊作用。外周末梢阿片受体在不久的将来似乎可以作为常规应用。以这样一种方式，我们能够在不担心阿片类药物对中枢神经系统的风险的情况下，在外周给予阿片类药物；外周阿片受体的临床应用现在已出现在一些组织中，如关节、骨骼和牙齿，以减轻术后疼痛；可能其他外科手术（如心血管）也能使用这些新的镇痛分子。阿片受体的外周作用似乎是阿片受体与免疫系统不同成分（包括但不限于树突状细胞和 toll 样受体）之间的外周相互作用 / 反作用的结果。

2. 阿片类药物对身体系统的影响

镇痛药和镇静药（尤其是阿片类药物）与身体内环境平衡有许多重要的相互作用，包括"下丘脑—垂体—肾上腺（HPA）轴和下丘脑—脑外应激系统"等身体应激调节系统，因此阿片类药物对心脏手术后应激反应的不良反应有许多有益的作用，这将有助于机体维持稳态，但阿片类药物相关的不良反应也会影响术后恢复。

阿片类药物广泛用于心脏手术后急性疼痛的抑制，被称为药物性急性疼痛抑制的"金标准"，主要是经静脉和 / 或神经轴路径。吗啡具有比其他类阿片更有效的镇痛作用。从药理学上讲，阿片类有两个不同的镇痛作用部位：脊髓上和脊髓，即神经轴。亲水性阿片类药物（如硫酸吗啡）的神经轴给药可产生良好的术后镇痛效果，鞘内镇痛至少 24 小时，硬膜外镇痛至少 48 小时，具有一定的临床效益，然而需要高度警惕以防止可能的副作用，主要是呼吸系统并发症，低通气和呼吸暂停是最致命的。鞘内硫酸吗啡的最大剂量 300 μg 被认为是预防术后呼吸抑制的安全限度。与其他镇痛药相比，吗啡有许多潜在的益处，可用于不同的镇痛模式。

呼吸系统：阿片类药物引起呼吸抑制，这可能是这些非常有效的镇痛药最重要的副作用。主要机制是降低脑呼吸中枢即延髓和周围化学受体对动脉二氧化碳分压的敏感性。头端腹内侧延髓是与疼痛调节和稳态调节有关的区域。阿片类药物通过 μ 受体尤其是 μ2 受体抑制化学受体，而其对髓质的呼吸抑制则通过 μ 和 δ 受体发挥作用。研究表明，在许多与呼吸抑制有关的中枢神经递质中,主要的神经兴奋性递质和神经抑制性递质分别是谷氨酸和 γ- 氨基丁酸(GABA)。气道阻塞性呼吸暂停的第三种机制是阿片类药物诱导的呼吸暂停。该过程的临床步骤如下,即阿片类对呼吸的影响步骤:

(1)呼吸频率下降。

(2)呼吸频率降低后,潮气量降低。

(3)节律功能和呼吸产生紊乱。

(4)呼吸模式由正常的有规律呼吸转变为不规则的自主呼吸,这是阿片类药物过量诊断的特征形式。

(5)对缺氧的敏感性降低,导致呼吸肌对缺氧的驱动力降低。

(6)呼吸暂停。

含有活性代谢产物(如吗啡 -6-β- 葡萄糖醛酸苷)的阿片类化合物增加了呼吸抑制作用。此外,老年患者服用阿片类药物后的呼吸抑制风险更高,因为他们的中央呼吸中枢对阿片类药物的呼吸抑制作用比年轻患者更敏感。此外,当同时使用其他麻醉药(如苯二氮䓬类、巴比妥类或吸入麻醉药)时,阿片类药物的呼吸抑制作用将更加严重。最后,遗传、环境和人口因素可能对阿片类药物引起的呼吸抑制的严重程度有影响。

心血管系统:阿片类药物及其代谢产物(包括吗啡)改善了阿片类药物在有缺血性心脏病病史,且接受主要手术的患者急性疼痛治疗中的镇痛效果。在接受体外循环心脏手术的患者中,由于药物分布增加,所需剂量增加。也有研究表明阿片类药物对心脏有保护作用。

其他系统也受阿片类药物的影响:

免疫系统:表现为阿片类药物诱导的免疫调节,包括获得性免疫和先天性免疫,甚至可以影响患者的手术结果。免疫系统变化在急性和慢性疼痛产生中的作用是可以忽略的。在许多细胞结构和受体中,toll 样受体亚型在许多领域的作用,包括它们与阿片类药物的相互作用以及它们在心肌缺血和急性冠状动脉综合征中的作用,在过去的几年中已变得非常重要。

胃肠道:阿片类药物,尤其是吗啡,会降低胃肠道的活动,不仅会导致便秘,有时还会加重中枢介导的恶心和呕吐,这是阿片类药物尤其是在老年人中公认的不良反应。尽管一些传统的泻药(膨胀性泻药、兴奋剂等)或新的促动力药(如普卢卡必利和鲁比前列酮)已在试验并有不同的临床结果,但对阿片类药物引起的肠功能障碍的治疗还不令人满意。普卢卡必利是一种用于治疗慢性便秘的 5-HT-4 受体的选择性高亲和力激动剂,而鲁比前列酮是一种前列腺素 E1 衍生物,可以增加上皮细胞顶端氯通道的活性,从而产生很高的氯离子含量的液体分泌,软化大便,增加运动和排便。另一方面,阿片类药物与肠道"超活性"免疫系统有广泛的相互作用,有时会导致结肠疾病的加重。

泌尿系统:阿片类药物尤其是吗啡能引起尿潴留,并伴有膀胱压力和膀胱括约肌压力升高,同时,膀胱和膀胱括约肌的组织学损伤也是可能的。有一些临床危险因素会增加尿潴留的风险,如男性和鞘内使用吗啡。使用连续的周围神经阻滞可能会降低这种并发症的发生率。

细胞生长和死亡：阿片类药物对抑制细胞生长有一定作用。这可能会对肿瘤细胞产生抑制作用。然而，近年来，人们越来越关注包括阿片类药物在内的麻醉药的凋亡效应。

其他作用：阿片类药物还有许多其他副作用，即恶心和呕吐、瘙痒和尿潴留，这些副作用可通过同时使用辅助镇痛药来降低，从而在保持适当术后镇痛的同时降低阿片类药物的副作用。阿片类药物还影响患者的食欲、体温调节和精神特征。

3. 阿片类化合物

目前，阿片类分为两大类：天然制剂和合成制剂。吗啡是阿片类制剂的原型，被称为金标准（即阿片类镇痛剂的基准）。"成人心脏手术患者的心血管药理学"一章对这些药物进行了更详细的描述。

吗啡：阿片类激动剂的原型，也是心脏手术后最常用的镇痛药。此外，许多合成和半合成阿片类化合物是由吗啡简单改性制成的。吗啡是一种脂溶性药物，为了治疗的目的，它已经变成一些化合物，如硫酸吗啡，更易溶于水。吗啡的血浆蛋白结合率为30%～40%，主要通过肝代谢与水溶性葡萄糖醛酸结合，如吗啡-3-葡萄糖醛酸和吗啡-6-葡萄糖醛酸。吗啡的消除半衰期为2～3小时，但在肝硬化等肝病中会增加，而在肾脏疾病中是正常的。吗啡还通过肠道、大脑和肾脏的肝外清除，约占药物总清除率的30%。

合成阿片类药物：目前在临床上有四种主要的合成阿片类激动剂用于麻醉和／或镇痛的急性疼痛管理：芬太尼、舒芬太尼、阿芬太尼和瑞芬太尼。这些化合物是苯基哌替啶的合成化学衍生物，是哌替啶的化学衍生物。

芬太尼、舒芬太尼、阿芬太尼和瑞芬太尼是非常快平衡的药物；阿芬太尼和瑞芬太尼平衡速度非常快，平衡半衰期只有1分钟，在血浆和中枢神经系统达到平衡；芬太尼和舒芬太尼的半衰期为6分钟左右，美沙酮的半衰期为8分钟；而吗啡的平衡半衰期很长，为2～3小时，吗啡-6-葡萄糖醛酸（吗啡的活性代谢产物）接近7小时。这意味着阿芬太尼、瑞芬太尼、芬太尼和舒芬太尼从血浆到达其作用部位（主要是中枢神经系统）的速度比吗啡及其代谢产物更快。

另一个被认为对用作急性疼痛管理的阿片类药物输注很重要的概念是环境敏感半衰期（CSHL），它是指从停止输注到血浆中药物浓度达到输注中断时间一半的间隔时间，当然，在获得药物的稳定血浆水平后应停止输注。在其他一些药代动力学和药效学指标中，开始输注后的平衡时间和"CSHL"是两个非常重要的因素，可以帮助我们在急性术后疼痛管理中选择更合适的药物。在这方面，瑞芬太尼和阿芬太尼均具有较短的"血浆中枢神经系统平衡时间"和较短的CSHL；所有阿片类中最低的CSHL均属于瑞芬太尼；此外由于它们的代谢快，这四种化合物中没有一种会因药物过量而对肾损害患者造成很大的问题；研究表明，注射短效类阿片可以减少术后机械通气所需的时间，并可早期脱离呼吸机，从而减少"ICU停留时间"。

芬太尼：一种非常有效的阿片类药物，其药效是吗啡的80～120倍，其受体亲和力是吗啡的3倍。由于芬太尼是高脂溶性的（脂溶性大约是吗啡的150倍），它能比水溶性吗啡更快地透过血脑屏障(BBB),因此,它的镇痛作用比吗啡(静脉注射、肌注、鞘内注射或其他路径)更快。芬太尼由肝脏代谢,没有活性代谢物。这就是为什么它的清除率在肾脏疾病中不受影响,但在肝脏疾病中,药物的作用时间会增加。关于芬太尼的另一个有趣的问题是,该药物在肺部进行活性储存,因此近三分之二的芬太尼在肺部第一次被灭活。CYP3A4 抑制剂和诱导剂对芬太尼代谢产生明显的相互作用。

芬太尼的弹丸式给药能很快产生镇痛效果,没有太多的残留作用。另一方面,芬太尼滴定剂量的影响不太相同。换言之,由于芬太尼的高亲脂性,其输注导致脂肪组织中药物累积,当输注中断时,其输注量会释放到血浆中。这就是为什么长时间输注芬太尼停药之后效果不能立即抵消的原因;这在药物长时间输注后尤为重要,可能导致长时间输注后的药物作用非常长。从药理学上讲,芬太尼的环境敏感时间随着灭活部位的饱和而增加。

所以建议按照以下剂量使用芬太尼输注,以获得足够的镇静,同时防止长期的残余作用:

- 以 1 ~ 2 μg/kg 的药物剂量给予负荷剂量。
- 同时开始以 1 ~ 3 μg/(kg•h)静脉滴注。
- 根据患者需要,调整输液剂量,尤其是有术前用药史的患者。
- 增加剂量为 0.1 ~ 1 μg/kg 的患者自控镇痛(PCA)途径(视患者需要而定),对于相对清醒的患者,每次丸剂(视患者需要而定)与基础静脉输注间隔约 15 分钟的锁定时间,可获得良好的镇痛效果,且满意度高,副作用少。
- 该方法要求对呼吸抑制进行极其谨慎和密切的监测,包括呼吸频率、脉搏血氧仪和呼气末二氧化碳。
- 在肝损伤患者中,芬太尼由于药物累积效应而蓄积,但这不是肾损伤患者的主要问题。

舒芬太尼:另一种阿片类合成化合物,其效果是芬太尼的 5 ~ 10 倍。舒芬太尼脂溶性强,血浆蛋白结合能力强,主要在肝脏代谢。因此舒芬太尼的药代动力学(同芬太尼和阿芬太尼)对肾病患者的影响不大,但是,由于肝代谢受损和药物积累,舒芬太尼对肝病患者的影响显著延长。舒芬太尼的长时间输注抵消比芬太尼或阿芬太尼的类似镇痛药量快得多。这就是为什么静脉注射舒芬太尼的镇静作用不如芬太尼长。当然,阿芬太尼的临床疗效比舒芬太尼和芬太尼早,即阿芬太尼的血浆水平与作用部位(CNS)的时间间隔(约 1 分钟)比舒芬太尼(约 6 分钟)和芬太尼(约 7 分钟)短;然而,舒芬太尼的 CSHL 比阿芬太尼短,比芬太尼更短;静脉注射 3 小时后的 CSHL 顺序依次为舒芬太尼(30 分钟)、阿芬太尼(50 ~ 60 分钟)和芬太尼(250 分钟)。换句话说,在停止等量静脉注射后,药物的有效性先在舒芬太尼中消失,然后在阿芬太尼中消失,最后在芬太尼中消失,这主要是由于舒芬太尼的分布较广。如后文所述,瑞芬太尼的作用会比其他三种化合物消失得更快。

阿芬太尼:另一种类似芬太尼的阿片类化合物,但其药效是芬太尼的 1/5 ~ 1/10。静脉给药 1 分钟后,其临床效果很快,主要是由于其具有很高的脂溶性,可以很快通过血脑屏障,脂溶性甚至超过芬太尼。因此,阿芬太尼的药代动力学(同芬太尼和舒芬太尼)对肾病患者的影响不大,但由于肝代谢受损和药物积累,其作用在肝病患者中显著延长。如前一段所述,其 CSHL 比芬太尼短,比舒芬太尼长。

瑞芬太尼: 合成阿片类的最新品种,是一种有效的阿片受体激动剂,具有"相当于芬太尼和阿芬太尼 20 ~ 30 倍"的镇痛效果。然而,瑞芬太尼的起效时间延迟(1 分钟)很短,更重要的是,它的作用时间在所有阿片类中最短,并在停药后被清除。以下是瑞芬太尼最重要的药理和临床特征:

- 从给药开始到临床效果出现的时间间隔约为 1 分钟(即起效非常快)。
- 无论静脉输注时间长短,其 CSHL 均为 3 ~ 5 分钟(所有阿片类化合物中最短的 CSHL)。
- 只要患者疼痛,该药物就必须作为一种连续的输液方式。
- 无论输注持续时间长短,药物的阿片类效应,包括呼吸抑制,在停药后 3 ~ 5 分钟内消失。
- 以瑞芬太尼为主要阿片类药物的麻醉患者术后急性疼痛管理,一旦停止瑞芬太尼输注,需应考虑合适的药物,或术后继续使用瑞芬太尼输注其镇痛剂量(而非麻醉剂量)。
- 瑞芬太尼代谢的主要机制是由组织和血浆中的非特异性酯酶快速水解,药物消除时间很短,并留下非活性药物代谢产物。
- 药物代谢要求输注药物作为主要有效的作用机制。由于弹丸式给药可能导致严重的心动过缓、低血压、心输出量下降和心脏停搏,因此推注时应非常谨慎。
- 根据理想体重,其镇痛剂量为 0.05 ~ 1 μg/(kg·min)。
- 仅建议静脉输注,不得使用鞘内或硬膜外输注,因为在药物中加了甘氨酸。
- 瑞芬太尼是唯一一种对肾脏或肝脏代谢无特殊考虑的阿片类药物。
- 荟萃分析显示,"使用瑞芬太尼引发术后寒战的发生率比芬太尼高"。

17.8.2 α₂ 受体激动剂

α_2 肾上腺素激动剂可引起镇痛、镇静和抗交感神经作用。这些药物在实践中主要被称为可乐定(天然)及其合成类似物右美托咪定,它是一种纯 α_2 肾上腺素激动剂,半衰期为 2 ~ 3 小时。它们可以口服、鞘内或静脉注射。这些药物的作用机制是通过刺激蓝斑核 α_2 受体产生镇静作用,通过刺激蓝斑 α_2 受体和脊髓产生镇痛作用。此外,这些药物还可以通过未知的作用机制增强类阿片的镇痛作用。其临床效果可分为全身给药(镇痛和镇静)和鞘内给药(仅镇痛作用)。有报道称,这些药物在长期使用后会产生耐受性。当用作 CABG 术后患者的镇静药物时,其围术期的优越效果可能包括:

- 增加血流动力学参数的稳定性和减弱血流动力学反应
- 减少围术期心肌缺血及心肌保护作用
- 减少镇痛药使用
- 治疗谵妄
- 抗心律失常
- 减少术后阿片类药物的消耗、疼痛强度和恶心,同时减少对镇痛药、β- 受体阻滞剂、抗呕

吐药、肾上腺素和利尿剂的使用。它们可能对一些器官有一些保护作用

　　然而过量使用这些药物可能导致术后过度镇静,并伴有术后血流动力学不稳定、心动过缓和/或低血压伴心动过缓,有时需要进行药物治疗。

17.8.3　非甾体类抗炎药(NSAIDs)

　　由于具有镇痛和抗炎的特性,许多药物被归入这类镇痛药中。其主要作用机制是由 Vane 于 1971 年首次描述的阻断环氧合酶(COX)导致前列腺素合成抑制。其镇痛机制理论上分为两大类:传统的非选择性抑制 COX 的非甾体抗炎药和较新的选择性抑制 COX-2 的非甾体抗炎药。选择性 COX-2 抑制剂的产生是为了减少传统 NSAIDs 对 COX-1 的非选择性抑制所产生的有害影响,特别是对胃肠黏膜的抑制作用。然而由于人们对 COX-2 抑制剂可能产生的不良心脏效应的深切关注,它们的优点并没有完全体现。非甾体抗炎药常在围术期使用,但通常与其他镇痛方法(主要与阿片类药物、局部麻醉剂或局部技术结合使用)结合使用,作为一种多模式镇痛技术。非甾体抗炎药在临床上可有效抑制急性术后疼痛;减少术后使用阿片类药物的需要,一种称为阿片类药物保留效果的作用;改善临床结果。如果从逻辑上考虑非甾体抗炎药的禁忌证,并密切观察其潜在的副作用,这些药物可以谨慎、安全地使用。非甾体抗炎药的潜在禁忌证包括老年人、心力衰竭、低血容量状态、肝硬化患者、肾衰竭、活动性胃肠道疾病和消化性溃疡病史、活动性出血体质和孕妇。

　　非甾体抗炎药最重要的副作用如下:

　　(1)胃肠道并发症可以导致严重甚至危及生命的出血,特别是在伴随使用抗凝药的心脏外科手术后期间。

　　(2)出血风险增加,这可能是接受神经轴阻滞术后疼痛抑制的患者的潜在并发症。

　　(3)急性肾缺血,尤其是与利尿剂、血管紧张素转换酶抑制剂 ACEI 和/或血管紧张素受体拮抗剂 ARB 一起使用时,这种药物组合被称为"三重打击"。

　　非甾体抗炎药作为辅助镇痛药可以减少术后急性疼痛抑制所需的阿片类药物的剂量;同时服用非甾体抗炎药和阿片类药物有助于我们对其进行治疗,而且这种使用方法不会造成临床上重要的肾损害,尽管它们可能在术后早期以短暂和不明显的方式降低肾功能;同时这些药物不会增加心脏手术患者术后肾功能衰竭的风险。如果在合理的剂量范围内给药,可避开这些药物的禁忌证。

1. 扑热息痛

　　扑热息痛(N- 乙酰基 -P- 氨基酚)是世界上最常用的镇痛药之一,主要通过对急性疼痛途径的中央阻断作用,产生轻度到中度的镇痛和轻度抗炎作用。它的机制还没有完全阐明,然而,一些临床医生认为扑热息痛是一种非甾体抗炎药,尽管它没有作为这类经典药物相同的机制。其主要毒性可能是大剂量使用后产生肝毒性,在酗酒者中表现得更早。Cochrane 数据库系统回顾

提供了"高质量的证据"，证明在"单次注射扑热息痛"后，约 36% 的急性术后疼痛患者能够有效镇痛 4 h。它的镇痛性能并不那么重要，尤其是在心脏手术患者中，该药物被推荐作为多模式镇痛方案的一部分。

17.8.4 其他药物制剂

在心脏手术患者中抑制急性疼痛的其他药物中，涉及到一些其他药物，包括：

1. 氯氨酮

这是一种静脉麻醉药，主要通过阻断"N-甲基-D-天冬氨酸受体"发挥作用。这种药物可以通过一种与阿片类药物完全不同的机制有效地抑制急性疼痛：主要通过分离麻醉，"即镇痛、幻觉、木僵和某种程度的失忆"的结合。因此氯胺酮不会像类阿片一样引起呼吸抑制，也不会干扰血流动力学状态。然而，由于患者不期望的临床经历（称为急性反应），强烈建议氯胺酮不应单独使用，除非之前有一种失忆剂（如苯二氮䓬类），否则，患者将对药物作用有非常糟糕的经历。许多研究表明，当给予 S（+）氯胺酮异构体时，氯胺酮的副作用更少。目前，小剂量的药物被用作多模式镇痛方案的一部分，特别是用于胸廓切口，这样就减少了所需的其他镇痛药物，尤其是阿片类药物，可能改善呼吸功能。氯胺酮可以通过许多不同的途径使用，包括静脉或患者自控镇痛（静脉或 PCA）。一些研究声称氯胺酮对体外循环手术患者有抗炎作用，可能通过其 NMDA 拮抗作用的机制。

2. 硫酸镁

这种离子化合物近年来备受关注，其镇痛机制主要是钙通道拮抗和 NMDA 拮抗。然而，大剂量给药可能导致心脏停搏和血液中药物的积聚，"过量"可能导致严重的后负荷降低，从而导致低血压。硫酸镁对慢性乙型肝炎患者的抗炎作用已在许多研究中观察到。

3. 加巴喷丁或普瑞巴林

这主要是一种抗惊厥药，属于一类被称为"α-2-δ 受体调节剂"的药物，也用于治疗慢性疼痛，其作用机制是通过 NMDA 拮抗抑制谷氨酸释放。加巴喷丁已在多模式镇痛方案中被用于急性疼痛的辅助治疗，可节约阿片类药物，但结果仍不确定。普瑞巴林也是一种抗惊厥药，抑制中枢神经系统中的电压依赖性钙通道，从而抑制包括谷氨酸在内的多种药物的释放。它作为一种镇痛药用于急性疼痛的抑制是不言而喻的，也是多模式镇痛方案中的一种药物。

17.8.5 多模式镇痛

多模式或"平衡"镇痛是一种考虑疼痛多阶段性的镇痛方法。在急性疼痛治疗中，这种方法包括在整个围术期镇痛药的使用,因此,疼痛管理是通过一种以上的非单一药物(阿片类药物加非阿片类药物)进行的,甚至我们可以将非药物镇痛方法添加到我们的药物镇痛药列表中。辅助镇痛药(即其主要作用不一定是镇痛)和非药物镇痛方法主要添加到阿片类化合物体系中和广泛阿片类药物的管理。多模式镇痛的主要目的是:

- 从不同种类的镇痛方法中创建附加镇痛。
- 减少每种镇痛方式的剂量。
- 减少每种药物或非药物方法的副作用。
- 缓解不同程度的疼痛,如中枢神经系统、脊髓、周围神经、伤口部位等。
- 缩短手术恢复时间。

17.8.6　患者自控镇痛

近几十年来,为了提高镇痛方法的疗效,人们提出用患者自控镇痛(PCA)代替传统的镇痛方法。其优点包括:

- 提高患者自主性
- 缩短从疼痛感到接受镇痛药的时间
- 使镇痛药与患者需求更匹配
- 降低了一些阿片类并发症(如恶心和呕吐)的发生频率

该方法的有效性尚未得到证实。与肌注镇痛药相比,PCA 更有效,但与静脉(IV)镇痛或硬膜外镇痛相比,尚不确定哪种方法更有效。为了获得成功的 PCA,一些研究建议如下:

- 使用由 PCA 参与基线镇痛输注,可以防止延迟镇痛和伴随有效镇痛的不良影响。
- 基础阿片类药物加入其他镇痛药可提高疼痛管理的疗效。
- 呼吸抑制总是被认为是一种潜在的风险。
- 通常,应为每个患者调整基线适当的 PCA 剂量和停药间隔。
- 如果没有足够的患者配合,该方法将无法有效地工作,因此应不鼓励使用该方法。

17.9　心脏外科抑制急性疼痛的局部麻醉技术

在心脏外科患者中,有许多局部麻醉技术用于急性疼痛抑制,每一种技术都有其优点和缺点。这些技术包括但不仅限于以下列表:

- 伤口局部麻醉药浸润
- 肋间神经阻滞
- 局部麻醉药胸膜内浸润
- 神经轴镇痛(椎旁、鞘内、胸椎硬膜外)

17.9.1　伤口局部麻醉药浸润

这是心脏手术患者的有效方法,尤其是作为其他镇痛方法的附属镇痛用于控制急性术后疼痛,可通过胸骨旁入路或直接进入手术伤口进行给药,我们可以控制胸骨切开相关的急性疼痛,也可以控制与胸引管和胸部疼痛相关的疼痛。为了有效地控制疼痛,这种方法有两个特点:

- 最好将此技术作为局麻药的"切口后浸润法",然而由于心脏手术患者术后急性疼痛主要来源于胸骨切开术,因此切口前局麻药浸润是"不确切的"
- 主要用于胸骨切开术后的患者

另一种可能的方法是直接将局部麻醉药输注到手术伤口中,其中组织坏死是最常见的潜在并发症。然而心脏手术后,伤口的蜂窝织炎、感染和组织坏死非常罕见。在心脏手术患者中,作为多式镇痛技术的一部分,使用双侧导管持续输注局部麻醉药可能更有效。

17.9.2　肋间神经阻滞

这是一种简便、有效的方法,局麻药注入肋间神经血管束,可作为一种有效的辅助镇痛方法,用于急性术后疼痛的抑制,引起疼痛的暂时性阻滞。除非将留置导管放置在肋间神经附近或需要反复注射,否则只能持续 6 ～ 12 小时。阻滞最好在直视下进行,即胸腔闭合前或手术后通过肋下入路将局部麻醉药注入肋间神经。然而,预防性用药(即手术切口前)是模棱两可的。罗哌卡因(0.5% ～ 0.75%)或布比卡因(0.25% ～ 0.5%)通常用于此目的。

17.9.3　局麻药胸膜内浸润

这种方法包括在脏层胸膜和壁层胸膜之间使用局麻药。疼痛的主要来源是壁层胸膜。这种方法中的镇痛机制是局麻药在两个胸膜层之间的潜在空间中扩散,导致分布在两个胸膜层之间的一层非常薄的局麻药扩散。最后阻断疼痛,尽管一些研究对其临床结果存在争议。局麻药可以单次注射或通过导管连续输注。该方法有许多限制:

- 胸膜层的解剖完整和生理学
- 如果患者有胸管,可能会导致局麻药漏入胸引瓶
- 肺部未受损(如肺手术后禁用)
- 局麻药有全身吸收的可能

17.9.4　神经轴阻滞(椎旁、鞘内、胸椎硬膜外)

1.胸椎旁阻滞

胸椎旁阻滞被一些人认为是一种神经轴镇痛技术,它被认为是一种古老的技术,仅仅在过去的二十年到三十年中被重新应用,通过椎旁间隙的局部麻醉阻滞。因此对一些临床医生来说,它

并不像鞘内和硬膜外技术那么熟悉。椎旁间隙位于两侧,它们在解剖学上位于脊柱的侧面,在那里有从脊柱到相关神经末梢的神经纤维穿过(图 17.1)。胸椎硬膜外镇痛通常被认为是急性术后疼痛治疗的金标准,在一些手术如胸椎和心脏手术,尤其是心血管和肺预后方面有好处。然而,胸椎椎旁阻滞如果合理执行也是一个很好的选择。感兴趣的读者可参考 Eason 和 Wyatt 经典胸椎旁阻滞手术方法的相关参考资料。本文对该技术进行了概述,并包括一个循序渐进的过程:

- 将患者置于坐姿,脊柱呈"C"形弯曲,或处于侧卧位,即"胎儿位"
- 使用严格的无菌技术
- 找到并定位第 6 颈椎(C6)
- 定位第 4 胸椎棘突(T4)
- 水平方向横向移动 3 ～ 6 cm
- 用局麻药在清醒患者局部麻醉
- 以垂直方向进针
- 横行移动
- 向下和横向移动,直到感觉到"失去阻力"
- 局部缓慢注射麻醉药

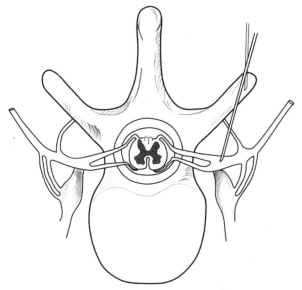

图 17.1　神经纤维穿过椎旁间隙

胸椎旁阻滞与胸椎硬膜外阻滞的主要益处如下:

- 侵入性降低
- 硬膜外血肿形成的风险非常低
- 较少的血流动力学紊乱(尽管存在一定程度的交感神经阻滞)
- 禁忌证较少
- 操作更简单

- 并发症发生率低(尤其是神经系统并发症)
- 很少有关于术后并发症的报道,如恶心、呕吐和尿潴留
- 尽管在这项技术中使用了非常高的剂量,但局部麻醉剂引起的全身毒性非常罕见
- 改善患者预后,尤其是肺功能
- 目前,超声的应用使其具有更高的安全性和有效性

一些临床医师认为,双侧胸椎旁阻滞在抑制急性疼痛引起的应激反应方面不如胸椎硬膜外镇痛有效,尤其是在心脏外科等主要手术中,而其他一些临床医师则认为恰恰相反并考虑胸椎旁阻滞。椎旁阻滞与胸椎硬膜外镇痛一样有效,甚至有时比胸椎硬膜外镇痛更有效,并减少并发症的发生率,改善临床结果。

2. 脊髓(鞘内)镇痛

通过鞘内(IT)给药的术后镇痛仍是流行的镇痛方法,是临床医生在腹部和骨盆区域和／或下肢非心脏手术中使用超过100年的技术。然而在心脏手术中,脊髓麻醉的概念在1980年首次被描述,包括鞘内注射吗啡。随后也使用局麻药行IT给药,通过腰椎间隙和患者头向下体位(通常在全身麻醉诱导后)来故意造成高水平的脊髓阻滞。从理论上讲,这种方法似乎是有效的,因为脊髓疼痛受体位于脊髓后角的Rolando胶状质。因此与静脉注射镇痛药相比,该药物能更容易地与受体结合,且疗效更高。这种方法的潜在好处可能是:

- 改善术后镇痛效果,提高疼痛控制质量
- 减少术后呼吸问题
- 术后应激反应水平降低
- 改善临床结局

最初的研究支持鞘内注射吗啡在心脏手术中的应用,甚至在最近几年一些研究也证实了这一点。这些研究通常在全麻诱导前、麻醉诱导后、甚至术后早期给予"0.3～10 mg吗啡单次注射"的较大剂量范围的阿片类药物。进一步的研究表明,用于心脏手术的阿片类药物鞘内注射不能抑制应激反应水平,但术后镇痛效果得到改善,呼吸问题到减少,减少术后期间产生不必要的阿片类药物作用,包括瘙痒、呼吸抑制(早期或延迟)、尿潴留、恶心和呕吐以及延迟拔管。除此之外,事实上,短效类阿片在术后可能不太有效,将对鞘内注射阿片类药物的选择转移到具有更长分布时间的阿片类化合物,以便有足够的术后镇痛,但会增加术后阿片类药物并发症的发生率,尤其是术后延迟的呼吸抑制(通常是由于吗啡等水溶性阿片类药物的延迟或头侧移行)和延迟拔管。此外我们还应注意不必要的呼吸抑制和延迟拔管会因同时使用其他镇静药和麻醉药而加重;一些其他因素,如潜在年龄不能被忽视;老年人鞘内注射阿片类药物呼吸抑制风险会增加。

另一方面,鞘内注射局麻药,以产生覆盖脊髓胸神经根的高脊髓阻滞水平,可产生足够的感觉阻滞,以降低应激反应水平。然而,此方法可导致广泛的交感神经阻滞,会反复出现低血压和血流动力学不稳定,需使用血管加压药和正性肌力药物。最终大多数研究都认为鞘内注射的好处不能明显超过它的风险。此外,鞘内注射作用通常持续时间较短,并且在术后早期消失。

最后,尽管脊髓镇痛的神经并发症(包括硬膜外血肿)的风险比胸椎硬膜外技术要低得多,但不可忽视,发生率也可能高达 1:1 500 ～ 1:220 000。关于这种并发症的预防和管理的详细讨论将随后介绍,读者可在这里查阅。

综上所述,在心脏手术患者中,通过鞘内注射阿片类药物或局麻药来产生镇痛,不能显著改善临床结果,通常不被认为是此类患者的主要镇痛方法。

3. 胸椎硬膜外镇痛

胸椎硬膜外镇痛(TEA)被许多人认为是成人心脏外科术后急性疼痛管理的金标准,持续了近二十年,因为它具有以下特点:

- 充分和有效的镇痛(术中和术后)。
- 有效抑制应激反应(包括 CPB 和手术诱发)。
- 胸交感神经切除术在 TEA 中相对选择性,不涉及全身脊髓麻醉中的交感神经阻滞。
- 改善心肌血流量(主要是由于胸交感神经阻滞,包括心脏交感神经,T1-T5)与冠状动脉(特别是狭窄的心外膜冠状动脉)直径增加有关。
- 左心室功能得到改善。
- 心肌缺血水平下降主要是心脏交感神经阻滞所致(T1-T5)。
- 心脏交感神经阻滞(T1-T5)会降低术后使用 β 受体阻滞剂的需求。
- 主要改善心肌灌注状态后降低心律失常的发生率。
- 术后拔管时间早于常规全麻,主要是术后对抢救性镇痛的需要减少。
- 术后肺功能的改善可能是由于应激反应水平的降低、术后镇痛效果的改善、患者深呼吸能力的提高以及术后早期活动。
- 有以 TEA 为主要麻醉方法进行"清醒"非体外循环 CABG 手术的可能性。

然而,在过去的几年里,一些临床医生对 TEA 进行心脏手术提出了严重批评,并质疑其作为心脏手术"金标准"的有效性。其原因主要是"硬膜外血肿"的严重相关风险,可能严重超过上述详细的获益。问题是在接受心脏手术的患者中,接受非常高剂量的围术期抗凝剂,并且全身肝素化,TEA 比所有其他外科患者组潜在的"风险"要大得多。根据各种研究,心脏手术行 TEA 硬膜外血肿的风险有很大差异,从 1:1 500 到 1:150 000 不等,但在某些患者组风险增加了 1:3000(上限)。此外,在术后期间,当试图使凝血曲线正常化以便拔除导管时,血栓栓塞事件的风险增加,这应被视为另一个潜在的并发症。

最重要的是,临床医师应在术后早期进行复杂的监护,并保持警惕和高度怀疑,以便能够在神经恢复的"黄金时期",通过手术后清除新出现的硬膜外血肿。如果黄金时段少于 8 小时,恢复好;如果在 8 到 24 小时之间,部分恢复;如果不进行干预,预后较差。硬膜外血肿的发生可能发生在穿刺、弹丸式注射、置管、全身肝素化直至凝血恢复期间,最后可能发生在导管取出期间或取出后,然而,我们必须牢记硬膜外血肿的发生及其神经并发症是一场灾难。

根据 2010 年发布的第 3 版"美国区域麻醉和疼痛医学学会循证指南：接受抗血栓或溶栓治疗的患者的区域麻醉"以及 2009 年斯堪的纳维亚麻醉学和重症监护医学学会发布的"北欧止血障碍患者神经轴阻滞指南"，以下项目可以帮助我们预防潜在的高危患者：

- 潜在的止血障碍
- 抗凝剂的剂量和术前停药间隔
- 任何既往存在的脊柱、脊髓、椎骨和脊髓动脉和血管的解剖紊乱和排列不齐
- 高龄
- 硬膜外针或导管引入时的技术问题
- 潜在的肝脏或肾脏疾病使患者出现凝血异常

此外，根据 2010 年"美国区域麻醉与疼痛医学学会指南"和 2009 年斯堪的纳维亚麻醉学与重症监护医学学会建议，如果神经轴阻滞后有硬膜外血肿的可能性，应记住以下建议：

（1）无论病因如何，如果患者有"已知的潜在凝血障碍"，不要使用神经轴阻滞。

（2）硬膜外穿刺是有创伤性的，手术应推迟至少 24 小时。

（3）从硬膜外技术（包括穿刺针和给药）结束到全身肝素化开始的时间间隔至少应超过 60 分钟。

（4）临床医师应严格遵守肝素及其逆转剂的给药剂量（严格按照预期治疗目标，尽可能低剂量给药，调整时间最短）。

（5）只有当凝血组合检查恢复正常时，才允许移除硬膜外导管。此外移除导管后，应严格监控任何潜在硬膜外血肿的体征和症状。

参考文献

［1］　Acharya M，Dunning J.Does the use of non-steroidal anti-inflammatory drμgs after cardiac surgery increase the risk of renal failure Interact Cardiovasc Thorac Surg. 2010；11：461-7.

［2］　Alzahrani T.Pain relief following thoracic surgical procedures：a literature review of the uncommon techniques. Saudi J Anaesth. 2017；11：327-31.

［3］　American Society of Anesthesiologists Task Force on Acute Pain Management. Practice guidelines for acute pain management in the perioperative setting：an updated report by the AmericanSociety of Anesthesiologists Task Force on Acute Pain Management. Anesthesiology. 2012；116：248-73.

［4］　Anselmi L，Huynh J，Duraffourd C，Jaramillo I，Vegezzi G，Saccani F，Boschetti E，Brecha NC，De Giorgio R，Sternini C.Activation of mu opioid receptors modulates inflammation in acute experimental colitis. Neurogastroenterol Motil. 2015；27：509-23.

［5］　Aryana P，Rajaei S，Bagheri A，Karimi F，Dabbagh A.Acute effect of intravenous Administration of Magnesiμm Sulfate on serμm levels of Interleukin-6 and tμmor necrosis factor-alpha in patients undergoing elective coronary bypass graft with cardiopulmonary bypass. Anesth Pain Med. 2014；4：e16316.

［6］　Aslan FE，Badir A，Arli SK，Cakmakci H. Patients' experience of pain after cardiac surgery. Contemp Nurse. 2009；34：48-54.

［7］　Azzopardi S，Lee G.Health-related quality of life 2 years after coronary artery bypass graft surgery. J Cardiovasc Nurs. 2009；24：232-40.

［8］　Bainbridge D，Martin JE，Cheng DC.Patient-controlled versus nurse-controlled analgesia after cardiac surgery—a meta-analysis. Can J Anaesth. 2006；53：492-9.

［9］　Barletta JF.Clinical and economic burden of opioid use for postsurgical pain：focus on ventilatory impairment and ileus. Pharmacotherapy. 2012；32：12S-8S.

［10］　Barr AM，Tutungi E，Almeida AA.Parasternal intercostal block with ropivacaine for pain management after cardiac surgery：a double-blind，randomized，controlled trial. J Cardiothorac Vasc Anesth. 2007；21：547-53.

［11］　Bektas SG，Turan S.Does high thoracic epidural analgesia with levobupivacaine preserve myocardiμm A prospective randomized study. Biomed Res Int. 2015；2015：658678.

［12］　Bell RF，Dahl JB，Moore RA，Kalso E. Perioperative ketamine for acute postoperative pain. Cochrane Database Syst Rev. 2006：CD004603.

［13］　Bigeleisen PE，Goehner N.Novel approaches in pain management in cardiac surgery. Curr Opin Anaesthesiol. 2015；28：89-94.

［14］　Blaudszun G，Lysakowski C，Elia N，Tramer MR.Effect of perioperative systemic alpha2 agonists on postoperative morphine consμmption and pain intensity：systematic review and metaanalysis of randomized controlled trials. Anesthesiology. 2012；116：1312-22.

［15］　Bodnar RJ.Endogenous opiates and behavior：2011. Peptides. 2012；38（2）：463-522.

［16］　Boldt J，Thaler E，Lehmann A，Papsdorf M，Isgro F.Pain management in cardiac surgery patients：comparison between standard therapy and patient-controlled analgesia regimen. J Cardiothorac Vasc Anesth. 1998；12：654-8.

［17］　Bosilkovska M，Walder B，Besson M，Daali Y，Desmeules J.Analgesics in patients with hepatic impairment：pharmacology and clinical implications. Drμgs. 2012；72：1645-69.

［18］　Boulanger A，Perreault S，Choiniere M，Prieto I，Lavoie C，Laflamme C.Intrathecal morphine after cardiac surgery. Ann Pharmacother. 2002；36：1337-43.

［19］ Breivik H，Bang U，Jalonen J，Vigfusson G，Alahuhta S，Lagerkranser M.Nordic guidelines for neuraxial blocks in disturbed haemostasis from the Scandinavian Society of Anaesthesiology and Intensive Care Medicine. Acta Anaesthesiol Scand. 2010；54：16-41.

［20］ Bruce J，Drury N，Poobalan AS，Jeffrey RR，Smith WC，Chambers WA.The prevalence of chronic chest and leg pain following cardiac surgery：a historical cohort study. Pain. 2003；104：265-73.

［21］ Buvanendran A，Kroin JS.Multimodal analgesia for controlling acute postoperative pain. Curr Opin Anaesthesiol. 2009；22：588-93.

［22］ Camilleri M，Lembo A，Katzka DA.Opioids in gastroenterology：treating adverse effects and creating therapeutic benefits. Clin Gastroenterol Hepatol. 2017；15：1338-49.

［23］ Campos JH.Fast track in thoracic anesthesia and surgery. Curr Opin Anaesthesiol. 2009；22：1-3.

［24］ Caputo M，Alwair H，Rogers CA，Pike K，Cohen A，Monk C，Tomkins S，Ryder I，Moscariello C，Lucchetti V，Angelini GD.Thoracic epidural anesthesia improves early outcomes in patients undergoing off-pump coronary artery bypass surgery：a prospective，randomized，controlled trial. Anesthesiology. 2011；114：380-90.

［25］ Carstensen M，Moller AM.Adding ketamine to morphine for intravenous patient-controlled analgesia for acute postoperative pain：a qualitative review of randomized trials. Br J Anaesth. 2010；104：401-6.

［26］ Chaney MA. How important is postoperative pain after cardiac surgery J Cardiothorac Vasc Anesth. 2005a；19：705-7.

［27］ Chaney MA. Cardiac surgery and intrathecal/epidural techniques：at the crossroads Can J Anaesth. 2005b；52：783-8.

［28］ Chaney MA.Intrathecal and epidural anesthesia and analgesia for cardiac surgery. Anesth Analg. 2006；102：45-64.

［29］ Chaney MA.Thoracic epidural anaesthesia in cardiac surgery—the current standing. Ann Card Anaesth. 2009；12：1-3.

［30］ Chaney MA，Labovsky JK. Thoracic epidural anesthesia and cardiac surgery：balancing postoperative risks associated with hematoma formation and thromboembolic phenomenon. J Cardiothorac Vasc Anesth. 2005；19：768-71.

［31］ Chaney MA，Furry PA，Fluder EM，Slogoff S.Intrathecal morphine for coronary artery bypass grafting and early extubation. Anesth Analg. 1997；84：241-8.

［32］ Chaney MA，Nikolov MP，Blakeman BP，Bakhos M.Intrathecal morphine for coronary artery bypass graft procedure and early extubation revisited. J Cardiothorac Vasc Anesth. 1999；13：574-8.

［33］ Chang CY，Challa CK，Shah J，Eloy JD.Gabapentin in acute postoperative pain management. Biomed Res Int. 2014；2014：631756.

［34］ Chaudhary V，Chauhan S，Choudhury M，Kiran U，Vasdev S，Talwar S. Parasternal intercostal block with ropivacaine for postoperative analgesia in pediatric patients undergoing cardiac surgery：a double-blind，randomized，controlled study. J Cardiothorac Vasc Anesth. 2012；26：439-42.

［35］ Chen LK，Wang MH，Yang HJ，Fan SZ，Chen SS. Prospective observational pharmacogenetic study of side effects induced by intravenous morphine for postoperative analgesia. Medicine. 2017a；96：e7009.

［36］ Chen Y，Qin Y，Li L，Chen J，Zhang X，Xie Y.Morphine can inhibit the growth of breast cancer MCF-7 cells by arresting the cell cycle and inducing apoptosis. Biol Pharm Bull. 2017b；40：1686-92.

［37］ Chou R，Gordon DB，de Leon-Casasola OA，Rosenberg JM，Bickler S，Brennan T，Carter T，Cassidy CL，Chittenden EH，Degenhardt E，Griffith S，Manworren R，McCarberg B，Montgomery R，Murphy J，Perkal MF，Suresh S，Sluka K，Strassels S，Thirlby R，Viscusi E，Walco GA，Warner L，Weisman SJ，Wu CL.Management of postoperative pain：a clinical practice guideline from the American Pain Society，the American Society of

Regional Anesthesia and Pain Medicine, and the American Society of Anesthesiologists' Committee on Regional Anesthesia, Executive Committee, and Administrative Council. J Pain. 2016; 17: 131-57.

[38] Correll D. Chronic postoperative pain: recent findings in understanding and management. F1000Res. 2017; 6: 1054.

[39] Cruickshank M, Henderson L, MacLennan G, Fraser C, Campbell M, Blackwood B, Gordon A, Brazzelli M.Alpha-2 agonists for sedation of mechanically ventilated adults in intensive care units: a systematic review. Health Technol Assess. 2016; 20: v-xx, 1-117.

[40] Cuthbert AW.Lubiprostone targets prostanoid EP(4) receptors in ovine airways. Br J Pharmacol. 2011; 162: 508-20.

[41] Dabbagh A.Clonidine: an old friend newly rediscovered. Anesth Pain. 2011; 1: 8-9.

[42] Dabbagh A. Postoperative pain management in cardiac surgery. In: Dabbagh A, Esmailian F, Aranki S, editors. Postoperative critical care for cardiac surgical patients. 1st ed. NewYork: Springer; 2014. p.257-94.

[43] Dabbagh A, Rajaei S.The role of anesthetic drugs in liver apoptosis. Hepat Mon. 2013; 13: e13162.

[44] Dabbagh A, Elyasi H, Razavi SS, Fathi M, Rajaei S.Intravenous magnesium sulfate for postoperative pain in patients undergoing lower limb orthopedic surgery. Acta Anaesthesiol Scand. 2009; 53: 1088-91.

[45] Dabbagh A, Rajaei S, Shamsolahrar MH. The effect of intravenous magnesium sulfate on acute postoperative bleeding in elective coronary artery bypass surgery. J Perianesth Nurs. 2010; 25: 290-5.

[46] Dabbagh A, Moghadam SF, Rajaei S, Mansouri Z, Manaheji HS.Can repeated exposure to morphine change the spinal analgesic effects of lidocaine in rats J Res Med Sci. 2011; 16: 1361-5.

[47] Dabbagh A, Bastanifar E, Foroughi M, Rajaei S, Keramatinia AA.The effect of intravenous magnesium sulfate on serum levels of N-terminal pro-brain natriuretic peptide (NT pro-BNP) in elective CABG with cardiopulmonary bypass. J Anesth. 2013; 27: 693-8.

[48] Daly DJ, Myles PS.Update on the role of paravertebral blocks for thoracic surgery: are they worth it Curr Opin Anaesthesiol. 2009; 22: 38-43.

[49] Dauri M, Faria S, Gatti A, Celidonio L, Carpenedo R, Sabato AF.Gabapentin and pregabalin for the acute post-operative pain management. A systematic-narrative review of the recent clinical evidences. Curr Drug Targets. 2009; 10: 716-33.

[50] Davies RG, Myles PS, Graham JM.A comparison of the analgesic efficacy and side-effects of paravertebral vs epidural blockade for thoracotomy—a systematic review and meta-analysis of randomized trials. Br J Anaesth. 2006; 96: 418-26.

[51] Derry S, Moore RA.Single dose oral celecoxib for acute postoperative pain in adults. Cochrane Database Syst Rev. 2012; 3: CD004233.

[52] Dick F, Hristic A, Roost-Krahenbuhl E, Aymard T, Weber A, Tevaearai HT, Carrel TP.Persistent sensitivity disorders at the radial artery and saphenous vein graft harvest sites: a neglected side effect of coronary artery bypass grafting procedures. Eur J Cardiothorac Surg. 2011; 40: 221-6.

[53] Ding X, Jin S, Niu X, Ren H, Fu S, Li Q.A comparison of the analgesia efficacy and side effects of paravertebral compared with epidural blockade for thoracotomy: an updated meta-analysis. PLoS One. 2014; 9: e96233.

[54] Djafarzadeh S, Vuda M, Takala J, Jakob SM.Effect of remifentanil on mitochondrial oxygen consumption of cultured human hepatocytes. PLoS One. 2012; 7: e45195.

[55] Dolin SJ, Cashman JN, Bland JM. Effectiveness of acute postoperative pain management: I.Evidence from published data. Br J Anaesth. 2002; 89: 409-23.

［56］ Dowling R，Thielmeier K，Ghaly A，Barber D，Boice T，Dine A.Improved pain control after cardiac surgery：results of a randomized，double-blind，clinical trial. J Thorac Cardiovasc Surg. 2003；126：1271-8.

［57］ Duan L，Zhang CF，Luo WJ，Gao Y，Chen R，Hu GH.Does magnesium-supplemented cardioplegia reduce cardiac injury A meta-analysis of randomized controlled trials. J Card Surg. 2015；30：338-45.

［58］ Eason MJ，Wyatt R.Paravertebral thoracic block-a reappraisal. Anaesthesia. 1979；34：638-42.

［59］ Eftekhar-Vaghefi S，Esmaeili-Mahani S，Elyasi L，Abbasnejad M.Involvement of mu opioid receptor signaling in the protective effect of opioid against 6-hydroxydopamine-induced SH-SY5Y human neuroblastoma cells apoptosis. Basic Clin Neurosci. 2015；6：171-8.

［60］ Eljezi V，Duale C，Azarnoush K，Skrzypczak Y，Sautou V，Pereira B，Tsokanis I，Schoeffler P.The analgesic effects of a bilateral sternal infusion of ropivacaine after cardiac surgery. Reg Anesth Pain Med. 2012；37：166-74.

［61］ Ellenberger C，Sologashvili T，Bhaskaran K，Licker M.Impact of intrathecal morphine analgesia on the incidence of pulmonary complications after cardiac surgery：a single center propensitymatched cohort study. BMC Anesthesiol. 2017；17：109.

［62］ Esme H，Apiliogullari B，Duran FM，Yoldas B，Bekci TT.Comparison between intermittent intravenous analgesia and intermittent paravertebral subpleural analgesia for pain relief after thoracotomy. Eur J Cardiothorac Surg. 2012；41：10-3.

［63］ Fabritius ML，Geisler A，Petersen PL，Nikolajsen L，Hansen MS，Kontinen V，Hamunen K，Dahl JB，Wetterslev J，Mathiesen O. Gabapentin for post-operative pain management—a systematic review with meta-analyses and trial sequential analyses. Acta Anaesthesiol Scand. 2016；60：1188-208.

［64］ Fairley JL，Zhang L，Glassford NJ，Bellomo R.Magnesium status and magnesium therapy in cardiac surgery：a systematic review and meta-analysis focusing on arrhythmia prevention. J Crit Care. 2017；42：69-77.

［65］ Ferasatkish R，Dabbagh A，Alavi M，Mollasadeghi G，Hydarpur E，Moghadam AA，Faritus ZS，Totonchi MZ.Effect of magnesium sulfate on extubation time and acute pain in coronary artery bypass surgery. Acta Anaesthesiol Scand. 2008；52：1348-52.

［66］ Floettmann E，Bui K，Sostek M，Payza K，Eldon M.Pharmacologic profile of Naloxegol，a peripherally acting micro-opioid receptor antagonist，for the treatment of opioid-induced constipation. J Pharmacol Exp Ther. 2017；361：280-91.

［67］ Frampton C，Quinlan J.Evidence for the use of non-steroidal anti-inflammatory drugs for acute pain in the post anaesthesia care unit. J Perioper Pract. 2009；19：418-23.

［68］ Fujita T，Kumamoto E.Inhibition by endomorphin-1 and endomorphin-2 of excitatory transmission in adult rat substantia gelatinosa neurons. Neuroscience. 2006；139：1095-105.

［69］ Furue H，Katafuchi T，Yoshimura M.Sensory processing and functional reorganization of sensory transmission under pathological conditions in the spinal dorsal horn. Neurosci Res. 2004；48：361-8.

［70］ Gallagher R，McKinley S，Dracup K.Post discharge problems in women recovering from coronary artery bypass graft surgery. Aust Crit Care. 2004；17：160-5.

［71］ Gandhi K，Heitz JW，Viscusi ER. Challenges in acute pain management. Anesthesiol Clin. 2011；29：291-309.

［72］ Geng X，Zhao H，Zhang S，Li J，Tian F，Feng N，Fan R，Jia M，Guo H，Cheng L，Liu J，Chen W，Pei J.Kappa-opioid receptor is involved in the cardioprotection induced by exercise training. PLoS One. 2017；12：e0170463.

［73］ George JA，Lin EE，Hanna MN，Murphy JD，Kumar K，Ko PS，Wu CL.The effect of intravenous opioid patient-controlled analgesia with and without background infusion on respiratory depression：a meta-analysis. J

Opioid Manag. 2010；6：47-54.

[74] Graterol J，Linter SP.The effects of gabapentin on acute and chronic postoperative pain after coronary artery bypass graft surgery. J Cardiothorac Vasc Anesth. 2012；26：e26；author reply e26.

[75] Griesdale DE，Neufeld J，Dhillon D，Joo J，Sandhu S，Swinton F，Choi PT.Risk factors for urinary retention after hip or knee replacement：a cohort study. Can J Anaesth. 2011；58：1097-104.

[76] Guimaraes-Pereira L. Persistent postoperative pain and the problem of strictly observational research. Pain. 2016；157：1173-4.

[77] Guimaraes-Pereira L，Farinha F，Azevedo L，Abelha F，Castro-Lopes J.Persistent postoperative pain after cardiac surgery：incidence，characterization，associated factors and its impact in quality of life. Eur J Pain. 2016a；20：1433-42.

[78] Guimaraes-Pereira L，Valdoleiros I，Reis P，Abelha F.Evaluating persistent postoperative pain in one tertiary hospital：incidence，quality of life，associated factors，and treatment. Anesth Pain Med. 2016b；6：e36461.

[79] Guimaraes-Pereira L，Reis P，Abelha F，Azevedo LF，Castro-Lopes JM.Persistent postoperative pain after cardiac surgery：a systematic review with meta-analysis regarding incidence and pain intensity. Pain. 2017；158：1869-85.

[80] van Gulik L，Janssen LI，Ahlers SJ，Bruins P，Driessen AH，van Boven WJ，van Dongen EP，Knibbe CA.Risk factors for chronic thoracic pain after cardiac surgery via sternotomy. Eur J Cardiothorac Surg. 2011；40：1309-13.

[81] Gunther T，Dasgupta P，Mann A，Miess E，Kliewer A，Fritzwanker S，Steinborn R，Schulz S.Targeting multiple opioid receptors—improved analgesics with reduced side effects Br J Pharmacol. 2017.

[82] Guo P，East L，Arthur A.A preoperative education intervention to reduce anxiety and improve recovery among Chinese cardiac patients：a randomized controlled trial. Int J Nurs Stud. 2012；49：129-37.

[83] Hakim SM，Narouze SN.Risk factors for chronic saphenous neuralgia following coronary artery bypass graft surgery utilizing saphenous vein grafts. Pain Pract. 2015；15：720-9.

[84] Hansdottir V，Philip J，Olsen MF，Eduard C，Houltz E，Ricksten SE. Thoracic epidural versus intravenous patient-controlled analgesia after cardiac surgery：a randomized controlled trial on length of hospital stay and patient-perceived quality of recovery. Anesthesiology. 2006；104：142-51.

[85] Ho KY，Gan TJ，Habib AS.Gabapentin and postoperative pain—a systematic review of randomized controlled trials. Pain. 2006；126：91-101.

[86] Holzer P. Non-analgesic effects of opioids：management of opioid-induced constipation by peripheral opioid receptor antagonists：prevention or withdrawal Curr Pharm Des. 2012；18（37）：6010-20.

[87] Hong RA，Gibbons KM，Li GY，Holman A，Voepel-Lewis T.A retrospective comparison of intrathecal morphine and epidural hydromorphone for analgesia following posterior spinal fusion in adolescents with idiopathic scoliosis. Paediatr Anaesth. 2017；27：91-7.

[88] Horlocker TT.Complications of regional anesthesia and acute pain management. Anesthesiol Clin. 2011a；29：257-78.

[89] Horlocker TT.Regional anaesthesia in the patient receiving antithrombotic and antiplatelet therapy. Br J Anaesth. 2011b；107（Suppl 1）：i96-106.

[90] Horlocker TT，Wedel DJ，Rowlingson JC，Enneking FK，Kopp SL，Benzon HT，Brown DL，Heit JA，Mulroy MF，Rosenquist RW，Tryba M，Yuan CS.Regional anesthesia in the patient receiving antithrombotic or thrombolytic therapy：American Society of Regional Anesthesia and Pain Medicine Evidence-Based Guidelines （Third Edition）. Reg Anesth Pain Med. 2010；35：64-101.

[91] Hoshijima H，Takeuchi R，Kuratani N，Nishizawa S，Denawa Y，Shiga T，Nagasaka H.Incidence of

postoperative shivering comparing remifentanil with other opioids: a meta-analysis. J Clin Anesth. 2016; 32: 300-12.

[92] Huang AP, Sakata RK.Pain after sternotomy—review. Brazilian J Anesthesiol. 2016; 66: 395-401.

[93] Hudcova J, McNicol E, Quah C, Lau J, Carr DB. Patient controlled opioid analgesia versus conventional opioid analgesia for postoperative pain. Cochrane Database Syst Rev. 2006: CD003348.

[94] Hughes MM, Atayee RS, Best BM, Pesce AJ.Observations on the metabolism of morphine to hydromorphone in pain patients. J Anal Toxicol. 2012; 36: 250-6.

[95] Ing Lorenzini K, Daali Y, Dayer P, Desmeules J. Pharmacokinetic-pharmacodynamic modelling of opioids in healthy human volunteers. A minireview. Basic Clin Pharmacol Toxicol. 2012; 110: 219-26.

[96] International Pain Summit of the International Association for the Study of Pain. Declaration of Montreal: declaration that access to pain management is a fundamental human right. J Pain Palliat Care Pharmacother. 2011; 25: 29-31.

[97] Ishii Y, Iida N, Miyauchi Y, Mackenzie PI, Yamada H.Inhibition of morphine glucuronidation in the liver microsomes of rats and humans by monoterpenoid alcohols. Biol Pharm Bull. 2012; 35: 1811-7.

[98] Jabbary Moghaddam M, Ommi D, Mirkheshti A, Dabbagh A, Memary E, Sadeghi A, Yaseri M. Effects of clonidine premedication upon postoperative shivering and recovery time in patients with and without opium addiction after elective leg fracture surgeries. Anesth Pain Med. 2013; 2: 107-10.

[99] Jalkut MK.Ketorolac as an analgesic agent for infants and children after cardiac surgery: safety profile and appropriate patient selection. AACN Adv Crit Care. 2014; 25: 23-30; quiz 31-22.

[100] Jeleazcov C, Saari TI, Ihmsen H, Schuttler J, Fechner J.Changes in total and unbound concentrations of sufentanil during target controlled infusion for cardiac surgery with cardiopulmonary bypass. Br J Anaesth. 2012; 109: 698-706.

[101] Karadeniz U, Ozturk B, Yavas S, Biricik D, Saydam GS, Erdemli O, Onan B, Onan IS, Kilickan L, Sanisoglu I.Effects of epidural anesthesia on acute and chronic pain after coronary artery bypass grafting. Biomed Res Int. 2013; 28: 248-53.

[102] Karagoz HY, Sonmez B, Bakkaloglu B, Kurtoglu M, Erdinc M, Turkeli A, Bayazit K.Coronary artery bypass grafting in the conscious patient without endotracheal general anesthesia. Ann Thorac Surg. 2000; 70: 91-6.

[103] Kehlet H, Dahl JB.The value of "multimodal" or "balanced analgesia" in postoperative pain treatment. Anesth Analg. 1993; 77: 1048-56.

[104] Kehlet H, Jensen TS, Woolf CJ.Persistent postsurgical pain: risk factors and prevention. Lancet. 2006; 367: 1618-25.

[105] Khan M, Fraser A.Cox-2 inhibitors and the risk of cardiovascular thrombotic events. Ir Med J. 2012; 105: 119-21.

[106] Klockgether-Radke AP.F. W.Serturner and the discovery of morphine. 200 years of pain therapy with opioids. Anasthesiol Intensivmed Notfallmed Schmerzther. 2002; 37: 244-9.

[107] Kocabas S, Yedicocuklu D, Yuksel E, Uysallar E, Askar F.Infiltration of the sternotomy wound and the mediastinal tube sites with 0.25% levobupivacaine as adjunctive treatment for postoperative pain after cardiac surgery. Eur J Anaesthesiol. 2008; 25: 842-9.

[108] Komatsu R, Turan AM, Orhan-Sungur M, McGuire J, Radke OC, Apfel CC. Remifentanil for general anaesthesia: a systematic review. Anaesthesia. 2007; 62: 1266-80.

[109] Kossowsky J, Donado C, Berde CB.Immediate rescue designs in pediatric analgesic trials: a systematic review and meta-analysis. Anesthesiology. 2015; 122: 150-71.

［110］ Kuip EJ, Zandvliet ML, Koolen SL, Mathijssen RH, van der Rijt CC.A review of factors explaining variability in fentanyl pharmacokinetics: focus on implications for cancer patients. Br J Clin Pharmacol. 2017; 83: 294-313.

［111］ Lahtinen P, Kokki H, Hendolin H, Hakala T, Hynynen M.Propacetamol as adjunctive treatment for postoperative pain after cardiac surgery. Anesth Analg. 2002; 95: 813-9, table of contents.Lahtinen P, Kokki H, Hakala T, Hynynen M.S (+) -ketamine as an analgesic adjunct reduces opioid consumption after cardiac surgery. Anesth Analg. 2004; 99: 1295-301; table of contents.

［112］ Langford RM, Mehta V. Selective cyclooxygenase inhibition: its role in pain and anaesthesia. Biomed Pharmacother. 2006; 60: 323-8.

［113］ Ledowski T, Stein J, Albus S, MacDonald B.The influence of age and sex on the relationship between heart rate variability, haemodynamic variables and subjective measures of acute postoperative pain. Eur J Anaesthesiol. 2011; 28: 433-7.

［114］ Ledowski T, Reimer M, Chavez V, Kapoor V, Wenk M.Effects of acute postoperative pain on catecholamine plasma levels, hemodynamic parameters, and cardiac autonomic control. Pain. 2012; 153: 759-64.

［115］ Leffert LR, Dubois HM, Butwick AJ, Carvalho B, Houle TT, Landau R.Neuraxial anesthesia in obstetric patients receiving thromboprophylaxis with unfractionated or low-molecular-weight heparin: a systematic review of spinal epidural hematoma. Anesth Analg. 2017; 125: 223-31.

［116］ Leung K. ［6-O-methyl-11C］Diprenorphine. 2004a.

［117］ Leung K. (20R) -4, 5-alpha-Epoxy-17-methyl-3-hydroxy-6-［11C］methoxy-alpha, 17-dimethylalpha- (2-phenylethyl) -6, 14-ethenomorphinan-7-methanol. 2004b.

［118］ Li J, Halaszynski T. Neuraxial and peripheral nerve blocks in patients taking anticoagulant or thromboprophylactic drugs: challenges and solutions. Local Reg Anesth. 2015; 8: 21-32.

［119］ Liu SS, Wu CL.Effect of postoperative analgesia on major postoperative complications: a systematic update of the evidence. Anesth Analg. 2007; 104: 689-702.

［120］ Liu H, Ji F, Peng K, Applegate RL 2nd, Fleming N.Sedation after cardiac surgery: is one drug better than another Anesth Analg. 2017a; 124: 1061-70.

［121］ Liu X, Xie G, Zhang K, Song S, Song F, Jin Y, Fang X.Dexmedetomidine vs propofol sedation reduces delirium in patients after cardiac surgery: a meta-analysis with trial sequential analysis of randomized controlled trials. J Crit Care. 2017b; 38: 190-6.

［122］ Loboz KK, Shenfield GM.Drug combinations and impaired renal function—the 'triple whammy'. Br J Clin Pharmacol. 2005; 59: 239-43.

［123］ Mahler DA.Opioids for refractory dyspnea. Expert Rev Respir Med. 2013; 7: 123-34; quiz 135.

［124］ Mansouri M, Bageri K, Noormohammadi E, Mirmohammadsadegi M, Mirdehgan A, Ahangaran AG. Randomized controlled trial of bilateral intrapleural block in cardiac surgery. Asian Cardiovasc Thorac Ann. 2011; 19: 133-8.

［125］ Mathews ET, Abrams LD.Intrathecal morphine in open heart surgery. Lancet. 1980; 2: 543.

［126］ Mugabure Bujedo B.A clinical approach to neuraxial morphine for the treatment of postoperative pain. Pain Res Treat. 2012; 2012: 612145.

［127］ Mathews TJ, Churchhouse AM, Housden T, Dunning J.Does adding ketamine to morphine patientcontrolled analgesia safely improve post-thoracotomy pain Interact Cardiovasc Thorac Surg. 2012; 14: 194-9.

［128］ Mota FA, Marcolan JF, Pereira MH, Milanez AM, Dallan LA, Diccini S. Comparison study of two different patient-controlled anesthesia regiments after cardiac surgery. Rev Bras Cir Cardiovasc. 2010; 25: 38-44.

[129] Maund E，McDaid C，Rice S，Wright K，Jenkins B，Woolacott N.Paracetamol and selective and non-selective non-steroidal anti-inflammatory drμgs for the reduction in morphine-related sideeffects after major surgery：a systematic review. Br J Anaesth. 2011；106：292-7.

[130] May G，Bartram T.Towards evidence based emergency medicine：best BETs from the Manchester Royal Infirmary. The use of intrapleural anaesthetic to reduce the pain of chest drain insertion. Emerg Med J. 2007；24：300-1.

[131] McDaid C，Maund E，Rice S，Wright K，Jenkins B，Woolacott N.Paracetamol and selective and non-selective non-steroidal anti-inflammatory drμgs（NSAIDs）for the reduction of morphinerelated side effects after major surgery：a systematic review. Health Technol Assess. 2010；14：1-153，iii-iv.

[132] McDonald SB，Jacobsohn E，Kopacz DJ，Desphande S，Helman JD，Salinas F，Hall RA.Parasternal block and local anesthetic infiltration with levobupivacaine after cardiac surgery with desflurane：the effect on postoperative pain，pulmonary function，and tracheal extubation times. Anesth Analg. 2005；100：25-32.

[133] McNicol ED，Ferguson MC，Hudcova J. Patient controlled opioid analgesia versus nonpatient controlled opioid analgesia for postoperative pain. Cochrane Database Syst Rev. 2015：CD003348.

[134] McNicol ED，Ferguson MC，Haroutounian S，Carr DB，Schμmann R.Single dose intravenous paracetamol or intravenous propacetamol for postoperative pain. Cochrane Database Syst Rev. 2016：CD007126.

[135] Michelet P，Guervilly C，Helaine A，Avaro JP，Blayac D，Gaillat F，Dantin T，Thomas P，Kerbaul F.Adding ketamine to morphine for patient-controlled analgesia after thoracic surgery：influence on morphine consμmption，respiratory function，and nocturnal desaturation. Br J Anaesth. 2007；99：396-403.

[136] Moghadam MJ，Ommi D，Mirkheshti A，Shadnoush M，Dabbagh A.The effect of pretreatment with clonidine on propofol consμmption in opiμm abuser and non-abuser patients undergoing elective leg surgery. J Res Med Sci. 2012；17：728-31.

[137] Monico E，Quiónez Z. Postoperative pain management in patients with congenital heart disease. In：Dabbagh A，Conte AH，Lubin L，editors. Congenital heart disease in pediatric and adult patients：anesthetic and perioperative management. 1st ed. NewYork：Springer；2017. p.871-87.

[138] Neal JM，Bernards CM，Hadzic A，Hebl JR，Hogan QH，Horlocker TT，Lee LA，Rathmell JP，Sorenson EJ，Suresh S，Wedel DJ.ASRA practice advisory on neurologic complications in regional anesthesia and pain medicine. Reg Anesth Pain Med. 2008；33：404-15.

[139] Nigro Neto C，do Amaral JL，Arnoni R，Tardelli MA，Landoni G.Intrathecal sufentanil for coronary artery bypass grafting. Braz J Anesthesiol. 2014；64：73-8.

[140] Oehler B，Mohammadi M，Perpina Viciano C，Hackel D，Hoffmann C，Brack A，Rittner HL.Peripheral interaction of Resolvin D1 and E1 with opioid receptor antagonists for antinociception in inflammatory pain in rats. Front Mol Neurosci. 2017；10：242.

[141] Ogus H，Selimoglu O，Basaran M，Ozcelebi C，Mgurlucan M，Sayin OA，Kafali E，Ogus TN.Effects of intrapleural analgesia on pulmonary function and postoperative pain in patients with chronic obstructive pulmonary disease undergoing coronary artery bypass graft surgery. J Cardiothorac Vasc Anesth. 2007；21：816-9.

[142] van Ojik AL，Jansen PA，Brouwers JR，van Roon EN.Treatment of chronic pain in older people：evidence based choice of strong-acting opioids. Drμgs Aging. 2012；29：615-25.

[143] Okitsu K，Iritakenishi T，Iwasaki M，Imada T，Kamibayashi T，Fujino Y. Paravertebral block decreases opioid administration without causing hypotension during transapical transcatheter aortic valve implantation. Heart Vessel. 2016；31：1484-90.

[144] Olofsen E，Boom M，Nieuwenhuijs D，Sarton E，Teppema L，Aarts L，Dahan A.Modeling the non-steady state

respiratory effects of remifentanil in awake and propofol-sedated healthy volunteers. Anesthesiology. 2010; 112: 1382-95.

［145］Owusu Obeng A, Hamadeh I, Smith M.Review of opioid pharmacogenetics and considerations for pain management. Pharmacotherapy. 2017; 37: 1105-21.

［146］Ozaki N, Ishizaki M, Ghazizadeh M, Yamanaka N.Apoptosis mediates decrease in cellularity during the regression of Arthus reaction in cornea. Br J Ophthalmol. 2001; 85: 613-8.

［147］Ozturk NK, Baki ED, Kavakli AS, Sahin AS, Ayoglu RU, Karaveli A, Emmiler M, Inanoglu K, Karsli B.Comparison of transcutaneous electrical nerve stimulation and parasternal block for postoperative pain management after cardiac surgery. Pain Res Manag. 2016; 2016: 4261949.

［148］Paliwal B, Kamal M, Chauhan DS, Purohit A.Off-pump awake coronary artery bypass grafting under high thoracic epidural anesthesia. J Anaesthesiol Clin Pharmacol. 2016; 32: 261-2.

［149］Papadopoulos N, Hacibaramoglu M, Kati C, Muller D, Floter J, Moritz A.Chronic poststernotomy pain after cardiac surgery: correlation of computed tomography findings on sternal healing with postoperative chest pain. Thorac Cardiovasc Surg. 2013; 61 (3) : 202-8.

［150］Pearce A, Lockwood C, Van Den Heuvel C.The use of therapeutic magnesium for neuroprotection during global cerebral ischemia associated with cardiac arrest and cardiac bypass surgery in adults: a systematic review protocol. JBI Database System Rev Implement Rep. 2015; 13: 3-13.

［151］Pergolizzi JV Jr, LeQuang JA, Berger GK, Raffa RB.The basic pharmacology of opioids informs the opioid discourse about misuse and abuse: a review. Pain Ther. 2017; 6: 1-16.

［152］Peters ML, Sommer M, de Rijke JM, Kessels F, Heineman E, Patijn J, Marcus MA, Vlaeyen JW, van Kleef M.Somatic and psychologic predictors of long-term unfavorable outcome after surgical intervention. Ann Surg. 2007; 245: 487-94.

［153］Pettersson PH, Jakobsson J, Owall A. Intravenous acetaminophen reduced the use of opioids compared with oral administration after coronary artery bypass grafting. J Cardiothorac Vasc Anesth. 2005; 19: 306-9.

［154］Phillips SN, Fernando R, Girard T.Parenteral opioid analgesia: does it still have a role Best Pract Res Clin Anaesthesiol. 2017; 31: 3-14.

［155］Plein LM, Rittner HL.Opioids and the immune system—friend or foe. Br J Pharmacol. 2017.

［156］Popping DM, Elia N, Marret E, Remy C, Tramer MR.Protective effects of epidural analgesia on pulmonary complications after abdominal and thoracic surgery: a meta-analysis. Arch Surg. 2008a; 143: 990-9; discussion 1000.

［157］Popping DM, Zahn PK, Van Aken HK, Dasch B, Boche R, Pogatzki-Zahn EM.Effectiveness and safety of postoperative pain management: a survey of 18 925 consecutive patients between 1998 and 2006 (2nd revision) : a database analysis of prospectively raised data. Br J Anaesth. 2008b; 101: 832-40.

［158］Rachinger-Adam B, Conzen P, Azad SC.Pharmacology of peripheral opioid receptors. Curr Opin Anaesthesiol. 2011; 24: 408-13.

［159］Rafiq S, Steinbruchel DA, Wanscher MJ, Andersen LW, Navne A, Lilleoer NB, Olsen PS. Multimodal analgesia versus traditional opiate based analgesia after cardiac surgery, a randomized controlled trial. J Cardiothorac Surg. 2014; 9: 52.

［160］Ravven S, Bader C, Azar A, Rudolph JL. Depressive symptoms after CABG surgery: a metaanalysis. Harv Rev Psychiatry. 2013; 21: 59-69.

［161］Rawal N.Epidural technique for postoperative pain: gold standard no more Reg Anesth Pain Med. 2012; 37: 310-7.

［162］Richardson J, Sabanathan S. Thoracic paravertebral analgesia. Acta Anaesthesiol Scand. 1995; 39: 1005-15.

［163］ Richardson J，Lonnqvist PA，Naja Z.Bilateral thoracic paravertebral block：potential and practice. Br J Anaesth. 2011；106：164-71.

［164］ Royse CF. High thoracic epidural anaesthesia for cardiac surgery. Curr Opin Anaesthesiol. 2009；22：84-7.

［165］ Saadat H，Ziai SA，Ghanemnia M，Namazi MH，Safi M，Vakili H，Dabbagh A，Gholami O.Opium addiction increases interleukin 1 receptor antagonist（IL-1Ra）in the coronary artery disease patients. PLoS One. 2012；7：e44939.

［166］ Sangesland A，Storen C，Vaegter HB. Are preoperative experimental pain assessments correlated with clinical pain outcomes after surgery A systematic review. Scand J Pain. 2017；15：44-52.

［167］ Scarci M，Joshi A，Attia R.In patients undergoing thoracic surgery is paravertebral block as effective as epidural analgesia for pain management Interact Cardiovasc Thorac Surg. 2010；10：92-6.

［168］ Schachner T，Bonatti J，Balogh D，Margreiter J，Mair P，Laufer G，Putz G.Aortic valve replacement in the conscious patient under regional anesthesia without endotracheal intubation. J Thorac Cardiovasc Surg. 2003；125：1526-7.

［169］ Schwann NM，Chaney MA.No pain，much gain J Thorac Cardiovasc Surg. 2003；126：1261-4.

［170］ Scott LJ.Fentanyl iontophoretic transdermal system：a review in acute postoperative pain. Clin Drug Investig. 2016；36：321-30.

［171］ Servin F.Remifentanil；from pharmacological properties to clinical practice. Adv Exp Med Biol. 2003；523：245-60.

［172］ Servin FS.Update on pharmacology of hypnotic drugs. Curr Opin Anaesthesiol. 2008；21：473-7.

［173］ Servin FS，Billard V.Remifentanil and other opioids. Handb Exp Pharmacol. 2008：283-311.

［174］ Smith TH，Grider JR，Dewey WL，Akbarali HI.Morphine decreases enteric neuron excitability via inhibition of sodium channels. PLoS One. 2012；7：e45251.

［175］ Stenman M，Holzmann MJ，Sartipy U.Association between preoperative depression and long-term survival following coronary artery bypass surgery—a systematic review and meta-analysis. Int J Cardiol. 2016；222：462-6.

［176］ Stephens RS，Whitman GJ.Postoperative critical care of the adult cardiac surgical patient. Part I：routine postoperative care. Crit Care Med. 2015a；43：1477-97.

［177］ Stephens RS，Whitman GJ.Postoperative critical care of the adult cardiac surgical patient. Part II：procedure-specific considerations，management of complications，and quality improvement. Crit Care Med. 2015b；43：1995-2014.

［178］ Suzuki M.Role of N-methyl-D-aspartate receptor antagonists in postoperative pain management. Curr Opin Anaesthesiol. 2009；22：618-22.

［179］ Svircevic V，Nierich AP，Moons KG，Diephuis JC，Ennema JJ，Brandon Bravo Bruinsma GJ，Kalkman CJ，van Dijk D.Thoracic epidural anesthesia for cardiac surgery：a randomized trial. Anesthesiology. 2011a；114：262-70.

［180］ Svircevic V，van Dijk D，Nierich AP，Passier MP，Kalkman CJ，van der Heijden GJ，Bax L.Metaanalysis of thoracic epidural anesthesia versus general anesthesia for cardiac surgery. Anesthesiology. 2011b；114：271-82.

［181］ Swartjes M，Mooren RA，Waxman AR，Arout C，Van De Wetering K，Den Hartigh J，Beijnen JH，Kest B，Dahan A.Morphine induces hyperalgesia without involvement of mu-opioid receptor or morphine-3-glucuronide. Mol Med. 2012；18（1）：1320-6.

［182］ Tabatabaie O，Matin N，Heidari A，Tabatabaie A，Hadaegh A，Yazdanynejad S，Tabatabaie K.Spinal anesthesia reduces postoperative delirium in opium dependent patients undergoing coronary artery bypass grafting. Acta Anaesthesiol Belg. 2015；66：49-54.

［183］ Talebi ZPH，Dabbagh A.Cellular and molecular mechanisms in perioperative hepatic protection：a review of current interventions. J Cell Mol Anesth. 2017；2：82-93.

[184] Tanaka K，Kersten JR，Riess ML. Opioid-induced cardioprotection. Curr Pharm Des. 2014；20：5696-705.

[185] Tejada MA，Montilla-Garcia A，Cronin SJ，Cikes D，Sanchez-Fernandez C，Gonzalez-Cano R，Ruiz-Cantero MC，Penninger JM，Vela JM，Baeyens JM，Cobos EJ.Sigma-1 receptors control immune-driven peripheral opioid analgesia during inflammation in mice. Proc Natl Acad Sci U S A. 2017；114：8396-401.

[186] Thavaneswaran P，Rudkin GE，Cooter RD，Moyes DG，Perera CL，Maddern GJ.Brief reports：paravertebral block for anesthesia：a systematic review. Anesth Analg. 2010；110：1740-4.

[187] Toda A，Watanabe G，Matsµmoto I，Tomita S，Yamaguchi S，Ohtake H.Monitoring brain oxygen saturation during awake off-pµmp coronary artery bypass. Asian Cardiovasc Thorac Ann. 2013；21：14-21.

[188] Tzortzopoulou A，McNicol ED，Cepeda MS，Francia MB，Farhat T，Schµmann R.Single dose intravenous propacetamol or intravenous paracetamol for postoperative pain. Cochrane Database Syst Rev. 2011：CD007126.

[189] Ucak A，Onan B，Sen H，Selcuk I，Turan A，Yilmaz AT.The effects of gabapentin on acute and chronic postoperative pain after coronary artery bypass graft surgery. J Cardiothorac Vasc Anesth. 2011；25：824-9.

[190] Valdez-Morales E，Guerrero-Alba R，Ochoa-Cortes F，Benson J，Spreadbury I，Hurlbut D，Miranda-Morales M，Lomax AE，Vanner S.Release of endogenous opioids during a chronic IBD model suppresses the excitability of colonic DRG neurons. Neurogastroenterol Motil. 2013；25：39-46.e34.

[191] Vosoµghian M，Dabbagh A，Rajaei S，Maftuh H.The duration of spinal anesthesia with 5% lidocaine in chronic opiµm abusers compared with nonabusers. Anesth Analg. 2007；105：531-3.

[192] Walker SM，Yaksh TL.Review article：neuraxial analgesia in neonates and infants：a review of clinical and preclinical strategies for the development of safety and efficacy data. Anesth Analg. 2012；115：638-62.

[193] Watanabe G，Tomita S，Yamaguchi S，Yashiki N.Awake coronary artery bypass grafting under thoracic epidural anesthesia：great impact on off-pµmp coronary revascularization and fast-track recovery. Eur J Cardiothorac Surg. 2011；40：788-93.

[194] White PF，Rawal S，Latham P，Markowitz S，Issioui T，Chi L，Dellaria S，Shi C，Morse L，Ing C.Use of a continuous local anesthetic infusion for pain management after median sternotomy. Anesthesiology. 2003；99：918-23.

[195] Whiteside GT，Boulet JM，Walker K. The role of central and peripheral mu opioid receptors in inflammatory pain and edema：a study using morphine and DiPOA（［8-（3，3-diphenylpropyl）-4-oxo-1-phenyl-1，3，8-triaza-spiro［4.5］dec-3-yl］-acetic acid）. J Pharmacol Exp Ther. 2005；314：1234-40.

[196] Wolf AR.Effects of regional analgesia on stress responses to pediatric surgery. Paediatr Anaesth. 2012；22：19-24.

[197] Wu SY，Dun SL，Wright MT，Chang JK，Dun NJ. Endomorphin-like immunoreactivity in the rat dorsal horn and inhibition of substantia gelatinosa neurons in vitro. Neuroscience. 1999；89：317-21.

[198] Xie N，Khabbazi S，Nassar ZD，Gregory K，Vithanage T，Anand-Apte B，Cabot PJ，Sturgess D，Shaw PN，Parat MO.Morphine alters the circulating proteolytic profile in mice：functional consequences on cellular migration and invasion. FASEB J. 2017；31（12）：5208-16.

[199] Xu JT，Sun L，Lutz BM，Bekker A，Tao YX.Intrathecal rapamycin attenuates morphine-induced analgesic tolerance and hyperalgesia in rats with neuropathic pain. Transl Perioper Pain Med. 2015a；2：27-34.

[200] Xu ZZ，Kim YH，Bang S，Zhang Y，Berta T，Wang F，Oh SB，Ji RR.Inhibition of mechanical allodynia in neuropathic pain by TLR5-mediated A-fiber blockade. Nat Med. 2015b；21：1326-31.

[201] Yamanaka T，Sadikot RT.Opioid effect on lungs. Respirology. 2013；18：255-62.

[202] Yeung JH，Gates S，Naidu BV，Wilson MJ，Gao SF.Paravertebral block versus thoracic epidural for patients undergoing thoracotomy. Cochrane Database Syst Rev. 2016；2：CD009121.

［203］ Yousefshahi F，Predescu O，Colizza M，Asenjo JF.Postthoracotomy Ipsilateral shoulder pain：a literature review on characteristics and treatment. Pain Res Manag. 2016；2016：3652726.

［204］ Zhang K，Li M，Peng XC，Wang LS，Dong AP，Shen SW，Wang R. The protective effects of Sufentanil pretreatment on rat brains under the state of cardiopulmonary bypass. Iran J Pharm Res. 2015a；14：559-66.

［205］ Zhang X，Zhao X，Wang Y.Dexmedetomidine：a review of applications for cardiac surgery during perioperative period. J Anesth. 2015b；29：102-11.

［206］ Zhang R，Xu B，Zhang MN，Zhang T，Wang ZL，Zhao G，Zhao GH，Li N，Fang Q，Wang R. Peripheral and central sites of action for anti-allodynic activity induced by the bifunctional opioid/NPFF receptors agonist BN-9 in inflammatory pain model. Eur J Pharmacol. 2017；813：122-9.

［207］ Zheng H，Schnabel A，Yahiaoui-Doktor M，Meissner W，Van Aken H，Zahn P，Pogatzki-Zahn E.Age and preoperative pain are major confounders for sex differences in postoperative pain outcome：a prospective database analysis. PLoS One. 2017；12：e0178659.

［208］ Ziesenitz VC，Vaughns JD，Koch G，Mikus G，van den Anker J.Pharmacokinetics of fentanyl and its derivatives in children：a comprehensive review. Clin Pharmacokinet. 2018；57（2）：125-49.

［209］ Ziyaeifard M，Azarfarin R，Golzari SE.A review of current analgesic techniques in cardiac surgery. Is epidural worth it J Cardiovasc Thorac Res. 2014；6：133-40.

第 18 章

成人心脏手术体外循环的术后考虑

摘 要

20世纪下半叶心肺转流技术（CPB）的发展是最重要的医学大事件之一，为在完全静止、无血的心脏上操作提供了条件。通过提供系统循环，它可以完全代替心脏（和肺）的功能。

CPB从最初始的仪器开始，体外循环技术从交叉循环到最小化体外循环一直进化发展，体外循环心脏手术的实践是安全有效的（但并不完善）。体外循环是一种非生理状态，可引起多器官功能障碍。尽管CPB简化了心脏外科手术技术，但CPB仍可造成系统性的炎症反应综合征，大部分归咎于血液与人工材质表面的接触。CPB导致凝血机制的激活、纤维蛋白溶解的级联反应、补体、白细胞和促炎症细胞因子上调、氧自由基的释放和一氧化氮的代谢改变。几乎所有的器官都会受到上述反应的影响。在大多数患者中，因为有足够的生理储备，这些变化是无症状的。随着对体外循环作用的病理生理学认识的提高，人们努力开发出副作用小的体外循环新技术。第一部分将描述心肺机的构造。第二部分讨论了CPB过程中大多数器官受累的问题。

关键词

体外循环回路结构；发展历史；血液回路；心脏切开；膜氧合器；抗凝；插管；心脏停搏液；热交换器；动脉滤器；迷你体外循环；超滤；体外循环相关并发症；炎症；血液学效应；CPB与肾脏；CPB与肺；CPB与中枢神经系统；非体外循环不停跳冠状动脉搭桥术

18.1　体外循环结构

18.1.1　发展历史

数个世纪以来，尽管外科其他领域取得了很大进展，心脏外科一直受限于技术和知识，进展缓慢，缺乏设备是其进步缓慢而延迟的原因：

- 不能独立于心脏收缩和肺功能维持系统循环和气体交换
- 需要保持手术结束时可以逆转的全身抗凝（对血型、输血、肝素和鱼精蛋白了解不足）

1953 年出现了心肺机的概念，体外循环技术的发展使得心脏内部疾病的治疗成为可能，并成为标准的治疗方案，有良好的团队合作（外科医生、灌注师和麻醉师）。从 1813 年 Gallois 提出体外循环的概念，以及 1881 年 Theodor Billroth 提出"没有一个想维持自己声誉的外科医生愿意在心脏上缝合伤口"，直到 1953 年，John Gibbon 在 CPB 下进行了第一例心脏手术，时至今日的趋势已经精进到体外循环、辅助装置和全人工心脏、机器最小化。

体外循环机是可以为心脏和肺脏提供机械支持的设备。它由泵、膜氧合器、动静脉管路、聚氯乙烯（PVC）或硅化物管路、心脏切开时的储血池以及热交换器构成。本节简要讨论了心肺转流系统的组成部分，以便更好地理解心脏手术患者术后的相关问题。

18.1.2　血液回路

正常情况下，血液由右房进入心脏，经右心室，入肺动脉，在肺内进行血氧交换，清除二氧化碳，摄取氧气。然后血液被送入左心房，经左心室，射入主动脉，转化为系统循环。心肺转流系统在体外模拟上述过程。手术开始时，CPB 管路内预充满晶体液、胶体液、甘露醇、碳酸氢钠、肝素，有时有血液作为添加物。静脉管路通过重力或虹吸将血液从心脏右侧排出，并通过泵将其以含氧形式通过动脉管路回流至系统循环。泵起到了心室的作用。常见的有滚轴泵和离心泵两种类型。

1. 滚轴泵

该种泵由自旋臂上的两个方向相反的滚轴组成，它具有封闭性，旋臂自转压迫管路，驱使液体从近端走向远端（图 18.1）。它具有封闭性，产生剪切应力。

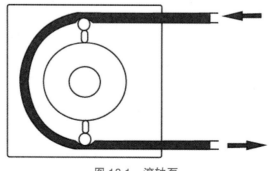

图 18.1　滚轴泵

流量由管路直径和泵转速共同决定,而不取决于前负荷和后负荷。$2 \sim 2.4\ L/(m^2 \cdot min)$ 对于系统循环基本足够,根据患者体温有一些变化。最优的灌注目标仍有争议,但建议 CPB 时维持平均动脉压 $50 \sim 70$ mmHg,CVP <5 mmHg,血细胞比容大于 20%,混合静脉饱和度大于 65%。

2. 离心泵

在一个塑料室内,一组圆锥体受电动马达磁力驱动快速自转,在泵的流入端和流出端形成压力差,动能驱动血液转化为前向血流(图 18.2)。这种泵较滚轴泵用得少。与滚轴泵不同,离心泵不是封闭性的,剪切应力干扰小,血流速也依赖于前负荷和后负荷。

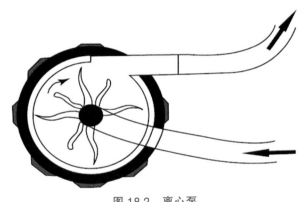

图 18.2　离心泵

18.1.3　心脏切开

一个可过滤的储血池收集来自静脉循环的血液。它起到存储、消泡、过滤的作用,同时其他液体、血制品和药物也可以从这里加入。

储血池有开放以及封闭的部分。硬质储血室有刻度线可显示储血量,并与外界环境中的大气相通,允许气血接触。在封闭的袋式储血室中,材质柔韧的囊袋隔绝了气体和血液。容量可以由重量和容器半径的变化来衡量。

18.1.4　膜氧合器

膜氧合器等同于肺。一张扁平的中空纤维板通过在血液和气体之间插入一层薄膜来模仿肺毛细血管的功能,并在不经过血液的情况下产生气—血界面气体。气体通过中空纤维,血液就在纤维周围分布。相对于二氧化碳,氧气的弥散能力并不强,因此,要有足够的膜面积增加血液分布,并通过增加梯度压力促进氧气的转移。

18.1.5　抗凝

充分抗凝是体外循环维持血液流动性、避免凝血因子消耗和血栓形成的重要组成部分。普通肝素被用于达到足够的系统抗凝的目标——激活全血凝固时间（ACT）大于 400 秒，目前它仍是心脏外科手术的首选抗凝药。肝素提取自牛肺或猪的肠黏膜。它本身不是抗凝剂，但是它可以增强抗凝血酶Ⅲ（AT）的效力，AT 是机体内一种强有力的内源性抗凝物质。

肝素的用法为负荷剂量 2.5 ~ 4 mg/kg，在主动脉和静脉插管前，达到 ACT400 ~ 600 秒。后续的肝素应在体外循环期间维持 ACT400 秒以上。

AT 缺乏症（如术前长期使用肝素、肝病、先天性 AT 缺乏症）患者对大剂量肝素（肝素抵抗）的 ACT 反应不足。这种情况可由新鲜冰冻血浆或重组 AT 制剂纠正。

手术结束时，CPB 脱机后，应用鱼精蛋白（提取自鱼的精子）使凝血状态恢复至正常。鱼精蛋白剂量由如下方法决定：鱼精蛋白滴定、固定比例（鱼精蛋白 1 ~ 1.5 mg 对应既往使用的肝素 100 U）、ACT/ 肝素剂量反应曲线以及肝素浓度。鱼精蛋白也具有轻微的抗凝和抑制血小板聚集的效应。尽管鱼精蛋白半衰期短，但仍应缓慢注射，以免引起系统性低血压（归咎于其导致外周和肺血管舒张的作用）。

肝素反跳，是鱼精蛋白充分中和后的常见现象，可导致术后出血。并非所有的肝素都和鱼精蛋白结合，部分与其他蛋白和血管细胞结合，逐渐在循环中重新释放。

直接凝血酶抑制剂推荐用于不能接受肝素的患者，如肝素诱导的血小板减少患者。

18.1.6　插管

管道由透明聚氯乙烯制成，氧合器外壳和接头由聚碳酸酯制成。动脉和静脉的插管位置和要进行的手术方式相关。在常规的瓣膜和冠脉手术中，常选择升主动脉和右心房。动脉插管还有其他一些替代位置：如股静脉、腋下动脉、左心室。静脉插管位置可以选择上腔或下腔静脉、股静脉以及颈内静脉。

18.1.7　心脏停跳

含钾的心脏停搏液可导致舒张期电机械活动停止、心脏停跳，从而提供无血、静止的术野。除了停止心脏的电活动和机械运动，维持心肌的功能和预防再灌注损伤也是其重要的目标。制动和低温联合应用可使耗氧量降低 97%。心脏停跳液的分类可以根据溶液的类型（晶体或血液）、温度（冷或热）、灌注类型（前灌至主动脉根部或者逆灌入冠状静脉窦）以及灌注间期（持续或间断）。关于心脏停跳方式的最佳选择尚无共识。

18.1.8　热交换器

热交换器和氧合器一起使用，一般置于氧合器之前，可预防血液中气泡形成。热交换器通过在 CPB 开始和结束时降低或升高流经血液的温度调节体温。在热交换器中，血液和水管被金属屏障隔开。随着水温的变化，进入人体循环和组织的温度变化。低体温在缺血条件下对于器官的保护作用目前已达成共识。低体温可降低氧耗和代谢率。即使轻度的体温变化都会增加脑组织对于缺血的耐受。然而低体温可能影响凝血功能,使氧解离曲线左移,影响乳酸平衡。根据手术的类型,患者的体温可保持在常温下低于 20℃。必须强制性监测术中的体温以及复温的速度和温度。复温过度或者过快可导致严重的问题。术中复温过快可导致缺血性损伤,尤其对于脑组织和肾脏。

18.1.9　动脉滤器

在体外循环回路中加入动脉滤器可以减少心脏手术后的栓塞事件和改善神经系统的预后。带 20 ～ 40 μm 多孔筛网的动脉过滤器在体外循环过程中拦截气泡、血小板聚集颗粒和血栓。

18.1.10　迷你体外循环

迷你体外循环(MiECC)可作为传统 CPB 的替代,包括氧合器、离心泵、动脉滤器。肝素涂层的管路更短,预充量更少,无须心脏切开和静脉储血器,因此没有血液和气体的直接接触。用血液回收装置收集并洗涤术野出血,接回动脉滤器前。上述特点似乎可有效减少传统 CPB 的一些副作用:更轻的炎症反应、更少的血液稀释(减少输血)、对血液系统更小的改变。一些研究显示 MiECC 对心脏手术术后神经系统紊乱影响更少、术后出血更少、改善终末器官保护。

18.1.11　超滤器

在 CPB 开始时,急性血液稀释是不可避免的事件,因为患者血液与 CPB 回路的晶体发生混合。尽管血液稀释可以降低血液黏度,促进低温环境下的组织灌注,但研究表明,术中红细胞压积低于 20% 与载氧能力紊乱、重要器官间质水肿(胶体渗透压降低)和死亡率增加有关。

超滤通过中空纤维半透膜在静水压力下将血液中的水和低分子量物质去除到滤器部分。它可以逆转泵送过程中的过度血液稀释和输血的需要。可通过去除炎性因子减轻全身炎症反应。一些研究表明超滤可以改善肺顺应性,缩短机械通气时间。

有三种类型的超滤。传统的超滤是在体外循环中进行的,血液浓缩导致体外循环后血容量减少。如果患者的血流动力学状况稳定,则在体外循环撤除后进行改良超滤,以浓缩循环血和剩余的血容量。在 CPB 过程中复温后进行零平衡超滤,过滤后的体积被平衡的电解质溶液所代替。它能纠正电解质和酸碱平衡,在恒定的血容量下消除炎症介质。

18.2　体外循环相关并发症

体外循环心脏手术的实践是安全有效的(但并不完善)。体外循环是一种非生理状态,可引起多器官功能障碍。在大多数患者中，这些变化是无症状的，因为有足够的生理储备。

18.2.1 炎症

CPB管路表面与血液的接触促使整个机体系统性炎性反应，进而可导致多器官功能衰竭。肝素化的血液持续暴露于异物制造的灌注管路和伤口的非内皮细胞，激活了补体反应、黏附分子、炎症前细胞因子、血管活化物质、凝血反应，以及纤维溶解过程。此外缺血再灌注损伤（由于主动脉钳夹以及钳夹解除）、内毒素血症（由于内脏低灌注）、低体温、外科手术创伤、血液丢失和输注，都可能有助于炎症级联的激活。白细胞活化，特别是中性粒细胞，负责启动炎症介质的释放，对所有器官都有负面影响。这一系列级联反应的严重性跨度极大，可从临床难以检测一直到呼吸衰竭、凝血异常以及多脏器功能不全。一些策略可能减弱炎性反应，尽管其预后和获益并未达成共识：肝素覆盖的循环管道、类固醇激素、血液滤过、白细胞的清除、迷你体外循环、抑肽酶、补体抑制剂、自由基清除剂、他汀类药物以及抗氧化剂。

18.2.2 CPB与血液学影响

所有的血液因素在体外循环中都被不同的级联反应所影响。凝血和炎症系统的密切作用放大了这种影响。体外循环时间的延长和体外循环管路表面生物材料的影响对体液和细胞活化程度的影响最大。在凝血系统中，血小板数量和功能会降低，凝血因子会消耗，纤维蛋白溶解激活会增加。CPB通路的人工表面与血液的接触导致内源性凝血途径激活。外源性凝血途径在心包血液中被激活，通常吸入返回泵循环。在体外循环开始时，除了红细胞受到机械性损伤和剪应力增加了细胞成分的脆性外，患者血液与预充液的混合也会导致血液稀释。一些策略可减轻上述反应：肝素覆盖的CPB循环管路、类固醇激素、白细胞清除以及超滤。

18.2.3 CPB与肾脏

心脏术后急性肾损伤（AKI）的发生率，据报道为1%～30%，该比例根据AKI的诊断标准得出，但定义上仍未达成共识。术后需要肾替代治疗是一个严重的并发症，可导致患者术后50%的死亡率。重视可预防的病因、早期发现和治疗是预防心脏手术后AKI的重要问题。

心脏手术后，即使仅仅如0.3 mg/dL的肌酐变化，甚至其数值仍在正常范围内，也对预后有显著的预测作用。肾脏受到损伤后不久有一段很短的可逆期，其间通过主动管理以防止进一步恶化。早期发现AKI是改善临床疗效的机会。从损伤到诊断和AKI发生后的延迟治疗可能是AKI治疗成功率有限的原因之一。

肾功能通常由血清肌酐和尿量来评价。但在急性AKI期这些指标敏感性很弱。血清肌酐升高表明肾小球滤过率显著降低，但在证实损伤后2～3天内缓慢发生。年龄、肌肉质量、蛋白质摄入、发烧、创伤和药物治疗等非回归因素都可能改变这种情况。在肾损伤早期，它不是一个特异性和敏感的标志物。多项研究已表明 NGAL（中性粒细胞明胶酶相关脂质运载蛋白）是在肾小管损伤出现后 2 小时即可出现的敏感的早期指标，是诊断心脏外科术后早期急性肾损伤的可靠标记物。AKI 的其他实验性生物标记物包括胱抑素 C、白介素 18 和肾损伤分子 1（KIM-1）。

CPB 期间多种原因交互导致 AKI：

（1）血流动力学状态差（围术期心输出量减少、低血容量和血管收缩）。

（2）缺血再灌注损伤和炎症因子释放。

（3）血栓事件（包括气栓和微粒栓子）。

（4）与患者相关的易感因素（左心室功能障碍、急诊手术、预先存在的肾功能不全、高龄、肾毒性药物、术前贫血、输血和需要 IABP）。

CPB 造成肾损伤的机制可能在于非搏动性血流。其他与 CPB 相关的因素包括 CPB 过程持续的时间、主动脉阻断时间、溶血以及血液稀释。

（1）CPB 转机时间和阻断时间：CPB 时间延长的结果是低灌注时间延长，炎性介质释放增加。

（2）溶血：CPB 时间延长、心脏切开操作、滚压泵、血液暴露于人工表面、剪切应力均可导致溶血。

（3）血液稀释：由于首先要在 CPB 管道内预充，血液稀释不可避免。有研究提示尽管以急性贫血（血液携氧能力降低）的风险为代价，血液稀释可以在低体温和低灌注的前提下，改善局部血流。近期研究提示术中血细胞比容 < 20% 是术后 AKI 的独立危险因子。肾脏接收 20% 的心输出量。高代谢的肾髓质储备有限，对血流动力学损伤（贫血和低灌注）更敏感。

（4）操作类型对 AKI 有影响。在成人心脏手术中，冠状动脉旁路移植术（CABG）的 AKI 发生率最低，而 CABG 与瓣膜手术相结合是高危因素。

围术期血流动力学优化是肾保护的关键。降低 AKI 风险的可改变因素是有搏动的 CPB、保持在体外循环过程中的平均动脉压 ≥ 60 mmhg（糖尿病和高血压患者的阈值更高）、防止血液稀释过度、缩短体外循环时间、适当的泵流量（以改善氧气输送）、逆行自体预充、减少预充容积、最佳血糖控制、无血技术、预防低心排血量以保持足够的肾灌注压、避免使用肾病药物。

目前尚无专门的治疗方法来预防和治疗 AKI。已有研究表明，甘露醇、多巴胺、$NaHCO_3$、N-乙酰半胱氨酸、非诺多泮和超滤对肾脏无保护作用。

18.2.4　CPB 和肺

心脏术后呼吸功能不全和机械通气时间延长是重要的死亡原因。其发生归因于麻醉、外科手术创伤和 CPB 的综合作用。心脏外科手术期间肺脏功能损伤的原因如下：

（1）肺灌注不足。

（2）缺血再灌注损伤。

（3）呼吸力学改变（胸膜开放和胸壁不完整）。

（4）高氧血症。

（5）输入血制品。

（6）血液与CPB管路的人工材质的接触。

（7）局部和系统炎症反应。

主动脉阻断期间肺血流停止，肺灌注仅限于支气管动脉系统。这种缺血性损伤会加剧其他因素的损害作用。

研究表明，中性粒细胞在肺组织中的积累、活化、释放化学介质和蛋白水解酶是造成肺损伤的主要原因。除了炎症反应之外，CPB期间容量超负荷也扮演了重要角色，导致肺间质水分增加。延长的CPB时间、主动脉瓣手术，以及联合瓣膜/CABG手术是术后呼吸衰竭的独立危险因素。这种临床类型的损伤跨度可从亚临床表现的功能异常直到ARDS，由于肺水肿、肺不张、肺泡—动脉血氧梯度增加、不正常的气体交换、肺内分流增加、肺顺应性下降。

有一些预防或减轻肺功能障碍的治疗措施，如非体外循环手术、皮质类固醇注射、白细胞滤过、生物相容性回路、超滤、体外循环期间的持续通气、在体外循环期间保持肺灌注、减少转机时间、使用MiECC，并将呼吸机设置从传统的肺通气策略改为肺保护策略（通过降低潮气量至$6 \sim 8$ cm^3/kg，将FiO$_2$降至40%以下，将PEEP提高至$8 \sim 12$ cmH$_2$O，并提高呼吸频率）。

18.2.5　CPB与中枢神经系统

尽管麻醉和外科技术进步巨大，神经系统异常包括脑卒中（延长的或永久的损伤）和术后认知功能障碍仍很常见，是心脏术后重要而棘手的并发症。认知障碍、神志的短暂下降，是成人心脏手术后最显著的并发症（在手术后的第一周内多达50%的患者），它们的发生机制相同。

预测神经认知障碍的患者相关因素有：

（1）外周血管疾病。

（2）糖尿病。

（3）脑血管疾病病史。

（4）高灌注需求。

（5）急诊手术。

（6）手术类型（冠状动脉搭桥、瓣膜手术或主动脉弓手术）。

（7）年龄。

（8）术后房颤。

CPB相关机制包括：

（1）较大的或微小的栓子（包括外科开放手术相关的气体、脂质斑块、无机的和生物的碎片）。

（2）系统性炎症反应。

（3）围术期低灌注和低心排状态。

（4）广泛主动脉钙化。

（5）CPB 时间延长。

（6）溶血。

（7）脑部温度过高。

大部分脑卒中归咎于血栓事件，在一些患者中可见分水岭现象。动脉粥样硬化栓塞事件最常发生于粥样硬化的主动脉（插管、钳夹、开放时），其后果是脂质斑块破裂残片释放导致脑部血栓，引起脑部缺血性损伤。当存在外生性斑块时，主动脉钳夹是禁忌的，此时推荐不进行 CPB。此时推荐使用血管内超声以明确脂质斑块情况，帮助在升主动脉选取主动脉插管的合适位置。这比主动脉触诊和经食道超声更加敏感，且能够提供整段降主动脉壁的全面信息；只要改变手术策略，它就会影响卒中的发生率。

在体外循环过程中，大脑自身调节机制发挥作用。血压超出调节范围会导致不良后果。

在脑循环自动调节机制受损的患者中（如老年、糖尿病和高血压患者），长时间的低灌注是众所周知的缺血性事件的易感因素。建议这些患者在体外循环期间保持较高的平均动脉压（80 ～ 90 mmHg）。

在心脏手术中，神经监测是很重要的。近红外光谱可以用来评估心脏手术期间大脑灌注的充分性。只要检测到脑低灌注，就可以通过增加泵流量、增加灌注压和输血来实现血流动力学管理。

由于灌注良好，大脑温度的降低和升高（在冷却和复温期间）比身体其他部位发生得更快。体外循环末期快速复温可导致脑高热，加重神经功能障碍。

在复杂的主动脉弓手术中，顺行性脑灌注（右腋动脉和右颈总动脉插管）与逆行脑灌注和深低温停循环相比，神经系统并发症较少。

CPB24 小时内发生脑卒中事件的患者，相比 24 小时后出现的患者，预后更差，尽管大部分卒中发生在 CPB 恢复正常后。

微栓子的预防是通过使用膜式氧合器防止空气进入回路，以及使用一个能够有效地捕捉微栓子并防止其重新进入血流的微滤器来实现的。

18.2.6　非体外循环不停跳冠状动脉搭桥

为了减少 CPB 的负面影响，非体外循环不停跳冠状动脉搭桥术（OPCAB）在 20 世纪 90 年代中期被提出并作为创伤更小的选择。平衡 OPCAB 与 CPB 的优缺点是很重要的。CPB 期间，生理机制的激活（归咎于血液与 CPB 管道人工材质的接触、手术损伤、缺血再灌注损伤）是系统性炎症反应的成因并影响多器官。OPCAB 手术中此类损伤明显更小。OPCAB 患者中，凝血系统的激活和纤维蛋白溶解的级联反应并不那么严重，且血液丢失和输血的需求更少。在体外循环状态下，通过防止肾供血不足和非搏动性血流，可以更好地保护 OPCAB 患者的肾功能。即使在慢性肾脏疾病患者中，OPCAB 手术也能降低住院死亡率和进行肾脏替代治疗的发生率。

OPCAB 有较好的心肌保护作用，恢复快。它没有主动脉阻断和心脏停跳。术中应用冠状动脉内分流栓维持冠状动脉远端血流。然而在短期死亡率和术后心肌梗死方面没有令人信服的差异。

OPCAB 患者先前存在肺部疾病，术后也有较好的临床转归。这可能是 CPB 术中观察到更多的肺部炎症反应和液体潴留所致。OPCAB 在再手术中对终末器官功能有保护作用和更安全的结果。

OPCAB 患者的神经并发症（栓塞性卒中和认知功能障碍）没有降低的趋势。这可能与侧壁主动脉钳用于近端吻合和动脉粥样硬化斑块的栓塞风险有关。为了减少升主动脉病变存在时的术后神经事件，可应用全动脉血运重建的 OPCAB（无接触主动脉技术）来预防主动脉操作。

对 OPCAB 的关注是不完全的血运重建、每个患者较少的移植物、不理想的吻合口和移植物不通畅、术中血流动力学不稳定，以及增加冠状动脉再干预。这是一项具有挑战性的技术，需要更多的时间和经验来掌握可能会影响患者长期预后的长期学习曲线。

OPCAB 不推荐用于小的心肌内冠状动脉和中度主动脉或二尖瓣返流。在急性冠状动脉综合征需行冠状动脉手术时，体外循环下心脏手术是一种更有效的选择。体外循环下心室压力减少了心肌耗氧量，而 OPCAB 手术通过避免主动脉阻断来防止心肌缺血。

尽管使用 CPB 的 CABG 是缺血性心脏病的标准外科治疗方法，但研究表明，在有经验的大规模 OPCAB 手术中心，其结果参数与体外循环手术具有可比性、有效性和安全性。在选定的中高危患者（Euroscore ≥ 5）中，它可能是可接受和有益的。

参考文献

［1］　Afilalo J，Rasti M，Ohayon SM，Shimony A，Eisenberg MJ.Off-pump vs. on-pump coronary artery bypass surgery: an updated meta-analysis and meta-regression of randomized trials. Eur Heart J. 2012; 33: 1257-67.

［2］　Al Jaaly E，Zakkar M，Fiorentino F，Angelini GD.Pulmonary protection strategies in cardiac surgery: are we making any progress Oxidative Med Cell Longev. 2015; 2015: 416235.

［3］　Anastasiadis K，Murkin J，Antonitsis P，Bauer A，Ranucci M，Gygax E，Schaarschmidt J，Fromes Y，Philipp A，Eberle B.Use of minimal invasive extracorporeal circulation in cardiac surgery: principles, definitions and potential benefits. A position paper from the minimal invasive extracorporeal technologies international society (MiECTiS). Interact Cardiovasc Thorac Surg. 2016; 22 (5): 647-62.

［4］　Asante-Siaw J，Tyrrell J，Hoschtitzky A，Dunning J.Does the use of a centrifugal pump offer any additional benefit for patients having open heart surgery Interact Cardiovasc Thorac Surg. 2006; 5: 128-34.

［5］　Baikoussis NG，Papakonstantinou NA，Verra C，Kakouris G，Chounti M，Hountis P，Dedeilias P，Argiriou M.Mechanisms of oxidative stress and myocardial protection during open-heart surgery. Ann Card Anaesth. 2015; 18: 555.

［6］　De Somer F.Evidence-based used, yet still controversial: the arterial filter. J Extra Corpor Technol. 2012; 44: P27.

［7］　DeFoe GR，Dame NA，Farrell MS，Ross CS，Langner CW，Likosky DS.Embolic activity during invivo cardiopulmonary bypass. J Extra Corpor Technol. 2014; 46: 150.

［8］　Ebrahimi L，Kheirandish M，Foroughi M. The effect of methylprednisolone treatment on fibrinolysis, the coagulation system, and blood loss in cardiac surgery. Turkish J Med Sci. 2016; 46: 1645-54.

［9］　Foroughi M.Postoperative considerations of cardiopulmonary bypass in adult cardiac surgery. In: Postoperative critical care for cardiac surgical patients. Berlin: Springer; 2014. p.295-311.

［10］　Foroughi M，Argani H，Hassntash S，Hekmat M，Majidi M，Beheshti M，Mehdizadeh B，Yekani B.Lack of renal protection of ultrafiltration during cardiac surgery: a randomized clinical trial. J Cardiovasc Surg. 2014; 55: 407-13.

［11］　Fraser J，Bannon PG，Vallely MP.Neurologic injury and protection in adult cardiac and aortic surgery. J Cardiothorac Vasc Anesth. 2015; 29: 185-95.

［12］　Ganavati A，Foroughi M，Esmaeili S，Hasantash S，Bolourain A，Shahzamani M，Beheshti MM，Hekmat M，Rangbar KT，Aahi E.The relation between post cardiac surgery delirium and intraoperative factors. Iran J Surg. 2009; 17 (3): 16-25.

［13］　Ganushchak Y，Krver E，Yamamoto Y，Weerwind P.Versatile minimized system-a step towards safe perfusion. Perfusion. 2016; 31: 295-9.

［14］　Gong B，Ji B，Sun Y，Wang G，Liu J，Zheng Z.Is microplegia really superior to standard blood cardioplegia The results from a meta-analysis. Perfusion. 2015; 30: 375-82.

［15］　Goto T，Maekawa K. Cerebral dysfunction after coronary artery bypass surgery. J Anesth. 2014; 28: 242-8.

［16］　Gravlee GP.Cardiopulmonary bypass: principles and practice. Philadelphia: Lippincott Williams & Wilkins; 2008.

［17］　Hessel EA. History of cardiopulmonary bypass (CPB). Best Pract Res Clin Anaesthesiol. 2015; 29: 99-111.

［18］　Ho J，Tangri N，Komenda P，Kaushal A，Sood M，Brar R，Gill K，Walker S，MacDonald K，Hiebert BM.Urinary, plasma, and serum biomarkers' utility for predicting acute kidney injury associated with cardiac surgery in adults: a meta-analysis. Am J Kidney Dis. 2015; 66: 993-1005.

[19] Hu J, Chen R, Liu S, Yu X, Zou J, Ding X.Global incidence and outcomes of adult patients with acute kidney injury after cardiac surgery: a systematic review and meta-analysis. J Cardiothorac Vasc Anesth. 2016; 30: 82-9.

[20] Kowalewski M, Pawliszak W, Malvindi PG, Bokszanski MP, Perlinski D, Raffa GM, Kowalkowska ME, Zaborowska K, Navarese EP, Kolodziejczak M.Off-pump coronary artery bypass grafting improves short-term outcomes in high-risk patients compared with on-pump coronary artery bypass grafting: meta-analysis. J Thorac Cardiovasc Surg. 2016; 151: 60-77.e58.

[21] Kramer RS, Herron CR, Groom RC, Brown JR.Acute kidney injury subsequent to cardiac surgery. J Extra Corpor Technol. 2015; 47: 16.

[22] Landis RC, Brown JR, Fitzgerald D, Likosky DS, Shore-Lesserson L, Baker RA, Hammon JW.Attenuating the systemic inflammatory response to adult cardiopulmonary bypass: a critical review of the evidence base. J Extra Corpor Technol. 2014; 46: 197-211.

[23] Lellouche F, Delorme M, Bussières J, Ouattara A.Perioperative ventilatory strategies in cardiac surgery. Best Pract Res Clin Anaesthesiol. 2015; 29: 381-95.

[24] Long D, Jenkins E, Griffith K.Perfusionist techniques of reducing acute kidney injury following cardiopulmonary bypass: an evidence-based review. Perfusion. 2015; 30: 25-32.

[25] Mller CH, Penninga L, Wetterslev J, Steinbrüchel DA, Gluud C. Off-pump versus on-pump coronary artery bypass grafting for ischaemic heart disease. Cochrane Database Syst Rev. 2012; (3): CD007224.

[26] Ono M, Brady K, Easley RB, Brown C, Kraut M, Gottesman RF, Hogue CW.Duration and magnitude of blood pressure below cerebral autoregulation threshold during cardiopulmonary bypass is associated with major morbidity and operative mortality. J Thorac Cardiovasc Surg. 2014; 147: 483-9.

[27] Puskas JD, Martin J, Cheng DC, Benussi S, Bonatti JO, Diegeler A, Ferdinand FD, Kieser TM, Lamy A, Mack MJ.ISMICS consensus conference and statements of randomized controlled trials of off-pump versus conventional coronary artery bypass surgery. Innovations. 2015; 10: 219-29.

[28] Ranucci M. Hemostatic and thrombotic issues in cardiac surgery. Semin Thromb Hemost. 2015; 41 (1): 84-90.

[29] Rehfeldt KH, Barbara DW.Cardiopulmonary bypass without heparin. In: Seminars in cardiothoracic and vascular anesthesia. Los Angeles, CA: Sage; 2016. p.40-51.

[30] Ren Z, Wang Z, Hu R, Wu H, Deng H, Zhou Z, Hu X, Jiang W.Which cannulation (axillary cannulation or femoral cannulation) is better for acute type a aortic dissection repair A metaanalysis of nine clinical studies. Eur J Cardiothorac Surg. 2015; 47: 408-15.

[31] Saczkowski R, Maklin M, Mesana T, Boodhwani M, Ruel M. Centrifugal pump and roller pump in adult cardiac surgery: a meta-analysis of randomized controlled trials. Artif Organs. 2012; 36: 668-76.

[32] Scott DA, Evered LA, Silbert BS.Cardiac surgery, the brain, and inflammation. J Extra Corpor Technol. 2014; 46: 15-22.

[33] Sepehripour AH, Harling L, Ashrafian H, Casula R, Athanasiou T.Does off-pump coronary revascularization confer superior organ protection in re-operative coronary artery surgery A metaanalysis of observational studies. J Cardiothorac Surg. 2014; 9: 115.

[34] Sniecinski RM, Levy JH.Anticoagulation management associated with extracorporeal circulation. Best Pract Res Clin Anaesthesiol. 2015; 29: 189-202.

[35] Stammers AH, Trowbridge CC.Principles of oxygenator function: Gas exchange, heat transfer, and operation. In: Cardiopulmonary bypass: principles and practice. 2nd ed. Philadelphia: Lippincott Williams & Wilkins; 2008. p.47-62.

［36］ Wang S，Palanzo D，ündar A.Current ultrafiltration techniques before，during and after pediatric cardiopulmonary bypass procedures. Perfusion. 2012；27：438-46.

［37］ Young RW. Prevention of lung injury in cardiac surgery：a review. J Extra Corpor Technol. 2014；46：130-41.

［38］ Zakkar M，Ascione R，James A，Angelini G，Suleiman M.Inflammation，oxidative stress and postoperative atrial fibrillation in cardiac surgery. Pharmacol Ther. 2015；154：13-20.

第 19 章

成人心脏移植术后监护

摘　要

心脏移植仍然是终末期心力衰竭最后的治疗方法。细致的术后管理对于优化这个相对复杂的患者群体的成功结局是必不可少的。虽然心脏移植受者的重症监护注意事项与其他心脏手术患者大体相似,但仍然存在重要的与移植相关的特殊因素。

本章简要介绍了移植术后的重症监护。主要包括初始评估、手术注意事项、移植后生理学、血流动力学管理、心律失常、免疫抑制以及基于器官系统的评估和优化。

关键词

移植;免疫抑制;心内膜;原位心脏移植;供体器官注意事项;移植后监护;原发性移植物功能障碍;节律紊乱;凝血障碍;出血;心脏和肾脏移植;肝毒性;感染;预后

19.1　引言

心脏移植仍然是终末期心力衰竭的最后治疗方法。尽管心脏移植后的重症监护管理与其他心脏外科手术患者基本相似,但仍有许多重要差异会严重影响术后管理。对于与心脏移植有关的重症监护工作者来说,牢固地掌握这些专业相关知识非常重要。 同样重要的是,所有相关从业人员都必须采用多学科的"心脏移植团队"方法,并与其他人员进行频繁而有效的沟通,以确保为这一相对复杂的患者群体提供最佳的监护。 本章回顾了移植后重症监护,重点是其相对于其他心脏外科患者的独特特征。

19.2　历史背景

1967 年 12 月 3 日,南非开普敦的 Christiaan Barnard 医生进行了首例成功的人类心脏移植手术。3 天之后,Adrian Kantrowitz 医生在纽约布鲁克林的迈蒙尼德斯医院完成了世界上首例儿童心脏移植手术,尽管受者在 19 天后死亡。美国的第一个成人心脏移植手术由斯坦福大学医院的 Norman Shμmway 医生于之后的一个月完成。

尽管较早做出了这些开创性的努力,但是与该手术相关的众多挑战和不良结果限制了早期积极性和接受度。早期的重大挑战包括手术技术、供体器官的保存方法、预测免疫反应性和管理免疫抑制。在整个 1970 年,主要由斯坦福大学的 Shμmway 博士和他的同事们做出了巨大的努力来完善该过程。心内膜活检、外科技术进步和环孢霉素 A 的出现对改善预后产生了深远的影响,因此到 1980 年初,该手术受到更广泛的医学界的关注,心脏移植的热情大为回升。在接下来的十年里,移植手术的数量和移植手术中心的数量都有了显著的增长。心脏移植手术量可达到每年 3000 ～ 4000 例,并且从那时起一直保持稳定,这主要是由于可获得器官的限制。

19.3　手术注意事项

19.3.1　手术技术

原位心脏移植手术通常采用"双腔静脉"或"双心房"技术进行,双腔静脉法在现代更为常用(图 19.1)。双心房法是心脏移植的原始手术技术,广泛应用于 1980 年代。尽管双心房技术已被双腔静脉技术所取代,但在某些外科手术情况下仍然有用(例如心包粘连严重,导致在解剖静脉时存在严重风险)。

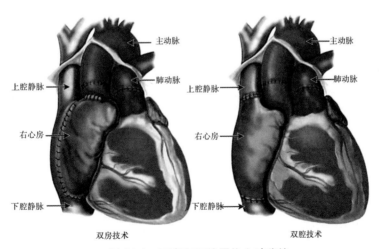

图 19.1　双房和双腔原位心脏移植

与双心房技术相比，双腔静脉技术的术后节律紊乱及需要安装久性起搏器的情况更少,生存率更高。 采用双腔静脉技术时,自体心脏几乎被全部切除,留下一圈残留的 SVC、IVC、主动脉、主肺动脉和左心房后壁。然后将供体移植物按顺序吻合(典型顺序是左心房、IVC、肺动脉、主动脉、SVC),并在完成主动脉吻合后进行移植物再灌注。

19.3.2 供体器官注意事项

适当的供体选择是移植前计划的关键要素,并且可能对术后过程以及长期预后有重要影响。大多数心脏器官捐献者遭受了严重的神经系统损伤,使他们成为法律上的脑死亡,尽管目前人们重新开始关注利用心脏死亡(DCD)的心脏捐献来扩大供体库。在最终决定是否接受器官之前,需要对潜在的供体器官进行全面评估,包括超声心动图、生物标志物监测、冠状动脉造影(如果有指征)以及取供体经验丰富的外科医生的视觉检查。捐赠前的医疗管理通常由器官获取组织(OPO)的医务人员负责,通常与潜在的移植接收中心合作。

无论短期还是长期,器官在移植后的功能都会受到多种因素的影响。器官本身的质量可能受心室肥大、瓣膜异常、冠状动脉疾病、外伤或其他问题的影响。已证明供体的合并症包括病态肥胖,终末期肾病和酗酒等会影响移植物的功能。器官选择团队的其他考虑因素包括预计的缺血时间和免疫相容性,两者均与移植后的表现有关。

19.3.3 手术中

重症监护团队应了解可能影响术后早期复苏和治疗的任何重要的术中事件或观察结果,这一点很重要。例如节律紊乱、凝血功能障碍和解剖结构异常。冷、热和总缺血时间可能会影响移植物的早期功能和必要的血液动力学支持。应传达基于手术和麻醉团队术中观察结果的目标血流动力学参数,例如观察到的最佳充盈压和血压。这样的考虑强调了彻底而有效的从手术室到重症监护室转运程序的重要性。

19.4 手术室到重症监护室(ICU)的转运

19.4.1 转运过程

手术室到 ICU 的转运过程可能出现多种并发症。继发于液体／压力变化和患者的不适,从一张床移到另一张床可能会导致一定程度的血液动力学不稳定。存在侵入性设备中断(例如气管内插管、静脉导管)和给药中断的可能性。一旦到达 ICU,所有监测系统都必须从移动单元高效地转接到 ICU 的系统,以最大程度地减少监测的间隔。同样所有静脉输液也必须迅速转接并确认其功能正常,从而避免复苏治疗的中断。在这段时间里,最好是重症医生、麻醉师、外科医生和护理团队等进行团队合作,以确保安全有效地转运。

19.4.2　术后即刻检查

所有心脏移植患者应立即接受常规的心脏术后检查,包括实验室检查(CBC、CMP、凝血、ABG)、12 导联心电图(ECG)和胸部 X 线(CXR)检查。

19.5　移植后监测

心脏移植患者的术后监护与其他心脏手术患者相似,但也有一些其他的注意事项。所有患者将接受连续的心率和血压监测。应特别注意尿量、体温和胸管引流量,至少每小时应评估一次。肺动脉导管提供的血流动力学评估在移植后早期具有重要价值。肺动脉压、中心静脉压、心输出量和全身血管阻力的趋势可以为指导术后液体管理和血管活性药物支持提供重要依据。应进行连续的实验室检查,ECG 和 CXR 检查。我们必须了解免疫调节药物的使用情况,以及它们如何影响其他器官系统,尤其是血液、神经、肾脏和肝脏。移植后常规进行心内膜活检,第一次通常在术后第 7 天左右进行。

19.6　移植后生理学

心脏移植手术的一个重要后果是心脏自主神经系统(ANS)调节功能的丧失。在获取手术中切除供体心脏会导致副交感神经和交感神经纤维传入的丢失。ANS 调节的缺失使得供体心脏很大程度上依赖于循环儿茶酚胺来调节应激和活动反应。

心输出量(CO)由心率(HR)和每搏量(SV)决定。在有应激的时候,正常的心脏会通过 ANS 和循环中的儿茶酚胺来增加 HR,从而大大增加 CO。而对于去神经的心脏,HR 的增加仅通过儿茶酚胺分泌的变化来实现,达到最大 HR 需要更长的时间。心输出量的变化也变得更加依赖于前负荷,通过 Frank-Starling 机制,充盈量的增加会导致收缩力的增加。因此可以将移植的心脏视为"前负荷依赖",对于每搏量和心输出量对应激的反应,心肌舒张成为更重要的决定因素。

心脏去神经也具有重要的药理意义。去神经的供体心脏对儿茶酚胺输注的依赖性导致心肌细胞对作用于 β 受体(例如 β 受体阻滞剂)的药物具有更高的敏感性,而对自主通路药物(如地高辛、阿托品)的敏感性降低。

19.7　血液动力学

19.7.1　正性肌力和血管活性药物支持

在术后早期,供体心肌细胞仍处于抑制状态,需要复苏和恢复。可以预期到一定程度的血液动力学不稳定,因此需常规使用正性肌力药物。目的是优化心室功能和全身灌注,这需要循环容量和正性肌力 / 血管活性药物的有效结合。根据经验和临床需要,不同医生选择的移植后应用的药物会有所不同(表 19.1)。常用的正性肌力药包括持续输注肾上腺素、多巴胺、多巴酚丁胺、异丙肾上腺素和米力农。

对于 SVR 低的患者,可能需要使用血管升压药。肾上腺素、去甲肾上腺素和去氧肾上腺素都是有效的直接 α- 肾上腺素能激动剂。值得注意的是,去甲肾上腺素也可能导致肺血管张力增加,从而影响右心室功能。血管加压素还通过增加血管张力和保留液体,有效改善术后血管麻痹。亚甲蓝可改善难治性血管麻痹患者的 SVR,但在预后方面显示出喜忧参半的结果,通常被用作挽救性治疗。

在某些情况下,可能需要扩血管治疗。肺血管阻力降低可以改善右心室功能。一氧化氮和伊洛前列素等吸入药物可显著降低 PAP。磷酸二酯酶抑制剂(如西地那非)对 PAP 的作用相似,可以口服。硝酸甘油和硝普钠是有效的全身血管扩张剂,可以降低体循环压力,但同样可以降低肺血管阻力,从而增强右心室功能。米力农可以扩张肺血管床,同时可以增强收缩力。但有些患者不能耐受使用米力农后 SVR 的降低。

表 19.1 各种正性肌力药和血管加压药对心脏移植受者的影响

药物	心排量	心肌收缩力	心率	外周血管阻力	肺血管阻力	心律失常风险
多巴酚丁胺	+++	++	++	0	0	+
多巴胺	++	++	++	+	+	+
肾上腺素	+++	+++	++	++	+	++
异丙肾上腺素	++	+++	+++	—	—	+++
米力农	++	++	++	—	—	++
去甲肾上腺素	+	+	+	+++	++	+
苯肾上腺素	0	0	0	+++	0	0
血管加压素	0	0	0	+++	0	0

19.7.2　液体

心脏移植患者需要精确的循环容量管理。目的是提供足够的充盈容量,同时小心避免液体过负荷。如前所述,移植的心脏是"前负荷依赖的"。而心室过度扩张可能是灾难性的,尤其是对于右心室功能。因此手术团队离开手术室时,患者通常是相对"干"的状态,以最大程度地减少刚刚恢复的心肌细胞张力。当务之急是外科和重症医师团队应在围术期早期必须了解和对这些血液动力学目标敏感,这些指标可以通过肺动脉导管的数值和中心静脉压进行良好的监测。

胶体液往往比晶体液更有利于减少复苏液体的用量。常用的溶液包括 5% 和 25% 的白蛋白溶液以及血液制品。血细胞比容的目标值在各中心和医护人员之间会有所不同,因此在术后早期阐明这些目标非常重要。

如果患者显示出容量超负荷的迹象,通常表现为在心排量恶化的情况下,较高的中心静脉压和 / 或肺动脉舒张压,此时进行快速干预是至关重要的。这可能包括增加利尿剂、减少液体入量(例如静脉滴注)、降低全身和 / 或肺动脉的后负荷(例如一氧化氮)、加强对移植物功能的监测、对心脏压塞的评估,以及对干预的反应的持续评估,以确定是否需要额外的辅助治疗。

19.7.3　原发性移植物功能障碍

心脏移植后的原发性移植物功能障碍(PGD)是一种可怕而严重的并发症。它指的是移植手术后 24 小时内发生的急性心室功能障碍。它可能表现为左心室衰竭、右心室衰竭或双心室衰竭。它是心脏移植术后 30 天内最常见的死亡原因,约有 7% 的受者会出现这种情况。

PGD 分为轻度、中度和重度。轻度和中度的 PGD 通常可以通过正性肌力药物以及主动脉内球囊泵(IABP)得到很好的处理。对于严重的 PGD,通常需要使用心室辅助装置(VAD)进行机械循环支持,直到移植物充分恢复。可以通过对前负荷、正性肌力支持和后负荷进行细致的控制来优化心室功能。手术团队可以提供术中观察到的与心室功能相关的最佳血液动力学参数。肺动脉导管对于优化充盈压力和监测血液动力学反应至关重要。在需要更多客观信息的情况下,床旁超声心动图可以帮助观察同种异体移植物的功能状态。

如果怀疑是新发生的 PGD,重症监护人员须立即通知包括心内科和心脏外科在内的高级心力衰竭团队,以便迅速实施一个有凝聚力的处理计划。对 PGD 进行适当而积极的处理对抢救患者非常重要,因为快速失代偿的可能性很高。

19.8　节律紊乱

心脏移植后的预期心律是正常的窦性心律(NSR)或窦性心动过速。心脏去神经后导致较高的固有频率(通常为每分钟 90 ~ 100 次)和较低的心率变异性。大多数移植外科医师会在早期心动过缓或房室不同步的情况下放置心房和心室起搏线,以帮助控制心率和心律。

移植后早期最常见的心律失常是窦性心动过缓。这是窦房结功能障碍的结果。虽然尚不清楚心脏移植后窦房结功能障碍的确切原因,但可能的影响因素包括手术创伤、去神经作用和缺血。窦性心动过缓在术前接受胺碘酮治疗的患者中也很常见,这是由于其具有较长的半衰期和残余作用。心动过缓的管理通常包括临时性房室起搏,将心率维持在至少 90 次 / 分。其他常用的药物包括特布他林、多巴胺、异丙肾上腺素和多巴酚丁胺。

患者在早期恢复阶段出现心律失常并不罕见。这通常是无症状的，并且在临床上耐受良好。严格的电解质管理对心脏外科手术患者都很重要，在心脏移植后也适用。移植后不久出现持续的心律失常，应注意急性排斥反应，并由高级心力衰竭小组进行适当的评估。快速型心律失常的处理通常与非移植心脏手术类似，但应注意的是胺碘酮与移植后常用的免疫抑制剂（例如他克莫司）有明显的相互作用，因此应密切监测免疫抑制剂的水平和效果。

19.9　凝血功能障碍

心脏手术患者都有术后出血的风险，而心脏移植患者的风险通常更高。移植手术的技术组成部分包括多条长缝线，可能会导致严重的出血。严重心力衰竭可导致肾和肝功能障碍，可损害血小板和凝血因子功能。心脏移植患者常有先前的胸骨切开史，导致广泛的纵隔粘连，这将增加游离的难度并增加失血量。再次胸骨切开通常还与较长的体外循环时间有关，进而增加了对凝血因子和血小板的损害，加重了凝血功能障碍。这些挑战在持久的机械循环支持的情况下（例如持久的 LVAD）进行移植手术的患者中进一步加剧，而且此类患者占受者人群的比例越来越大。进行持久 VAD 的患者预计会出现相对严重的纵隔粘连以及由高分子量 von Willebrand 因子的相对破坏引起的凝血障碍。

19.9.1　出血的处理

所有心脏移植的患者在放置纵隔引流管之后进入重症监护室。术后早期会出现一些胸管引流。事实上，术后早期极少的引流量应注意引流功能不良，这可能导致纵隔液体排出障碍，并发展为心包填塞。尽管医院和医护人员有所不同，但大多数外科医生在术后最初几小时内对小于 $100 \sim 150\ mL/h$ 的胸管引流是较满意的。如果引流量超过这个范围，或者随着时间的推移，引流量没有稳定地减少，则应立即告知外科团队可能存在持续性出血。当发生严重的术后出血时，应毫不犹豫地返回手术室进行探查。

在怀疑术后持续出血的情况下，应及时采取促进凝血和稳定的辅助措施。应该立即进行凝血检查，包括国际标准化比值（INR）、活化的部分凝血活酶时间（APTT）、纤维蛋白原水平和血小板计数，这将有助于指导血液制品的使用。血栓弹力图（TEG）可以提供类似的数据并帮助指导治疗。应当定期检查血细胞比容，以确保患者没有发生危险的严重贫血。与输血机构进行有效的沟通很重要，以确保在复苏过程中能够持续提供足够的血制品。

正常的体温和钙对于凝血系统的适当功能很重要。虽然维持足够的全身灌注很重要，但是过高的血压会对止血产生负面影响。一些医师会采用增加呼气末正压（PEEP）的方法，其原理是通过增加胸腔内压力来压迫止血。高 PEEP 对前负荷有负面影响，尤其是在大量出血导致急性容量减低的情况下。

一些促凝血药物已被用于治疗心脏术后的出血,通常效果不一。氨基己酸或氨甲环酸经常用于体外循环期间,以达到抗纤溶作用。这些药物也用于治疗术后出血。重组雌激素具有已知的促血栓形成作用,因此一些医师用它来减轻术后出血。同样去氨加压素(DDAVP)(一种血管加压素类似物)可以使内皮细胞中 von Willebrand 因子和Ⅷ因子的分泌增加,从而有助于止血。最后凝血酶原复合物(PCC),包括凝血因子Ⅶ的出现,为医师提供了另一种非常有效的止血药物。在心脏移植患者中使用此类措施之前,重症监护团队必须与移植外科医生沟通以共同制订处理计划。

19.10　呼吸系统

心脏移植术后的呼吸管理通常与其他心脏外科手术患者的差异不大。应根据临床情况有针对性地制定呼吸机的脱机策略。呼吸机是可以控制动脉压力以减少新植入的供体心脏的右心室张力的重要辅助手段,因为缺氧和高碳酸血症都可以增加肺血管阻力。充足的氧输送对于增强正在恢复中的心肌细胞的代谢功能也很重要。PEEP 通常可以有效改善氧合,但可能会因增加胸腔内压力而降低前负荷。呼吸机相关性肺炎仍然是任何 ICU 患者都应关注的问题,但是必要的免疫抑制药物会使心脏移植患者受到进一步的损害。

在心脏移植接患者的呼吸管理中,一个重要的考虑因素是吸入性肺血管扩张剂(如一氧化氮和前列环素)的使用。尽管这些药物可有效降低肺血管阻力,从而降低右心室张力,但由于气管内插管是最有效的输送方式,它们可能会对呼吸机的撤离造成挑战。重症监护团队有必要为这些药物制定明确的停药方案,以避免突然停止或延长给药时间。例如在通过吸入药物可明确改善肺动脉压的情况下,可以使用其他肺血管扩张剂替代治疗,如西地那非,以帮助患者脱离呼吸机。

19.11　肾脏

对于患有严重心力衰竭而需要心脏移植的患者,术前由于低心输出量和静脉充血增加而出现一定程度的肾功能不全的情况并不罕见。围术期必须认识到术前存在的肾功能不全,因为它对早期处理有重要意义。了解心脏移植的许多常用免疫抑制剂的肾毒性作用也很重要。

19.11.1　容量管理

如前所述,新移植的心脏对前负荷非常敏感,而对容量过负荷耐受很差。因此液体管理应明智地以优化心腔容积为目标，但应避免过度容量复苏。因此患者通常表现为相对血容量不足的状态，这对肾功能是有害的。而在体外循环和刚停机期间，由于渗透压的改变，大多数患者的尿量会很多。另外许多患者将在术后早期接受利尿治疗，以维持尿量和／或避免过多的前负荷。在这段时间里，重症医师应密切注意尿量和肾功能的血清标志物，以帮助平衡肾脏和心脏功能对液体的需求。

19.11.2　肾毒性

所有心脏移植受者都需要联合使用免疫抑制剂治疗。最常用的方案包括钙调磷酸酶抑制剂、糖皮质激素和抗增殖药。他克莫司具有潜在的肾毒性，使用他克莫司治疗的患者需要密切监测其血清水平以预防肾损伤。对于先前存在的肾功能严重受损的情况，或在肾功能不全进展的情况下，可以采用谨慎的剂量调整或使用替代药物（例如环孢素）。

19.11.3　心脏和肾脏移植

由于许多严重心力衰竭患者也会出现严重的肾功能不全，因此在最初的移植评估时考虑双器官移植是很重要的。潜在的候选者包括那些伴有严重的心脏和肾脏功能障碍的患者。心脏—肾脏联合移植在以前很少进行，然而由于长期预后的改善，该方法的应用是稳定增加的。重症监护基本上不受心脏—肾脏联合移植的影响，除了增加对移植肾的关注和监测，包括与肾移植团队合作进行超声和活检。

19.12　肝脏

慢性肝淤血通常与长期的严重心力衰竭有关，尤其是与严重右心室功能不全和三尖瓣反流有关。淤血性肝病可导致肝脏合成功能受损，并带来不良的临床后果。尽管凝血参数看似正常，但这些患者可能存在功能性凝血障碍，增加了围术期的出血风险。此外血管活性物质产生的改变会导致血管麻痹。

避免心脏移植后肝功能不全的最好方法是术前仔细地选择患者。不幸的是围术期肝衰竭缺乏可靠的预测指标。标准的肝功能评估方法，例如血清检查（例如胆红素、白蛋白），腹部超声检查和体格检查，可能会提示存在肝功能不全。经常使用肝活检来帮助阐明肝功能障碍。然而活检结果对心脏移植的临床意义仍然不确定且有争议。总的来说，移植选择委员会有责任认真考虑将基线肝功能作为选择标准的一部分。

对于心脏移植后不久出现肝功能不全的患者，治疗的重点通常是支持治疗。需排除同种异体移植的右心室功能障碍这一重要因素。必须仔细检查所有药物，以避免任何与肝毒性有关的药物。咨询肝病专家可能对优化支持和指导管理很有价值。心脏移植后的肝衰竭与极差的预后相关,故应尽可能避免。

19.12.1　肝毒性

心脏移植常用的免疫抑制药物对肝功能的影响一般很小。但是有几种药物会经肝脏代谢,因此可能会受到肝功能障碍的影响。例如泼尼松、他克莫司、西罗莫司、依维莫司和环孢素。当存在肝功能障碍时,应评估药物的临床反应和／或监测其血清水平。

19.12.2　心脏和肝脏移植

对于因肝功能不全而被认为心脏移植风险过高的患者,可考虑进行心脏和肝脏移植。双器官手术风险较高,且很少进行。尽管存在这些挑战,已有报道并继续在经验丰富的中心取得了可接受的结果。管理这些双器官接受者对重症监护团队来说尤其具有挑战性,需要多学科联合。心脏—肝脏联合移植与抗体介导的排斥反应的减少有关,因此推测肝脏可以通过吸收供体特异性抗体来提供保护。

19.13　神经系统

任何心脏手术后都可能会发生神经系统异常。急性神经损伤最常见的原因是与主动脉操作有关的栓塞现象。患者还可能发生围术期低灌注导致的缺氧性神经系统损害,这通常与长时间的低血压有关。心脏移植手术也有同样的风险,而且由于许多移植手术的复杂性,特别是在胸骨重复切开的手术中,可能会增加栓塞和低灌注事件的风险。心脏移植受者出现移植后神经功能障碍的另一个考虑的因素是钙调磷酸酶抑制剂(CNIs)的副作用。血清他克莫司水平升高可导致神经功能低下,包括严重的反应迟钝和昏迷。抗惊厥药也可以改变 CNIs 的代谢。

19.14　营养

心脏移植受者在移植手术之前可能会有些营养不良。对于严重心力衰竭的患者,"心脏恶病质"可能是一个持续的而且很困难的问题,因为低心输出量可能导致营养吸收不良。移植术后,通常在 1～3 天内开始给予营养治疗。肠内营养优先于肠胃外补充,对于无法达到经口摄入目标的患者,需要经鼻胃管给予营养。肠内营养应包括适量的蛋白质、维生素和电解质,以优化术后恢复。包括糖皮质激素在内的许多移植后用药都可能对代谢和电解质平衡产生严重影响,因此应对其定期进行监测。血糖控制尤其具有挑战性,经常需要在术后早期连续静脉内输注胰岛素才能达到目标值。

19.15 免疫系统

19.15.1 排斥反应

心脏移植排斥反应在移植后早期最为常见，80%的排斥反应发生在移植后3个月内。如果任其发展，它与因发生移植物血管病变导致的高死亡率相关。早期识别排斥反应是至关重要的，最好的方法是进行心内膜活检。心内膜活检是一种安全的方法，总并发症发生率低于6%。一些重要的潜在并发症包括心律失常、三尖瓣损伤和心室穿孔及潜在的心包填塞。

超急性排斥反应是由于HLA抗原暴露而在受者中预先形成的针对移植物的抗体介导的。其特点是移植物血栓形成和出血，发生时间是在移植物再灌注后的几分钟到几小时内。幸运的是，由于预期的细胞毒性和虚拟的交叉配对，这是一种非常罕见的并发症。急性细胞排斥反应（Acute cellular rejection，ACR）是移植后最常见的排斥反应，其特征是T细胞介导的心肌损伤。大部分ACR发生在移植后的前6个月内。抗体介导的排斥反应（AMR）是指受者抗体针对供者的HLA抗原，最终导致补体级联反应的激活和移植物损伤。

心脏移植排斥反应的处理根据排斥反应的严重程度和病因而有所不同。虽然没有明确的排斥反应治疗方案，但根据排斥反应的严重程度，治疗方案通常包括额外的糖皮质激素，增加或不增加免疫抑制药物辅助治疗（如IV免疫球蛋白、抗胸腺细胞球蛋白）。在排斥反应导致移植物功能障碍的极端情况下，患者可能需要临时的机械循环支持，同时要减弱免疫反应。心脏排斥反应的后果可能会很严重，因此对这些高度脆弱的患者需要多学科移植团队进行有效的合作。

19.15.2 免疫抑制

自从心脏移植手术诞生以来，免疫抑制药物已经发生了重要的改变。尽管具体方案会有所不同，但常规做法是使用糖皮质激素、CNI和抗增殖剂的"三联疗法"。这些药物应在移植术后早期开始使用，通常在12小时内开始。

通常在手术室中给予会给移植受者推注大剂量糖皮质激素，然后逐渐减少剂量。尽管糖皮质激素可有效预防排斥反应，但常见的不良反应包括高血糖、伤口愈合不良、高血压、高钠血症和情绪不稳。

钙调磷酸酶抑制剂通过阻断钙激活的钙调磷酸酶来发挥作用，最终抑制白介素2和其他炎性细胞因子的产生。这在很大程度上是由于在1970年代发现了环孢菌素A对心脏移植的巨大益处，临床结局得到了充分改善，从而得以广泛应用。他克莫司是目前使用最广泛的CNI，其数据表明与环孢菌素相比，他克莫司降低了排斥率和不良反应。但他克莫司与肾毒性、糖尿病和神经毒性的发生率增加有关。

抗增殖剂通过抑制DNA的合成发挥作用，从而限制了新生细胞的增殖并减少了T细胞和B细胞的产生。最常用的药物包括硫唑嘌呤和霉酚酸酯（MMF）。MMF通常比其他抗增殖药更受欢迎，因为它减少了不良反应，并改善了生存率和预防排异反应。MMF最常见的副作用包括恶心、呕吐、腹泻、肝功能不全和全血细胞减少症。

19.15.3 感染

感染是移植后早期的一个重要问题,约有 25% 的受者在移植后的前两个月内受到感染的影响。细菌感染在移植后的最初几周内占主导地位,通常与伤口或导管相关。围术期有不同的抗生素预防方案,但是一般原则包括在手术后至少 48 小时内对皮肤菌群进行充分的预防,以及使用更昔洛韦或阿昔洛韦对 CMV 和 HSV 进行适当的抗病毒预防。

尽管对于任何心脏外科手术患者来说,术后感染都是一个大问题,但心脏移植接受者承担着必要的免疫抑制治疗的共同风险。预防感染的措施包括抗生素预防,移植前适当的接种疫苗,勤洗手以及避免与怀疑患有空气传播疾病的人接触。感染的临床表现包括发热、排尿困难、精神状态改变、腹泻、伤口异常和肺部浸润。移植后常见的细菌、病毒和真菌如表 19.2 所示。

表 19.2 影响心脏移植受者的常见微生物

细菌	病毒	真菌
葡萄球菌	巨细胞病毒	念珠菌
链球菌	单纯疱疹病毒	曲霉菌
梭状芽孢杆菌	水痘带状疱疹病毒	
假单胞菌		
军团菌		
李斯特菌		
诺卡氏菌		

移植后如果怀疑存在急性感染,应尽快进行干预。应进行尿液、血液和痰培养。必须仔细检查手术伤口。在某些病例中,其他影像学辅助手段(例如 CT 或标记的白细胞核医学扫描)可能有助于明确感染源。很少进行腰椎穿刺,但可能是必要的。在进行此类检查的同时,尽早使用广谱抗生素和可能的抗病毒 / 抗真菌药物实施积极的抗菌治疗十分重要。早期请感染疾病专家介入的门槛应该非常低。应每天检查培养结果,并做出相应的调整治疗。

19.16 预后

心脏移植后的短期和长期预后通常是良好的,尤其是考虑到大多数心脏移植接受者的敏锐度。移植后的总生存率:1 年约为 85%,3 年为 80%,5 年为 75%,10 年为 60%,20 年为 20%。当然,个体存活受几个因素影响,包括但不限于受体的合并症、供体心脏质量和移植受体的免疫相容性。所有进行心脏移植的中心都应观察到 30 天的极高生存率,至少大于 90%。除了选择合适的供体 / 受体和出色的手术支持外,术后早期的重症监护管理对优化心脏移植受者的预后具有极其重要的意义。

参考文献

[1] Barnard CN.A human cardiac transplant：an interim report of a successful operation performed at the Groote Schuur Hospital，Cape Town. S Afr Med J. 1967；41：1271.

[2] Bechstein W.Neurotoxicity of calcineurin inhibitors：impact and clinical management. Transpl Int. 2000；13（5）：313-26.

[3] Bexton RS，Nathan AW，Hellestrand KJ，Cory-Pearce R，Spurrell RA，English TA，Camm AJ. Electrophysiological abnormalities in the transplanted human heart. Br Heart J. 1983；50（6）：555-63.

[4] Cannon RM，Hughes MG，Jones CM，Eng M，Marvin MR.A review of the United States experience with combined heart-liver transplantation. Transpl Int. 2012；25（12）：1223-8.

[5] Caves PK，Stinson EB，Billingham ME，et al. Percutaneous endomyocardial biopsy in human heart recipients. Experience with a new technique. Ann Thorac Surg. 1973；16：325.

[6] Costanzo MR，Dipchand A，Starling R，et al. The International Society of Heart and Lung Transplantation guidelines for the care of heart transplant recipients. J Heart Lung Transplant. 2010；29（8）：914-56.

[7] Crow S，Chen D，Milano C，Thomas W，Joyce L，Piacentino V 3rd，Sharma R，Wu J，Arepally G，Bowles D，Rogers J，Villamizar-Ortiz N.Acquired von Willebrand syndrome in continuousflow ventricular assist device recipients. Ann Thorac Surg. 2010；90（4）：1263-9.

[8] Davies RR，Russo MJ，Morgan JA，Sorabella RA，Naka Y，Chen JM. Standard versus bicaval techniques for orthotopic heart transplantation：an analysis of the United Network for Organ Sharing database. J Thorac Cardiovasc Surg. 2010；140（3）：700-8.

[9] Dhital KK，Chew HC，Macdonald PS.Donation after circulatory death heart transplantation. Curr Opin Organ Transplant. 2017；22（3）：189-1978.

[10] Freimark D，Aleksic I，Trento A，Takkenberg JJ，Valenza M，Admon D，Blanche C，Queral CA，Azen CG，Czer LS.Hearts from donors with chronic alcohol use：a possible risk factor for death after heart transplantation. J Heart Lung Transplant. 1996；15（2）：150-9.

[11] From AM，Maleszewski JJ，Rihal CS.Current status of endomyocardial biopsy. Mayo Clin Proc. 2011；86（11）：1095-102.

[12] Goodroe R，Bonnema DD，Lunsford S，Anderson P，Ryan-Baille B，Uber W，Ikonomidis J，Crumbley AJ，VanBakel A，Zile MR，Pereira N. Severe left ventricular hypertrophy 1 year after transplant predicts mortality in cardiac transplant recipients. J Heart Lung Transplant. 2007；26（2）：145-51.

[13] de Groote P，El Asri C，Fertin M，Goéminne C，Vincentelli A，Robin E，Duva-Pentiah A，Lamblin N.Sildenafil in heart transplant candidates with pulmonary hypertension. Arch Cardiovasc Dis. 2015；108（6-7）：375-84.

[14] Hosenpud JD，Bennett LE.Mycophenolate mofetil versus azathioprine in patients surviving the initial cardiac transplant hospitalization：an analysis of the Joint UNOS/ISHLT Thoracic Registry. Transplantation. 2001；72（10）：1662-5.

[15] Hsu RB，Lin FY，Chen RJ，Chou NK，Ko WJ，Chi NH，Wang SS，Chu SH.Incidence，risk factors，and prognosis of postoperative hyperbilirubinemia after heart transplantation. Eur J Cardiothorac Surg. 2007；32（6）：917-22.

[16] Kittleson MM，Patel JK，Moriguchi JD，Kawano M，Davis S，Hage A，Hamilton MA，Esmailian F，Kobashigawa JA.Heart transplant recipients supported with extracorporeal membrane oxygenation：outcomes from a single-center experience. J Heart Lung Transplant. 2011；30（11）：1250-6.

［17］ Kobashigawa J，Miller L，Renlund D，Mentzer R，Alderman E，Bourge R，Costanzo M，Eisen H，Dureau G，Ratkovec R，Hµmmel M，Ipe D，Johnson J，Keogh A，Mamelok R，Mancini D，Smart F，Valantine H.A randomized active-controlled trial of mycophenolate mofetil in heart transplant recipients. Mycophenolate Mofetil Investigators. Transplantation. 1998；66（4）：507-15.

［18］ Kobashigawa J，Zuckermann A，Macdonald P，et al. Report from a consensus conference on primary graft dysfunction after cardiac transplantation. J Heart Lung Transplant. 2014；33（4）：327-40.

［19］ Koul A，Ferraris V，Davenport DL，Ramaiah C.The effect of antifibrinolytic prophylaxis on postoperative outcomes in patients undergoing cardiac operations. Int Surg. 2012；97（1）：34-42.

［20］ Kubo SH，Naftel DC，Mills RM Jr，O'Donnell J，Rodeheffer RJ，Cintron GB，Kenzora JL，Bourge RC，Kirklin JK.Risk factors for late recurrent rejection after heart transplantation：a multiinstitutional，multivariable analysis. Cardiac Transplant Research Database Group. J Heart Lung Transplant. 1995；14（3）：409-18.

［21］ La Villa G，Gentilini P. Hemodynamic alterations in liver cirrhosis. Mol Asp Med. 2008；29（1-2）：112-8.

［22］ Leuchte HH，Schwaiblmair M，Baµmgartner RA，Neurohr CF，Kolbe T，Behr J.Hemodynamic response to sildenafil，nitric oxide，and iloprost in primary pulmonary hypertension. Chest. 2004；125（2）：580-6.

［23］ Listijono DR，Watson A，Pye R，Keogh AM，Kotlyar E，Spratt P，Granger E，Dhital K，Jansz P，Macdonald PS，Hayward CS.Usefulness of extracorporeal membrane oxygenation for early cardiac allograft dysfunction. J Heart Lung Transplant. 2011；30（7）：783-9.

［24］ Livio M，Mannucci PM，Viganò G，Mingardi G，Lombardi R，et al. Conjµgated estrogens for the management of bleeding associated with renal failure. N Engl J Med. 1986；315：731-5.

［25］ Louie CY，Pham MX，Daµgherty TJ，Kambham N，Higgins JP.The liver in heart failure：a biopsy and explant series of the histopathologic and laboratory findings with a particular focus on precardiac transplant evaluation. Mod Pathol. 2015；28（7）：932-43.

［26］ Lund LH，Edwards LB，Kucheryavaya AY，Benden C，Christie JD，Dipchand AI，Dobbels F，Goldfarb SB，Levvey BJ，Meiser B，Yusen RD，Stehlik J，International Society of Heart

［27］ and Lung Transplantation. The registry of the International Society for Heart and Lung Transplantation：thirty-first official adult heart transplant report—2014；focus theme：retransplantation. J Heart Lung Transplant. 2014 Oct；33（10）：996-1008.

［28］ Lund LH，Edwards LB，Ms YK，et al. The Registry of the International Society for Heart and Lung Transplantation：32nd official adult heart transplantation report—2015. J Heart Lung Transplant. 2015；34（10）：1244-54.

［29］ Mehaffey JH，Johnston LE，Hawkins RB，Charles EJ，Yarboro L，Kern JA，Ailawadi G，Kron IL，Ghanta RK.Methylene blue for vasoplegic syndrome after cardiac operation：early administration improves survival. Ann Thorac Surg. 2017；104（1）：36-41.Moazami N，Sun B，Feldman D. Stable patients on left ventricular assist device support have a disproportionate advantage：time to re-evaluate the current UNOS policy. J Heart Lung Transplant. 2011；30（9）：971-4.

［30］ Mohan R，Patel J，Kittleson M，Chang D，Aintablian T，Czer L，Esmailian F，Kobashigawa J.Liver evaluation for heart transplantation：which is better，noninvasive scans or liver biopsy Am J Transplant. 2016；16（Suppl 3）

［31］ Nalli N，Stewart-Teixeira L，Dipchand AI.Amiodarone-sirolimus/tacrolimus interaction in a pediatric heart transplant patient. Pediatr Transplant. 2006；10（6）：736-9.

［32］ Nielsen FT，Leyssac PP，Kemp E，Starklint H，Dieperink H.Nephrotoxicity of FK-506：a preliminary study on comparative aspects of FK-506 and cyclosporine nephrotoxicity. Transplant Proc. 1994；6：3104-5.

[33] Oyer PE, Stinson EB, Jameison SA, et al. Cyclosporine a in cardiac allografting: a preliminary experience. Transplant Proc. 1983; 15: 1247.

[34] Pope SE, Stinson EB, Daughters GT, Schroeder JS, Ingels NB Jr, Alderman EL. Exercise response of the denervated heart in long-term cardiac transplant recipients. Am J Cardiol. 1980; 46(2): 213-8.

[35] Randhawa PS, Starzl TE, Demetris AJ.Tacrolimus (FK506)-associated renal pathology. Adv Anat Pathol. 1997; 4(4): 265-76.

[36] Russo MJ, Chen JM, Sorabella RA, Martens TP, Garrido M, Davies RR, George I, Cheema FH, Mosca RS, Mital S, Ascheim DD, Argenziano M, Stewart AS, Oz MC, Naka Y.The effect of ischemic time on survival after heart transplantation varies by donor age: an analysis of the United Network for Organ Sharing database. J Thorac Cardiovasc Surg. 2007; 133(2): 554-9.

[37] Schaffer JM, Chiu P, Singh SK, Oyer PE, Reitz BA, Mallidi HR.Heart and combined heart-kidney transplantation in patients with concomitant renal insufficiency and end-stage heart failure. Am J Transplant. 2014; 14(2): 384-96.

[38] Semigran MJ, Cockrill BA, Kacmarek R, Thompson BT, Zapol WM, Dec GW, Fifer MA. Hemodynamic effects of inhaled nitric oxide in heart failure. J Am Coll Cardiol. 1994; 24(4): 982-8.

[39] Taylor DO, Barr ML, Radovancevic B, Renlund DG, Mentzer RM Jr, Smart FW, Tolman DE, Frazier OH, Young JB, VanVeldhuisen P.A randomized, multicenter comparison of tacrolimus and cyclosporine immunosuppressive regimens in cardiac transplantation: decreased hyperlipidemia and hypertension with tacrolimus. J Heart Lung Transplant. 1999; 18(4): 336-45.

[40] Uber WE, Self SE, Van Bakel AB, Pereira NL.Acute antibody-mediated rejection following heart transplantation. Am J Transplant. 2007; 7(9): 2064-74.

[41] Wademan BH, Galvin SD.Desmopressin for reducing postoperative blood loss and transfusion requirements following cardiac surgery in adults. Interact Cardiovasc Thorac Surg. 2014; 18(3): 360-70.

[42] Yildiz Y, Salihoglu E, Celik S, Mgurlucan M, Caglar IM, Turhan-Caglar FN, Isik O.The effect of postoperative positive end-expiratory pressure on postoperative bleeding after off-pump coronary artery bypass grafting. Arch Med Sci. 2014; 10(5): 933-40.

第 20 章

ECMO/ 机械循环支持术后监护

摘 要

机械支持患者的围术期管理具有挑战性。这些患者饱受失代偿性心力衰竭的困扰，导致低心输出量状态，从而导致终末器官功能障碍。他们还受到不能活动和去适应作用的挑战，常常需要紧急的临时支持或选择性的持久支持，因此会形成一个漫长而艰苦的恢复期。一个标准化的危重症管理方法可以帮助优化短期和长期结果。

关键词

体外膜肺氧合；心血管；前负荷；后负荷；收缩力；肝淤血；肠系膜缺血；内分泌血液学因素；感染因素

20.1 引言

机械支持患者的围术期管理具有挑战性。这些患者因失代偿性心力衰竭而困扰，导致低输出状态，进而导致终末器官功能障碍。此外由于他们体质衰弱，导致身体机能下降且活动障碍。干预的触发因素可以是急性的或慢性的，患者需要紧急的临时支持（如 ECMO）或选择性的持久支持。在这两种情况下，标准化的患者管理方法都有助于优化短期和长期结果。

20.2 神经系统

到达重症监护室后，大多数患者都带气管插管，处于心脏麻醉的状态。通常包括诱导用药、抗焦虑药、促遗忘药物、吸入麻醉药、神经肌肉阻滞剂和镇痛药。到达心脏外科 ICU 后的数小时内，这些药物中的大多数仍有持续的效果。所用药物的具体组合由多个因素决定，但通常是针对拔管计划而定制的。考虑为可以早期拔管的患者（即临时装置）更可能应用短效药物，例如七氟烷吸入麻醉、丙泊酚镇静剂和瑞芬太尼镇痛。那些胸腔开放或可能需要几天机械通气的患者（即紧急或高风险的持久设备）更有可能使用异氟烷吸入麻醉和长效镇静和镇痛，例如咪达唑仑和芬太尼。咪达唑仑的半衰期超过 10 小时，可将拔管时间延迟几天。丙泊酚倾向于具有心脏抑制作用和延迟清除，因此它在心力衰竭人群中的使用被最小化。根据剂量、持续时间、肝或肾功能不全以及患者的体质，不良反应可能持续数天。由于组胺的释放，吗啡可引起血管舒张并导致严重的低血压。一个合适的选择是右美托咪定，它具有出色的镇痛作用和交感神经抑制作用，而没有镇静作用，拔管后亦可安全地使用。有关其他药物资料请参见表 20.1。

表 20.1 常用的镇静药物

药物	输注剂量	评价
右美托咪定	$0.2 \sim 0.7\ \mu g/(kg \cdot h)$	抗焦虑作用良好；肝 / 肾功能不全时，清除延迟
咪达唑仑	$0.5 \sim 20\ mg/h$	药物清除无法预测
丙泊酚	$10 \sim 75\ \mu g/(kg \cdot min)$	低血压

术后早期必须提供充分的镇静和镇痛，以最大程度地减少对血液动力学的不利影响，否则患者会变得烦躁、焦虑、易激惹、呼吸机不同步等，其净效应是增加肺循环和体循环的后负荷，这会对机械循环支持设备和自身心室功能造成严重损害。设备对后负荷敏感，血流会随着血管阻力的增加而减少，当面对高的肺血管阻力或全身血管阻力时，该效应适用于右心室和左心室装置。更令人担忧的是，在使用左心室辅助装置的患者中，由于肺动脉高压而导致的 RV 功能受损。该人群中 RV 衰竭的死亡率约为 30%。所以在围术期初期，充分的镇痛和镇静非常重要。

应激反应，类似于"战斗或逃跑反应"，其导致许多身体系统的改变，包括造血、炎症、代谢和神经激素系统。总的来说，对于围术期的重症患者，其影响可能是破坏性的。它可能导致出血、分解代谢状态、免疫抑制和伤口愈合不良。因此术后急性疼痛管理不仅可以防止不良的血液动力学状态，而且还可以中和神经内分泌、血液和免疫介质，从而降低总体发病率。

在拔管前阶段，必须有充分的镇痛，见表 20.2。但必须在镇静和维持功能性呼吸驱动的不利影响之间取得平衡。选项包括静脉输注或推注、胸段硬膜外、区域性阻滞（肋间、胸膜内或椎旁）、局部输注或单纯经口给药。人们尝试了许多策略，都取得了不同程度的成功。例如 On-Q 系统，在胸骨上窝持续输注布比卡因，已显示出减轻疼痛的功效，但是应用不广泛。另一种流行的策略是采用多种药物类别的多模式方法。它遵从急性疼痛管理的多维性质。阿片类药物与非阿片类镇痛药如对乙酰氨基酚、NSAIDs（酮咯酸氨丁三醇、吲哚美辛）和 NMDA 拮抗剂（加巴喷丁、普瑞巴林）具有协同作用，可以降低个体需求量，并将不良反应降到最低。老年人和肾功能不全者应慎用托拉多，同时应限制在 5 天以内。加巴喷丁在围术期的应用正在研究当中，并已经显示出良好的结果。

表 20.2 常用镇痛药物

药物	剂量	影响器官
芬太尼	0.7 ~ 10 μg/(kg·h)	CNS、呼吸系统、CVS（脑血管痉挛）、GI、GU
氢吗啡酮	7 ~ 15 μg/(kg·h)	同上
吗啡	0.07 ~ 0.5 mg/(kg·h)	同上,组胺释放
酮咯酸氨丁三醇	15 ~ 30 mg IV/IM, 每 6 h × 5d	GI、肾脏

该群体的高危状态是对联合用药治疗的警示。许多人之前就存在器官功能障碍,尤其是肝淤血(由 RHF 引起)和肾损伤(由心肾综合征引起),所以药代动力学会发生显著改变。幸运的是,客观评估已成为术后神经系统状态的评估和再评估的金标准。通常使用几种分级系统,见表 20.3 和 20.4。这些评分系统可以实现剂量调定达到效果(例如 RASS-2),并促进个性化治疗。

表 20.3 Ramsay 评分

1	易激惹
2	合作
3	对口头指令有反应
4	对强刺激有反应
5	对强刺激有反应
6	昏睡

表 20.4 RASS 量表

+4	攻击性强
+3	对自己有伤害
+2	不安,呼吸机不同步
+1	焦虑
0	安静
−1	声音可唤醒
−2	轻度镇静
−3	中度镇静
−4	深度镇静
−5	昏迷

麻醉的出现是一个重要的里程碑。考虑到该类人群的风险状况,神经损伤的现实状况是一个值得关注的问题。许多患者有心源性休克或低心排综合征,导致在麻醉诱导之前出现低血流状态。在先前有神经系统事件的患者中,血脑屏障可能已经受损,从而增加了手术期间再次损伤的风险。此外一些患者术前可能出现心脏骤停,且有不同的停搏时间。其他患者可能已经由于低流量状态而发生了心室血栓,在手术操作过程中有栓塞的风险。这些只是一些较常见的情况,但该类人群受损的风险很高,也是一个不应忽视的问题。

术后中枢神经系统损伤主要有两种类型。Ⅰ型包括卒中、脑病和昏迷,Ⅱ型包括记忆或认知障碍。Ⅰ型不常见，但死亡风险很高。患者易发生围术期卒中的原因如下：有过卒中或其他神经系统损伤史、年龄较大、患有多种合并症、射血分数低、急诊手术或再次胸骨切开术、CPB时间长、输血需求高、LV血栓和主动脉钙化或有围术期低血压。绝大多数是血栓栓塞性的，因此主动脉操作是一个重要的元凶。一些学者提出了预防措施，如筛查颈动脉超声、术前使用他汀类药物、主动脉CT、尽量减少主动脉阻断、避免使用泵吸引器，以及遇到钙化主动脉采用停循环。这些都是合理的建议，具有良好的风险收益比，应在可行的情况下履行。脑血氧饱和度可以提供有用的术中反馈。改善脑血氧饱和度的方法包括增加泵流量、提高MAP、增加血红蛋白和增加$PaCO_2$（用于脑的自动调节）。围术期卒中的患者会出现局灶性表现，可以在早期或延迟出现。CT图像通常具有诊断意义。约30%的围术期梗塞是出血性的，从而使抗凝的管理复杂化。然而我们的目标是通过维持较高的MAP、加强利尿和早期给予类固醇激素治疗来降低颅内压ICP。如果可行，加入抗血小板药和全身肝素抗凝可能是有益的。强烈建议早期康复。不幸的是，由于进行性衰弱，该类人群的远期死亡率仍然很高。Ⅱ型中枢神经系统损伤是神经认知功能下降。这是两者中比较普遍的一种，但仍未得到充分的诊断。确切病因尚不清楚，但可能与体外循环和血脑屏障受损有关。症状可以出现在早期或晚期。早期认知下降可能是由于术中微栓和／或灌注不足。晚期认知下降可能是由于潜在的脑血管病。患者将出现智力下降和记忆力受损。预防是最好的治疗方法，应密切注意术中管理。一旦认识到，从而进行管理就是有帮助的。这些患者中有许多将在出院后存活下来，但神经系统的细微问题仍然存在。在2001年，有42%的CABG患者在5年内表现出一定程度的认知障碍。这不太可能仅归因于手术史，而更可能由于进行性的脑血管病。

20.3 呼吸系统

患者到达ICU时带气管插管，并处于麻醉的状态。很少有患者在手术室拔管，这对于接受紧急（相对于急诊）临时机械支持的低风险患者（INTERMACS 2～3）基本是可行的，如经腋动脉IABP或Impella 5.0。两者通常都需要外科切开血管通路，因此患者通常会需要全身麻醉。根据心源性休克的程度和整个术中的血流动力学状态，仍可考虑在手术室拔管。这对早期活动和整体恢复方面是有利的。

更常见的是，INTERMACS 2～3期的患者应在到达ICU后12小时内拔管。标准的呼吸系统管理包括容量控制通气、FiO_2 100%、潮气量为6～8 cm³/kg、PEEP为5 cmH2O。这将确保有效的气体交换并最大程度地减少呼吸做功。当然，应根据患者的呼吸需求进行个性化设置。肥胖且胸壁较厚的患者可能需要稍高的潮气量和／或PEEP。COPD患者可能需要更长的呼气时间来防止"内源性PEEP"。胸膜腔受到侵犯和严重肺不张的患者可能需要额外的肺复张策略。呼吸系统的"休息"是非常关键的，同时应对其他常见的术后障碍进行评估和管理，例如体温过低、酸碱紊乱、电解质紊乱、心律失常、前负荷状态、心肌收缩力和系统血管阻力改变。大部分患者有肺动脉导管,因此应密切监测 PA 压力、CI 和 SvO_2。必须通过积极的呼吸机管理来维持基线 PA 压力。这将最大程度地减少后负荷增加带来不必要的 RV 张力。对于能够自主呼吸的患者,SIMV 可以设置 5 ～ 8 cmH_2O 的压力支持。床旁监护仪将显示连续的脉搏血氧饱和度读数。应不断调整 FiO_2 以维持 SaO_2 > 93％～ 95％和 / 或 PaO_2 > 70 ～ 80 mmHg。到达 ICU 后 15 ～ 30 分钟应检查动脉血气,然后根据需要检查以确保充分的氧合,通气并中和任何的酸碱紊乱。CXR 是评估血管导管和气管导管位置、胸膜腔、肺实质、纵隔宽度以及最重要的器械插管位置所不可或缺的。从手术室转移到 ICU 后,插管位置异常并不少见。应评估设备流量,如果需要,可以在床边借助 CXR 或超声心动图进行细致的操作。对于严重的位置不当,返回手术室在透视下重新定位是明智的。

全身麻醉和手术细节是术后 V/Q 失调和肺内分流的重要因素。停止呼吸转换为机械通气会导致固有的肺不张。胸骨切开术(小切口或全切开)或开胸手术将不可避免地导致术后胸骨固定和通气力学改变。侵入胸膜腔可导致胸腔积液,并导致压迫性肺不张。此外胸管会引起明显的不适感,进而导致进一步的 V/Q 不匹配。重申一下,完整的患者护理管理包括早期移动和适当的术后镇痛以促进深呼吸。体外循环会导致体液超负荷,血液稀释和血浆渗透压降低,它还表现出全身性炎症反应、造成额外的肺损伤、净效应是增加血管外水和肺水肿。因此一旦完成容量复苏,利尿对于促进足够的气体交换和拔管是非常重要的。输注血液及其制品引入的微栓子和促炎性介质也可以影响肺部微循环并增加肺部发病率。当然最担心的并发症是 TRALI 和 ARDS。最后,与所有打开纵隔的手术一样,如果膈神经在手术区域内,必须加以识别和保护。还必须注意间接接触,如牵引和热损伤。膈神经麻痹是一种不能接受的并发症,并且会导致严重的损害。

一旦情况稳定,患者即可开始呼吸机的脱机评估,这涉及全面的评估。

1. 神志:应该清醒,遵循指令,温度应接近正常水平(> 36℃)。

2. 呼吸:PaO_2 / FiO_2 > 150,PCO_2 < 45 cmH_2O。

3. 心血管:稳定的心律和 MAP(> 65 mmHg),CI > 2.2 L / (min·m²)。

4. 肾脏:适当的利尿或计划进行肾脏替代治疗。

5. 血色素:最小的胸管引流量。

也许最关键的因素是 PA 压力。随着患者呼吸机驱动力的恢复正常,可能出现人—机不同步或力学受损,从而导致 PA 压力紊乱,危及到右心室。在脱机过程中,在开始脱机或迅速脱机之前,应就抗焦虑药、镇静剂、镇痛药、正性肌力药和肺血管扩张药的使用做出深思熟虑的决定。同样,RV 功能应放在最前面,重点是最大程度地减少其受损。表现出任何相关体征的患者应继续插管,并在改善后重新评估。这可能包括(1)神经系统:嗜睡或躁动;(2)呼吸系统:低氧、高碳酸血症,或呼吸急促;(3)心血管系统:心律失常或血流动力学的突然变化。

一旦准备好脱机,就对患者进行拔管评估。他们必须清醒且配合。呼吸机切换为 CPAP,使用 FiO₂ < 50％ 和 10 ～ 15 cmH₂O 的压力支持。应进行自主呼吸试验。适当的呼吸力学包括吸气负压 > 25 cmH₂O、潮气量 > 5 mL/kg、肺活量 > 10 ～ 15 mL/kg 和 RR < 24 次／分，动脉血气分析：PO₂ > 70 mmHg、PCO₂ < 45 mmHg、pH7.35 ～ 7.45。拔管后的护理同样重要，因为即使是轻微的呼吸障碍或延迟干预也可能导致 RV 衰竭。再次强调，对气道困难患者应保持谨慎和警惕，因为再干预的延迟可能是灾难性的。密切监测脉搏氧饱和度，应补充氧气，并逐步增加，以保持 SaO₂ > 93％ ～ 95％。疼痛控制对于最大程度地减少剧痛至关重要。应当进行积极的肺部清洁，这包括使用促进肺活量计量器 10 ～ 20 次／小时，并进行深呼吸练习。一些研究表明，使用促进肺活量计量器在术后肺部并发症方面并未显示出益处，但它仍是优质术后护理的主要内容。胸部物理治疗建议应用于一些有潜在的肺部疾病，边缘性肺功能或有大量分泌物的患者。支气管扩张剂应仅限于支气管痉挛的患者。如果临床检查和每日体重观察考虑患者有明显的第三间隙液体过多，则应持续给予足够的利尿治疗。如果担心肺部感染，应将抗生素从外科手术预防扩大到脓毒症预防。也许最重要的是早期活动，患者应尽快转为直立姿势，包括心脏手术椅，或者只是从床上到椅子上。一旦医疗上安全，就应开始走动。毫无疑问，这是最有效的肺部清洁方法。事实上，一些 ICU 制定了带着 PA 导管和 ECMO 回路（非股部插管）行走的方案，以提倡早期活动。由于许多接受机械支持的患者需要肝素化，因此通常不使用药物预防 DVT，但除非有禁忌，否则应采用针对机械支持的抗凝措施。最后，应仔细监测吞咽情况，因为长时间插管后误吸的风险较高。如果有任何问题，可采取包括视频检查的正式的吞咽评估。

尽管对不复杂的拔管和流水线式恢复是乐观的，但呼吸系统并发症仍然很常见，见图 20.1。大多数接受临时或持久支持的心力衰竭患者病情危重，通常处于 INTERMACS 1 ～ 2 期。许多人有严重的潜在心肺合并症（COPD、吸烟史、严重 MR、肥胖、肾功能不全，甚至因反复胸腔积液引起的限制性肺病）；因心力衰竭失代偿性住院，需要使用正性肌力药物；只有最低限度的活动能力。有些患者甚至在重症监护病房行气管插管。因此他们的术前储备已经最大程度的减少，可以预期到插管时间延长。某些患者可能因为生理上的挑战而延迟脱机和拔管。可能存在血液动力学不稳定、持续性室性心动过速、第三间隔液体过多、持续性肺水肿、内在肺疾病、肺部感染、气体交换不良，甚至神经系统损伤。急性肺损伤的特征是双肺浸润和 P/F 比为 200 ～ 300，这可能是 MCS 术后患者的常见表现。这可能是由于上述原因以及氧气输送不足，灌注不良引起的氧利用过多、肺部问题（肺不张、肺水肿、肺炎、潜在的肺部疾病恶化、输血相关肺损伤、气胸或胸腔积液）、代谢紊乱甚至药理的作用。在气体交换改善并可以开始脱机之前，管理工作是有帮助的。这包括最大程度的通气支持，包括肺复张、胸腔引流、积极的利尿、正性肌力和缩血管药物支持，以及尤为重要的营养支持。使用 V-V ECMO 进行机械支持仍然是一个可行的选择，应尽早考虑，这取决于损伤的性质和恢复的可能性。不幸的是，急性肺损伤患者的并发症发生率仍较高，包括多器官功能障碍，其死亡率可能高达 30％。

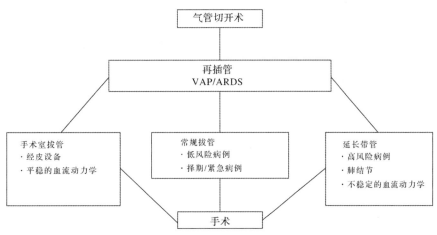

图 20.1　需要气管切开术的呼吸衰竭进展

在少数患者中,呼吸功能不全会持续转为慢性。这一时间是可变的,但通常需要超过 5 天的机械支持时才考虑。病因可能是持续性缺氧(循环系统问题或肺部问题)。持续性高碳酸血症(通气能力和需求之间的不平衡)或 ARDS 恶化。在这条道路上蹒跚而行的患者通常不是 ECLS 的候选者,因为他们康复的可能性较低。肺部管理是支持的,应选择合适的通气模式和设置以遵从肺部保护策略。患者应接受适当的镇静以最大程度地减少不同步和不适感。应使用正性肌力药和缩血管药优化血流动力学状态,以保证充足的组织灌注。尽量减少营养的中断。但最重要的是,呼吸系统应该得到适当的护理,因此抗生素、利尿剂、胸腔引流、无创吸痰和支气管镜清洁成为遏制损伤和促进康复的关键维护疗法。慢性病患者的护理问题,如避免压疮、加强肌肉锻炼和预防应激性溃疡等也至关重要。关键问题是气管切开术的时机,大多数胸骨切开的患者将被推迟 2 ～ 3 周,以最大程度地减少深部胸骨伤口感染的风险,尽管这种关联仍有争议。非胸骨切开术患者如需要通气支持超过 7 天,可考虑行气管切开术。值得注意的是所有干预措施应谨慎进行,因为由于用于设备管理的全身性抗凝治疗以及 MCS 人群固有的定量和定性凝血功能障碍,导致出血的风险很高。进行干预之前,应停用肝素 4 ～ 6 小时,并将凝血因子和血小板纠正到适当的水平。出血在这一人群中更加严重,并且很难控制,故增加了发病率和死亡率,谨慎的判断是关键。

20.4　心血管系统

20.4.1　引言

接受机械支持的患者通常处于低心排状态和失代偿性心力衰竭。他们通常在最大程度的治疗后都失败了,并开始表现出恶化的终末器官功能障碍。心输出量已经受到损害,见图 20.2。假设选择了合适的患者、设备和时机,手术过程可以显著逆转失代偿性心力衰竭的有害影响。通常可以减少正性肌力药物支持。肾功能通常会改善,血液动力学会稳定。具体情况因设备而异以及是单心室还是双心室支持。无论如何，目标是循环支持和逆转终末器官损伤。

$$CO = HR \times SV$$

心率	每搏量
·年龄	·前负荷
·失代偿性心力衰竭	·收缩力
·药物	·后负荷
·正性肌力药	·左室容量
·β受体阻滞药物	·瓣膜疾病
·心肌氧需求	
·自主神经支配	

图 20.2 心输出量的决定因素

20.4.2 心率和心律

正常的心率和心律一直是我们的目标，因为它可以最大程度地减少心肌的氧需求并帮助减轻心室负荷。不幸的是它的实现存在一些障碍——儿茶酚胺需求增加、容量超负荷、持续存在心肌缺血、先前存在的心律不齐、瓣膜返流、插管位置以及非心脏病因——所有这些都可导致持续性心律失常。在该人群中最常见的节律紊乱是快速型心律失常，包括室上性和室性心动过速。初发反应可通过电复律来稳定心律。大多数心衰患者已经有了植入式除颤器，可以在任何计划的干预之前进行检测和电击。通过除颤器可以回顾患者的心律和治疗记录，可以调整敏感性以进行更个性化的治疗。起搏功能可以治疗心动过缓以及应用超速起搏来治疗某些快速型心律失常（房颤和房扑）。但应排除或纠正电解质紊乱，呼吸道或代谢失衡的相关检查。应检查并调整机械诱发因素：气管导管、PA 导管、胸管和插管位置。右心室中的 PA 导管过深会诱发室性心律失常。虽然很罕见，但放在前面的纵隔引流管可在胸腔闭合后压迫右心室游离壁，在吸引时可诱发心律失常。位置不当的临时支持设备是导致异位心律的罪魁祸首。可以在床边做一些细微的调整，但如果需要的话，应安排返回带影像引导的手术室。重新调整持久支持设备的位置并不常见，但是可以通过调整泵速和容量负荷来减轻机械摩擦。具有基础缺血性心肌病（ICM）的患者进行持久性 LVAD 术后出现的持续性 VT 可能是由于持续性缺血。由于血运重建通常不可行，因此此类患者可能需要根据严重程度进行消融治疗。可纠正的缺血应予以识别和处理（移植物桥血管发生扭折或闭塞）。持续性室速的真正危险是对无支持的心室的负面影响。最常见的情况是患有持续性 VT 的 LVAD 患者（临时或持久性患者），其风险在于 RV 功能受损、LVAD 流量减少和不可避免的 RVF。RVAD 患者发生持续性室速并不常见，但却是致命性的，因为左室射血和全身灌注可随着快速肺水肿的发展而停止。接受 ECMO 的患者可能因左室膨胀而发生难治性室性心动过速。在这种情况下，使用额外的插管或临时支撑装置（如 Impella CP）进行左室减压是明智的，可以减轻左室负荷，防止进一步的损伤。最后应找出并治疗其他原因：发热、体温过低、患者不适、败血症病灶等。大多数心律失常可以通过药物治疗来缓解，但目前仍在研究中。

最常见的是使用胺碘酮输注,而很少使用普罗帕酮来治疗室上性心律失常;使用利多卡因输注联合或不联合胺碘酮来治疗室性心律失常。由于许多药物固有的负性肌力及其副作用,全部 I～Ⅳ类药物对于常规心脏外科手术后的患者很少是可行的选择。有时进行维持治疗需要转为口服制剂(胺碘酮、索他洛尔、地高辛、美西律),但如果可能的话,应查明并纠正潜在的病因。

20.4.3 前负荷

CVP,虽然是一个粗糙的血流动力学参数,但确是术后液体管理的主要参数。虽然通过查看 PAD 压力来确定 LV 前负荷是有价值的,但更常用的参数是 CVP。由于呼吸的干扰导致 PAD 的可变性,人们不愿过多地强调此值。此外,当使用右侧装置或静脉插管时,PA 导管是不可行的。精明的外科医生需要确定哪个 CVP 范围代表哪个患者的理想填充压力。根据潜在的病理生理学和所使用的特定设备,这个范围在不同患者中可能有很大的差异。在术中通过直接在手术视野中或超声心动图来检查心脏,同时通过检查设备流量,心室减负荷和整体血流动力学来评估。应仔细评估负荷状态,在调整流速时,应密切注意心室顺应性和功能,血液动力学和整体灌注情况。一旦达到稳定状态,要记录理想的充盈压力,并将其传递给重症监护病房团队,以便于术后管理。大多数 LVAD 患者(临时或持续性)的最佳容量介于 CVP 10～15 mmHg 和 PAD 15～20 mmHg 之间。这种情况对于右侧装置和存在静脉引流插管的情况来说更具挑战性。正常或较高的 CVP 的可靠性较差,但较低的 CVP 通常表示血容量不足。关键参数是设备流量,当流量降低或 ECMO 管路"抖动"时,可能需要容量负荷。但是应先确定插管的位置,以确保位置是适当的,排除这项造成流量下降的原因。

进行胸腔关闭的患者尤其容易出现血液动力学的改变。心室充盈主要需要进行容量复苏。无论有无出血,填塞的生理影响都可能占优势。胸骨切开的闭合可通过直接压迫损害收缩力和右心室充盈,从而限制向前血流并导致 CVP 升高。这在高血容量伴有明显的第三间隙和心肌水肿的患者中尤为常见。在这种情况下,最明智的做法是保持胸骨开放,并考虑在胸骨边缘之间留一个间隔物,因为在胸骨敞开的情况下仍可能会发生填塞。封闭空间内的出血可导致静脉回流受压和心包填塞。再次探查不应延迟,因为严重的心室功能障碍可能会随之而来。

机械支持开始后需要进行容量复苏的情况并不少见。尽管患者往往会出现液体超负荷的情况,其血管内容积状态限制了液体输注,这是毛细血管渗漏的典型特征。心室减负非常迅速,且尿量过多,需要不断补充容量替代直到达到稳定状态。当发生穿刺部位出血,腹膜后血肿扩大或积极的 CPR 导致胸壁出血的时候,容量持续丢失,需要使用血液和血液制品。血管舒张性休克可继发于术后复温及体外循环后的炎症介质释放,既需要补充容量又需要后负荷支持,重点应放在器械流量和血液动力学状态上。对于全心脏置换,如全人工心脏的患者,需持续提供触觉反馈,即每个心室的充盈量。低充盈量和向下倾斜的波形通常表示需要更多的容量。

另一方面是过度的复苏或流量而导致的心室过度扩张。这可能会使无支持的心室沿 Starling 曲线右移太多而导致心室功能衰竭。过度扩张会导致室壁张力和心肌需氧量增加,并导致跨心肌梯度降低,导致冠状动脉血流受损,这种不平衡导致收缩力下降。快速识别是逆转心肌纤维过度拉伸造成的潜在有害影响的关键。应用超声心动图来评估心室大小和功能,并应调整正性肌力药物以稳定流量和血液动力学参数。LVAD 流量低、CVP 升高且 PA 压力正常是 RV 过度扩张和 RVF 的危险信号。或者 RVAD 高流量而出现低 MAP 和新的肺水肿的意味着过多的前向血流和 LVF。

CVP 是机械支持设备围术期管理的重要血液动力学参数。尽管确切的数值是有利的,但仍需要结合设备类型、患者的基本生理状况以及其他相关变量来进行解释。

20.4.4 肺后负荷

肺血管阻力是左心功能不全、既往存在的肺部疾病以及围术期肺损伤(如感染、间质水肿或胸膜腔问题)叠加的最终结果。新或旧的各种刺激引起的微循环收缩可增加分流并减少肺血流量。RV 后负荷的增加可能对 RV 功能有害。事实上,LVAD 植入后 RV 衰竭的死亡率约为 25%。RV 负责流向左侧的前向血流。因此 RV 扩张、收缩力弱、PA 压力高和 LV 充盈不足是一个严重的情况。应立即进行干预,也许机械支持是至关重要的。见图 20.3。

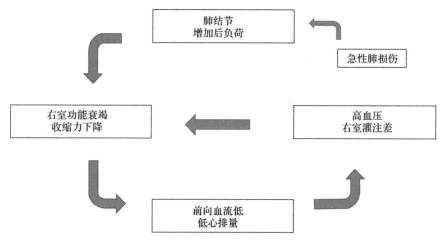

图 20.3　右心室衰竭的恶性循环

对于 LVAD 支持的患者,重要的是营造一个有利于最佳 RV 功能的环境。需要密切关注术前肺功能检查和静息 PA 压力。有中至重度肺动脉高压的患者需要适当的手术计划。应该为机械支持设定一个阈值。术中需要配置前负荷、心肌收缩力和后负荷的最佳组合。如前所述,右心室容量负荷应达到最大收缩力的点,而不会引起过度拉伸或功能障碍。调节正性肌力药以维持热稀释法 CI > 2.2 L/(m^2·min)和 VAD 流量 > 2.2 L/(m^2·min)。肺后负荷应使用肺血管扩张剂小心处理。这可能包括同时具有扩血管功能的正性肌力药(米力农或多巴酚丁胺)、合成的利钠肽(奈西利肽)、硝基扩张剂(硝化甘油和硝普钠)或直接肺血管扩张剂(吸入一氧化氮、静脉内使用前列环素或吸入伊洛前列素)。吸入一氧化氮具有理想的特性,它可以降低肺血管阻力,改善 RV 功能,并发挥最小的全身作用。这些应用的限制包括高成本、繁琐的设置以及脱机期间的反弹现象。前列环素是一种有效的静脉应用的扩张剂,对肺血管树和全身血管树都有影响。其主要局限性是血流动力学不稳定。像 iNO 一样,伊洛前列素是一种吸入剂,故其作用主要集中在肺循环上,对全身影响不大。其较低的成本和易用性使其受欢迎,但普及程度却不及预期。比较各种扩张剂的研究多混杂在一起,无论如何,大多数机构都会有其固有的偏向,这也是值得称道的。

RVAD 支持的患者还需要仔细调节肺血管压力。由于大多数设备对后负荷敏感,一旦肺阻力增加,流量就会受损。这种情况可能是致命的。如果前向血流停止,LV 将会充盈不足,体循环压力可能会骤降。因此保持适当的流量和肺血管阻力至关重要。

20.4.5　全身后负荷

相同的概念适用于全身后负荷和 LVAD。随着全身血管阻力的增加,LVAD 流量减少。依靠自主心室的活动,这可能会产生较大的生理影响。此外,较低的流量可导致较少的心室减压,室间隔移位和无支持的心室受损。它还可能导致血流瘀滞,增加血栓形成的风险。常见的一种情况是体外循环和主动脉阻断后外周血管收缩。净效应是全身血管阻力增加和更高的 MAP。随着患者的复温,血流增加,血管阻力降低。但是,保持一个严格控制的后负荷范围对于适当的 LVAD 功能至关重要。通常,MAP 保持在 70 ~ 85 mmHg。研究表明,MAP > 85 mmHg 的 MCS 患者出血性卒中发生率更高,因此在围术期使用降低后负荷的和扩血管的药物是有利的。这包括硝普钠和 / 或硝化甘油。硝普钠应该是一线药物,因为它作用于动脉血管树,而硝酸甘油会扩张静脉并改变负荷状态。或者可以适当减少正性肌力药,但这是不太可取的解决方案,因为许多患者的心肌收缩力处于临界状态。

另外,应保持较低的全身血管阻力以保证足够的灌注压。目标 MAP 70 ~ 85 mmHg。患者通常会出现血管麻痹性休克,可能需要一种或多种血管升压药来稳定血压。最常见的是先用血管加压素,然后用去甲肾上腺素,最后用去氧肾上腺素。亚甲蓝也已被证明可在严重休克的情况下使用,它通过一氧化氮抑制鸟苷酸环化酶的激活,因此降低了循环中的 GMP(一种局部血管扩张剂),并提高血压。

20.4.6　收缩力

几乎每个使用机械支持的患者都联合使用正性肌力药物。罕见的例外是完全心脏替代,主要由于不能耐受的心律失常以及心肌无法恢复的情况。心肌的收缩力和最优化是通常的目标。正性肌力药物选择的核心是对作用机制和副作用的理解。见表 20.5。

表 20.5　常见正性肌力药物作用

药物	心率	心排量	全身血管阻力	肺血管阻力
肾上腺素	↑↑	↑	↑	↑
多巴酚丁胺	↑↑	↑	↓	↓
多巴胺	↑↑	↑	↔	↔
米力农	↑	↑	↓	↓

通常首先使用肾上腺素、多巴酚丁胺和／或多巴胺。肾上腺素是常用的一线药物。它具有很好的正性肌力作用和变时作用，主要是由于其 β_1 作用。在低浓度时，发挥 β_2 作用，而在高浓度时，以血管收缩作用为主。标准的输注速度为 $1\sim6\ \mu g/min$。多巴酚丁胺也有很强的 β_1 作用，也是一个很好的正性肌力药，其全身作用尚不清楚，但有报道显示其可以降低全身血管阻力。其他好处包括增加冠状动脉血流量，从而平衡心肌氧供和氧需，降低肺血管阻力，从而改善 RV 功能。常用剂量为 $5\sim20\ \mu g/(kg\cdot min)$ 之间。多巴胺和肾上腺素一样，其作用有剂量依赖性。在低剂量 $[5\ \mu g/(kg\cdot min)]$ 下，它有多巴胺能的作用，因为各种受体被激活而导致利尿、变力、变时和血管收缩，效果一般都很轻微，而对肾脏的好处仍有争议；中等剂量 $[5\sim10\ \mu g/(kg\cdot min)]$ 时，β_1 效应占优势；大剂量 $[>10\ \mu g/(kg\cdot min)]$ 时，α 血管收缩剂的作用占主导地位。米力农是 RV 功能不全和高肺血管阻力患者的首选药物。它是一种磷酸二酯酶抑制剂，可以增加环 AMP 水平，从而引起平滑肌松弛，表现为充盈压降低、肺阻力和全身血管阻力降低。米力农的局限性是半衰期长（大于 2 小时）和全身作用。在大多数情况下使用时通常需要血管加压药物维持血压。

心肌功能的保留是非常重要的。心肌收缩力有助于减轻心室负担，并增加循环的搏动性，这种贡献可能最多是温和的，但其正性作用是有益的。对于持续支持设备的病例，心肌收缩力对于移植物的存活或整体存活非常重要。对于临时支持的病例，保留心肌功能对于分析桥接治疗决策可能是非常重要的。

MCS 患者的 LVF 具有不同的意义，具体取决于功能障碍的程度和所用的支持类型。如前所述，维持正性肌力支持对左室收缩和排空是一种有益的策略。随着临床进程的进展，应调整输液量。对于使用左心支持设备的患者，明显的 LVF 并不令人担忧，前提是设备继续正常工作并且保持心室腔减压。但是，当设备流量受到威胁时，情况会恶化，心室可迅速扩张，引起室间隔移位和 RV 功能障碍，肺水肿可迅速发生。要么需要更换该设备，要么需要使用替代方法（药物和／或机械）来支持患者。及时做出决策和预防其他器官损伤是主要目标。对于右心室装置患者，发生 LVF 可能是灾难性的，甚至是致命的。持续的前向血流会使 LV 过度扩张，同时使肺部淤血，功能甚至进一步恶化，射血会停止，患者会停止心跳。响应时间是绝对关键的，因为即使延迟几分钟也可能是不可逆的。在这种情况下，最安全的救助方案就是转换为 VA ECMO。VA ECMO 患者发生 LVF 恶化并失去搏动的情况时，需要评估是否存在 LV 扩张。如果存在，则应进行手术或经皮引流。

对于血流动力学紊乱，对心脏压塞的检查和排除的警惕应始终排在前面。它可以在术后的任何时间发生，而不仅仅是在早期。关键是及时地识别、评估和干预。通常患者会出现低血压、设备流量或参数改变以及充盈压升高。大多数病例的表现都很微妙，从而增加了诊断的复杂性。超声心动图可以帮助识别右侧受压情况。随后应立即进行探查和减压。

机械故障是这些疗法普遍担心的并发症。幸运的是，这种情况很少在没有预警信号的情况下发生。LVAD 显示功率读数和波形，可以监测即将发生的故障。TAH 可以显示压力和流量波形，可以提供类似的信息。Impella 设备监测引流的流量和压力，可以作为报警信号。ECMO、TandemHeart 和 CentriMag 将在需要更换之前显示纤维蛋白和凝块的形成。由泵血栓形成和插管阻塞引起的设备故障很少见,但也应该加以鉴别。LVAD 管路的任何地方都可能形成血栓,血栓也可从心脏或外周循环进入到管路中,血块增加最终会降低流量。此外,流入端的插管可能会吸到室间隔上,引起急性阻塞,这可能发生在明显的室间隔运动或插管位置不当的情况下。流出端插管可能会由于打折或受到外部压迫而导致阻塞。常见的情况是设备流量低和血液动力学改变。需要检查该设备以帮助确定发生机械故障的可能。应进行超声心动图检查,以查看心室大小和对流量变化的反应。随后应行 CT 血管造影检查以寻找充盈缺损。应检查 LDH 和血浆游离血红蛋白等生物标志物,以帮助确诊。应进行血液动力学支持,同时制定关于溶栓、临时机械支持和设备更换的决策。

对于 LVAD 支持的患者,更常见的担心可能是急性 RVF 或慢性 RVF 急性发作。与 LVF 的进展不同,RV 功能因局部环境而异。患有慢性双心室衰竭的患者不应接受单心室支持。但是对于绝大多数患者来说,RV 评估和再评估一直是围术期的重点。有利的条件包括最佳的前负荷、心肌收缩力和后负荷。CVP 应以适当的充盈为目标。应滴定正性肌力药以维持足够的前向流量。应采用降低肺血管阻力和右心室后负荷的策略,并严格调整。最后应经常检查 VAD 流量、LV 大小和室间隔位置,以确保最佳的心室相互依赖性。CVP 升高而 PAP 正常,VAD 流量低是 RV 衰竭的危险信号。根据具体情况,血流动力学和实验室异常可能是隐匿性、进行性或急性的。使用 TEE 或 TTE 进行迅速的超声心动图评估可以作为优化前负荷、心肌收缩力和后负荷的医疗操作依据。超声心动图参数包括 RV 大小、收缩力、室间隔位置、三尖瓣环偏位移和三尖瓣关闭不全。当然 RVF 时还应该考虑机械支持治疗。

20.4.7　特殊注意事项

IABP 提供的血流动力学支持最少,但提供了关键功能。IABP 通过增加舒张血流来增加冠状动脉灌注,这些装置具有最长的"追踪记录"。大多是经皮插入股动脉,然而需要长期支持的患者(如 IA 状态患者),可以通过手术切开将其置入腋动脉,从而可以继续行走。该装置通常可以保留在原位,直到进行移植手术。它并发症很少,但值得注意的两点是位置异常和肢体缺血。置入腋动脉可以通过鞘直接或通过移植物间接地插入。应该监测该上肢是否有缺血或神经病变的迹象。在日常护理中,应进行床旁 X 线检查以确定 IABP 球囊的位置。有时球囊会翻转,尖端会进入升主动脉或头部血管内。这种情况可能发生于主动脉弓迂曲并且导管本身有过多扭转的情况。一旦发现这种情况,通常需要返回手术室重新定位或更换管路。移植可能不会在数周内进行,因此增加了撤除装置的复杂性。如果带鞘置入,则拆下整个装置,并通过系紧预置的荷包缝合线关闭穿刺部位。可以清理穿刺部位以冲出任何可能的血栓,但前提是必须适当地处理血管,手术间隔时间越长,效果就越不好。如果使用移植物插入,将装置撤除后,移植物可回血和完全抽离。必须处理好近端和远端,然后修剪并固定移植物。该盲端可以成为血栓形成的病灶,有可能造成远端栓塞。栓塞也可以发生在装置撤除的任何时候,因此应仔细监测上肢脉搏和灌注。双侧桡动脉置管有助于早期发现差异。

VA ECMO 通常在紧急的情况下安装，通常是经外周和经皮插管，有时使用开放式插管。手术切口部位持续出血是一个棘手的问题。如果尝试了多次穿刺，则经皮插管后也可能出血。有时可能会演变成相当大的、且不断扩大的血肿，导致血流动力学紊乱，需要手术切开和血管修复。肢体缺血是另一个毁灭性损害。血管较细的患者在股动脉插管周围的顺行血流有限，有缺血危险。床旁经皮氧饱和度监测、多普勒信号和触诊评估是十分重要的。如果尚未出现缺血，则可以放置远端灌注管，但偶尔会很难置入或流量仍不理想。有些患者可能在院外设施中插管的，并且在转运到医院之前，已经在没有远端灌注管的情况下支持了数天。那些肢体受到威胁的患者最终可能需要筋膜切开术，严重时需要截肢。VA ECMO 可提供双心室支持，重点是 LV 的收缩力和大小。在一些患者中，左侧静脉回流很明显，会导致 LV 扩张。收缩力差或有纤维化的 LV 会迅速出现过度扩张并导致肺水肿。如果发生这种情况，则需要放置引流以减轻心脏负担。

Impella 是一种日益广泛应用的临时支持装置。存在几种模式来满足各种需求。较小的器械大多通过股动脉或股静脉经皮放置。Impella 5.0 通常通过外科切开放置，这是一种将泵内置在导管中的轴流装置。入口位于 LV 中，出口位于升主动脉中。常见的术后问题包括位置不当、穿刺点出血、溶血和肢体缺血。大多数情况下可以在床旁通过超声引导进行重新定位，但有时需要返回手术室。经腋动脉插入与 IABP 技术相似，因此神经血管监测是必不可少的。插入过程中可能引起血管或心脏损伤。可使用超声心动图评估新发的心包积液。肢体缺血在插入过程中并不常见，但未被发现的血管损伤，如夹层，可能导致远端闭塞。溶血在低流量的装置中更常见，可能是由于血流管路较细，诊断和处理将在本章的其他地方介绍。通常可以用荷包缝合来控制经皮放置的穿刺部位出血，但是偶尔需要进行手术探查来修复血管。股动脉较深的患者有鞘管缩回血管的风险，从而导致从动脉切开部位大出血。通常需要进行手术探查来处理血管并放置荷包缝线。更常见的是经皮穿刺器械周围的顺行血流不良造成的腿部缺血。如果仍需要支持治疗，应立即进行切开撤除、股动脉血栓切除和重新放置装置。撤除装置（Impella 5.0）也可能因急性栓塞而导致肢体缺血，可使用前面提到的撤除和监测技术。已证明 Impella 5.0 可以广泛应用于心力衰竭。它可以充当决策、移植、持久性装置或恢复的桥梁。患者可以停用正性肌力药物，并且可以完全走动。如果 Impella 发生故障，则需要立即将其拉回到升主动脉中。逆行血流将持续导致 LV 扩张。根据 LV 功能，可以将装置全部撤除或更换。

Tandem 产品允许安全地插管。Tandem RVAD 将 ProTek Duo 流出插管留置在主 PA 中，将流入插管留置在 RA 中。插管是保持固定的，因此移位是相对不存在的问题。流入端通常限于 RIJ 静脉。插管的尺寸相当大，通常为 29 Fr 或 31 Fr。插管可能导致中心静脉或心脏损伤。因此应保持对出血或填塞的警惕，探查心包积液并非不合理。尽管插管较大，引流很少成为问题，但仍应对其进行监测。更换插管并不简单，应非常小心地进行。Tandem 泵的最大流量约为 4.5 L/min，对于部分患者可能不足。在需要的时候，可以很容易地连接一个氧合器，以转换为 ECMO。最后应监测管道和插管中的纤维蛋白和血凝块形成，当出现明显的累积时，应更换管路。这种装置的显著优势是患者能够活动。TandemHeart LVAD 的是将引流管经房间隔置入左心房，并将血液回输到股动脉。与 Tandem RVAD 不同，使用这种装置的患者无法活动。前面已经提到相关问题和其他限制。

　　随着 CFLVAD 被越来越多地用于长期治疗，人们已经越来越了解和熟悉它们。本章概述了围术期管理的关键部分。目前有三种常用的装置：HeartMate Ⅱ、HeartMate Ⅲ 和 HeartWare（图 20.4）。这些都是可植入的持久泵。HeartMate Ⅱ 需要一个腹膜外的泵袋，这是一个额外的发病来源。HeartMate Ⅲ 和 HeartWare 允许非胸骨切开入路放置在心包内。三者之间在工程学上存在很大的差异。HeartMate Ⅱ 是轴流泵，HeartMate Ⅲ 是磁悬浮离心泵，HeartWare 是一种水磁悬浮离心泵。围术期管理最关键的问题是流量，尤其是低流量。需要仔细评估整个临床情况，包括血流动力学、心肌收缩力、液体平衡以及术前和术中的相关细节。每个装置将显示有助于排除故障的参数。HeartMate Ⅱ 和 Ⅲ 使用搏动指数（PI），这可以估测左心室的收缩力。PI 值高表示转速有上升空间，PI 值低表示转速有下降空间。采用这些普遍性需要结合临床背景。HeartWare 可显示包含血流动力学敏感数据的连续波形跟踪。波形分析包括波形整齐性、峰、谷、幅度和宽度。波形分析的详细说明不在本章范围之内。一般而言，与 PI 相似，高振幅表示有速度上升空间，而低振幅表示有速度下降空间。

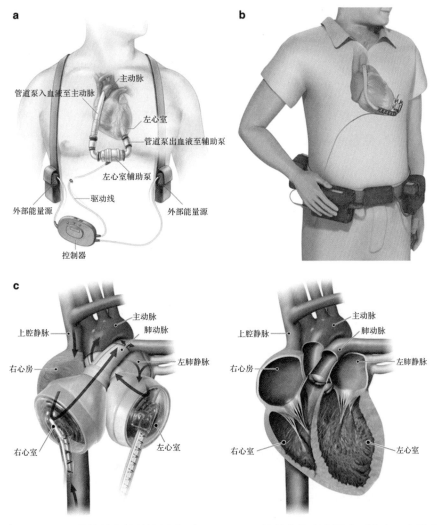

图 20.4　（a）HeartMate Ⅱ 连续血流轴流泵，（b）HeartWare 连续血流离心泵，（c）全人工心脏，（d）正常心脏

BiVAD 可以是计划内或计划外的。可以是临时装置，也可持久装置支持。可有多种联用方式：Tandem/Impella，Impella/Impella，Tandem/Tandem，Impella/Tandem，CentriMag/CentriMag，CFLVAD/CFLVAD，CFLVAD +Tandem，Impella 或 CentriMag 等。置入和围术期的问题与前面提到的相同。最关键的管理问题是警戒流量的监控。必须保持 RVAD 流量低于 LVAD 流量，以防止肺水肿。自身左心室贡献越大，这个问题就越不重要。

TAH 对于明确的双心室衰竭的患者是一种可行的桥接方案。与前面提到的装置不同，它涉及完全心脏替代（图 20.4）。切下心室，每个心房留有 1～2 cm 的袖带。将"快速拼接处"缝合到每个心房套囊上，连接心室，将流出端缝合到主动脉和肺动脉上。术中和术后并发症的范围广泛，并在本章中进行了讨论。使用此装置最重要的监测可能是识别早期填塞。这可能表现为 RV 充盈曲线的降低，控制台提供连续的压力和流量追踪，也会显示心室充盈量和流量测量。这些将随着前负荷状态和后负荷的变化而波动，但应分析其趋势。应每日复查 CXR 以检查心包积液。随着液体的积聚，装置膜所产生的可透射线空间将消失。

20.5 肾脏

众所周知，围术期肾功能不全是心脏手术后短期和长期患病率的主要决定因素。与普通成人心脏疾病不同，机械循环支持患者的情况更为复杂。通常他们患有晚期失代偿性心力衰竭，许多患者还有潜在的心肾综合征。住院患者已经接受了利尿剂治疗，并且许多患者还将接受小剂量的正性肌力药治疗，储备是有问题的。在如此微妙的生理环境下，肌酐成了终末器官灌注和随后干预的标志物。

许多失代偿性心力衰竭患者都归于以下三种轨迹之一：桥接移植、终末治疗或最大程度的药物治疗。那些表现出终末器官功能恶化迹象的患者，如肌酐升高，会上升到决策树的前列。将 MCS 作为决策的桥梁、移植的桥梁、持久装置的桥梁、缓解的桥梁甚至恢复的桥梁已成为优先考虑的问题。下一层的目标是缩小范围，并决定使用哪种特定装置——临时的或永久的。对于最终治疗如移植和持久装置有疑问的候选病例，通常使用临时装置。在许多情况下，它可以作为进一步干预的过滤器。肾功能处于边缘状态的患者，可能不是双器官列表的候选者（心—肾），可以使用临时装置支持以便重新评估。另一种选择是，等待时间短但是处于低心输出量状态且肌酐升高的移植候选者也可以是临时支持的候选者，因为它可以为移植提供桥梁。另一方面，等待时间长、失代偿性心力衰竭伴肌酐升高的移植候选者可直接使用持久装置。这个过程可以是流程化的，但确实需要多学科联合的方法。

那些紧急或选择性地接受机械支持的患者，对终末器官灌注倾向于产生积极的反应。当达到 $CI > 2.2 \ L/(m^2 \cdot min)^2$ 的全流量时，肾脏灌注会明显改善，表现为尿量增多。效果可以即刻出现，也可以在术中或在 ICU 的几天后见到。遵循这种轨迹的患者通常会表现出急性肾损伤的恢复，并且能够停用正性肌力药和利尿药。急诊病例的命运是难以预测的，这些患者沿着他们的疾病发展曲线走得更远，他们通常会有恶化的终末器官功能，可能出现心脏骤停，并可能接受延迟的干预。恢复 CI > 2.2 L/$(m^2 \cdot min)$ 可能无法立即满足要求。这些患者通常最好接受早期肾脏替代治疗。使用 ECMO 的患者可以将透析设备直接连接到 ECLS 回路。那些使用其他形式的机械支持的患者则需要一个血管通路。早期肾脏替代治疗在容量管理、代谢紊乱和药物清除方面可能是有利的，缺点包括自体肾脏静止和活动受限。康复工作将被推迟，直到转换为间歇性血液滤过并且血管内导管从腹股沟处放在了新的部位。

在某些患者中，机械支持会直接损害肾功能。剪切力会导致血液损伤和细胞溶解。细胞副产物如铁和含铁血黄素会沉积在肾小管内，降低肾小球滤过率并导致肾功能衰竭。溶血的危险因素包括装置安装、低流速和组织材料。在床旁评估中，尿液可能变为"可乐"色，总尿量减少，血清生物标志物将升高，包括肌酐、乳酸脱氢酶和血浆游离血红蛋白。临床上，患者会表现出肾功能衰竭的症状。处理包括肾脏替代治疗、撤除或停用装置或以及防止进一步的肾损伤。急性肾小管坏死后一年的肾功能恢复的全部数据为 40% ~ 50%，但是对于像 MCS 人群这样的高危人群来说，这个数字可能过高了。

表现出轻度 AKI 的患者应按常规处理。一般准则是优化装置流量，最大程度地减少流量干扰，改善心排血量，增强肾功能以及防止进一步的损伤。出现少尿应立即评估血管内容量和灌注压力。低 CVP 应予液体冲击治疗，较高的 CVP 应予额外的利尿治疗。应评估收缩力和后负荷，以给予正性肌力药和缩血管药。值得注意的是，肾功能不全可以转移 RV 衰竭的注意力，因此必须立即进行评估和干预。应谨慎使用大剂量的缩血管药，因为这会加剧肾血管收缩并进一步损害肾功能。应迅速进行强化利尿治疗，以避免无尿。护理人员应保持警惕，避免任何肾毒性损害。及时的肾脏替代治疗应取代彻底的药物治疗策略。最后了解任何既往存在的肾功能不全和术中的变化有助于制定短期和中期策略。需要仔细回顾患者的近期病史和手术记录。慢性肾脏功能不全、长时间低心输出量、高剂量缩血管药、体外循环时间长和／或术中低血压等危险因素会严重影响肾功能恢复。

20.6　胃肠道

20.6.1　肝淤血

大多数接受紧急机械支持的患者都有严重的失代偿性心力衰竭，因此有容量超负荷，并有全身静脉压升高。静脉淤血会损害器官功能，尤其是脑、肾脏和肝脏。肝淤血可能是一个"沉默的杀手"。它通常比看起来更具毒性。患者的肝脏生物标志物接近正常，即转氨酶、胆红素、凝血酶原时间和血小板计数。超声和断层成像可能不会显示出任何肝硬化或失代偿的迹象。机械支持应在适当的时候开始。但是一旦发生肝功能损伤，可能是亚临床的，在术前、术中或术后的，可导致肝脏生物标志物的急剧升高，这种紊乱会放大到前所未有的水平。管理工作有助于减轻静脉循环负荷的治疗。目前的挑战是确定哪些患者有可能出现这种不幸的进展。同样，尽管化验值接近正常,但术中仍可能出现凝血功能障碍性出血。这种情况虽然是病态的,但是更易于控制,因为可以通过手术止血以及输血和血制品来治疗。慢性肝淤血可能是根本原因,但在确定哪些是高危患者方面仍存在挑战。

20.6.2 肠系膜缺血

大多数有血管闭塞性疾病的患者都被排除在重度心力衰竭的治疗之外,但肠系膜缺血仍然是可能的。带有左侧支持装置的患者很容易发生血栓栓塞性并发症,并选择性地栓塞肠系膜循环。形成血栓的表面包括氧合器、管道、流入或流出端插管,甚至是泵。也可能是装置流量低或平均动脉压低引起的内脏低灌注引起的。患者将出现严重的低血压,难治性代谢性酸中毒和乳酸酸中毒加重。临床体征可表现为腹胀膨隆或腹腔间隔室综合征。处理是支持性的,其实用性值得怀疑,因此许多患者可能未进行腹部 CT 扫描。少数患者可能会进行腹部探查,但其中少数会表现为可逆的病理改变。预后几乎都是致命的。

20.7 胃肠道出血(GIB)

GIB 可能是最常见的并发症之一,据报道在持久装置人群中发生率为 20% ~ 40%。目前大多数装置都有连续的流量配置。经验表明,这种血流模式存在胃肠道的不良反应,如黏膜下静脉丛扩张和动静脉畸形。这显著增加了出血的风险。患者也容易发生获得性 von Willebrand 缺乏症,这也容易导致出血。但这些病理生理改变在术后即刻并不常见。更常见的是医源性损伤和消化性溃疡。所有患者最终需要在一段时间内使用肠管。最好的情况是,在手术室插入胃管,并在气管插管拔出后拔除。但更常见的是,患者需要进行持续肠内营养支持或胃肠减压。尽管试图将发病率降至最低、停止抗凝治疗、纠正凝血和血小板计数异常以及使用无创技术,但是仍然会发生医源性损伤。这会导致麻烦的口咽和 / 或胃肠道出血,通常需要复苏、输血和额外的内镜治疗,净效应是增加发病率和死亡率。另一个常见的术后情况是无端的 MgIB,消化性溃疡是常见的元凶,其病理生理尚不清楚,但是很快就会出现症状。幸运的是,大多数患者对药物和内镜治疗反应良好,但同样,这一脆弱人群的发病率和死亡率也有所增加。使用 PPI 预防对于胃肠道是至关重要的,并且已经包含在大多数电子医嘱中。奥曲肽对这类出血也有一定的疗效。

20.8 内分泌

20.8.1 血糖

众所周知,围术期高血糖与发病率和死亡率的增加有关。应激反应、药物副作用、静脉高营

养和 / 或感染都可能导致机体对葡萄糖的反应发生改变。血糖升高可能会导致体液失衡,伤口愈合受损、心律失常、呼吸或肾脏并发症以及感染。目标葡萄糖水平为 < 180 mg/dL。较低的阈值尚未显示出更多的优势。如果需要,不应延迟使用胰岛素输注。在糖尿患者群和非糖尿患者群中,严格控制血糖已被证明是有益的。

20.8.2　肾上腺

肾上腺功能不全是心脏手术后罕见的并发症。在难治性低血压的情况下应予以考虑。可以进行促皮质素刺激试验进行诊断。但是如果存在临床怀疑,应开始每 8 小时使用氢化可的松 100 mg IV 治疗。

20.8.3　甲状腺

甲状腺功能减退症一般耐受良好,仅在某些患者中。患有缺血性疾病的患者在进行甲状腺替代疗法时可能存在心肌氧供 / 氧需失衡的情况。一些患者可能有心脏术后嗜睡和心室功能障碍,需要甲状腺替代和正性肌力药治疗。

20.9　血液学

出血是 MCS 治疗人群的“致命弱点”。患者可能有易发因素,如潜在的凝血功能障碍(已诊断或未诊断)、正在使用血液稀释剂(抗血小板药、Xa 抑制剂、华法林等)、患有肝淤血、心源性肝硬化或其他危险因素。患者的生理储备和当前疾病的严重性是被低估的。住院患者的低心输出量状态、终末器官功能障碍、活动受限和营养不良很可能表现出手术止血不良。但这些变量可以通过手术时机和手术方案进行一定程度的控制。药物可以保持安全的间隔,也可以进行术前输血和治疗以支持造血系统。营养和康复工作仍需继续。请血液科会诊也可以获得进一步的建议。由于大多数病例都不是择期手术,充分的术前准备可能是一个挑战。

术中过程肯定会影响术后出血倾向。通常在体外循环前给予抗纤溶药。此功能可减少肝素中和后的纤维蛋白溶解。不采用这种常规做法会增加手术出血。体外循环时间对止血产生不良影响。泵时间越长,细胞损伤越大,循环中的细胞因子也会更多。两者都增加了血小板和凝血因子的数量和质量的紊乱,最终效果是凝血功能不良。

另一个重要因素是核心温度。众所周知,低体温会损害正常的凝血级联反应。接受手术持久或临时辅助装置置入的患者,在没有其他伴随手术的情况下,通常保持常温。需要主动脉阻断的患者通常冷却至至少中度低温,然后在终止 CPB 之前进行复温。在手术的最后阶段保持稳定的体温是有挑战性的。胸骨切开术的对流损失、手术出血、输血和血制品以及低灌注压都可能导致“体温下降”。因此停止体外循环后在手术室的时间是非常重要的。需注意进行良好的手术止血，尽量减少输血，保持正常体温以及尽量缩短胸部敞开的时间。

关胸时很"湿"，可能提示凝血功能障碍的状态。这可以作为持续出血的源头。正如在关胸中常见的那样，没有发现局灶性出血，但是从纵隔中清除残留的血液和血块倾向于要停止进一步的失血，因此手术判断很关键。但是细致的行为和实践可以转化为更好的结果。

到达 ICU 后，许多相同的临床参数将被不断地重新评估。持续观察核心温度，并采取促进复温的措施。最有效的疗法是加压空气皮肤加温装置。其他策略包括增加液体、血液制品、毯子和室内的温度。这些都有助于四肢加温，从而保持核心温度稳定。追踪实验室化验值，并在持续失血之前纠正凝血功能障碍。血红蛋白应保持在 8 ～ 9 mg/dL，这样可以保证足够的氧供。当失血量很大时，应以合理的速度输血，从而跟上持续的失血。应仔细检查胸管引流液的量和性质。在最初一小时内，> 200 mL 的血性液体需要进行额外的输血；如果 1 ～ 2 小时后仍无改善，应立即重新探查。在这种情况下必须保持警惕。胸管引流的减少可能并不意味着出血停止，而是血凝块堵塞导致胸管无功能。出血可持续进入闭合的纵隔腔，引起心脏压塞。

一旦达到足够的止血效果，下一个任务就是抗凝。对于临时装置，抗凝治疗可能从第 0 天开始；对于持久装置，可能从第 1 天开始。所有装置都需要肝素抗凝，可以通过装置或全身应用。持久装置需要抗血小板药并转换为华法林。持久装置的目标值通常为 INR 2 ～ 3。临时装置的目标是 APTT 为正常水平 1.5 ～ 2 倍，而 ECMO 通常的目标是 ACT 150 ～ 170 s。发生肝素诱导的血小板减少症的患者需要转换为直接凝血酶抑制剂，如阿加曲班。在 MCS 人群中使用替代抗凝剂的经验有限，但已得到成功的应用。尽管维持足够的抗凝对于正常的装置功能至关重要，但是并发症在所难免。出血可发生在任何部位，包括手术区域或入口部位、脑、胃肠道、泌尿系统、腹膜后甚至软组织。出血发作可以跨越整个机体，可以是孤立的且自限性的，也可以引起失血性休克并导致死亡。每次发作都可能需要停止抗凝治疗、逆转凝血障碍、输血和血液制品进行复苏。对于危及生命的出血，可以考虑使用重组因子，但有回路凝血的风险。关于出血的危险之一是抗凝治疗的中断，尚不知道这会对长期装置的耐用性产生什么影响，但是肯定会缩短短期装置的使用寿命。Impella 可能会突然停止，ECMO、TandemHeart 和 CentriMag 将开始显示出纤维蛋白和血凝块的增加，作为报警信号。临时装置的常见解决方案是更换环路和装置。持久装置可能需要进行纤溶治疗和更换泵。幸运的是，持久装置的泵的血栓形成大部分是长期的并发症。因此每个患者需要接受个体化的抗凝治疗。

20.10　感染性疾病

由于当地的微生物耐药性，大多数机构都有一个围术期抗生素预防方案，旨在覆盖常见的皮肤菌群。可根据某些情况进行修改，例如住院患者与来自家中的患者，胸部开放与胸部闭合以及药物过敏史。抗生素通常应用到初次手术后的 24 ～ 48 小时。

hypothermia. J Am Coll Surg. 2009；209：492-503.

［20］ Force SD，Miller DL，Peterson R，et al. Incidence of deep sternal wound infections after tracheostomy in cardiac surgery patients. Ann Thorac Surg. 2005；80：618-22.

［21］ Fowler MB，Alderman EL，Oesterle SN，et al. Dobutamine and dopamine after cardiac surgery：greater aμgmentation of myocardial blood flow with dobutamine. Circulation. 1984；70（Suppl I）：I103-11.

［22］ Freitas ER，Soares BG，Cardoso JR，Atallah AN.Incentive spirometry for preventing pulmonary complications after coronary artery bypass graft. Cochrane Database Syst Rev. 2007；3：CD004466.

［23］ Furnary AP，Gao G，Grunkemeier GL，et al. Continuous insulin infusion reduces mortality in patients with diabetes undergoing coronary artery bypass grafting. J Thorac Cardiovasc Surg. 2003；125：1007-21.

［24］ Gandhi GY，Nuttall GA，Abel MD，et al. Intraoperative hyperglycemia and perioperative outcomes in cardiac surgery patients. Mayo Clin Proc. 2005；80：862-6.

［25］ Gandhi GY，Nuttall GA，Abel MD，et al. Intensive intraoperative insulin therapy verses conventional glucose management during cardiac surgery：a randomized trial. Ann Intern Med. 2007；146：233-43.

［26］ Gandhi K，Heitz JW，Viscusi ER. Challenges in acute pain management. Anesthesiol Clin. 2011；29：291-309.

［27］ Gibson PH，Croal BL，Cuthbertson BH，et al. The relationship between renal function and outcome from heart valve surgery. Am Heart J. 2008；156：893-9.

［28］ Gommers D，Bakker J.Medications for analgesia and sedation in the intensive care unit：an overview. Crit Care. 2008；12（Suppl 3）：S4.

［29］ Grocott HP，Mathew JP，Carver EH，et al. A randomized controlled trial of the Artic Sun Temperature Management System verses conventional methods for preventing hypothermia during off-pμmp cardiac surgery. Anesth Analg. 2004；98：298-302.

［30］ Hemmerling T，Olivier JR，Le N，Prieto I，Bracco D. Myocardial protection by isoflurane vs sevoflurane in ultra-fast-track anesthesia for off-pμmp aortocoronary bypass grafting. Eur J Anesthesiol. 2008a；25：230-6.

［31］ Hemmerling T，Russo G，Bracco D.Neuromuscular blockade in cardiac surgery：an update for clinicians. Ann Card Anesth. 2008b；11：80-90.

［32］ Hillis GS，Croal BL，Buchan KG，et al. Renal function and outcome from coronary artery bypass grafting：impact on mortality after a 2.3 year follow-up. Circulation. 2006；113：1056-62.

［33］ Jacobi J，et al. Clinical practice guidelines for the sustained use of sedatives and analgesics in the critically ill adult. Task force of the American College of Critical Care Medicine（ACCM），of the Society of Critical Care Medicine（SCCM），American Society of Heath System Pharmacists（ASHP），American College of Chest Physicians. Crit Care Med. 2002；30（1）：119.

［34］ Jones T，Roy RC.Should patients be normothermic in the immediate post-operative period Ann Thorac Surg. 1999；68：1454-5.

［35］ Jones KW，Can AS，Mitchell JH，etal. Hyperglycemia predicts mortality after CABG：postoperative hyperglycemia predicts dramatic increase in mortality after coronary artery bypass graft surgery. J Diabetes Complicat. 2008；22：365-70.

［36］ Juknevicius G，Balakμmar E，Gratrix A.Implementation of evidence-based care bundles in the ICU.Crit Care. 2012；16（Suppl 1）：P524.

［37］ Jung C，Kelm M，Westenfeld R.Liver function during mechanical circulatory support：from witness to rognostic determinant. Crit Care. 2016；20：134.

［38］ Kapur NK，Jμmean MF.Management of continuous flow left ventricular assist device patients in the Cardiac

Catheterization Laboratory. Cath Lab Digest. 2014; 22

[39] Kirklin JK, Naftel DC, Pagani FD, Kormos RL, Stevenson LW, Blµme ED, et al. Sixth INTERMACS annual report: a 10, 000-patient database. J Heart Lung Transplant. 2014; 33(6): 555-64.

[40] Kirklin JK, Naftel DC, Pagani FD, Kormos RL, Stevenson LW, Blµme ED, et al. Seventh INTERMACS annual report: a 15, 000-patient database. J Heart Lung Transplant. 2015; 34(12): 1495-504.

[41] Korabathina R, Heffernan KS, Paruchuri V, Patel AR, Mudd JO, Prutkin JM, Orr NM, Weintraub A, Kimmelstiel CD, Kapur NK.The pulmonary artery pulsatility index identifies severe right ventricular dysfunction in acute inferior myocardial infarction. Catheter Cardiovasc Interv. 2012; 80(4): 593-600.

[42] Lassnigg A, Donner E, Grubhofer G, Presterl E, Drµml W, Hiesmayr M.Lack of renoprotective ffects of dopamine and furosemide during cardiac surgery. J Am Soc Nephrol. 2000; 11: 97-104.

[43] Lehr CJ, Zaas DW, Cheifetz IM, Turner DA.Ambulatory extracorporeal membrane oxygenation as a bridge to lung transplantation: walking while waiting. Chest. 2015; 147(5): 1213-8.

[44] Lena P, Balarac N, Lena D, et al. Fast-track anesthesia with remifentanil and spinal analgesia for cardiac surgery: the effect on pain control and quality of recovery. J Cardiothorac Vasc Anesth. 2008; 22: 536-42.

[45] Marasco SF, Sharwood LN, Abramson MJ.No improvement in neurocognitive outcomes after offpµmp verses on-pµmp coronary revascularization: a meta-analysis. Eur J Cardiothorac Surg. 2008; 33: 961-70.

[46] Mehta RH, Hafley GE, Gibson CM, et al. Influence of preoperative renal dysfunction on one-year bypass graft patency and two-year outcomes in patients undergoing coronary artery bypass surgery. J Thorac Cardiovasc Surg. 2008; 136: 1149-55.

[47] Meyer AL, Malehsa D, Bara C, Budde U, Slaµghter MS, Haverich A, Strueber M.Acquired von Willebrand syndrome in patients with an axial flow left ventricular assist device. Circ Heart Fail. 2010; 3(6): 675-81.

[48] Mora CT, Henson MB, Weintraub WS, et al. The effect of temperature management during cardiopulmonary bypass on neurologic and neuropsychologic outcomes in patients undergoing coronary revascularization. J Thorac Cardiovasc Surg. 1996; 112: 514-22.

[49] Morgan JA, Paone G, Nemeh HW, Henry SE, Patel R, Vavra J, Williams CT, Lanfear DE, Tita C, Brewer RJ.Gastrointestinal bleeding with the HeartMate II left ventricular assist device. J Heart Lung Transplant. 2012; 31(7): 715-8.

[50] Najafi M, Goodarzynejad H, Karimi A, et al. Is preoperative creatinine a reliable indicator of outcome in patients undergoing coronary artery bypass surgery. J Thorac Cardiovasc Surg. 2009; 137: 304-8.

[51] Newman MF, Grocott HP, Mathew JP, White WD, Landolfo K, Reves JG, Laskowitz DT, Mark DB, Blµmenthal JA.Report of the substudy assessing the impact of neurocognitive function on quality of life 5 years after cardiac surgery. Stroke. 2001a; 32: 2874-81.

[52] Newman MF, Kirschner JL, Phillips-Bute B, et al. Longitudinal assessment of neurocognitive function after coronary artery bypass surgery. NEJM. 2001b; 344: 395-402.

[53] Ngaage DL, Cale AR, Griffin S, Guvendik L, Cowen ME. Is post-sternotomy percutaneous dilation tracheostomy a predictor for sternal wound infections Eur J Cardiothorac Surg. 2008; 33: 1076-81.

[54] Overend TJ, Anderson CM, Lucy SD, Bhatia C, Jonsson BI, Timmermans C.The effect of incentive spirometry on postoperative pulmonary complications. A systematic review. Chest. 2001; 120: 971-8.

[55] Pasquina P, Tramer MR, Walder B.Prophylactic respiratory physiotherapy after cardiac surgery: systematic review. BMJ. 2003; 327: 1379-81.

[56] Pathi V, Berg GA, Morrison J, Cramp G, McLaren D, Faichney A.The benefits of active rewarming after

cardiac operations: a randomized prospective trial. J Thorac Cardiovasc Surg. 1996; 111: 637-41.

[57]　Peters ML, Sommer M, de Rijke JM, Kessels F, Heineman E, Patijn J, Marcus MA, Vlaeyen JW, van Kleef M.Somatic and psychologic predictors of long term unfavorable outcome after surgical intervention. Ann Surg. 2007; 245: 487-94.

[58]　Petricevic M, Milicic D, Boban M, Mihaljevic MZ, Baricevic Z, Kolic K, Dolic K, Konosic L, Kopjar T, Biocina B.Bleeding and thrombotic events in patients undergoing mechanical circulatory support: a review of the literature. Thorac Cardiovasc Surg. 2015; 63 (8) : 636-46.

[59]　Qian Q, Nath KA, Wu Y, Daoud TM, Sethi S.Hemolysis and kidney failure. Am J Kidney Dis. 2010; 56 (4) : 780-4.

[60]　Quattara A, Lecomte P, Le Manach Y, et al. Poor intraoperative blood glucose control is associated with worsened hospital outcome after cardiac surgery in diabetic patients. Anesthesiology. 2005; 103: 687-94.

[61]　Rassias AJ.Intraoperative management of hyperglycemia in the cardiac surgical patient. Semin Thorac Cardiovasc Surg. 2006; 18: 330-8.

[62]　Redmond JM, Greene PS, Goldsborough MA, et al. Neurologic injury in cardiac surgical patients with a history of stroke. Ann Thorac Surg. 1996; 61: 42-7.

[63]　Reis J, Mota JC, Ponce P, Costa-Pereira A, Guerreiro M.Early extubation does not increase complication rates after coronary artery bypass surgery with cardiopulmonary bypass. Eur J Cardiothorac Surg. 2002; 21: 1026-30.

[64]　Rennyson SL, Shah KB, Tang DG, Kasirajan V, Pedram S, Cahoon W, Malhotra R.Octreotide for left ventricular assist device-related gastrointestinal hemorrhage: can we stop the bleeding ASAIO J. 2013; 59 (4) : 450-1.

[65]　Romson JL, Leung JM, Bellows WH, et al. Effects of dobutamine on hemodynamics and left ventricular performance after cardiopulmonary bypass in cardiac surgical patients. Anesthesiology. 1999; 91: 1318-28.

[66]　Rosenberger P, Shernan SK, Loffler M, et al. The influence of epiaortic ultrasonography on intraoperative surgical management in 6051 cardiac surgical patients. Ann Thorac Surg. 2008; 78: 2028-32.

[67]　Russo MJ, Jeevanandam V, Stepney J, Merlo A, Johnson EM, Malyala R, Raman J.Intra-aortic balloon pump inserted through the subclavian artery: a minimally invasive eapproach to mechanical support in the ambulatory end stage heart failure patient. J Thorac Cardiovasc Surg. 2012; 144 (4) : 951-5.

[68]　Salazar JD, Wityk RJ, Grega MA, et al. Stroke after cardiac surgery: short and long-term outcomes. Ann Thorac Surg. 2001; 72: 1195-202.

[69]　Schmeltz LR, DeSantis AJ, Thiyagarajan V, et al. Reduction of surgical mortality and morbidity in diabetic patients undergoing cardiac surgery with a combined intravenous and subcutaneous insulin glucose management strategy. Diabetes Care. 2007; 30: 823-8.

[70]　Sen A, Larson JS, Kashani KB, Libricz SL, Patel BM, Guru PK, Alwardt CM, Pajaro O, Farmer JC.Mechanical circulatory assist devices: a primer for critical care and emergency physicians. Crit Care. 2016; 20: 153.

[71]　Sessler CN, Varney K.Patient-focused sedation and analgesia in the ICU.Chest. 2008; 133: 552-65.

[72]　Swenne CL, Lindholm C, Borowiec J, Schnell AE, Carlsson M.Peri-operative glucose control and development of surgical wound infections in patients undergoing coronary artery bypass graft. J Hosp Infect. 2005; 61: 201-12.

[73]　Toraman F, Evrenkaya S, Yuce M, Goksel O, Karabulut H, Alhan C.Fast-track recovery in noncoronary cardiac surgery patients. Heart Surg Forum. 2005; 8: E61-4.

[74]　Trouillet JL, Combes A, Vaissier E, etal. Prolonged mechanical ventilation after cardiac surgery: outcome and

predictors. J Thorac Cardiovasc Surg. 2009；138：948-53.

［75］ Ucak A，Onan B，Sen H，Selcuk I，Turan A，Yilmaz AT.The effects of gabapentin on acute and chronic postoperative pain after coronary artery bypass graft surgery. J Cardiothorac Vasc Anesth. 2011；25：824-9.

［76］ Vender JS，Szokol JW，Murphy GS，et al. Sedation，analgesia and neuromuscular blockade in sepsis：an evidence-based review. Crit Care Med. 2004；32（suppl）：S554-61.

［77］ Westerdahl E，Lindmark B，Eriksson T，Hedenstierna G，Tenling A.The immediate effects of deep breathing exercises on atelectasis and oxygenation after cardiac surgery. Scand Cardiovasc J. 2003；37：363-7.

［78］ Woo EB，Tang AT，el-Gamel A，et al. Dopamine therapy for patients at risk of renal dysfunction following cardiac surgery：fact or fiction Eur J Cardiothorac Surg. 2002；22：106-11.

［79］ Yende S，Wunderlink R.Causes of prolonged mechanical ventilation after coronary artery bypass surgery. Chest. 2002；122：245-52.

［80］ Zibgone B，Rauber E，Gatti G，et al. The impact of epiaortic ultrasonographic scanning on the risk of perioperative stroke. Eur J Cardiothorac Surg. 2006；29：720-8.

第 21 章

成人心脏外科重症监护病房的术后安全

摘 要

患者安全是良好患者护理的基本原则。在重症监护安全性研究中，近一半的不良事件（45%）被认为是可以预防的。患者安全事故导致不必要的痛苦，是延长住院时间的重要原因。人为失误被认为是导致患者安全事故的最主要原因。对于心脏外科 ICU 的医护人员来说，确保患者安全变得越来越重要。心脏外科 ICU 尤其容易出现医疗差错，因为患者的复杂性、医护人员的相互依赖性以及依赖于团队功能。与高可靠性组织（HRO）相关的方法，如航空安全等已应用于医疗保健，以预防事故并确保提供适当的监护。对患者安全文化、团队合作、持续改进和组织学习（包括使用模拟的团队培训）的评价都是建议作为提高医疗质量和患者安全的 HRO 方法。通过改变卫生人员的安全视角和工作行为，创建了一种安全文化，人力资源专业人员是这一发展的重要贡献者。基于模拟患者的培训是一种推荐的方法，可以让医护人员意识到团队合作的重要性和团队表现的各个方面。基于人员资源管理的团队培训计划可用于提高卫生保健的效率、士气和患者安全。在成人心脏外科术后 ICU 环境中，几个重要因素在促进患者安全方面发挥了作用，如患者安全文化、更好的沟通、团队表现和团队培训策略，作为在成人心脏外科重症监护室中建立患者安全的基础。

关键词

患者安全；文化；沟通系统；交接方案；以患者为中心的日常多学科查房；团队绩效；团队 STEPPS；团队资源管理（CRM）；模拟

21.1 提升患者安全文化

文化可以定义为一组共同的价值观和信念,它们与组织的结构、实践和控制系统相互作用,以简化行为规范。世界卫生组织已经证实,注重文化是当今医院改善患者安全的最重要领域之一。卫生保健中的安全文化是一个机构更广泛文化的一个方面。患者安全文化的特征包括领导能力、团队合作、以证据为基础的实践、开放的沟通、从错误中学习、从系统故障中认识到错误,同时要求个人对自己的行为负责,最后是以患者为中心的护理。根据 Flatten 描述,团队合作、沟通,以及如何处理事件对心脏外科 ICU 患者的安全尤为重要。医学的质量提升已经促使一种转变,从对医疗错误的"点名、羞辱、指责"的态度转变为把每一个错误都看作是防止未来伤害患者的机会。患者安全专家指出,改善措施在存在安全文化的环境中更容易取得成功。在 ICU 环境中,安全文化蓬勃发展,临床医生和一线工作人员感到他们是团队的一部分,并了解如何以有意义和尊重的方式交换患者信息和其他信息。改善 ICU 安全文化的一个出发点是对 ICU 的当前文化(或氛围)进行评估,以确定其是否影响患者护理。由于定义可测定文化成分的能力限制,对患者安全培养的评估是有限的。然而对患者安全文化进行相对低成本和易于使用的评估要求引发了对患者安全氛围问卷的支持。安全氛围被描述为安全文化的可测定组成部分,它被视为影响患者安全以及临床医生和工作人员的态度的表面特征和测定方面。这些方面包括对领导层对患者安全的承诺、团队合作和开放沟通占主导地位的程度以及对错误的非统一反应的态度的看法。安全文化评估工具的一个重要特点是,它是从管理者或员工的角度出发,还是将两者结合起来。用于评估安全文化的声明示例如表 21.1 所示。

表 21.1　患者安全文化调查问卷示例

事项	不赞成	中立	赞成
我们正在积极采取措施提高患者的安全性			
当这个单位的一个区域很忙时,其他人会帮忙			
这个临床领域的文化使我们很容易从别人的错误中吸取教训			
员工们担心他们犯的错误会被保存在他们的人事档案中			
当一个事件被报道时,感觉像是在写人,而不是问题			
这个单位的人互相支持			
在我们做出改进以提高患者安全性之后,我们评估它们的有效性			
医院管理提供了一个促进患者安全的工作环境			
医院管理的行动表明,患者的安全是重中之重			
只有在发生不良事件后,医院管理层才对患者的安全感兴趣			
我们被告知这个单位发生的错误			
医院各部门通力合作,为患者提供最好的护理			
有关患者安全问题的指挥链存在良好的沟通流程			
当许多工作需要快速完成时,我们作为一个团队一起完成工作			

　　安全文化评估是衡量医疗机构中导致不良事件和患者伤害的组织情况的有用工具。安全文化评估可以有多种目的:(1)诊断安全文化并提高意识;(2)评估患者安全干预措施并跟踪随时间的变化;(3)内部和外部基准制定;(4)充分满足监管或其他要求。安全文化评估应被视为行动计划开始和患者安全出现变化的起点。促进患者安全文化可以最好地被概念化为一系列干预措施,这些干预措施植根于领导力、团队合作和行为改变的原则,而不是特定的过程、团队或技术。促进患者安全文化的策略可能包括单一干预或多个干预组合成多方面的方法。行政人员巡视是一种超常规的战略,直接对一线护理人员进行组织领导。高级领导访问一线患者护理区域,目的是观察和讨论当前或潜在的对患者安全的威胁,并支持一线员工应对此类威胁。巡视旨在展示领导层对安全的承诺,促进信任和心理安全,并为一线人员提供支持,以主动应对对患者安全的威胁。结合多种干预技术的改进策略也被用于促进安全文化。例如综合性单元安全计划(CUSP)是一种多方面的文化变革策略,它将适应性干预(如持续学习策略或团队培训)与技术干预[如翻译和使用最佳的循证临床护理策略,如 CLASI（导管相关性血流感染）、CAUTI（尿管相关性尿路感染)和 VAP（呼吸机相关性肺炎）],提高患者安全和质量。在一些领域,标准化过程已被证明可以提高质量和降低成本。标准化的做法似乎特别适合于手术,如 CABG,其中患者是相对同质的,手术程序相似,术后过程相对可预测。所有接受心脏手术的患者都可能受益于标准化的管理方案。标准化系统或使用临床路径指南可提高各种领域的质量并预防错误。例如,心脏外科 ICU 有镇静、镇痛和谵妄的医嘱集,这些医嘱集更符合指导原则,并且比医嘱集质量较低的医院有更短的呼吸机时间。无论是使用呼吸机获得性肺炎"集束化管理",建立血红蛋白浓度作为输血的触发因素,还是标准化拔管方案以改善早期拔管,消除护理人员固有的可变性,都能显著改善患者的表现。安全文化是努力提高患者安全的基础,并可能对干预产生积极的反应。将多种干预措施或工具捆绑在一起是改善安全文化的常见策略。主要来自事件后评估的低质量不同源证据表明,捆绑的、多成分的干预措施可以改善临床医生和工作人员对安全文化的认知。机构应该考虑将这些问题纳入到促进安全文化的努力中,但也要在多种结果下对这些努力进行有力的评估。未来的研究还应将对安全文化的彻底调查视为一个跨领域的背景因素,可以调节其他患者安全实践的有效性。

21.2　改善沟通系统

　　发展和保持安全文化的重要性是所有高风险行业的共同之处,包括商业航空、军事和卫生保健。这一概念基于对组织机构的研究,这些机构尽管执行本质上复杂和危险的任务,但始终将不良事件最小化。这些机构的共同之处是强调开放的沟通、对安全的承诺,以及一种可以在无可指责的环境中分析"近距离脱险"以防止灾难性故障的氛围。对联合委员会报告的审查表明,70%以上的恶性事件的根源与沟通失败有关。护士选择的影响因素是与医生的沟通问题,这是两个最重要的影响因素之一。越来越多的关于安全和错误预防的文献表明，团队成员之间的沟通无效或不足是导致不良事件的重要因素。在紧急护理环境中，沟通失败会导致患者伤害、住院时间和资源使用增加，以及护理人员更强烈的不满情绪。由于存在许多相互关联的动态因素，医疗专业人员之间的有效沟通会具有挑战性，例如医生往往对患者的需求有自己的学科观点，每个医生都将其独立行动的活动列为优先事项。医学是复杂和不可预测的，来自不同学科的专业人员在一天中的不同时间提供医疗服务，通常分散在多个地点，造成空间差距，定期同步互动的机会有限。开发、实施交接方案和使用每日目标表格的多学科的以患者为中心的查房是两种全面的团队沟通策略。

21.2.1 交接方案

手术后患者的转移通常表现为团队合作差、程序不清晰、流程不结构化和分心。对于危重患者来说，一个特别脆弱的时期是医疗交接，特别是从心胸手术室转到心脏外科 ICU 期间。这一时期的特点是有多个医生，血流动力学的监测部分中断，药物输注和发送可能过渡，这是一个必须在手术室清楚地传达事件的时期。手术室到心脏外科重症监护室的交接有可能导致沟通中断和注意力不集中。2006 年，联合委员会认识到交接沟通在确保患者安全方面的重要性，并将改进患者交接作为国家患者安全目标。2010 年，在医院提供护理、治疗和服务标准中，指定了确保结构化、安全移交的流程。流程清单、交接工具和交接方案已经被认为可以改善多学科团队之间的交流，并且已经成为医学和非医学世界中许多质量改进的基础。交接方案详细规定了谁将出席交接、信息传递的顺序、需要一段时间的提问和明晰，并包括明确的方式来结束交接。从手术室到心脏外科重症监护室的交接协议（图 21.1）和标准化交接工具（表 21.2）被证明可以减少沟通错误、减少患者识别错误和提高效率。这些改进集中在领导力、任务分配、节奏、标准化流程、检查表、意识、预期和沟通上。

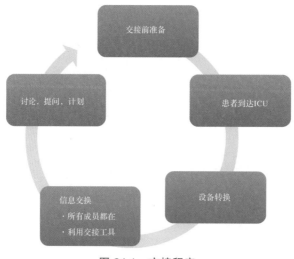

图 21.1　交接程序

表 21.2　手术室到 ICU 的交接样本示例

CSICU 交接信息辅助表格	日期：_____ 时间：_____	报告主治医师：_____ 报告住院医师：_____
患者	姓名：_____ 诊断：_____	年龄：_____ 过敏史：_____
手术	过程：_____ 体外循环时间：_____ 停循环时间：_____	
呼吸机设置	困难插管？□是　　□否　　插管型号_____　　插管深度_____	
	潮气量：_____　　FiO$_2$：_____　　呼吸频率_____ PEEP：_____　　吸入 NO：_____　　模式：□辅助控制　□压力控制 快速拔管　□是　　□否	
导管和引流	外周 中心静脉 右心房 尿管 IABP >_____	动脉 左心房 肺动脉导管 胸管 胃管
液体	指定献血者　□是　　□否 血站　□是　　□否	
	晶体液 浓缩红细胞 新鲜冰冻血浆 血小板 冷沉淀 自体血 总尿量	给予 给予 给予 给予 给予 给予 给予
起搏 # 部位	心房 心室 永久起搏器 起搏器：频率_____ 起搏：□心室　　□心房　　□房室顺序起搏	
滴注药物	肾上腺素 多巴胺 米力农 多巴酚丁胺 硝酸甘油 硝普钠 丙泊酚 去甲肾上腺素 血管加压素 胰岛素 利尿剂：□布美他尼　　□呋塞米 >_____ >_____	mcg/min mcg/(kg·min) mcg/(kg·min) mcg/(kg·min) mcg/min mcg/(kg·min) mcg/(kg·min) U/min U/hr

上一次 Hct			上一次血钾	
上一次动脉血气			上一次血糖	

已纠正？ □是　　　□否　　　　上次抗生素：时间　　　剂量

麻醉停止时间：　　　　必须完成职责交接：

血糖达标后 18 ～ 24 小时：从　　：　　AM/PM 到　　：　　AM/PM

机械循环支持	Heartware　　流量_____l/m　　转速_____rpm　　功率_____W
	Heartmate Ⅱ　流量_____l/m　　转速_____rpm　　功率_____W
	全人工心脏　心率_____　　　　心输出量_____　　充盈量_____
	压力_____　　　　　　真空_____
	Centrimag　　流量_____l/m　　转速_____rpm　　插管位置_____
	ECMO　　类型：□ A/V　□ V/V　流量_____　　插管位置_____
	Impella　　流量_____l/m　　辅助级别_____　　插管位置_____
	其他

超声发现	LV　□正常
	功能减低　□轻度　□中度　□重度
	RV　□正常
	功能减低　□轻度　□中度　□重度
	其他 / 批注

注释和其他信息	抑郁、通气困难、异常麻醉反应等
	术后医嘱已下达？　□是　　　　□否

随后 24 小时的目标	参数	目标	注释
	SBP		
	MAP		
	CI/CO		
	平均肺动脉压		

家属联系方式	姓名：_____　　　关系：_____

请勿将病例在 24 小时后删除

21.2.2　以患者为中心的日常多学科查房

沟通不畅被认为是造成患者伤害的一个可预防的原因。多学科查房为所有参与患者护理的个人提供了一个共同的平台，以进行交流，提供他们的专业知识，并为患者管理和健康做出贡献。查房的重点是开放和协作的沟通、决策、信息共享、护理计划、患者安全问题、护理成本和质量问题、制定日常监护目标以及尽可能与患者和 / 或其家庭成员沟通。轮班期间共享的信息通过轮班护士交流得到补充。尤其需要在 ICU 的医护人员之间进行有效的沟通。医生团队在患者及其家属的帮助下，必须执行具体的任务或工作：进行检查、做出诊断、实施治疗、拔除导管、预防并发症、管理疼痛，使患者能够顺利离开 ICU 或医院。护理团队必须了解护理的目标，包括要执行的任务、护理计划和管理此项工作的沟通计划。每日目标表是一种跨学科的沟通工具，它是明晰护士之间工作目标的简单方法。它为护理团队和患者 / 家庭明确定义一天的目标提供了方法。

该表格通常在患者查房时填写,由同行或主治医师签字,并交给管床护士。监护团队——医生、护士、检验科医生和药剂师——提供建议并回顾一天的目标(表 21.3)。

表 21.3　团队总结样本示例

体重_____kg 身高_____cm 过敏_____ 抗生素_____　　剂量_____　　给药频率_____　　手术日期:　/　　/ 交接开始时间: 交接结束时间:		患者标签
外科团队 术者:_____ 一助:_____	**目标**	**术后交接** 问题:
(1)计划过程		
(2)手术方法	□胸骨切开　□胸廓切开　□左　□右　□其他____	
(3)外科团队关注点		术后考虑:
(4)手术目标		
(5)血液保护计划		起搏导线□心房　□心室 □起搏_____　自主_____
		胸引管□纵膈___ □胸腔_____　□腹膜透析管
麻醉团队		术后麻醉问题:
麻醉师:_____	注射药物□苯二氮䓬类　□芬太尼　□吗啡 □右美拉咪啶　□其他_____	自控镇痛□护士镇痛　□其他
医师姓名:_____	吸入药物 □是　□否	
(1)麻醉方法	维持药物□芬太尼　□右美拉咪啶 □吗啡　□其他_____	转机前入液量_____ 总入液量_____
(2)气道		导管大小_____ 问题_____
(3)通路	目前是_____　过去问题_____	静脉注射□_____ PICC □位置_____
a. 动脉	□是　□否	中心导管_____ □右心房　□其他
b. 静脉	□是　□否	动脉导管位置_____
(4)需要正性肌力药	米力农_____　　肾上腺素_____ 多巴胺_____　　其他_____	米力农_____　　肾上腺素_____ 钙_____血管加压素_____ 其他_____
(5)血液保护计划		用血□浓缩红细胞_____cc
(6)温度	□耳温　□鼻温　□直肠温 □膀胱温　□其他_____	血浆□　冷沉淀□　血小板□ Ⅶa 因子□_____
灌注 灌注师_____　助手_____		术后考虑:
	□氨基乙酸　□氨甲环酸　□类固醇_____	

（1）计划的方法	管路：□ 3/16×1/4　□ 1/4×1/4 □ 1/4×3/8　□ 3/8×3/8	阻断＿＿＿＿　转机＿＿＿＿ 停循环时间＿＿＿＿
a. 降温	温度＿＿＿＿	体温：转机＿＿＿＿ 停机＿＿＿＿ 超滤后＿＿＿＿
b. 流量	目标流量＿＿＿＿	流量＿＿＿＿ 最低脑灌注量＿＿＿＿
（2）插管	动脉＿＿＿＿静脉　□单心房　□双腔	平均脑血流＿＿＿＿ 平均 MvO＿＿＿＿
（3）CPB 目标 Het	起始 Hct＿＿＿＿ 轻流 Hct＿＿＿＿	乳酸：#1＿＿＿＿　#2＿＿＿＿ #3＿＿＿＿　#4＿＿＿＿
（4）血液保护策略		最低 Hct＿＿＿＿ 血液稀释□＿＿＿＿ c
a. 自体血逆流预充/静脉顺行预充/急性等溶血液稀释	自体血逆预充□　静脉顺行预充□ 急性等溶血液稀释□	策略：自体血逆预充□ 静脉顺行预充□
b. 超滤	□是　□否	超滤：□容量＿＿＿＿ cc
c. 改良超滤	□是　□改良超滤后目标 Hct＿＿＿＿	改良超滤：□容量＿＿＿＿cc Hct 前＿＿＿＿ 后＿＿＿＿
食道超声/心脏影响		问题：
护理问题：		前次血气：时间＿＿＿＿ 　　　/　　　/　　　/　　　/
器械准备：电凝、灯、血氧检测、C 形臂、3D 系统、视频路由、其他器械、移植物		前次乳酸：时间＿＿＿＿
		床号＿＿＿＿ 现在体温＿＿＿＿
标本：病理/研究	病理□＿＿＿＿　研究□＿＿＿＿	术后计划：
患者处置	□心胸 ICU　□麻醉术后恢复室 □病房　□其他＿＿＿＿	
人员配置		
访客		
房间颜色		
协商参与者签名 麻醉团队 外科团队 灌注团队 护理团队		

在患者查房中使用的另一个工具是一个指南（表 21.4），其中包括识别关键监护质量要素的提示和术后评估，以提示团队成员讨论干预措施需要解决的任何问题。

表 21.4 床旁病例样本示例

患者姓名：			
年龄：	性别：男／女		
诊断／术后天数			
神经			
·警觉／方向感	·活动水平		
·CAM/RASS	·物理疗法／作业疗法		
·入睡／镇静	·最高体温		
·疼痛	·瞳孔大小	·觉醒试验	
心脏			
·节律／心率	·异位		
·起搏／导线	·动脉导线／静脉导线		
·BP/MAP	·MAP 目标		
·脉搏	·水肿		
滴注／滴定／趋势			
·静脉压	·肺动脉 ·静脉血氧饱和度 ·心指数		

设备／移植				**抗凝**
·机械循环辅助	·流量 ·流速	·药物		·肝素
·体外膜肺氧合	·天数 ·氧浓度			·阿司匹林
				·华法林

呼吸			
·呼吸音	·氧饱和度 ·氧需求		
·吸痰	·呼吸球囊		
呼吸机			
·频率	·氧浓度 ·潮气量	·呼吸末正压	
·气管插管	·气管切开？／型号		
·胸管	·自主呼吸试验		
胃肠道			
·进食／管饲／TPN	·胃造瘘术／鼻胃管		
·肠鸣音	·生物医学终点	·胰岛素	
泌尿系统			
·尿管／排尿	·液体状态		
·利尿剂	·持续血滤／透析		
皮肤 ·压力性溃疡	·引流		
导管（日期和指征／拔除）			
护理 护理计划／建议／家属			

主治医师／进修医师／专业护士／住院医师

夜间事件：	
实验室检查：	
X 线／放射／检验	
·回顾目前结果	
·待定结果	
·开检查医嘱	

续表

药物（开始／停止）	
抗生素	
移植药物	
床旁团队对患者的评估	
·更新白板	·文件和更新家庭

在患者查房期间，以目标表格为中心的问题可能是在参与者之间建立关系的关键。简单的"是"或"否"问题通常会变成例行公事，在讨论中不会提供太多内容。不要问"是"或"否"的问题，而是考虑更多的开放性问题，这些问题会引起小组的思考和参与。编写问题甚至将它们写在目标表上，或者使用包含发人深省的问题的日志，要求员工思考"为什么"或"什么时候"任务或干预是适当的。举例如下：

- 遵循呼吸机集束化治疗：

1. 镇静间期：什么时候安排镇静间期？

2. 准备脱机：这个患者是否被评估为准备脱机？这个患者需要做什么才能拔管？

3. 脱离输液：为什么患者还在输液？怎样才能让患者摆脱点滴？

- 中心静脉或导尿管：为什么存在中心静脉？为这个患者拔除导尿管或中心静脉导管需要做些什么？

- 将患者转出重症监护室：需要患者什么状态才能转出？

邀请家属参加查房会很有用处，因为家属对患者的需求有独特的看法。在邀请家属参加之前，确保多学科查房的过程是一致的和结构化的。在加入查房前，有必要与家庭成员进行谈话，这种定向可以向他们介绍查房过程的重点、常规和期望。说明查房包含的时间、日期和患者对家庭和团队成员都很有价值。例如在预约查房的前一天张贴一个标志，上面写着"明天上午8点与护士、管床护士、医生、药师查房。家属可受邀参加"。当查房开始时，首先简要介绍患者和家庭成员，说明查房的目的，并鼓励他们作为查房过程的必要部分参与。在住院期间和转出期间，家庭成员可能会对患者的护理工作有所投入，并希望看到护理团队共同关注患者。在病房张贴每日目标也可能会引发未参加查房的家庭成员提出问题，这是让家庭成员在一天中任何时候都参与到有关患者护理目标的谈话中的绝佳机会。让患者和家庭参与多学科查房有很多好处，特别是在与提供者沟通、成为护理团队的一部分以及积极决策方面。

21.3 团队表现

工作的性质已经改变了。机构现在面临着在组织、地域和时间范围内和跨组织、地域和时间范围内的竞争和协作的增加，需要吸引人口结构不同的劳动力，需要处理信息技术的进步，需要促进安全，以及培养促进持久客户关系的需要。对这些变化的一个回应是，将工作团队作为首选的绩效管理技术。无论是政府机构还是私营企业，都越来越依赖于将工作团队作为实现其愿景、执行其复杂任务和实现其目标的首选绩效安排。许多领域的急诊监护医学具有低的错误容忍度和要求高水平的认知和技术表现。越来越多的证据表明,患者结局的进一步改善取决于衡量和改进系统因素,特别是有效的团队技能。团队合作关系到沟通和协调过程,需要将个人知识、技能和态度结合起来,为共同的、有价值的团队目标服务。每个外科团队成员都是高度专业化的,都有自己的功能性任务(例如重症监护、护理、外科医生和灌注师),但都是作为一个团队来实现治疗患者的共同目标的。以团队合作为重点的干预措施显示出与改进的团队合作和安全氛围的关系。有效的团队合作在完成复杂任务中的作用在许多领域都被广泛接受。同样,有很好的证据表明心脏监护的改善取决于有效的团队表现。心脏外科重症监护室(ICU)是一个复杂的、高风险的、充满压力的环境,采用和整合用于培训团队技能的原则和技术,如团队战略和工具以提高绩效和患者安全性(TeamSTEPPS)、团队资源管理(CRM),以及基于模拟的团队训练可能会有好处。证据表明,多学科团队培训通过完善复杂的团队合作技能和沟通,将不良结果降到最低。

21.3.1　TeamsSTEPPS

TeamSTEPPS 是一个基于证据的框架,用于优化整个医疗服务提供系统的团队表现。TeamSTEPPS 框架的核心由四项技能组成:领导力、情境监测、相互支持和沟通。这些技能必须与团队能力成果相互作用:知识、态度和表现(图 21.2)。

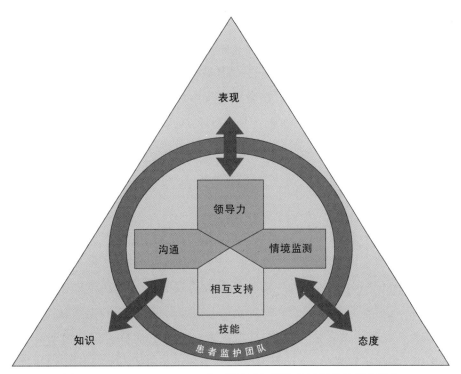

图 21.2　TeamSTEPPS 三角,展示了与团队培训相关的基本概念

1. 领导力

领导者有两种类型:指定型和情境型。在有效的团队中,任何具备最佳管理情况技能的团队成员都可以担当领导角色。一个有效的团队领导者组织团队,明确目标,通过成员的集体投入做

出决定,授权成员在适当的时候发言和挑战,积极促进良好的团队合作,熟练地解决冲突。

2. 情境监控

情境监控,或称 STEP,是一个不断扫描和评估你周围发生的事情以保持情境意识的过程（STEP 代表患者、团队成员、环境、朝目标前进的过程）。情境意识就是知道你周围发生了什么,知道影响你工作的条件。共享的心理模型是每个团队成员保持他或她的情境意识并与整个团队分享相关事实的结果。这样做有助于确保团队中的每个人都在同一工作层面。交叉监视是一种减少错误的策略,它包括监视其他团队成员的行为,为团队提供安全网,确保错误或疏忽被迅速而容易地捕捉到。

3. 相互支持

任务协助是团队成员相互支持的一种形式:
- 相互保护,避免工作超负荷。
- 在患者安全的情况下,提出所有的帮助提议和请求。
- 营造一种积极寻求和提供援助的氛围。

4. 沟通

有效的沟通是完整、清晰、简短和及时的。SBARQ 是一种用于传达与患者病情相关的关键信息的技术,需要立即关注和采取行动,在交接过程中尤为重要。S（situation:情况）——患者怎么了? B（background:背景）——临床背景是什么? A（assessment:评估）——我认为问题是什么? R（recommendation:建议和 request:要求）——我做什么去纠正它? Q（questions:问题）——有问答任何问题的机会。

21.3.2 团队资源管理(CRM)

减少错误和提高患者安全性仍然是基于团队合作的培训计划的重点。许多医疗机构正在采用航空公司的 CRM 培训,将其作为一项基于强大的表面效力的患者安全计划。在心脏外科 ICU 中组建队是一项挑战,团队的合作时间足够长,能够随着时间的推移取得成效。通常根据纪律要求,临床责任在主治人员之间轮换,住院医师在 ICU 的时间有限。由于心脏外科重症监护病房中的患者合并症极其复杂,而且人为因素的干预可能会限制临床医生对迅速演变问题的认识,因此对于临床医生来说,拥有标准化的沟通工具和环境来主动支持有效的沟通是至关重要的。医疗保健已转向其他复杂、高风险的行业,寻求减少差错和事故率以及提高团队合作的战略。在航空领域,机组团队资源管理（CRM）是一种沟通方法,用于培训机组人员进行关键沟通和决策、压力管理和团队建设,这是增强团队合作和降低风险的有效策略。航空业已采用结构化的沟通工具,以标准化的语言和程序取代相互决策的层级关系,协助从业人员进行日常决策。CRM

的目标是组织团队成员以安全为共同目标思考和行动。CRM 教授团队沟通,并强调在模拟环境中的错误,希望避免在涉及人类的现实环境中出现同样的错误。它告诉我们,团队的所有成员都是至关重要的,如果任何级别的团队成员认为某件事做得不恰当或不符合团队或信任团队的其他人的最佳利益,那么该成员必须大声说出来。医护专业人员需要认识到他们自身的局限性、认知错误和压力源头,如疲劳,这些都会降低他们的表现,并导致失误和差错。认识到这些限制并消除某些行为以减少错误是 CRM 培训的一部分。在团队资源管理培训中强调的关键概念包括:

- 管理疲劳和处理工作量,压力管理
- 创建和管理团队
- 认识不利环境
- 交叉检查和交流,自信
- 共享心理决策模式的开发与应用
- 情境感知和意识
- 提供和接收表现反馈

团队培训的 CRM 策略对提高机组人员的操作水平和飞行安全具有重要意义。这些策略在手术室和重症监护室得到了广泛的应用。尽管有兴趣和研究,但没有研究表明 CRM 培训可以提高团队合作和护理质量。因此我们希望改善团队合作和沟通可以改善患者的预后和安全性,但还需要更多的研究。

21.3.3　模拟训练

基于模拟的培训越来越被认为是一种教学策略,它结合了成人学习理论、实时临床情况和视频汇报,使团队有机会在评估其表现的同时提高知识、实践技能和获得专业知识。事实上,现实中的手术复苏,如大出血、空气栓塞和急性填塞,并不是最佳的训练机会,因为患者处理优先于教学。有意义的学习发生在事件之后,此时有时间反思和回顾处理事件,并检查哪些工作良好,哪些可以改进。此外许多心脏外科急症发生在不受控制的环境和时间压力限制。社会和监管压力将越来越限制使用真正的患者,特别是危重患者来进行实际的临床训练,即使在繁忙的医疗中心,这种训练也是非常有限的。高保真模拟提供了学习和实践对期望的罕见事件或伤害类型的反应机会,并且还可以帮助捕捉真实世界环境中团队合作的复杂性,并为医疗保健专业人员提供机会共同成长和学习。医疗保健进入了一个新时代,在健康和安全的工作环境中,特别是在危重病护理领域,基本假设已经发生了几次转变。其中两个假设是:(1) 团队合作是安全卫生保健系统的关键组成部分;(2) 基于模拟的团队培训(SBTT)是实施有效的团队合作培训的关键组成部分,该培训可高度转移到日常临床环境中。医学研究所(IOM)建议使用模拟练习来加强团队合作,作为提高患者安全的机制之一。模拟程序的成功是基于精心设计的临床场景(表 21.5),这些场景符合学习者的需求,并以熟练的方式进行汇报。

表 21.5　模拟场景示例

场景梗概	
题目:胸液引流多	设置时间:10 min
诊断:胸引管血液凝固导致心包填塞	场景时间:50 min
目标人群:护士、医生	汇报时间:30 min

必备知识和技能:

案例和背景资料

患者为模拟患者,肺动脉瓣置换术后(PVR)。他 4 小时前进入 ICU。胸管引流约 130 mL/h, HR 80 次 / 分, BP 100/40（65）mmHg,气管插管。你继续看护你的急症患者

患者信息

姓名:Brown	性别:男
年龄:17	
身高:162. 6 cm	体重:52 kg
主诉:术后出血	

事件总结

事件序列:

1. 护士进入房间进行正确的手部卫生操作	
2. 患者 PVR 术后 4 h。目前目测胸管引流 130mL/h	
3. 经评估,胸骨引流现在为 5 mL/h, HR 增加到 130 次 / 分, BP 80/60（70）mmHg, CVP 18 mmhg	
4. 护士进行评估时,可听到减弱的心音和感觉到微弱的脉搏	
5. 主任通知主治医生利用 SBAR 求助	
6. 医生床旁行超声检查	
7. 确认填塞	
8. 护士准备开胸流程	
9. 护士要求:急救车、电刀、手术车、头灯	
10. 护士通知麻醉师、手术团队和安保工作人员	

观察项目 / 清单

1. 评估胸引管	
2. 患者评估	
3. 医生用 SBAR	
4. 呼救	
5. 超声确认压塞后寻求设备	

汇报问题

1. 有什么办法可以防止压塞吗?	
2. 家属沟通?	
3. 谁实施开胸?	
4. 团队协作	

重点

1. 注意准备工作的细节,如手术车、电刀、急救车、吸引设备	
2. 识别心脏压塞	
3. 考虑程序中 2∶1 人员配置比例	
事件表格	

事件名称	患者生命体征	学习者目标	讲师提示 / 操作员注意事项	
基线	ECG:窦性心律,HR:85 BP:100/40,T:36.8 SpO$_2$:100%,RR:12 etCO$_2$:36,CVP:8,胸管引流:130,影像学研究:阴性			
胸管引流量突然减少	ECG:ST 改变,HR:130 Bp:80/60（70）mmHg, T:36.4,SpO$_2$:88% RR:22,etCO$_2$:42 CVP:18,引流量:5 实验室影像学:超声	• 评估患者,需要注意什么? • 观察胸引量 • 通知医生 • 考虑胸片和超声优先顺序 • 准备开胸 • 通知家属	应能听到低沉(减弱)的心音、微弱或无脉搏	
			胸管有凝血块,挤胸管了吗?	

模拟可以提供心脏外科重症监护病房（CSICU）的复制,该病房配备有会遇到的技术和设备模型,以及需要成功团队协作的复杂场景。也可以模拟技术或程序、认知和行为技能,允许团队合作和能力检查。紧急情况下的领导技能可以通过使用角色模拟来提高与医疗讨论相关的沟通技能。

开胸复苏是一个高风险和罕见的事件。监护心脏手术后患者的医生参与广泛复苏工作和保持其能力的机会可能有限。为心脏病从业人员提供参加模拟复苏培训的机会,使他们能够在安全可控的环境中保持能力。通过使用模拟,团队培训方法为团队提供了排练团队组成以及学习技术技能和建立信任的机会。

影响团队培训有效性的因素有很多:

• 培训方案:如何实现培训? 用什么方法传授知识? 如何将实践和反馈纳入培训?

• 培训师技能:负责领导培训和提供反馈的人员是否经过充分培训?

• 实践介质与方法:实践是如何进行的? 使用什么模拟环境(即人体模型、视频)? 有多少练习?

• 训练强度:短期(如 1～2 天)或长期(如几周每周 3～4 小时)训练是否更有效?

团队犯的错误比个人少,特别是当每个团队成员都知道自己和其他团队成员的责任时。然而,仅仅将个人聚集在一起执行指定的任务并不能自动确保他们作为一个团队工作。心脏团队合作取决于来自不同背景的临床医生是否愿意在不同的临床环境(如诊所、手术室、重症监护室、导管室等)中进行合作,以实现共同的目标,进行沟通,有效地合作并改进。为了获得高可靠性和一致性，每个团队成员必须能够预测其他成员的需求，根据不断变化的环境调整彼此的行动，监控彼此的活动并动态分配工作负荷，对已接受的流程以及事件和操作应如何进行有共同的理解。

目前，很难认为一种类型的团队培训优于另一种类型的团队培训，需要在这方面进行研究。尽管一些实证研究表明团队培训后的结果是积极的，但很少人认可这些计划和过程实际上改善了患者的安全性和结果。可能很难通过研究证明模拟团队训练对患者预后的积极影响，，但基于团队资源管理原则的医疗团队训练将继续下去。

参考文献

[1] Aveling E-L，McCulloch P，Dixon-Woods M.A qualitative study comparing experiences of the surgical safety checklist in hospitals in high-income and low-income countries. BMJ Open. 2013；3：e003039.

[2] Baker DP，Gustafson S，Beaubien JM，Salas E，Barach P.Medical team training programs in health care. Rockville：Agency for Healthcare Research and Quality；2005. p.253-67.

[3] Baker D，Salas E，Barach P，Battles J，King H.The relation between teamwork and patient safety. In：Carayon P，editor. Handbook of human factors and ergonomics in health care and patient safety. Mahawah：Lawrence Erlbaum Associates Inc.；2006. p.259-71.

[4] Baker DP，Amodeo AM，Krokos KJ，Slonim A，Herrera H.Assessing teamwork attitudes in healthcare：development of the TeamSTEPPS teamwork attitudes questionnaire. Qual Saf Health Care. 2010；19：e49.

[5] Barach P，Weinger MB.Trauma team performance. In：Wilson WC，Grande CM，Hoyt DB，editors. Emergency resuscitation，perioperative anesthesia，surgical management.New York：Informa HealthCare；2007. p.101-14.

[6] Barach P，Fromson J，Kamar R.Ethical and professional concerns of simulation in professional assessment and education. Am J Anesth. 2000；12：228-31.

[7] Burger C.Multidisciplinary rounds：a method to improve quality and safety in critically ill patients. Northeast Florida Med. 2007；58（3）：16-9.

[8] Chen JG，Wright MC，Smith PB，Jaggers J，Mistry KP.Adaptation of a postoperative handoff communication process for children with heart disease：a quantitative study. Am J Med Qual. 2011；26（5）：380-6.

[9] Coburn AF，Croll ZT.Improving hospital patient safety through teamwork：the use of TeamSTEPPS in critical access hospitals. 2011.

[10] Cooper MD.Towards a model of safety culture. Safety Sci. 2000；36（2）：111-36.

[11] Cypress BS.Family presence on rounds：a systematic review of literature. Dimens Crit Care Nurs. 2012；31（1）：53-64.

[12] Dale CR，Bryson CL，Fan VS，et al. A greater analgesia，sedation，delirium order set quality score is associated with a decreased duration of mechanical ventilation in cardiovascular surgery patients. Crit Care Med. 2013；41：2610-7.

[13] Donchin Y，Gopher D，Olin M，Badihi Y，Biesky M，Sprung CL，et al. A look into the nature andcauses of human errors in the intensive care unit. Crit Care Med. 1995；23（2）：294-300.

[14] Doucette JN.View from the cockpit：what the airline industry can teach us about patient safety. Nursing. 2006；36（11）：50-3.

[15] Edmondson A.Psychological safety and learning behavior in work teams. Adm Sci Q. 1999；44：350-83.

[16] Edmondson AC.Learning from failure in health care：frequent opportunities，pervasive barriers. Qual Saf Health Care. 2004；13：ii3-9.

[17] Eppich WJ，Brannen M，Hunt EA.Team training：implications for emergency and critical care pediatrics. Curr Opin Pediatr. 2008；20（3）：255-60.

[18] Fitch ZW，Debesa O，Ohkuma R，et al. A protocol-driven approach to early extubation after heart surgery. J Thorac Cardioasc Surg. 2014；147：2610-7.

[19] Flin R，Mearns K，O'Connor P，Bryden R. Measuring safety climate：identifying the common features. Saf Sci. 2000；34（1-3）：177-92.

[20] Flin R，Burns C，Mearns K，Yule S，Robertson EM.Measuring safety climate in health care. Qual Saf Health Care. 2006；15：109-15.

[21] France DJ, Stiles R, Gaffney FA, et al. Home study program: crew resource management trainingclinicians reactions and attitudes. AORN J. 2005; 82(2): 213-24.

[22] Frankel A, Grillo SP, Pittman M, Thomas EJ, Horowitz L, Page M, et al. Revealing and resolving patient safety defects: the impact of leadership Walk-Rounds on frontline caregiver assessments of patient safety. Health Serv Res. 2008; 43: 2050-66.

[23] Gaba DM.Human work environment and anesthesia simulators. In: Miller RD, editor. Anesthesia. 5th ed. New York: Churchill-Livingstone; 2000. p.2613-68.

[24] Guldenmund FW.The nature of safety culture: a review of theory and research. Saf Sci. 2000; 34: 215-57.

[25] Halamek LP. The simulated delivery-room environment as the future modality for acquiring and maintaining skills in fetal and neonatal resuscitation. Semin Fetal Neonatal Med. 2008; 13(6): 448-53.

[26] Halm MA.Daily goals worksheets and other checklists: are our critical care units safer Am J Crit Care. 2008; 17(6): 577-80.

[27] Hammond J, Bermann M, Chen B, Kushins L.Incorporation of a computerized human patient simulator in critical care training: a preliminary report. J Trauma. 2002; 53: 1064-7.

[28] Haynes AB, Weiser TG, Berry WR, Lipsitz SR, Breizat AH, Dellinger EP, et al. Safe Surgery Saves Lives Study Group, Changes in safety attitude and relationship to decreased postoperative morbidity and mortality following implementation of a checklist-based surgical safety intervention. BMJ Qual Saf. 2011; 20: 102-7.

[29] Helmreich RL, Merritt AC, Wilhelm JA.The evolution of crew resource management training in commercial aviation. Int J Aviat Psychol. 1999; 9(1): 19-32.

[30] Hunt EA, Shilkofski NA, Stavroudis TA, Nelson KL.Simulation: translation to improved team performance. Anesthesiol Clin. 2007; 25(2): 301-19.

[31] IOM.Crossing the quality chasm: a new health system for the 21st century. Washington, DC: National Academy Press; 2001.

[32] Joint Commission Resources. Comprehensive accreditation manual for hospitals: the official handbook. Oak Brook, IL: Joint Commission Resources; 2017.

[33] Kaufman J, Twite M, Barrett C, Peyton C, Koehler J, Rannie M, Kahn MG, Schofield S, Ing RJ, Jaggers J, Hyman D, da Cruz EM.A handoff protocol from the cardiovascular operating room to cardiac ICU is associated with improvements in care beyond the immediate postoperative period. Jt Comm J Qual Patient Saf. 2013; 39: 306-11.

[34] Kilic A, Whitman JG.Blood transfusions in cardiac surgery: indications risks, and conservation strategies. Ann Thorac Surg. 2014; 97: 726-34.

[35] Kim MM, Barnato AE, Angus DC, Fleisher LF, Kahn JM.The effect of multidisciplinary care teams on intensive care unit mortality. Arch Intern Med. 2010; 170(4): 369-76.

[36] Lamba AR, Linn K, Fletcher KE.Identifying patient safety problems during team rounds: an ethnographic study. BMJ Qual Saf. 2014; 23(8): 667-9.

[37] Leape LL, Brennan TA, Laird N, Lawthers AG, Localio AR, Barnes BA, et al. The nature of adverse events in hospitalized patients. Results of the Harvard Medical Practice Study II.N Engl J Med. 1991; 324(6): 377-84.

[38] Leonard M, Graham S, Bonacum D.The human factor: the critical importance of effective teamwork and communication in providing safe care. Qual Saf Health Care. 2004; 13(Suppl.1): i85-90.

[39] Mohr JJ, Batalden PB, Barach P.Inquiring into the quality and safety of care in the academic clinical microsystem. In: McLaughlin K, Kaluzny A, editors. Continuous quality improvement in health care. 3rd ed.

New York：Aspen；2005. p.407-23.

[40] Morello RT，Lowthian JA，Barker AL，McGinnes R，Dunt D，Brand C.Strategies for improving patient safety culture in hospitals：a systematic review. BMJ Qual Saf. 2013；22（1）：11-8.

[41] Nieva VF，Sorra J.Safety culture assessment：a tool for improving patient safety in healthcare organizations. Qual Saf Health Care. 2003；12（Suppl）：12-23.

[42] Noe RA.Employee training and development. Boston：McGraw-Hill；2002.

[43] Patient Safety Primer：safety culture. https：//psnet.ahrq.gov/primers/primer/5/safety-culture. 2016. November 8.

[44] Petrovic MA，Aboumatar H，Baumgartner WA，et al. Pilot implementation of a perioperative protocol to guide operating room-to-intensive care unit patient handoffs. J Cardiothorac Vasc Anesth. 2012；26：11-6.

[45] Pfeffer JS，Sutton R.The knowing-doing gap：how smart companies turn knowledge into action. Boston：Harvard Business School Press；2000.

[46] Pierson DJ.Daily multidisciplinary ICU rounds improve patient outcomes. Chicago，IL：AHC Media— Continuing Medical Education Publishing；2010. p.1-2.

[47] Pothier D，Monteiro P，Mooktiar M，Shaw A.Pilot study to show the loss of important data in nursing handover. Br J Nurs. 2005；12（20）：1090-3.

[48] Pronovost P，Needham D，Berenholtz S，Sinopoli D，Chu H，Cosgrove S，et al. An intervention to decrease catheter-related bloodstream infections in the ICU.N Engl J Med. 2006；355：2725-32.

[49] Reason J.Achieving a safe culture：theory and practice. Work Stress. 1998；12：293-306.

[50] Riley W.High reliability and implications for nursing leaders. J Nurs Manag. 2009；17（2）：238-46.

[51] Romig M，Goeschel C，Pronovost P，Berenholtz SM.Integrating CUSP and TRIP to improve patient safety. Hosp Pract. 2010；38：114-21.

[52] Rosen SE，Bochkoris M，Hannon MJ，Kwoh CK. Family-centered multidisciplinary rounds enhance the team approach in pediatrics. Pediatrics. 2009；123（4）：e603-8.

[53] Saladino L，Pickett LC，Frush K，Mall A，Champagne MT.Evaluation of a nurse-led safety program in a critical care unit. J Nurs Care Qual. 2013；28（2）：139-46.

[54] Salas E，Stagl KC，Burke CS. 25 years of team effectiveness in organizations：research themes and emerging needs. In：Cooper CL，Robertson IT，editors. International review of industrial and organizational psychology. New York：Wiley；2004. p.47-9.

[55] Salas E，Wilson KA，Burke CS，Wightman DC.Does crew resource management training work An update，an extension，and some critical needs. Hum Factors. 2006；48（2）：392-412.

[56] Salas E，Wilson KA，Murphy CE.What crew resource management training will not do for patient safety：unless⋯. J Patient Saf. 2007；3（2）：62-4.

[57] Salas E，DizGranados D，Weaver SJ，King H.Does team training work Principles for health care. Acad Emerg Med. 2008；15：1002-9.

[58] Sammer CE，Lykens K，Singh KP，Mains DA，Lackan NA.What is patient safety culture A review of the literature. J Nurs Scholarsh. 2010；42（2）：156-65.

[59] Segall N，Bonifacio AS，Schroeder RA，et al. Can we make postoperative patient handovers safer A systematic review of the literature. Anesth Analg. 2012；115：102-15.

[60] Sexton JB，Thomas EJ，Helmreich RL.Error，stress，and teamwork in medicine and aviation：cross sectional surveys. BMJ. 2000；320（7237）：745-9.

[61] Shahian DM，Edwards FH，Ferraris VA，et al. Society of Thoracic Surgeons Quality Measurement Task Force：

Quality measurement in adult cardiac surgery: Part 1-Conceptual framework and measure selection. Ann Thorac Surg. 2007; 83: S3-12.

[62] Shake JG, Pronovost PJ, Whitman GJ.Cardiac surgical ICU care: eliminating "preventable" complications. J Card Surg. 2013; 28: 406-13.

[63] Shostek K.Developing a culture of safety in ambulatory care settings. J Ambul Care Manage. 2007; 30(2): 105-13.

[64] Sinuff T, Muscedere J, Adhikari NK, Stelfox HT, Dodek P, Heyland DK, Rubenfeld GD, Cook DJ, Pinto R, Manoharan V, Currie J, Cahill N, Friedrich JO, Amaral A, Piquette D, Scales DC, Dhanani S, Garland A, KRITICAL Working Group, the Canadian Critical Care Trials Group, and the Canadian Critical Care Society. Knowledge translation interventions for critically ill patients: a systematic review. Crit Care Med. 2013; 41: 2627-40.

[65] Sorbero ME et al. Outcome measures for effective teamwork in inpatient care. 2008.

[66] Stone ME Jr, Snetman D, O'Neill A, Cucuzzo J, Lindner J, Ahmad S, Teperman S.Daily multidisciplinary rounds to implement the ventilator bundle decreases ventilator-associated pneumonia in trauma patients but does it affect outcome Surg Infect. 2011; 12(5): 373-8.

[67] Tannenbaum S.A strategic view of organizational training and learning. In: Kraiger K, editor. Creating, implementing, and managing effective training and development. San Francisco: Jossey-Bass; 2002. p.10-52.

[68] The Health Foundation. Evidence scan: high reliability organisations. London: The Health Foundation; 2011.

[69] Thomas EJ, Taggart B, Crandell S, et al. Teaching teamwork during the neonatal resuscitation program: a randomized trial. J Perinatol. 2007; 27(7): 409-14.

[70] Thomas EJ, Sexton JB, Neilands TB, Frankel A, Helmreich RL. The effect of executive walk rounds on nurse safety climate attitudes: a randomized trial of clinical units. BMC Health Serv Res. 2005; 5: 28.

[71] Tiessen B.On the journey to a culture of patient safety. Health Q. 2008; 11: 58-63.

[72] Vats A, Goin KH, Villarreal MC, Yilmaz T, Fortenberry JD, Keskinocak P.The impact of lean rounding process in a pediatric intensive care unit. Crit Care Med. 2011; 40(2): 607-17.

[73] Wachter RM, Pronovost PJ.Balancing "no blame" with accountability in patient safety. N Engl J Med. 2009; 361: 1401-6.

[74] Weaver SJ, Lyons R, DiazGranados D, Rosen MA, Salas E, Odlesby J, et al. The anatomy of health care team training and the state of practice: a critical review. Acad Med. 2010; 85: 1746-60.

[75] West P, Sculli G, Fore A, Okam N, Dunlap C, Neily J, Mills P. Improving patient safety and optimizing nursing teamwork using Crew Resource Management techniques. J Nurs Adm. 2012; 42(1): 15-20.

[76] WHO.Summary of the evidence on patient safety: implications for research. Geneva: WHO; 2008.

[77] WHO.Patient safety research. Geneva: WHO; 2009.

[78] Wiegmann DA, Zhang H, von Thaden TL, Sharma G, Gibbons AM.Safety culture: an integrative review. Int J Aviation Psych. 2009; 14: 117-34.

[79] Wilson KA, Burke CS, Priest HA, Salas E.Promoting health care safety through training high reliability teams. Qual Saf Health Care. 2005; 14(4): 303-9.

[80] Yaeger KA, Arafeh JM.Making the move from traditional neonatal education to simulation-based training. J Perinat Neonatal Nurs. 2008; 22(2): 154-8.

[81] Zwarenstein M, Reeves S.Working together but apart: barriers and routes to nurse-physician collaboration. Jt Comm J Qual Improv. 2002; 28: 242-7.

第 22 章

成人心脏术后营养支持

摘　要

营养不良是心脏手术患者的主要发病和死亡危险因素之一。心脏术后ICU中的患者营养不良的风险评估超过50%。应对这些患者营养不良的策略应包括：术前常规营养状况筛查、术前营养不良患者的营养调理治疗，以及应用加速康复外科（ERAS）常规措施以优化术前禁食和术后重新开始喂养的时间，并尽量减少上述两种时间。最近的科学证据表明在成人心脏外科术后患者中提供额外的微量营养素也很重要。此外确保儿科心脏手术患者生长进程达标的营养治疗也会专门论述。

关键词

心脏手术患者；营养不良；营养状况筛查；营养治疗和营养支持方案；小儿心脏术后患者的营养治疗

22.1　心脏手术患者的营养不良

营养不良是心脏手术患者的一个主要危险因素。术前空腹状态、急性缺血后状态、胰岛素抵抗、长期缺氧状态导致的营养缺乏以及免疫功能抑制是心脏手术患者营养缺乏和营养不良的主要原因。营养不良严重影响患者的术后恢复。在外科术后ICU患者中，心脏手术的医源性营养不良的发生率最高。能量和蛋白质不足的发生率在心脏手术后患者中非常高，患者只获得了正常量50%的热量和蛋白质。高龄是心脏手术患者术后另一个主要的营养危险因素，一般来说，高龄与营养不良的风险增加有相关性。平均超过60%接受心脏手术的患者年龄在65岁以上。

合并症如左心衰竭、慢性肾功能衰竭、慢性阻塞性肺病、周围血管疾病、肠系膜血栓性疾病、脑血管疾病和吞咽障碍在老年人中更为常见,对老年人的营养状况有较大的影响,对术后营养状况影响更大。ICU 住院时间是营养不良的另一个危险因素。最近对 787 名 ICU 患者的临床研究中,心脏手术后患者在 ICU 停留 3 天或 3 天以上,营养治疗不足的风险较高。心脏手术会引起一系列的病理生理事件,这些事件包括释放应激激素和炎性物质,这些物质对机体代谢有重要作用,如糖原分解、脂肪利用和蛋白水解。

22.2　营养状况筛查

　　术前筛查高危患者营养不良对制定术后重症管理目标具有重要意义。一些评分已经制定了标准化的术前营养风险分层。例如:营养不良普遍筛查工具(MUST)、营养不良主观整体评估(SGA)、迷你营养评估(MNA),都是流行的和有效的工具。最近,约翰斯·霍普金斯医院开发了一种针对心脏手术患者的更具体的营养筛查工具:约翰斯·霍普金斯医院营养支持(JHHNS)评分。分数范围从 0 到 36。JHHNS 评分每增加 1 分,需要营养支持的风险就增加 20%。对于所有营养不良的危重患者,需评估危重患者营养风险(NUTRIC)评分,该评分用于计算 ICU 患者的营养风险。

22.3　营养治疗和营养支持方案

　　严重营养不良的患者应接受长期的围术期营养治疗,同时短期(7 ~ 10 天)的营养调理也是必须的。

　　患者通常在术后一天内接受流食。禁食会引起口渴、应激、胰岛素抵抗和营养缺乏。在加速康复外科(ERAS)协议下,提出了一系列旨在将应激最小化和功能恢复最大化的措施,包括术前和术后的建议,如静脉输液、镇静、镇痛、营养支持和活动。术前和术后的营养支持方案已应用于各种情况,如胃切除、结肠手术、子宫切除和盆腔手术。

　　接受心脏手术的患者术前就应该开始接受营养支持。围术期营养支持的主要目的是通过避免饥饿使蛋白负平衡最小化,以维持肌肉、免疫和认知功能,增强术后恢复。营养支持可以包括口服、肠内、肠外,以及这些方法的组合。需要注意的是,由于营养来源(如碳水化合物)过量,很容易发生高营养,因此,在任何营养支持中的配比平衡方案都很重要。

　　在术前和术后使用口服和肠内营养(EN)方面已达成共识。心脏手术后,危重患者常因炎症反应综合征、血管麻痹和 / 或术后心肌顿抑引起的低心排综合征而接受血管加压药的治疗。而血管加压药的应用又进一步导致能量消耗的显著变化和对口服喂养的不耐受,从而能导致显著的能量／蛋白质缺乏以及增加营养不良的风险。应给予肠外营养直至肠功能恢复。肠内营养禁忌的最重要的情况如下：肠功能衰竭、肠梗阻、吸收不良、多发瘘管、肠缺血、使用大剂量正性肌力药物和／或血管升压药的血流动力学不稳定的患者和严重休克的患者。一项大型多中心观察研究提示：在入住 ICU48 小时内开始肠内营养喂养的血管活性药物依赖和机械通气依赖患者，与入住 ICU48 小时后相比，有显著的生存期改善，且这一发现在病情最严重的患者中更为显著。对于那些使用体外生命支持系统（ECLSs）的患者这个结论尚有争议。

在心脏手术患者中，确定合适的时间开始口服、肠内、肠外或混合营养是影响营养和手术预后的重要因素。根据国际心脏外科多学科营养专家小组的最新共识，以下时间窗可能尤为重要：

- 术前至少 2 ～ 7 天

- 术前早期 ≤ 24 小时

- 术后早期 ≤ 24 小时

- 术后 > 24 小时

使用前述工具进行营养不良筛查，对于住院数天的患者是可行的。但对于那些主要依赖于门诊系统并且在手术前 24 小时内住院的患者来说不适合。

使用药物营养素，如精氨酸、谷氨酰胺、ω-3 脂肪酸、维生素 A、维生素 C、维生素 D 和维生素 E、辅酶 Q10、镁、硫辛酸、硒，在改善氧化—抗氧化平衡状态、减少心肌损伤和缩短住院时间方面显示出一些可期待的结果。然而，由于样本量小和患者人群不均匀，这需要进一步的科学证据。

欧洲肠外及肠内营养学会（ESPEN）最近的指南结合从 ERAS 到其他指南的各种建议，阐述了外科重症与非重症患者的营养支持。表 22.1 总结了这些建议。

表 22.1　ESPEN 指南：外科临床营养（相关建议）

	推荐建议	推荐级别／共识程度
1	术前 2 小时可吃流食	A-97%
2	术前夜间及术前 2 小时应给予碳水化合物补充治疗	A/B-100%
3	术后口服营养摄入不应该被中断	A-90%
4	根据个人耐受性和手术类型调整口服营养摄入量，特别注意老年人	GPP-100%
5	大多数患者应在术后数小时内开始经口进食，包括流食	A-100%
6	评估大手术前后的营养状态	GPP-100%
7	围术期营养治疗适用于营养不良患者、高危人群、围术期 5 天以上不能进食或 7 天以上不能维持推荐摄入量 50% 以上者。优先使用肠内营养（EN）或口服营养补充剂（ONS）	GPP/A-100%
8	如果 EN 或 ONS 7 天内不能维持 50% 以上的摄入量，建议在治疗中添加肠外营养	B-100%
9	使用全合一或药房制备的肠外营养（PN）产品优于多瓶输注	GPP-100%
10	谷氨酰胺推荐用于完全 PN 的患者	B-76%
11	ω-3 脂肪酸推荐用于完全 PN 的患者	B-97%
12	营养不良的患者应在术前或术后给予富含免疫营养素的 ONS	B/0-89%
13	严重营养不良者应及时进行营养治疗，并延迟手术。7 ～ 14 天为宜	A/0-95%

	推荐建议	推荐级别／共识程度
14	如果条件许可,首先口服／肠内营养	A/0-100%
15	当患者不能从正常食物中获得所需的能量时,建议鼓励患者在术前服用 ONS,不论营养状况如何	GPP-86%
16	术前,所有营养不良的癌症、腹部手术的高危患者和患有肌萎缩的老年人,均应给予 ONS 治疗	A-97%
17	包括精氨酸、ω-3 脂肪酸和核苷酸在内的免疫调节可在术前 5～7 天给予	GPP-64%
18	为了避免不必要的住院治疗,应在住院前给予 EN/ONS	0/GPP-64
19	对于营养不良或严重营养风险的患者,如果 EN 不能充分满足能量需求,则应进行术前 PN。建议 7～14 天	A/0-100%
20	对于不能开始早期口服营养或营养不足(低于 50% 要求)超过 7 天的患者,应在 24 小时内开始早期 EN。特别高危的人群主要是头部、颈部和胃肠道手术治疗癌症、严重创伤、明显营养不良患者	A/GPP-100%
21	对于 EN,建议采用标准化的全蛋白配方。不建议使用家庭厨房制作的(混合)膳食进行管饲	GPP-94%
22	特别是对于营养不良的患者,建议在上消化道和胰腺大手术后放置鼻空肠导管或穿刺导管空肠造口术	B-95%
23	如有指征,应在术后 24 小时内置管	A-91%
24	开始以低流速(例如,10～20mL/h)喂养,并小心地增加到目标水平 5～7 天	GPP-85%
25	如果需要长期 EN(> 4 周),考虑经皮内镜胃造口术(PEG)	GPP-94%
26	建议定期评估住院期间和出院后的营养状况	GPP-97%
27	营养不良是影响移植术后预后的主要因素,建议选择 EN 或 ONS	GPP-100%
28	建议定期评估移植前患者的营养状况并提供恰当的饮食指导	GPP-100%
29	对活体供体和受体的建议与大手术患者没有区别	GPP-98%
30	心、肺、肝、胰、肾移植后,建议 24 小时内早期摄入正常食物或 EN	GPP-100%

如前所述,为入住 ICU 的成人心脏手术患者提供能量和蛋白质需求具有重要意义。计算能量需要量的金标准是间接热量法。然而,此方法可能不适用于所有 ICU。还有其他方法如使用标准公式 Harris-Benedict 能量计算公式叠加影响因素评分,以计算能量需求。根据营养状况,液体清除效率和炎症程度,使用 $1.1 \sim 1.5 \text{ g/(kg·d)}$ 的标准来计算蛋白质的需要量。

22.4 小儿心脏术后患者的营养治疗

先天性心脏病婴儿和儿童的营养支持方法与成人略有不同。由于每天的生长需要,他们对能量的需求很高,但摄入不足以及肠道消化吸收功能被抑制,使得他们很容易营养不良。考虑到容量的限制、喂养不耐受、继发于低心排血量和心衰的肠道低灌注、低氧血症,为他们提供足够的营养很有挑战性,甚至很困难。因此,计算婴儿和儿童的能量和蛋白质需求很关键。静息能量消耗(REE)被用来确定心脏手术后即刻的最低热量需求。在术后急性期,婴儿最初应接受 55～60 kcal/(kg•d),以满足其基本能量需求。随着婴儿病情的恢复和活动量增加,建议提高到 90～100 kcal/(kg•d)的目标。新生儿期后的最低热量和蛋白质需求量随年龄而异,见表 22.2 和 22.3。

表 22.2　小儿能量需求

	1 个月～1 岁	1～7 岁	7～12 岁	> 12 岁
能量需求 [kcal/(kg•d)]	85～105	75～90	50～75	30～50

表 22.3　小儿蛋白需求

	0～2 岁	2～13 岁	13～18 岁
蛋白质需求 [g/(kg•d)]	2～3	1.5～2.0	1.5

22.5　总结

营养支持在心脏术后管理中起着至关重要的作用。由于心血管疾病的手术需要和高危人群的特点,合理的药物营养治疗对心脏手术患者的预后和生存有明显的影响。

参考文献

［1］ Anthony PS.Nutrition screening tools for hospitalized patients. Nutr Clin Pract. 2008；23；373-82.

［2］ Bengmark S，Andersson S，Mangiante G.Uninterrupted perioperative enteral nutrition. Clin Nutr. 2001；20（1）；11-9.

［3］ Braga M，Ljungqvist O，Soeters P，Fearon K，Weimann A，Bozzetti F.ESPEN guidelines on parenteral nutrition；surgery. Clin Nutr. 2009；28；378-86.

［4］ Drover JW，Cahill NE，Kutsogiannis J，Pagliarello G，Wischmeyer P，Wang M，et al. Nutrition therapy for the critically ill surgical patient；we need to do better！JPEN. 2010；34；644-52.

［5］ Ferrie S，Herkes R，Forrest P. Nutrition support during extracorporeal membrane oxygenation（ECMO）in adults；a retrospective audit of 86 patients. Intensive Care Med. 2013；39；1989-94.

［6］ Heyland DK，Dhaliwal R，Jiang X，Day AG.Identifying critically ill patients who benefit the most from nutrition therapy；the development and initial validation of a novel risk assessment tool. Crit Care. 2011；15；R268.

［7］ Jakob SM，Stanga Z. Perioperative metabolic changes in patients undergoing cardiac surgery. Nutrition. 2010；26；349-53.

［8］ Khalid I，Doshi P，DiGiovine B. Early enteral nutrition and outcomes of critically ill patients treated with vasopressors and mechanical ventilation. Am J Crit Care. 2010；19；261-8.

［9］ Koletzko B，Goulet O，Hunt J，Krohn K，Shamir R. Guidelines on paediatric parenteral nutrition of the European Society of Paediatric Gastroenterology，Hepatology and Nutrition（ESPGHAN）and the European Society for Clinical Nutrition and Metabolism（ESPEN），supported by the European Society of Paediatric Research（ESPR）. J Pediatr Gastroenterol Nutr. 2005；41（S2）；1-87.

［10］ Leong J-Y，van der Merwe J，Pepe S，Bailey M，Perkins A，Lymbury R，et al. Perioperative metabolic therapy improves redox status and outcomes in cardiac surgery patients；a randomised trial. Heart Lung Circ. 2010；19；584-91.

［11］ Ljungqvist O，Sreide E.Preoperative fasting. Br J Surg. 2003；90（4）；400-6.

［12］ Mirtall J，Canada T，Johnson D，Kµmpf V，Peterson C，Sacks G.Safe practices for parenteral nutrition. J Parenter Enter Nutr. 2004；28（6）；S39-70.

［13］ Ohkµma RE，Crawford TC，Brown PM，Grimm JC，Magruder JT，Kilic A，Suarez-Pierre A，Snyder S，Wood JD，Schneider E，Sussman MS，Whitman GJ.A novel risk score to predict the need for nutrition support after cardiac surgery. Ann Thorac Surg. 2017；18；30425-3.

［14］ Population Statistics 2005，Part 3. Official Statistics of Sweden，Statistics Sweden 2006.

［15］ Rahman A，Hasan RM，Agarwala R，Martin C，Day AG，Heyland DK.Identifying critically-ill patients who will benefit most from nutritional therapy；further validation of the "modified NUTRIC" nutritional risk assessment tool. Clin Nutr. 2016；35；158-62.

［16］ Rahman A，Agarwala R，Martin C，Nagpal D，Teitelbaµm M，Heyland DK. Nutrition therapy in critically ill patients following cardiac surgery；defining and improving practice. JPEN. 2017；41（7）；1188-94.

［17］ Simpson F，Doig GS.Parenteral vs. enteral nutrition in the critically ill patient；a meta-analysis of trials using the intention to treat principle. Intensive Care Med. 2005；31；12-23.

［18］ Stoppe C，Goetzenich A，Whitmann G，Ohkµma R，Brown T，Hatzakorzian R，Kristof A，Meybohm P，Mechanick J，Evans A，Yeh D，McDonald B，Choudrakis M，Jones P，Barton R，Tripathi R，Elke G，Liakopoulos O，Agarwala R，Lomivorotov V，Marx G，Benstoem C，Lemieux M，Heyland DK.Role of nutrition support in adult cardiac surgery：a consensus statement from an international multidisciplinary expert group on nutrition in cardiac surgery. Crit Care. 2017；21：131.

［19］Venkateswaran RV，Charman SC，Goddard M，Large SR.Lethal mesenteric ischaemia after cardiopulmonary bypass：a common complication Eur J Cardiothorac Surg. 2002；22：534-8.

［20］Vichayavilas PE，Skillman HE，Krebs NF.Nutrition in congenital heart disease：challenges，guidelines and nutritional support. Paed Congen Cardiol Card Surg Inten Care. 2013；169：3201-12.

［21］Weimann A，Braga M，Harsanyi L，Laviano A，Ljungqvist O，Soeters P，et al. ESPEN guidelines on enteral nutrition：surgery including organ transplantation. Clin Nutr. 2006；25：224-44.

［22］Weimann A，Braga M，Carli F，Higashiguchi T，Hubner M，Klek S，Laviano A，Ljungqvist O，Lobo DN，Martindale R.ESPEN guideline：clinical nutrition in surgery. Clin Nutr. 2017；36：623-50.

缩略词表

ACT	activated clotting time	激活凝血时间
AKI	acute kidney injury	急性肾损伤
AMP	adenosine monophosphate	一磷酸腺苷
ARDS	acute respiratory distress syndrome	急性呼吸窘迫综合征
BiVAD	biventricular assist device	双心室辅助装置
CABG	coronary artery bypass grafting	冠状动脉旁路移植术
CFLVAD	continuous flow left ventricular assist device	连续流动左心室辅助装置
CI	cardiac index	心指数
CNS	central nervous system	中枢神经系统
CO	cardiac output	心输出量
COPD	chronic obstructive pulmonary disease	慢性阻塞性肺病
CPAP	continuous positive airway pressure	持续正压通气
CPB	cardiopulmonary bypass	体外循环
CPR	cardiopulmonary resuscitation	心肺复苏
CT	computed tomography	计算机断层扫描
CVP	central venous pressure	中心静脉压
CXR	chest X-ray	胸部 X 线片
DVT	deep venous thrombosis	深静脉血栓
ECLS	extracorporeal life support	体外生命支持
ECMO	extracorporeal membrane oxygenation	体外膜肺氧合
FiO$_2$	fractional inspired oxygen	吸入氧浓度
GI	gastrointestinal	胃肠道
GIB	gastrointestinal bleeding	胃肠道出血
IABP	intra-aortic balloon pump	主动脉球囊反搏
ICP	intra-cranial pressure	颅内压
ICU	intensive care unit	重症监护室
iNO	inhaled nitric oxide	吸入一氧化氮
INR	international normalized ratio	国际标准比值
IV	intravenous	静脉注射
LDH	lactated dehydrogenase	乳酸脱氢酶
LV	left ventricle	左心室
LVAD	left ventricular assist device	左心室辅助装置
MAP	mean arterial pressure	平均动脉压
MCS	mechanical circulatory support	机械循环支持
MR	mitral regurgitation	二尖瓣返流
NMDA	n-methyl-D-aspartate receptor	N- 甲基 -D- 天冬氨酸受体

NSAID	nonsteroidal anti-inflammatory drμgs	非甾体类抗炎药
OR	operating room	手术室
PA	pulmonary artery	肺动脉
PAD	pulmonary artery diastole	肺动脉舒张
PEEP	peak end-expiratory pressure	呼气末正压
PI	pulsatility index	脉搏指数
PPI	proton pμmp inhibitor	质子泵抑制剂
PTT	partial prothrombin time	部分凝血酶原时间
RA	right atriμm	右心房
RASS	richmond Agitation Sedation Scale	里士满镇静—躁动评分
RHF	right heart failure	右心衰竭
RR	respiratory rate	呼吸频率
RV	right ventricle	右心室
RVAD	right ventricular assist device	右心室辅助装置
SaO_2	oxygen saturation	血氧饱和度
SIMV	synchronized intermittent mechanical ventilation	同步间歇机械通气
SvO_2	mixed venous saturation	混合静脉血饱和度
TAH	total artificial heart	全人工心脏
TEE	trans-esophageal echocardiogram	经食道心脏超声
TRALI	transfusion-related acute lung injury	输血相关性急性肺损伤
TTE	transthoracic echocardiogram	经胸心脏超声
MgIB	upper gastrointestinal bleeding	上消化道出血
V/Q	ventilation/perfusion	通气／血流比值
VA-ECMO	veno-arterial extra corporeal membrane oxygenation	静动脉体外膜肺氧合
VAD	ventricular assist device	心室辅助装置
VT	ventricular tachycardia	室性心动过速
WBC	white blood cell	白细胞